神農本草経の植物
－植物由来生薬の原色写真－

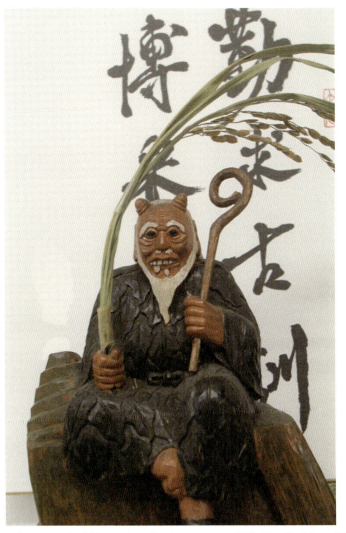

小根山隆祥・佐藤知嗣・飛奈良治 著

推薦のことば

　世界最古の本草書といわれている神農本草経は薬効その他の記載はあるが、生薬の起源植物（薬の元になる植物）は不明である。起源植物を知ることによって、その生薬に親しみが持てるのではないかと言う趣旨で、このたび、小根山隆祥氏が神農本草経に収載されている植物由来の生薬について、その起源植物を推定した本を作った。

　小根山氏は㈱ツムラ勤務後、金匱会診療所におよそ10年間私の元で薬剤部長として働き、共に山歩きをした。また、薬山会という植物を観察しながら山を歩く会で仲間をつくり、薬用植物の写真を撮り集めた。

　その写真を利用して、この本を作成した。いずれも貴重な資料である。

　本書は医薬・漢方を勉強するものには参考になると信じている。

（金匱会診療所名誉所長　山田光胤）

はじめに

　神農本草経は中国最古の本草書です。
　生薬が古くから使用されている証として、生薬に関係する雑誌・研究論文などに「この生薬は神農本草経に収載されている」と引用されていることがしばしばあります。
　神農本草経（森立之輯本）では357の条文があり、鉱物・植物・動物に分けられています。
　私たちは鉱物・動物は不得手で、植物に若干の知識を持っているので、まず植物のみをまとめました。
　植物由来の生薬は251ありますが、もちろん生薬の原植物がどういうものか、また、使用部分はどこなのかは神農本草経には直接書いてありませんので、正しいか、どうかは不明です。しかし、「この生薬の原植物は何科の何という植物で、使用部分はどこそこ」と書かれている『図説東洋医学用語篇』、『意釈神農本草経』、『神農本草経中薬彩色図譜』などいくつかの神農本草経の解説書や参考書が有りますので、それらの説を集めて、リストを作り、そのリストを基に、日本全国の薬草園・植物園、あるいは野原や山などに写真を撮りに行き、生薬と原植物を結びつけました。
　後日、訂正する必要があるものも、多分出てくるものと思います。
　生薬の原植物がどのような顔をしているのかを知ることによって、その生薬に更に愛着を感じるのではないかとの思いで、この本を企画しました。
今回、写真の撮れなかった生薬、中国にしか生育しない植物については本草書の図やイラストで代替しました。
　将来は完全を念願して、中国まで植物の写真を撮りに行きたいという夢を持っています。
　また、似た生薬には似た効果があるのではないかとの考えで、先に発表した雑誌『月刊　漢方療法』の記事では、神農本草経の条文の記載順ではなく、原植物の目、科、属の順に配列し、新エングラーの植物分類に準じて関係する近い植物を集めて、生薬の薬効を比較する基盤にしました。

しかし、現在 APG という DNA に基づく分類法が普及しつつあるので、今回の本ではその分類法に従って並べ替えました。
　さらに、参考までに神農本草経の原文と読みを記載しました。
　読み方はいろいろとありますが、差し当たり、我々独自の読み方にしました。また、名医別録の読み方も記載しました。この項は小根山が担当しました。
　【基原植物に関する各家論述】は飛奈が担当。
　その他の項の文章及び写真は佐藤が担当しました。
　この本は完成したものではなく、この本をスタートラインとして、さらに神農本草経の生薬について勉強してゆきたいと考えております。
　勉強不足や早とちり等で誤解している箇所を指摘していただければ幸甚です。

　この本を作るに際し、本草学の知識は東京薬科大学名誉教授　川瀬清先生に、植物分類及び植物成分などの知識は日本大学名誉教授　（故）滝戸道夫先生に、漢方・臨床の知識は金匱会診療所名誉所長・理事長　山田光胤先生にご指導を賜りました。また、高田直子様、野中清美様には　植物のイラストの提供、更に、各薬草園・植物園の先生方には写真撮影のご便宜をはかっていただいたことを、深く感謝いたします。

　この本は　たにぐち書店出版の月刊「漢方療法」誌に連載した「神農本草経 ABC」のうち、2007 年から 2010 年 7 月まで連載した「神農本草経収載　植物由来生薬の原植物の写真」を基に文章を加え、成本化したものです。たにぐち書店谷口社長の発刊までのご足労も併せて感謝いたします。　　　　　（小根山隆祥）

凡例

◎神農本草経収載の植物由来の生薬251品目を記載した。
1. ① 生薬はAPGに従って、コケ・シダ植物、裸子植物、被子植物の順に配列し、更に被子植物を被子植物基底群・モクレン類・単子葉類・真正双子葉類・コア真正双子葉類に配列し生薬毎にページの左側上に、目名・科名・属名はカタカナで、生薬毎にページの右側上に記載した。
   次の本を参考に作成した。
   (A) 植物分類表　大場秀章　編著　アボック社　2009年
   (B) The Angiosperm Phylogeny Group (2009),"An update of the Angiosperm Phylogeny Group classification for the orders and families of flowering plants： APG Ⅲ ."
   Botanical Journal of the Linnean Society 161（2）：105 - 121
   ② 狼毒や独活など各科にまたがっている生薬は各科毎に記載した。
   さらに巻末に一覧表を作成した。

2. 生薬に関する記載内容は次の項目よりなる。
   ＊1　生薬
   ① 生薬名にルビを付け、慣用読みを優先し、その他は漢音読みを主とした。
   ② 三品分類　上・中・下薬に分けた。
   ＊2　神農本草経の原文。
   ヨミは森立之本の句読点に忠実に従った。
   主治の部分のみを読み、主な用語の意味を（　）書きにした。
   更に、参考までに名医別録の読みを併記した。
   名医別録の原文に条文の記載のない生薬は「なし」と記載した。
   ＊3　【基原植物に関する各家論述】
   ① 参考書・資料などに記載されている原植物は　和名・中国名・ラテン名及び使用部分の順で記載した。
   ② 参考文献のリストを作成し、凡例の最後に収載した。
   ③ 文章がおかしいところもあるが、出典そのまま引用した。
   ＊4　「以上により、……。」として、【基原植物に関する各家論述】の記載を参考に、3人が協議の上、植物を類推し、結論を出した。
   ＊5　【現在の流通と使用状況】
   大手流通業者の資料及び話を伺い、平成の時代の状況を後の時代の人たちに知らせる目的で、記載した。
   主産地は中国（四川・湖南省）の例の様に記載。
   ＊6　薬草メモとして、類推した原植物についてのエピソード・薬効と使い方・漢方とに分け話題を提供した。
   エピソードは生育地・名称の由来・関連する文学作品からの引用・産出と選品・現在流通している生薬・現在の使用状況、昔から日本人の生活にかかわっていることを記載した。
   【薬効と使い方】として、植物から生薬への修治と生薬名、民間療法を参考に、単

味で使用する例を挙げた。
　【漢方】として、その生薬が他の生薬と組み合わされることにより発揮される作用とその生薬が配合され、日常よく用いられている主な薬方の出典・その効果を記載した。但し、実際に薬方の文献がなく、また用いられている実例のない生薬もあり、そのときは中薬大辞典を参考に薬効のみを記載した。

＊7　写真と原植物のイラスト
　全国の主な薬草園・植物園・野原・山などで撮影した。
　写真の説明には科名・植物名・撮影場所・撮影した月を記入した。
　原物を入手できず、また写真の撮れなかった植物はイラスト・本草書の図版を採用した。図版の入手できなかった生薬は植物画作成を趣味とされている方にイラストの作成を依頼した。
　特に本草書名の記載のない物は本草綱目からの引用である。

＊8　同属または近縁植物を頁のゆるす範囲内に記載した。（　）内は生薬名である。
＊9　大部分が見開き2頁であるが、中には1頁、4頁の生薬もある。

　巻末に森立之本掲載順の目次を記載した。
　表中「ページ」とあるのは植物に関連する本書のページである。
　「分類」には鉱物については鉱物の組成、動物については原動物と使用部分、植物については本書の「以上により……」で、推定した植物を記載した。

目　次

推薦のことば ……………………………………………………………… 山田光胤

はじめに ………………………………………………………………… 小根山隆祥

凡例

巻柏（ケンパク） ……………………………………………………………………… 1
烏韮（ウキュウ） ……………………………………………………………………… 3
石長生（セキチョウセイ） …………………………………………………………… 4
狗脊（クセキ） ………………………………………………………………………… 5
貫衆（カンジュウ） …………………………………………………………………… 7
石葦（セキイ） ………………………………………………………………………… 9
松脂（ショウシ） ……………………………………………………………………… 11
柏実（ハクジツ） ……………………………………………………………………… 13
麻黄（マオウ） ………………………………………………………………………… 15
彼子（ヒシ）（榧実） ………………………………………………………………… 17
藕実（グウジツ）（蓮実） …………………………………………………………… 19
雞頭實（ケイトウジツ） ……………………………………………………………… 21
奔草（モウソウ） ……………………………………………………………………… 23
五味子（ゴミシ） ……………………………………………………………………… 25
細辛（サイシン） ……………………………………………………………………… 27
辛夷（シンイ） ………………………………………………………………………… 29
木蘭（モクラン） ……………………………………………………………………… 31
厚朴（コウボク） ……………………………………………………………………… 33
箘桂（キンケイ） ……………………………………………………………………… 35
牡桂（ボケイ） ………………………………………………………………………… 37
昌蒲（ショウブ）（菖蒲） …………………………………………………………… 39
半夏（ハンゲ） ………………………………………………………………………… 41
虎掌（コショウ） ……………………………………………………………………… 43
狼毒（ロウドク） ……………………………………………………………………… 47
水萍（スイヒョウ）（浮萍） ………………………………………………………… 49
澤瀉（タクシャ） ……………………………………………………………………… 51
天門冬（テンモンドウ） ……………………………………………………………… 53
麦門冬（バクモンドウ） ……………………………………………………………… 55
女萎（ジョイ） ………………………………………………………………………… 57
知母（チモ） …………………………………………………………………………… 59
赤箭（セキセン）（天麻） …………………………………………………………… 61
石斛（セッコク） ……………………………………………………………………… 63

白及 (ビャッキュウ)	65
蠡実 (レイジツ)	67
射干 (ヤカン)	69
鳶尾 (エンビ)	71
蔥實 (ソウジツ)	73
署豫 (ショヨ)	75
萆解 (ヒカイ)	77
蚤休 (ソウキュウ)	79
藜蘆 (リロ)	81
貝母 (バイモ)	83
百合 (ヒャクゴウ)	85
蒲黄 (ホオウ)	87
石龍芻 (セキリュウスウ)	89
薏苡子 (ヨクイシ)	91
茅根 (ボウコン)	93
竹葉 (チクヨウ)	95
藎(尽)草 (ジンソウ)	97
乾姜 (カンキョウ)	99
杜若 (トジャク)	101
通草 (ツウソウ)	103
防巳 (ボウイ)	107
鬼臼 (キキュウ)	111
淫羊藿 (インヨウカク)	113
天雄 (テンユウ)	115
烏頭 (ウズ)	117
附子 (ブシ)	119
牛扁 (ギュウヘン)	123
升麻 (ショウマ)	125
黄連 (オウレン)	127
白頭公 (ハクトウコウ)	129
石龍芮 (セキリュウゼイ)	131
王瓜 (オウカ)	133
栝樓 (カロウ)	135
苦瓠 (クコ)	139
白瓜子 (ハッカシ)	141
瓜蒂 (カテイ)	143
蓬藟 (ホウルイ)	145
狼牙 (ロウガ)	149
地輸 (チユ)	151
營實 (エイジツ)	153
蛇全 (ジャゼン)	155
梅実 (バイジツ)	157

郁核（イクカク）	159
杏核（キョウカク）（杏仁）	161
桃核（トウカク）（桃仁）	163
蕤核（ズイカク）	165
石南草（セキナンソウ）	167
酸棗（サンソウ）	169
大棗（タイソウ）	171
白棘（ハッキョク）	173
鼠李（ソリ）	175
楡皮（ユヒ）	177
無荑（ブイ）	179
麻蕡（マフン）	181
落石（ラクセキ）	183
桑根白皮（ソウコンハクヒ）	185
甘草（カンゾウ）	187
黄耆（オウギ）	189
黄環（オウカン）	191
大豆黄巻（ダイズオウケン）	193
葛根（カッコン）	195
鹿藿（ロッカク）	197
腐婢（フヒ）	199
苦参（クジン）	201
槐実（カイジツ）	203
雲實（ウンジツ）	205
皂莢（ソウキョウ）	207
決明（ケツメイ）	209
合歓（ゴウカン）	211
遠志（オンジ）	213
衛矛（エイボウ）	215
柳華（リュウカ）	217
連翹（レンギョウ）	219
翹根（ギョウコン）	221
巴豆（ハズ）	223
甘遂（カンズイ）	225
大戟（タイゲキ）	227
澤漆（タクシツ）	229
狼毒（ロウドク）	231
䕡茹（ロジョ）	233
蒺藜（藜）子（シツリシ）	235
冬葵子（トウキシ）	237
蕘華（ジョウカ）	240
芫華（ゲンカ）	243

狼毒（ロウドク）	245
析蓂子（セキメイシ）（葶藶）	247
亭藶（テイレキ）	249
乾漆（カンシツ）	251
鉤吻（コウフン）	253
龍眼（リュウガン）	255
欒華（ランカ）	257
練實（レンジツ）	259
橘柚（キツユウ）	261
枳實（キジツ）	264
秦椒（シンショウ）	267
蜀椒（ショクショウ）	269
蔓椒（マンショウ）	273
呉茱萸（ゴシュユ）	275
蘗木（バクボク）（黄柏）	277
白鮮（ハクセン）	279
茵芋（インウ）	281
牛扁（ギュウヘン）	283
葡萄（ブドウ）	285
白斂（ビャクレン）	287
勺薬（シャクヤク）（芍薬）	289
牡丹（ボタン）	291
景天（ケイテン）	293
桑上寄生（ソウジョウキセイ）	295
地膚子（ジフシ）	297
牛膝（ゴシツ）	299
茛實（カンジツ）	301
青葙（セイソウ）	303
王不留行（オウフルギョウ）	305
瞿麥（クバク）	307
商陸（ショウリク）	309
藍實（ランジツ）	311
蓼實（リョウジツ）	313
大黄（ダイオウ）	315
萹蓄（ヘンチク）	319
紫參（シジン）（拳参）（ケンジン）	321
羊蹄（ヨウテイ）	323
恆山（コウザン）（常山）（ジョウザン）	325
蜀漆（ショクシツ）	327
山茱萸（サンシュユ）	329
羊桃（ヨウトウ）	333
薇銜（ビガン）	335

羊躑躅（ヨウテキチョク）	337
杜仲（トチュウ）	339
茜根（センコン）	341
枝子（シシ）（梔子）	343
女青（ジョセイ）	345
巴戟天（ハゲキテン）	347
鉤吻（コウフン）	349
竜胆（リュウタン）	351
秦艽（シンキュウ）	353
絡石（ラクセキ）	355
徐長卿（ジョチョウケイ）	357
石下長卿（セッカチョウケイ）	357
白薇（ハクビ）	359
女青（ジョセイ）	361
白兎藿（ハクトカク）	362
女貞實（ジョテイジツ）	363
秦皮（シンピ）	365
連翹（レンギョウ）	367
翹根（ギョウコン）	366
地黄（ジオウ）	371
車前子（シャゼンシ）	373
玄參（ゲンジン）	375
胡麻（ゴマ）	377
青蘘（セイジョウ）	378
爵牀（シャクジョウ）	379
紫威（シイ）	381
馬先蒿（バセンコウ）	383
梓白皮（シハクヒ）	385
蔓荊實（マンケイジツ）	387
假蘇（カソ）（荊芥）（ケイガイ）	389
積雪草（セキセツソウ）（金錢草）	391
夏枯草（カゴソウ）	393
澤蘭（タクラン）	395
丹參（タンジン）	397
黄芩（オウゴン）	399
水蘇（スイソ）	401
茺蔚子（ジュウイシ）	403
桐葉（トウヨウ）	405
肉縱容（ニクジュヨウ）	407
兎絲子（トシシ）	409
旋花（センカ）	411
枸杞（クコ）	413

白莫 (ハクバク)	415
蜀羊泉 (ショクヨウセン)	416
酸漿 (サンショウ)	417
莨菪子 (ロウトウシ)	419
紫根 (シコン)	421
桔梗 (キキョウ)	423
沙参 (シャジン)	425
飛廉 (ヒレン)	427
漏蘆 (ロウロ)	429
朮 (ジュツ)	431
木香 (モッコウ)	435
款冬花 (カントウカ)	437
苦菜 (クサイ)	439
薯実 (チョジツ)	441
奄閭子 (エンロシ) (アンリョシ)	443
白蒿 (ハッコウ)	444
茵陳蒿 (インチンコウ)	445
草蒿 (ソウコウ)	447
菊華 (キクカ)	449
紫菀 (シオン)	451
女菀 (ジョオン)	453
蘭草 (ランソウ)	455
旋覆華 (センプクカ)	457
天名精 (テンメイセイ)	459
枲耳 (シジ)	461
薇銜 (ビガン)	463
陸英 (リクエイ)	465
敗醬 (ハイショウ)	467
續斷 (ゾクダン)	469
独活 (ドッカツ)	471
五加 (ゴカ)	473
人参 (ニンジン)	475
積雪草 (セキセツソウ)	479
独活 (ドッカツ)	481
当帰 (トウキ)	483
白芷 (ビャクシ)	485
茈胡 (サイコ) (柴胡)	487
蛇床子 (ジャショウシ)	491
防風 (ボウフウ)	493
芎藭 (キュウキュウ)	497
微蕪 (ビブ)	499
藁本 (コウホン)	501

水靳（スイキン）	503
房葵（ボウキ）	505
王孫（オウソン）	508
溲疏（ソウソ）	509

| 二科にまたがる本草植物 | 510 |

| 神農本草経（森立之版）掲載順目次 | 511 |

| 参考文献一覧 | 534 |

目次 1

目	科	属	植物名	生薬名	よみ	ページ
コケ・シダ植物						1
ホウオウゴケ目	ホウオウゴケ科	ホウオウゴケ属	ホウオウゴケ	烏韮	ウキュウ	3
イワヒバ目	イワヒバ科	イワヒバ属	イワヒバ	巻柏	ケンパク	1〜2
シダ目	タカワラビ科	タカワラビ属	タカワラビ	狗脊	クセキ	5〜6
シダ目	イノモトソウ科	イノモトソウ属	イノモトソウ	石長生	セキチョウセイ	4
シダ目	オシダ科	オシダ属	オシダ・メシダ・ゼンマイ	貫衆	カンジュウ	7〜8
シダ目	ウラボシ科	ヒトツバ属	ヒトツバ	石葦	セキイ	9〜10
裸子植物						11
マツ目	マツ科	マツ属	タイワンアカマツ	松脂	ショウシ	11〜12
マツ目	ヒノキ科	コノテガシワ属	コノテガシワ	柏実	ハクジツ	13〜14
マツ目	マオウ科	マオウ属	マオウ	麻黄	マオウ	15〜16
マツ目	イチイ科	カヤ属	カヤ	彼子（榧実）	ヒシ	17〜18
被子植物	真正双子葉類					19
スイレン目	スイレン科	ハス属	ハス	藕実（蓮実）	グウジツ	19〜20
スイレン目	スイレン科	オニバス属	オニバス	雞頭實	ケイトウジツ	21〜22
被子植物	双子葉植物綱					23
アウストロバイレヤ目	マツブサ科	シキミ属	シキミ	莽草	モウソウ	23〜24
アウストロバイレヤ目	マツブサ科	マツブサ属	チョウセンゴミシ	五味子	ゴミシ	25〜26
被子植物	モクレン類（原始的双子葉植物）					27
コショウ目	ウマノスズクサ科	カンアオイ属	ウスバサイシン	細辛	サイシン	27〜28
モクレン目	モクレン科	モクレン属	モクレン	辛夷	シンイ	29〜30
モクレン目	モクレン科	モクレン属	モクレン	木蘭	モクラン	31〜32
モクレン目	モクレン科	モクレン属	ホウノキ	厚朴	コウボク	33〜34
クスノキ目	クスノキ科	ニッケイ属	ニッケイ属	箘桂	キンケイ	35〜36
クスノキ目	クスノキ科	ニッケイ属	ニッケイ属	牡桂	ボケイ	37〜38
被子植物	単子葉類					39
ショウブ目	ショウブ科	ショウブ属	セキショウ・ショウブ	菖蒲	ショウブ	39〜40
オモダカ目	サトイモ科	ハンゲ属	カラスビシャク	半夏	ハンゲ	41〜42
オモダカ目	サトイモ科	テンナンショウ属	テンナンショウ	虎掌	コショウ	43〜46
オモダカ目	サトイモ科	クワズイモ属	（クワズイモ）	狼毒	ロウドク	47〜48
オモダカ目	サトイモ科	ウキクサ属	ウキクサ	水萍（浮萍）	スイヒョウ	49〜50
オモダカ目	オモダカ科	オモダカ属	サジオモダカ	澤舃	タクシャ	51〜52
キジカクシ目	キジカクシ科	クサスギカズラ属	クサスギカズラ	天門冬	テンモンドウ	53〜54
キジカクシ目	キジカクシ科	ジャノヒゲ属	ジャノヒゲ	麦門冬	バクモンドウ	55〜56

（ ）は基原植物ではないが参考とした。

目次 2

目	科	属	植物名	生薬名	よみ	ページ
キジカクシ目	キジカクシ科	アマドコロ属	アマドコロ	女萎	ジョイ	57～58
キジカクシ目	キジカクシ科	ハナスゲ属	ハナスゲ	知母	チモ	59～60
キジカクシ目	ラン科	オニノヤガラ属	オニノヤガラ	赤箭（天麻）	セキセン	61～62
キジカクシ目	ラン科	セッコク属	セッコク	石斛	セッコク	63～64
キジカクシ目	ラン科	シラン属	シラン	白及	ビャッキュウ	65～66
キジカクシ目	アヤメ科	アヤメ属	ネジアヤメ	蠡実	レイジツ	67～68
キジカクシ目	アヤメ科	アヤメ属	ヒオウギ	射干	ヤカン	69～70
キジカクシ目	アヤメ科	アヤメ属	イチハツ	鳶尾	エンビ	71～72
キジカクシ目	ヒガンバナ科（ネギ亜科）	ネギ属	ネギ	葱實	ソウジツ	73～74
ヤマノイモ目	ヤマノイモ科	ヤマノイモ属	ヤマノイモ・ナガイモ	薯蕷	ショヨ	75～76
ヤマノイモ目	ヤマノイモ科	ヤマノイモ属	タチドコロ	草解	ヒカイ	77～78
ユリ目	シュロソウ科	ツクバネソウ属	ドクケシツクバネソウ	蚤休	ソウキュウ	79～80
ユリ目	シュロソウ科	シュロソウ属	シュロソウ	藜蘆	リロ	81～82
ユリ目	ユリ科	バイモ属	アミガサユリ	貝母	バイモ	83～84
ユリ目	ユリ科	ユリ属	ユリ	百合	ヒャクゴウ	85～86
被子植物	単子葉類　ツユクサ群					87
イネ目	ガマ科	ガマ属	ガマ・コガマ・ヒメガマ	蒲黄	ホオウ	87～88
イネ目	イグサ科	イグサ属	イグサ	石龍蒭	セキリュウスウ	89～90
イネ目	イネ科	ジュズダマ属	ハトムギ・ジュズダマ	薏苡子	ヨクイシ	91～92
イネ目	イネ科	チガヤ属	チガヤ	茅根	ボウコン	93～94
イネ目	イネ科	マダケ属	ハチク・マダケ・モウソウチク	竹葉	チクヨウ	95～96
イネ目	イネ科	チョウセンガリヤス・コブナグサ属	チョウセンガリヤス・コブナグサ	藎（尽）草	ジンソウ	97～98
ショウガ目	ショウガ科	ショウガ属	ショウガ	乾姜	カンキョウ	99～100
ショウガ目	ショウガ科	ハナミョウガ属	アオノクマタケラン	杜若	トジャク	101～102
被子植物	真正双子葉類					103
キンポウゲ目	アケビ科	アケビ属	アケビ	通草	ツウソウ	103～106
キンポウゲ目	ツヅラフジ科	ツヅラフジ属	オオツヅラフジ	防巳	ボウイ	107～110
キンポウゲ目	メギ科	ミヤオソウ(Podophylum)属	ハスノハグサ・ミヤオソウ	鬼臼	キキュウ	111～112
キンポウゲ目	メギ科	イカリソウ属	イカリソウ	淫羊藿	インヨウカク	113～114
キンポウゲ目	キンポウゲ科	トリカブト属	トリカブト	天雄	テンユウ	115～116
キンポウゲ目	キンポウゲ科	トリカブト属	トリカブト	烏頭	ウズ	117～118
キンポウゲ目	キンポウゲ科	トリカブト属	トリカブト	附子	ブシ	119～122
キンポウゲ目	キンポウゲ科	トリカブト属	レイジンソウ	牛扁	ギュウヘン	123～124

目次 3

目	科	属	植物名	生薬名	よみ	ページ
キンポウゲ目	キンポウゲ科	サラシナショウマ属	サラシナショウマ	升麻	ショウマ	125～126
キンポウゲ目	キンポウゲ科	オウレン属	オウレン	黄連	オウレン	127～128
キンポウゲ目	キンポウゲ科	オキナグサ属	ヒロハオキナグサ	白頭公	ハクトウコウ	129～130
キンポウゲ目	キンポウゲ科	キンポウゲ属	タガラシ	石龍芮	セキリュウゼイ	131～132
被子植物	真正双子葉類　コア真正双子葉類　バラ類　マメ群					133
ウリ目	ウリ科	カラスウリ属・オオスズメウリ属	カラスウリ・オオスズメウリ	王瓜	オウカ	133～134
ウリ目	ウリ科	カラスウリ属	キカラスウリ	栝樓	カロウ	135～138
ウリ目	ウリ科	ユウガオ属	ヒョウタン	苦瓠	クコ	139～140
ウリ目	ウリ科	トウガン属	トウガン	白瓜子	ハッカシ	141～142
ウリ目	ウリ科	キュウリ属	マクワウリ	瓜蔕	カテイ	143～144
バラ目	バラ科	キイチゴ属	キイチゴ属	蓬藟	ホウルイ	145～148
バラ目	バラ科	キンミズヒキ属	キンミズヒキ	狼牙	ロウガ	149～150
バラ目	バラ科	ワレモコウ属	ワレモコウ	地楡	チユ	151～152
バラ目	バラ科	バラ属	ノイバラ	営實	エイジツ	153～154
バラ目	バラ科	キジムシロ属	オヘビイチゴ	蛇全	ジャゼン	155～156
バラ目	バラ科	サクラ属	ウメ	梅実	バイジツ	157～158
バラ目	バラ科	サクラ属	ニワウメ・ユスラウメ	郁核	イクカク	159～160
バラ目	バラ科	サクラ属	アンズ	杏核（杏仁）	キョウカク	161～162
バラ目	バラ科	サクラ属	モモ	桃核（桃仁）	トウカク	163～164
バラ目	バラ科	Prinsepia属	バラ科	蕤核	ズイカク	165～166
バラ目	バラ科	カナメモチ属	オオカナメモチ	石南草	セキナンソウ	167～168
バラ目	クロウメモドキ科	ナツメ属	サネブトナツメ	酸棗	サンソウ	169～170
バラ目	クロウメモドキ科	ナツメ属	ナツメ	大棗	タイソウ	171～172
バラ目	クロウメモドキ科	ナツメ属	ナツメ	白棘	ハッキョク	173～174
バラ目	クロウメモドキ科	クロウメモドキ属	クロツバラ・クロウメモドキ	鼠李	ソリ	175～176
バラ目	ニレ科	ニレ属	ノニレ	楡皮	ユヒ	177～178
バラ目	ニレ科	ニレ属	チョウセンニレ	無荑	ブイ	179～180
バラ目	アサ科	アサ属	アサ	麻蕡	マフン	181～182
バラ目	クワ科	イチジク属	オオイタビ	落石	ラクセキ	183～184
バラ目	クワ科	クワ属	マグワ	桑根白皮	ソウコンハクヒ	185～186
マメ目	マメ科	カンゾウ属	カンゾウ	甘草	カンゾウ	187～188
マメ目	マメ科	ゲンゲ属	キバナオウギ	黄耆	オウギ	189～190
マメ目	マメ科	フジ属	シナフジ	黄環	オウカン	191～192
マメ目	マメ科	ダイズ属	ダイズ	大豆黄巻	ダイズオウケン	193～194

目次 4

目	科	属	植物名	生薬名	よみ	ページ
マメ目	マメ科	クズ属	クズ	葛根	カッコン	195 ～ 196
マメ目	マメ科	タンキリマメ属	タンキリマメ	鹿藿	ロッカク	197 ～ 198
マメ目	マメ科	ササゲ属	アズキ	腐婢	フヒ	199 ～ 200
マメ目	マメ科	クララ属	クララ	苦參	クジン	201 ～ 202
マメ目	マメ科	エンジュ属	エンジュ	槐実	カイジツ	203 ～ 204
マメ目	マメ科	ジャケツイバラ属	ジャケツイバラ	雲實	ウンジツ	205 ～ 206
マメ目	マメ科	サイカチ属	トウサイカチ	皂莢	ソウキョウ	207 ～ 208
マメ目	マメ科	センナ属	コエビスグサ	決明	ケツメイ	209 ～ 210
マメ目	マメ科	ネムノキ属	ネムノキ	合歓	ゴウカン	211 ～ 212
マメ目	ヒメハギ科	ヒメハギ属	イトヒメハギ	遠志	オンジ	213 ～ 214
ニシキギ目	ニシキギ科	ニシキギ属	ニシキギ	衛矛	エイボウ	215 ～ 216
キントラノオ目	ヤナギ科	ヤナギ属	シダレヤナギ	柳華	リュウカ	217 ～ 218
キントラノオ目	オトギリソウ科	オトギリソウ属	オトギリソウ	連翹	レンギョウ	219 ～ 220
キントラノオ目	オトギリソウ科	オトギリソウ属	オトギリソウ	翹根	ギョウコン	221 ～ 222
キントラノオ目	トウダイグサ科	ハズ属	ハズ	巴豆	ハズ	223 ～ 224
キントラノオ目	トウダイグサ科	トウダイグサ属	カンズイ	甘遂	カンズイ	225 ～ 226
キントラノオ目	トウダイグサ科	トウダイグサ属	タカトウダイ	大戟	タイゲキ	227 ～ 228
キントラノオ目	トウダイグサ科	トウダイグサ属	トウダイグサ	澤漆	タクシツ	229 ～ 230
キントラノオ目	トウダイグサ科	トウダイグサ属	トウダイグサ属	狼毒	ロウドク	231 ～ 232
キントラノオ目	トウダイグサ科	トウダイグサ属	トウダイグサ属	閭茹	ロジョ	233 ～ 234
ハマビシ目	ハマビシ科	ハマビシ属	ハマビシ	蒺藜（蔾）子	シツリシ	235 ～ 236
被子植物　　　真正双子葉類　　コア真正双子葉類　　バラ類　　アオイ群						237
アオイ目	アオイ科	ゼニアオイ属	フユアオイ	冬葵子	トウキシ	237 ～ 240
アオイ目	ジンチョウゲ科	ガンピ属	キガンピ	蕘華	ジョウカ	241 ～ 242
アオイ目	ジンチョウゲ科	ジンチョウゲ属	フジモドキ	芫華	ゲンカ	243 ～ 244
アオイ目	ジンチョウゲ科	ｓｔｅｌｌｅｒａ属	クサナニワズ	狼毒	ロウドク	245 ～ 246
アブラナ目	アブラナ科	グンバイナズナ属・ナズナ属	グンバイナズナ・ナズナ	析蓂子	セキメイシ	247 ～ 248
アブラナ目	アブラナ科	マメグンバイナズナ属	マメグンバイナズス	葶藶	テイレキ	249 ～ 250
ムクロジ目	ウルシ科	ウルシ属	ウルシ	乾漆	カンシツ	251 ～ 252
ムクロジ目	ウルシ科	ウルシ属	ツタウルシ	鉤吻	コウフン	253 ～ 254
ムクロジ目	ムクロジ科	リュウガン属	リュウガン	龍眼	リュウガン	255 ～ 256
ムクロジ目	ムクロジ科	モクゲンジ属	モクゲンジ	欒華	ランカ	257 ～ 258
ムクロジ目	センダン科	センダン属	センダン	練實	レンジツ	259 ～ 260
ムクロジ目	ミカン科	ミカン属	ミカン属	橘柚	キツユウ	261 ～ 264
ムクロジ目	ミカン科	ミカン属	ダイダイ・カラタチ・ナツミカン	枳實	キジツ	265 ～ 266

目次 5

目	科	属	植物名	生薬名	よみ	ページ
ムクロジ目	ミカン科	サンショウ属	サンショウ	秦椒	シンショウ	267～268
ムクロジ目	ミカン科	サンショウ属	サンショウ属	蜀椒	ショクショウ	269～272
ムクロジ目	ミカン科	サンショウ属	ツルザンショウ	蔓椒	マンショウ	273～274
ムクロジ目	ミカン科	ゴシュユ属	ゴシュユ	呉茱萸	ゴシュユ	275～276
ムクロジ目	ミカン科	キハダ属	キハダ	蘗木（黄柏）	バクボク	277～278
ムクロジ目	ミカン科	Dictamnus属	ハクセン	白鮮	ハクセン	279～280
ムクロジ目	ミカン科	ミヤマシキミ属	ミヤマシキミ	茵芋	インウ	281～282
フウロソウ目	フウロソウ科	フウロソウ属	ゲンノショウコウ	牛扁	ギュウヘン	283～284

被子植物　　　真正双子葉類　　コア真正双子葉類　　　　　　　　　　　　　　　　　299

目	科	属	植物名	生薬名	よみ	ページ
ブドウ目	ブドウ科	ブドウ属	ブドウ	葡萄	ブドウ	285～286
ブドウ目	ブドウ科	ノブドウ属	カガミグサ	白斂	ビャクレン	287～288
ユキノシタ目	ボタン科	ボタン属	シャクヤク	芍薬	シャクヤク	289～290
ユキノシタ目	ボタン科	ボタン属	ボタン	牡丹	ボタン	291～292
ユキノシタ目	ベンケイソウ科	ムラサキベンケイソウ属	ベンケイソウ	景天	ケイテン	293～294
ビャクダン目	ビャクダン科	ヤドリギ属	ヤドリギ	桑上寄生	ソウジョウキセイ	295～296
ナデシコ目	ヒユ科	ホウキギ属	ホウキギ	地膚子	ジフシ	297～298
ナデシコ目	ヒユ科	イノコヅチ属	ヒナタイノコヅチ	牛膝	ゴシツ	299～300
ナデシコ目	ヒユ科	ヒユ属	ヒユ	莧實	カンジツ	301～302
ナデシコ目	ヒユ科	ケイトウ属	ノゲイトウ	青葙	セイソウ	303～304
ナデシコ目	ナデシコ科	ドウカンソウ属	ドウカンソウ	王不留行	オウフルギョウ	305～306
ナデシコ目	ナデシコ科	ナデシコ属	ナデシコ	瞿麥	クバク	307～308
ナデシコ目	ヤマゴボウ科	ヤマゴボウ属	ヤマゴボウ	商陸	ショウリク	309～310
ナデシコ目	タデ科	イヌタデ属	アイ	藍實	ランジツ	311～312
ナデシコ目	タデ科	イヌタデ属	ヤナギタデ	蓼實	リョウジツ	313～314
ナデシコ目	タデ科	ダイオウ属	ダイオウ	大黄	ダイオウ	315～318
ナデシコ目	タデ科	ミチヤナギ属	ミチヤナギ	萹蓄	ヘンチク	319～320
ナデシコ目	タデ科	イブキトラノオ属	イブキトラノオ	紫參（拳參）	シジン（ケンジン）	321～322
ナデシコ目	タデ科	ギシギシ属	ギシギシ	羊蹄	ヨウテイ	323～324

被子植物　　　真正双子葉類　　コア真正双子葉類　　キク類　　　　　　　　　　　　325

目	科	属	植物名	生薬名	よみ	ページ
ミズキ目	アジサイ科	Dichroa属	ジョウザンアジサイ	恆山（常山）	コウザン（ジョウザン）	325～326
ミズキ目	アジサイ科	Dichroa属	ジョウザンアジサイ	蜀漆	ショクシツ	327～328
ミズキ目	ミズキ科	ミズキ属	サンシュユ	山茱萸	サンシュユ	329～332
ツツジ目	マタタビ科	マタタビ属	シナサルナシ	羊桃	ヨウトウ	333～334
ツツジ目	ツツジ科	イチヤクソウ属	イチヤクソウ	薇銜	ビガン	335～336

xvii

目次 6

目	科	属	植物名	生薬名	よみ	ページ
ツツジ目	ツツジ科	ツツジ属	レンゲツツジ	羊躑躅	ヨウテキチョク	337～338
被子植物　　真正双子葉類　コア真正双子葉類　キク類　シソ群						339
ガリア目	トチュウ科	トチュウ属	トチュウ	杜仲	トチュウ	339～340
リンドウ目	アカネ科	アカネ属	アカネ	茜根	センコン	341～342
リンドウ目	アカネ科	クチナシ属	クチナシ	枝子(梔子)	シシ	343～344
リンドウ目	アカネ科	ヘクソカズラ属	ヘクソカズラ	女青	ジョセイ	345～346
リンドウ目	アカネ科	ヤエヤマアオキ属	ハゲキテン	巴戟天	ハゲキテン	347～348
リンドウ目	ゲルセミウム科	ゲルセミウム属	ゲルセミウム・エレガンス(胡蔓藤)	鉤吻	コウフン	349～350
リンドウ目	リンドウ科	リンドウ属	トウリンドウ	竜胆	リュウタン	351～352
リンドウ目	リンドウ科	リンドウ属	オオバリンドウ	秦艽	シンキュウ	353～354
リンドウ目	キョウチクトウ科	テイカカズラ属	テイカカズラ	絡石	ラクセキ	355～356
リンドウ目	キョウチクトウ科	カモメヅル属	スズサイコ	徐長卿	ジョチョウケイ	357～358
リンドウ目	キョウチクトウ科	カモメヅル属	スズサイコ	石下長卿	セッカチョウケイ	357～358
リンドウ目	キョウチクトウ科	カモメヅル属	フナバラソウ	白薇	ハクビ	359～360
リンドウ目	キョウチクトウ科	カモメヅル属	ヒメイヨカズラ	女青	ジョセイ	361
リンドウ目	キョウチクトウ科	イケマ属	イケマ	白兎藿	ハクトカク	362
シソ目	モクセイ科	イボタノキ属	トウネズミモチ	女貞實	ジョテイジツ	363～364
シソ目	モクセイ科	トネリコ属	シナトネリコ	秦皮	シンピ	365～366
シソ目	モクセイ科	レンギョウ属	レンギョウ	連翹	レンギョウ	367～368
シソ目	モクセイ科	レンギョウ属	レンギョウ	翹根	ギョウコン	369～370
シソ目	ジオウ科	ジオウ属	アカヤジオウ・カイケイジオウ	地黄	ジオウ	371～372
シソ目	オオバコ科	オオバコ属	オオバコ	車前子	シャゼンシ	373～374
シソ目	ゴマノハグサ科	ゴマノハグサ属	ゴマノハグサ	玄参	ゲンジン	375～376
シソ目	ゴマ科	ゴマ属	ゴマ	胡麻	ゴマ	377
シソ目	ゴマ科	ゴマ属	ゴマ	青蘘	セイジョウ	378
シソ目	キツネノマゴ科	キツネノマゴ属	キツネノマゴ	爵牀	シャクジョウ	379～380
シソ目	ノウゼンカズラ科	ノウゼンカズラ属	ノウゼンカズラ	紫葳	シイ	381～382
シソ目	ノウゼンカツラ科	ハナゴマ(ツノシオガマ)属	ハナゴマ	馬先蒿	バセンコウ	383～384
シソ目	ノウゼンカツラ科	キササゲ属	キササゲ	梓白皮	シハクヒ	385～386
シソ目	シソ科	ハマゴウ属	ハマゴウ	蔓荊實	マンケイジツ	387～388
シソ目	シソ科	イヌハッカ属	ケイガイアリタソウ・メボウキ	假蘇(荊芥)	カソ(ケイガイ)	389～390
シソ目	シソ科	カキドオシ属	カキドウシ	積雪草(金銭草)	セキセツソウ	391～392
シソ目	シソ科	ウツボグサ属	ウツボグサ	夏枯草	カコソウ	393～394

目	科	属	植物名	生薬名	よみ	ページ
シソ目	シソ科	シロネ属	シロネ	澤蘭	タクラン	395～396
シソ目	シソ科	アキギリ属	タンジン	丹参	タンジン	397～398
シソ目	シソ科	タツナミソウ属	コガネバナ	黄芩	オウゴン	399～400
シソ目	シソ科	イヌゴマ属	イヌゴマ	水蘇	スイソ	401～402
シソ目	シソ科	メハジキ属	メハジキ	茺蔚子	ジュウイシ	403～404
シソ目	キリ科	キリ属	キリ	桐葉	トウヨウ	405～406
シソ目	ハマウツボ科	ホンオニク属	ホンオニク	肉縦容	ニクジュヨウ	407～408
ナス目	ヒルガオ科	ネナシカズラ属	ネナシカズラ	兎絲子	トシシ	409～410
ナス目	ヒルガオ科	ヒルガオ属	ヒルガオ	旋花	センカ	411～412
ナス目	ナス科	クコ属	クコ	枸杞	クコ	413～414
ナス目	ナス科	ナス属	ヒョドリジョウゴ	白莫	ハクバク	415
ナス目	ナス科	ナス属	キクバホロシ	蜀羊泉	ショクヨウセン	416
ナス目	ナス科	ホオズキ属	ホオズキ	酸漿	サンショウ	417～418
ナス目	ナス科	ハシリドコロ属	ハシリドコロ	莨菪子	ロウトウシ	419～420
ムラサキ目	ムラサキ科	ムラサキ属	ムラサキ	紫根	シコン	421～422
被子植物	真正双子葉類	コア真正双子葉類	キク類　キキョウ群			423
キク目	キキョウ科	キキョウ属	キキョウ	桔梗	キキョウ	423～424
キク目	キキョウ科	ツリガネニンジン属	ツリガネニンジン	沙参	シャジン	425～426
キク目	キク科	ヒレアザミ属	ヒレアザミ	飛廉	ヒレン	427～428
キク目	キク科	ヒゴダイ属	ヒゴタイ	漏蘆	ロウロ	429～430
キク目	キク科	オケラ属	オケラ	朮	ジュツ	431～434
キク目	キク科	トウヒレン属	モッコウ	木香	モッコウ	435～436
キク目	キク科	フキタンポポ属	フキタンポポ	款冬花	カントウカ	437～438
キク目	キク科	ニガナ属 ノゲシ属	ニガナ ノゲシ	苦菜	クサイ	439～440
キク目	キク科	ノコギリソウ属	ノコギリソウ	蓍実	チョジツ	441～442
キク目	キク科	ヨモギ属	イヌヨモギ	奄閭子	エンロシ (アンリョシ)	443
キク目	キク科	ヨモギ属	イヌヨモギ	白蒿	ハッコウ	444
キク目	キク科	ヨモギ属	カワラヨモギ	茵蔯蒿	インチンコウ	445～446
キク目	キク科	ヨモギ属	クソニンジン・カワラニンジン	草蒿	ソウコウ	447～448
キク目	キク科	キク属	キクのなかま	菊華	キクカ	449～450
キク目	キク科	シオン属	シオン	紫菀	シオン	451～452
キク目	キク科	シオン属	ヒメシオン	女菀	ジョオン	453～454
キク目	キク科	ヨモギ属	クソニンジン・カワラニンジン	草蒿	ソウコウ	447～448
キク目	キク科	キク属	キクのなかま	菊華	キクカ	449～450

目次 8

目	科	属	植物名	生薬名	よみ	ページ
キク目	キク科	シオン属	シオン	紫菀	シオン	451～452
キク目	キク科	シオン属	ヒメシオン	女菀	ジョオン	453～454
キク目	キク科	ヒヨドリバナ属	フジバカマ	蘭草	ランソウ	455～456
キク目	キク科	オグルマ属	オグルマ	旋覆華	センプクカ	457～458
キク目	キク科	ガンクビソウ属	ヤブタバコ	天名精	テンメイセイ	459～460
キク目	キク科	オナモミ属	オナモミ	枲耳	シジ	461～462
キク目	キク科	メタカラコウ属・ヤブレガサ属	ハンガイソウ・ヤブレガサ	薇銜	ビガン	463～464
マツムシソウ目	レンプクソウ科	ニワトコ属	ソクズ	陸英	リクエイ	465～466
マツムシソウ目	スイカズラ科	オミナエシ属	オミナエシ	敗醤	ハイショウ	467～468
マツムシソウ目	マツムシソウ科	ナベナ属	ナベナ	續斷	ゾクダン	469～470
セリ目	ウコギ科	タラノキ属	ウド	独活	ドッカツ	471～472
セリ目	ウコギ科	ウコギ属	ウコギ	五加	ゴカ	473～474
セリ目	ウコギ科	トチバニンジン属	オタネニンジン	人参	ニンジン	475～478
セリ目	セリ科	ツボクサ属	ツボクサ	積雪草	セキセツソウ	479～480
セリ目	セリ科	シシウド属	シシウド	独活	ドッカツ	481～482
セリ目	セリ科	シシウド属	トウキ	当帰	トウキ	483～484
セリ目	セリ科	シシウド属	ヨロイグサ	白芷	ビャクシ	485～486
セリ目	セリ科	ミシマサイコ属	ミシマサイコ	茈胡（柴胡）	サイコ	487～490
セリ目	セリ科	ハマゼリ属	オカゼリ	蛇床子	ジャショウシ	491～492
セリ目	セリ科	Saposhnikovia属	ボウフウ	防風	ボウフウ	493～496
セリ目	セリ科	マルバトウキ（Ligusticum）属	センキュウ	芎藭	キュウキュウ	497～498
セリ目	セリ科	マルバトウキ（Ligusticum）属	センキュウ	藨蕪	ビブ	499～500
セリ目	セリ科	マルバトウキ属	コウホン	藁本	コウホン	501～502
セリ目	セリ科	セリ属	セリ	水靳	スイキン	503～504
セリ目	セリ科	カワラボウフウ属	白花前胡	房葵	ボウキ	505～507
ユリ目	シュロソウ科	ツクバネソウ属	ツクバネソウ	王孫	オウソン	508
ミズキ目	アジサイ科	ウツギ属	マルバウツギ	溲疏	ソウソ	509

神農本草経の植物

コケ・シダ植物

イワヒバ目
イワヒバ科　イワヒバ属

上薬　巻柏
中薬　狗脊　石韋
下薬　貫衆　石長生　烏韮

[巻柏（けんぱく）]

『神農本草経』　原文　　　　　上薬
一名萬歳. 味辛温. 生山谷. 治五藏邪氣. 女子陰中寒熱痛. 癥瘕血閉絶子. 久服輕身. 和顔色.

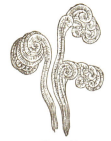
『本草綱目』〔柏 巻〕

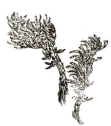
『植物名実図考』巻柏

【よみ】
「五臓の邪気、女子陰中の寒熱痛（悪寒発熱を生じて女子の陰部が痛む）、癥瘕（ちょうか）（腹部の腫塊）、血閉（無月経）、絶子（不妊症）。久しく服すれば身を軽くし、顔色を和げる」

【『名医別録』の主治】
「甘平　微寒　欬逆を止め、脱肛を治し、淋結、頭中の風眩、痿躄（いへき）を散じ、陰を強くし、精を益し、人をして容体を好くせしむ」

【基原植物に関する各家論述】
『意釈神農本草経』：イワヒバ科のイワヒバ Selaginella tamariscina Spring の全草である。岩檜葉が岩に生え、ヒバに似ていることから名づけられた。

巻柏はイワヒバの全草とする。

【現在の流通と使用状況】
日本では漢方薬方にあまり用いられない。民間で止血剤として利用されたこともあったが現在は使用されていない。また生薬としての流通も認められていない。
中国では婦人で月経が閉じ瘕を生じ、子嗣が育たないものの治療に巻柏・当帰・白朮・牡丹・芍薬・川芎を配剤して用いる。打撲傷、胃痛、吐血、下血、血崩、白帯、やけどの治療に単味で用いる。

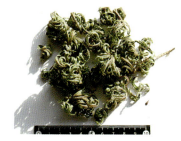
生薬見本　巻柏

【同属近縁植物】
イワヒバ科はイワヒバ属のみ。この属は世界で約800種知られるが、日本では17種が知られている。
代表的なものを挙げると以下の通りである。
①イワヒバ　Selaginella tamariscina
②カタヒバ　Selaginella involvens
③クラマゴケ　Selaginella remotifolia
④オニクラマゴケ
　　Selaginella doederrleinii
⑤タチクラマゴケ　Selaginella nipponica
⑥コンテリクラマゴケ
　　Selaginella unicata
⑦コケスギラン　Selaginella selaginoides
⑧ヒモカズラ　Selaginella shakotanensis
イワヒバはイワマツ・長寿草と呼ばれ盆栽用に江戸時代から多くの園芸品種が開発された。その奥は深く希少価値も高い。明星、日之出鶴、黒牡丹、金華山、錦孔雀、等々百数十種類の品種が開発されている。

イワヒバ目
イワヒバ科　イワヒバ属

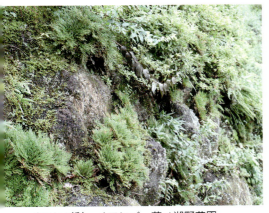
イワヒバ科　イワヒバ　芦ノ湖野草園

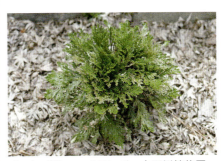
イワヒバ科　イワヒバ　小石川植物園

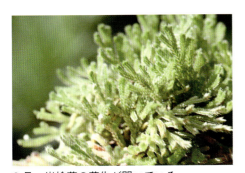
8月　岩檜葉の葉先が開いている
箱根湿生花園

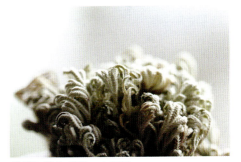
乾燥し葉先が巻いた様子

薬草メモ

イワヒバは本州、四国、九州、朝鮮半島、中国東南アジアの高山に分布する。水はけのよい岩場に自生する多年草である。乾燥し水分が不足すると葉先を内側に巻き込み枯れたようになる。雨が降れば葉がひらき、青々と生育する、厳しい環境に耐え抜く力を備えた植物である。江戸時代にはイワヒバの新緑、紅葉の美しさからブームとなり、盆栽仕立に愛好家が競い、百種以上の品種が開発された。現在もその愛好家が多い。葉が檜葉に似ていることから、岩場に生える檜葉で岩檜葉と名づけられた。巻柏の名は柏の葉先が内側に巻き込む形状から、李時珍は「形を形容したもの」といっている。

【薬効と使い方】　全草を水洗いし日干し乾燥して用いる。月経痛に5～10gを煎じ服用する。痔の出血に5～10gを煎じ服用する。

【漢方】　①止血②活血③通淋の作用を持ち脱肛、下血、月経痛、無月経、排尿困難、排尿痛などに用いる。生のもと、炙ったものとは作用が異なる。生用すると活血・通淋に働き、炒炭すると止血に働き下血や脱肛などに適する。

コケ・シダ植物　　　　　　　　　　　　　　　　　　　　　　ホウオウゴケ目
　　　　　　　　　　　　　　　　　　　　　ホウオウゴケ科　ホウオウゴケ属

［烏韮］
（うきゅう）

『神農本草経』　原文　　　　　　　下薬
味甘寒．生山谷．治皮膚往來寒熱．
利小腸膀胱氣．

【よみ】
「皮膚の往来寒熱を治す。小腸、膀胱の気を
利す」

【『名医別録』の主治】
「黄疸・金瘡の内寒を療じ、中を補し、気を
益す」

【基原植物に関する各家論述】
ホウオウゴケ科のホウオウゴケ Fissidens
nobilis Griff.・オオバホウオウゴケ・葫芦蘚・
多蒴曲尾蘚と種の同定が異なっている。『国
訳本草綱目』で牧野は「ホウオウゴケ属の植
物には間違いない。さらに今までホウライシ
ノブに充てていたのは不可」といっている。

以上により烏韮はホウオウゴケ属の植物とする。

【現在の流通と使用状況】
現在は日本では使われていない。
昔の中国では火傷に烏韮を焙じて研って患部
につけるとの記載がある。

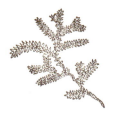

『本草綱目』

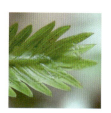

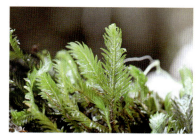

ホウオウゴケ科　ホウオウゴケ　京都与謝郡

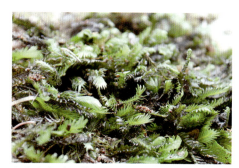

ホウオウゴケ科　ホウオウゴケ　京都与謝郡

生薬見本
乾燥ホウオウゲケ

薬草メモ

ホウオウゴケは日本全国、アジア、オセアニアに広く分布するコケ類である。乾燥に弱く、
山地渓谷の流水や常に水の滴る岩上や斜面に群生する。長さ9cmほどの比較的大型の苔で
ある。名前も鳳凰の羽のようであることで、ホウオウゴケと呼ばれる。
【薬効と使い方】　揉んで日干しにして末にして用いる。
【漢方】　利尿作用があり、排尿困難、尿量減少などに使用される。

コケ・シダ植物

[石長生（せきちょうせい）]

ウラボシ目
イノモトソウ科　イノモトソウ属

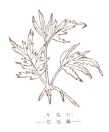
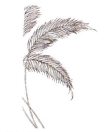

『神農本草経』 原文　　　　　　　下薬
一名丹草．味鹹微寒．生山谷．
治寒熱惡瘡大熱．辟鬼氣不祥．

【よみ】
「寒熱の悪瘡。大熱を治す。鬼気不祥を辟ける」

『本草綱目』　　『植物名実図考』石長生

【『名医別録』の主治】
「三蟲を下す」

【基原植物に関する各家論述】
『図説東洋医学』ではシダ科の一種、『神農本草経中薬彩色図譜』：鳳尾草とし、『意釈神農本草経』では「草本の一種らしいが未詳」とある。
『中薬大辞典』：イノモトソウ Pteris multifida Poir.（鳳尾草）の別名を石長生としている。
以上によりイノモトソウの全草または根とする。

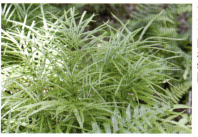

イノモトソウ科　イノモトソウ
筑波実験植物園

【現在の流通と使用状況】
日本では使われないが中国では全草を薬用にする。

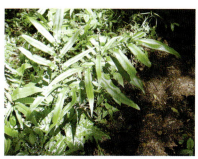

イノモトソウ科　イノモトソウ
油壺

薬草メモ

イノモトソウは中国（雲南、四川、江西、広東、江蘇、浙江省など）、台湾。日本でも関東以西に分布する。井戸のまわりや石垣などに多く群生する。井戸のそばに生えるからイノモトソウと言う。石長生の名の由来について時珍は「四季を通じてしほまぬから長生といったのだ」と言っている。

【薬効と使い方】　中国では全草を急性肝炎に新鮮な鳳尾草３両の搗汁（つきしる）を１日３回。５日を１クールとして服用する。

【漢方】　①清熱②利湿③止血④消腫⑤解毒の作用を持ち、黄疸型肝炎、腸炎、細菌性下痢、帯下、吐血、便血、尿血、鼻出血、扁桃炎、流行性耳下腺炎、湿疹などに用いる。

コケ・シダ植物

[狗脊]（くせき）

ヘゴ目
タカワラビ科　タカワラビ属

『神農本草経』原文　　　　　　中薬
一名百枝. 味苦平. 生川谷. 治腰背強.
關機緩急. 周痺寒濕膝痛. 頗利老人.

【よみ】
「腰背強. 關機緩急（関節の拘痛）、周痺（全身麻痺）、寒湿膝痛を治す。老人に頗る利あり」

【『名医別録』の主治】
「節度なく尿を失するもの、男女の脚弱、腰痛、風邪、淋露、少気、目闇（めくら）を療じ、背を堅くし俛仰（ふぎょう）（うつむいたり仰向けになる）を利し、婦人の傷中（内臓または中焦が障害される病気）で関節の重きを治す」

【基原植物に関する各家論述】
『意釈神農本草経』：沖縄・台湾・中国南部・東南アジアに分布するタカワラビ科のタカワラビ（金毛狗脊）Cibotium barometz（L.）J. Sm.の根茎である。『国訳本草綱目』で牧野はオオカグマ Woodwardia japonica Sw.としている。

以上により狗脊はタカワラビの根茎とする。

【現在の流通と使用状況】
現在大手生薬取り扱い業者で流通している。中医学の専門家の一部で使われている。

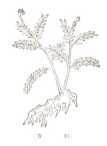
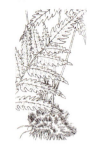

『本草綱目』　　『植物名実図考』狗脊

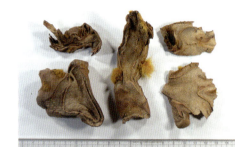

生薬見本　狗脊

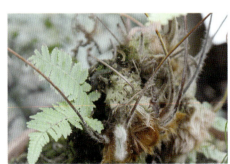

タカワラビ科　タカワラビ
日本新薬㈱植物園
根茎と葉柄の基部の周囲が黄色の毛に覆われている部分

タカワラビ科　タカワラビ属

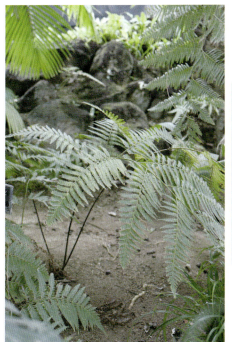

タカワラビ科タカワラビ　筑波実験植物園

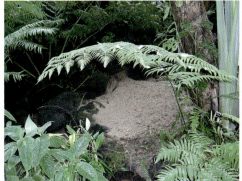

タカワラビ科タカワラビ　京都府立植物園

薬草メモ

タカワラビは奄美諸島以南、台湾、中国南部、東南アジアなどに分布するシダ植物根の形が犬の背骨に似ていてることから、狗脊といわれる。根茎と葉柄の基部の周囲が黄色の毛に覆われているため金毛狗脊ともいわれる。四川省で多く産出され、品質は福建省のものが良い。

【薬効と使い方】　秋から冬に根茎を採取し輪切りにして乾燥したものを生薬狗脊と呼ぶ。根茎の周囲の柔毛を金狗脊黄毛と呼び、あぶって粉末にしたものを外傷性の出血などに外用する。

【漢方】　狗脊は漢方では①温補②固摂③補肝腎・強筋骨④祛風湿の作用を持ち虚弱な老人の寒湿による膝関節痛や腰痛に適している。他に足腰の衰弱、老人の失禁、頻尿や遺精、帯下などに用いる。

方剤としては狗脊飲（経験方《腰背部の硬直・疼痛を治療する》）などの処方に配合されている。

コケ・シダ植物

[貫衆]
<small>かんじゅう</small>

『神農本草経』 原文　　　　　　　下薬
一名貫節．一名貫渠．一名百頭．一名虎巻．一名扁苻．味苦微寒．生山谷．治腹中邪熱氣．諸毒．殺三蟲．

【よみ】
「腹中邪、熱気諸毒を治す。三蟲を殺す」

【『名医別録』の主治】
「寸白（条虫）を去り、癥瘕を破り、頭風を除き、金瘡を止める」

【基原植物に関する各家論述】
中心になる根が衆枝を貫いているように見えるので、この名がある。似たような形の植物が多いので、オシダ・シシガラシ・ヤブソテツ・クサソテツ・ゼンマイなどオシダ・メシダ・ゼンマイ科など多くの科の植物の根茎に当てはめられている。オシダ Dryopteris crassirhizoma Nakai は以前局方にも収載されていた。

以上により貫衆はオシダ・メシダ・ゼンマイ科など多くの科の植物の根茎である。

【現在の流通と使用状況】
現在大手生薬取り扱い業者で流通している。

ウラボシ目
オシダ科

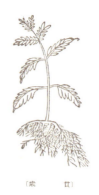

『本草綱目』

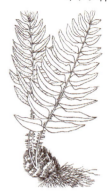

『植物名実図考』貫衆

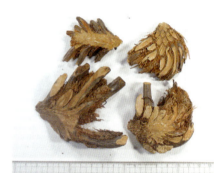

生薬見本　貫衆

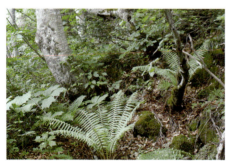

オシダ科オシダ　飛騨白山

【貫衆のなかま】
①オシダ
　Dryopteris crassirhizoma
②ミヤマシケシダ
　Dryopteris acrostichoides
③クサソテツ
　Matteuccia struthiopteris
④ゼンマイ
　Osmunda japonica
⑤キリュウシダ
　Blechnum orientale
⑥蘇鉄蕨 <small>そてつわらび</small>
　Brainia insignis

オシダ科

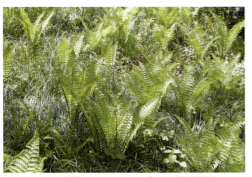
メシダ科クサソテツ　小石川植物園

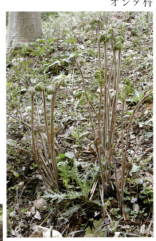
ゼンマイ科ゼンマイ
高尾山

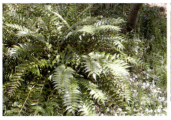
オシダ科ヤブソテツ
小石川植物園

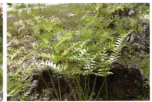
ゼンマイ科ゼンマイ
日光東大植物

薬草メモ

オシダは日本各地、朝鮮半島、中国をはじめ全世界に分布する。落葉樹林内の谷筋礫場に生育する常緑性のやや大型のシダ植物である。貫衆の名の由来について李時珍は「根が一本に衆くの枝を貫いている」と言っている。ゼンマイは日本各地に自生。中国、朝鮮半島、台湾、アジアの東部に広く分布する。干しぜんまいを熱湯に浸し調理し食されている。クサソテツは日本、中国の山地の草原や川岸に群生する。若芽はコゴミといい春山の代表的な山菜である。

【薬効と使い方】　上記乾燥した根茎を生薬「貫衆」と呼ぶ。日本では綿馬あるいは綿馬根と呼んでいる。　信州民間療法で、干しぜんまいの、みそ汁を催乳に、地上部の乾燥したものを貧血、利尿に1日量5〜10gを煎じて服用する。家畜の条虫（サナダムシ）や十二指腸虫の駆虫薬として用いられている。

オシダの煎剤には呼吸中枢興奮作用や子宮収縮作用がある。オシダ類は世界各地の原地人により虫下しの薬として利用されてきた。またアイヌは陰干ししたものを腹痛止めに煎服した。根茎の Filixic acid は消化管粘膜を刺激し、嘔吐、流涎、下痢等の中毒症状を起こしたり、網膜に障害を起こす場合がある。

イギリスでは牛が中毒症状を起こしたり、盲目となったとの報告があるので注意が必要である。

【漢方】　①清熱②解毒③止血④駆虫の作用を持ち感冒・麻疹の予防、諸熱毒、中毒の解毒、鼻血、吐血、下血、帯下、寄生虫症などに用いる。

コケ・シダ植物　　　　　　　　　　　　　　　　　　ウラボシ目
　　　　　　　　　　　　　　　　　　　　　ウラボシ科　ヒトツバ属

［石韋］
（せきい）

『神農本草経』　原文　　　　　　中薬
一名石鞭．味苦平．生山谷．治勞熱邪
氣．五癃閉不通．利小便水道．

【よみ】
「労熱邪気を治す。五種の癃閉（りゅうへい）（小便不利）。
小便水道を利す」

【『名医別録』の主治】
「煩を止め、気を下し、膀胱満を通じ、五労
を補し、五臓を安んじ、悪風を去り、精気を
益す」

【基原植物に関する各家論述】
『意釈神農本草経』：ウラボシ科のオオヒト
ツバ *Pyrrosia sheareri*（Baker）Ching・ヒ
トツバ *Pyrrosia lingua*（Thunb.）Farwell
などの *Pyrosia* 属数種の全草。
『国訳本草綱目』：牧野は *Cyclophorus* 属。

以上により石韋はヒトツバ属植物の全草であ
る。

【現在の流通と使用状況】
現在大手生薬取り扱い業者で流通している。
また採取して自家利用又は業者に販売してい
る。

【同属近縁植物】
①ヒトツバ　*Pyrrosia lingua*
②ハゴロモヒトツバ *Pyrrosia lingua*
　（f. *monstrigera*）
葉の基部から側面に多数の突出部を持つ。
③シシヒトツバ *Pyrrosia lingua*
　（f. *monstrifera*）
葉の先端部が細かく分岐している。
④モミジヒトツバ　*Pyrrosia polysachylis*
台湾原産　葉が掌状に大きく割れる。

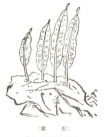
『本草綱目』

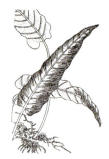
『植物名実図考』 石韋

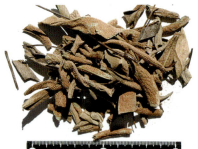

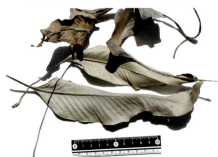
ヒトツバ葉　日干乾燥

⑤ビロードシダ　*Pyrrosia linearifolia*　葉は
長くノキシノブに似る。
⑥オオヒトツバ　*Pyrrosia sheareri*
浙江・湖北・河南・江蘇ほか
⑦コヒトツバ　*Pyrrosia petiolosus*
山東・遼寧・河北・山西・朝鮮
⑧イワダレヒトツバ　*Pyrrosia pekinensis*
中国北部

ウラボシ科　ヒトツバ属

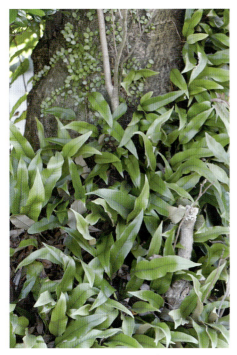

ウラボシ科　ヒトツバ　屋久島

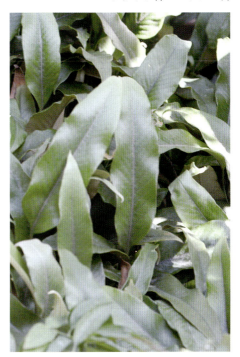

ウラボシ科　ヒトツバ　昭和薬科大学薬草園

薬草メモ

ヒトツバは日本の関東以南および朝鮮半島や台湾、中国南部、インドシナに分布するウラボシ科のシダ植物である。乾燥した岩や樹に群生し、日本でもごく普通にみられる。平安時代に漢名石葦に対しイワノカワ、イワクサがあてられていたが、江戸時代初期にイワカシワの他にヒトツバの名が出てくる。岩の上などに群生することや、葉が厚いことからイワのつく古名が多いが、葉が1枚ずつ出ることからヒトツバとなった。石葦は陶弘景によれば石上に蔓延して葉が生え、石の皮のように見える。故に石葦と名付けた。時珍によれば柔皮を葦というとしている。

【薬効と使い方】　秋に全草を採り日干しにし、生薬「石葦」とする。民間薬として①癌に葉の黒焼きを粉末としゴマ油で練って患部につける。②利尿に全草1日量6～12g煎じて服用する。尿の出を良くし尿路結石に効くといわれている。

【漢方】　①清熱②利水③通淋④止血の作用を持ち、肺と腎に働き、血尿・排尿困難・排尿痛・尿路結石・腎炎・不正性器出血、肺熱による喘咳・慢性気管支炎切り傷、癰疽などに用いる。

薬方としては、石葦散（千金方《淋病による血尿・排尿困難・排尿痛》）などに配合されている。

裸子植物

裸子植物門
　上薬　松脂・柏実
　中薬　麻黄
　下薬　彼子（榧実）

マツ目
マツ科　マツ属

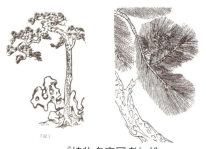

『植物名実図考』松

［松脂］

『神農本草経』原文　　　　　　上薬
松脂．一名松膏．一名松肪．味苦温．生山谷．治癰疽悪瘡．頭瘍白禿．疥瘙風氣．安五藏．除熱．久服輕身不老延年．

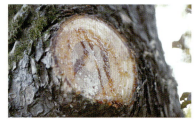

マツ科　アカマツ　那須　マツヤニ

【よみ】
「癰疽（化膿性のできもの）、悪瘡、頭瘍、白禿（はげ）、疥瘙（湿疹の痒み）、風気（熱気）を治す。五臓を安んじ、熱を除く。久しく服ずれば身を軽くし、老いず、年を延ぶ」

【『名医別録』の主治】
「胃中の伏熱、咽乾、消渇、風痺、死肌を除く。これを練って白からしめる。その赤きものは悪痺に主効がある」

【基原植物に関する各家論述】
『意釈神農本草経』：松香ともいい、マツ科の常緑高木でタイワンアカマツ（馬尾松）Pinus massoniana Lamb およびマンシュウクロマツ（油松）P. tabulaeformis Carr. などの樹脂である。

以上により松脂は馬尾松、油松などの樹脂である。

【現在の流通と使用状況】
漢方での利用頻度は少ないが中国から輸入され、現在大手生薬取り扱い業者で流通している。

【主な松の仲間】
　日本に自生する松
①アカマツ　Pinus densiflora
②クロマツ　Pinus thunbergii
③リュウキュウマツ　Pinus luchuuensis
④ゴヨウマツ　Pinus pavifora
⑤チョウセンゴヨウマツ　Pinus koraiensis
⑥ハイマツ　Pinus pumila
　中国に自生する松
①タイワンアカマツ（馬尾松）　Pinus massoniana
②ユショウ（油松）　Pinus tabulaeformis

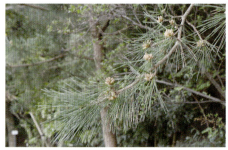

マツ科　クロマツ　筑波実験植物園

マツ科　マツ属

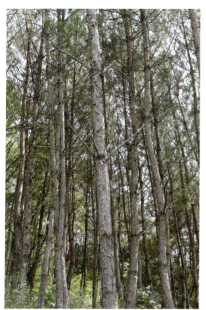
マツ科　バビショウ　豊田市

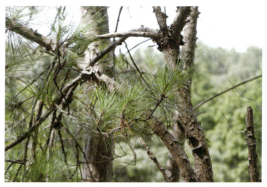
マツ科　バビショウ　豊田市

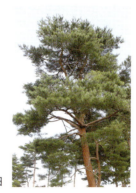
マツ科　アカマツ　富士吉田

薬草メモ

松脂の材料となる馬尾松、油松などは日本にはなく、アカマツがこれに近いので日本の薬用には現在、アカマツを使用する。日本の松は海岸に多い黒松と内陸に多い赤松がある。万葉集に松を詠んだものは77種と多く馴染みの深い植物である。「高松のこの嶺も狭に笠立てて満ち盛りたる秋の香りよさ」とマツタケの香りをたたえる歌もある。アカマツは赤、クロマツは黒褐色の膚をしている。アカマツは全体にやわらかい感じがするのでメマツの別名がある。

【薬効と使い方】　幹に傷つけ滲み出た生松脂（マツヤニ・テレビンチナ）、これに水を加えて煮出し乾かしたものが松脂である。テレビンチナを水蒸気で蒸留して得た精油がテレビン油である。精油を除いた残りの滓が松香（ロジン）である。ロジンはアメリカ、メキシコ産のものが多い。それゆえ中国産松脂とは基原植物が異なり、品質も異なる。ロジンは絆創膏や軟膏の基剤として用いられる。民間ではひび、あかぎれ、肩こり、筋肉痛などに樹脂を外用する。また低血圧、不眠、冷え症、滋養強壮には若葉を焼酎に漬けマツ葉酒として用いると良い。

【漢方】　松脂は①排膿②生肌③止痛の作用があり、皮膚化膿症、掻痒症、湿疹、痔、外傷、筋肉痛、歯痛などに外用として用いられる。

裸子植物門

マツ目
ヒノキ科　コノテガシワ属

［柏実］

『神農本草経』　原文　　　　　　　　上薬
味甘平. 生山谷. 治驚悸. 安五藏. 益氣. 除風濕痺. 久服令人潤澤美色. 耳目聰明. 不飢不老. 輕身延年.

【よみ】
「驚悸を治す。五臓を安んず。気を益す。風湿痺を除く。久しく服すれば人をして潤沢し、色を美くし、耳目聡明ならしむ。飢えず、老いず、身を軽くし、年を延ぶ（寿命を延ばす）。」

【『名医別録』の主治】
「無毒　恍惚、虚損　吸吸たるもの、歴節、腰中重く痛むのを療じ、血を益し、汗を止める」

【基原植物に関する各家論述】
『意釈神農本草経』：ヒノキ科のコノテガシワ（側柏）*Thuja orientalis* L.（※※）の種子である、若枝を持つ葉を側葉柏といい、止血に使用される。葉は表裏の区別がなく、すべて垂直に並び、手のひらを立てるように見えるので、「児の手柏」という名がついた。

（※※）コノテガシワの標準名は、*Platycladus orientalis*（L.）Francoである。*Thuja orientalis* L. は異名。

【現在の流通と使用状況】
現在、大手生薬取り扱い業者で流通している。

【同属近縁植物】
ヒノキ科の身近な植物としてはセコイア属のメタセコイア、スギ属のスギ、アスナロ属のアスナロ、ヒバ、ヒノキ属のヒノキ、サワラ、ビャクシン属のカイズカイブキと、ヒノキに似たコノテガシワ属のコノテガシワがある。

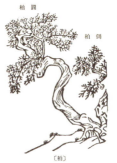
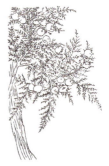

『本草綱目』　　　『植物名実図考』柏

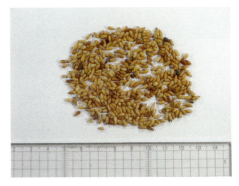

生薬見本　柏子仁

コノテガシワは一属一品種である。
①コノテガシワ　*Platycladis orientalis*
②センジュ　*Biota orientalis*
園芸品種である。

ヒノキ科　コノテガシワ属

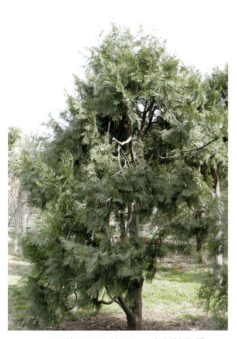

ヒノキ科コノテガシワ　大船植物園

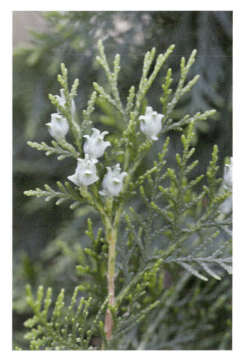

ヒノキ科コノテガシワ　大船植物園

薬草メモ

コノテガシワは中国、朝鮮半島に分布し、江戸時代より庭木として広く栽培されているが、万葉集に「千葉の野の児手柏の含まれどあやにかなしみ置きてたか来ぬ」とあるように古く渡来したものと思われる。両面とも同じ緑色で、子供の手のひらを立てたように垂直に立っている姿から、児の手ガシワの名がついたという。漢名柏について李時珍は「萬木はみな陽に向ふが、柏は獨り西を指す。蓋し陰木にして貞徳あるものだ。故に字は白に従ふので、白は西方である」といっている。柏実（柏子仁）は中国ては古来から滋養、強壮薬として仙人の賞用した薬物といわれる。

【薬効と使い方】　コノテガシワの葉を陰干しにしたものが側柏葉で、下痢止めに1回5gを煎じ服用する。秋に中の種子を採取し、日干しにしたのが生薬「柏子仁」で、軽く炒ってからすりつぶし、1日5〜12gをそのまま水で3回に分けて飲むと、滋養強壮によい。また酒類とともに飲んでもよい。腸出血・下痢に　乾燥した葉1回5gとして煎じて服用。

【漢方】　①滋養強壮②鎮静③潤腸の作用を持ち煩熱、驚悸、不眠、健忘、盗汗、遺精、便秘などに用いる。

方剤としては天王補心丹（世医得効方《不眠・神経症・動悸・健忘》）などの処方に配合されている。

裸子植物

[麻黄（まおう）]

マツ目
マオウ科　マオウ属

『神農本草経』　原文　　　　　　中薬
一名龍沙．味苦温．生川谷．治中風傷
寒頭痛．温瘧．發表出汗．去邪熱氣．
止欬逆上氣．除寒熱．破癥堅積聚．

【よみ】
「中風、傷寒、頭痛、温瘧（マラリア様疾患）を治す、表を発し、汗を出づ。邪熱の気を去り、欬逆上気を止め、寒熱を除き、癥堅（堅くて固定した腫瘤）、積聚（腹部の疼痛を伴う腫瘤。固定したものを積、固定しないものを聚。）を破る」

【『名医別録』の主治】
「微温　無毒　五臓の邪気、緩急風の脅痛、字乳の余疾（産後の病気）。好んで唾するを止め、腠理を通じ、傷寒頭疼痛を疏し肌を解し、邪悪の気を洩し、赤・黒斑毒を消す。多く服してはならぬ。人体を虚せしめる」

【基原植物に関する各家論述】
『意釈神農本草経』『神農本草経中薬彩色図譜』：草麻黄 Ephedra sinica Stapf、木賊麻黄 E.equisetina Bunge、中麻黄 E. intermedia Schrenk et C.A.Meyer の地上茎。
『日本薬局方』『中華人民共和国薬典』：上記3種（草麻黄、中麻黄、木賊麻黄）の地上茎と規定。

以上により麻黄はマオウ属植物の地上茎とする。

【現在の流通と使用状況】
漢方薬方に多く掲載され、その使用頻度も高い。重要生薬の一つである。しかし中国では砂漠化防止のため輸出規制をかけようとする動きもあり今後の入手に問題を抱えている。

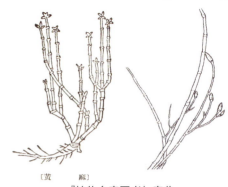

『植物名実図考』麻黄

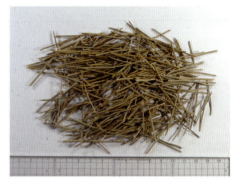

生薬見本　麻黄

【主な同属近縁植物】
①シナマオウ（華麻黄）Ephedra sinica　吉林、遼寧、河北、河南、山西、陝西、内モンゴルに分布
②キダチマオウ（木賊麻黄）Ephedra Equisetina　河北、山西、陝西、内モンゴル、甘粛、新疆、四川西部に分布
③フタマタマオウ（双穂麻黄）Ephedra distachya　中国北部砂漠地帯に分布
④中麻黄　Ephedra intermedia　吉林、遼寧、河北、山西、陝西、内モンゴル、甘粛、新疆、青海、四川に分布
⑤エフェドラ・ゲルディアナ　Ephedra geradiana
ヒマラヤ山脈高山地帯に分布

マオウ科　マオウ属

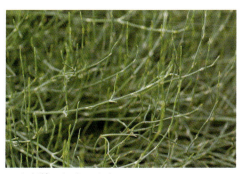

マオウ科　シナマオウ
Ephedra sinica Stapf
東京都薬用植物園

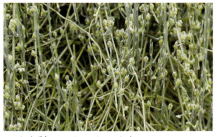

マオウ科　フタマタマオウ
Ephedra distachya L.
東京都薬用植物園

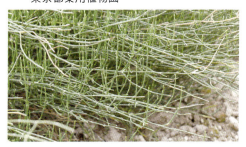

エフェドラ・ゲルディアナ
Ephedra geradiana Wolf
北海道医療大学

薬草メモ

　麻黄は中国東北部、モンゴルの黄土地帯や荒れた草原地帯に自生するトクサに似た形状の常緑小低木である。麻黄の名の由来について、李時珍は「麻黄はその味が舌を麻痺し、その色が黄なるをあらわした」と記している。麻黄の主要成分であるエフェドリンは1887年に東大の長井長義博士により単離された。気管支喘息によく効くことから西洋医学でも広く使われ、麻黄を原料にエフェドリンを製造していたが、今日では合成により製造されるようになった。エフェドリンはアメリカではサプリメント（エフェドラ）と称して広くダイエット・花粉症・ボデイビル・エネルギー増強に用いられたが、心臓血管病、心拍異常、痙攣発作、精神異常等の危険性が指摘され、米国FDAにより禁止された。

【薬効と使い方】　秋に地上茎を採取、日干乾燥したものを生薬「麻黄」と呼ぶ。地上茎の節部は止汗作用があり、「傷寒論」では麻黄を用いるときには「節を去る」と書かれているが現在はこれに従っていない。

【漢方】　麻黄には①発汗②鎮痛③鎮咳④利尿作用があり、薬方としては、麻黄湯（傷寒論《感冒・せき・身疼腰痛》）、葛根湯（傷寒・金匱《感冒・肩こり・耳鼻眼科疾患・皮膚疾患》）、桂枝麻黄各半湯（傷寒論《感冒・せき》）、麻杏甘石湯（傷寒論《咳・喘鳴・気管支喘息》）、五虎湯（万病回春《咳・気管支炎・喘息》）、杏蘇散（直指方《咳嗽、発汗、浮腫、痰》）、小青竜湯（傷寒・金匱《咳・気管支喘息・鼻炎》）、神秘湯（外台《咳気管支喘息》）、薏苡仁湯（明医指掌《関節痛・筋肉痛》）、麻杏薏甘湯（金匱要略《関節痛・筋肉痛・神経痛》）その他多くの薬方に配合されている。

裸子植物門

マツ目
イチイ科　カヤ属

[彼子]

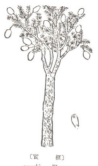
『本草綱目』

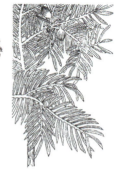
『植物名実図考』榧実

『神農本草経』　原文　　　　　　　下薬
味甘温. 生山谷. 治腹中邪氣. 去三蟲.
蛇螫蠱毒. 鬼注伏尸.

【よみ】
「腹中の邪気を治す。三蟲、蛇螫（蛇毒に刺される）、蠱毒、鬼疰、伏尸を去る。」

【『名医別録』の主治】
榧実　「常に食すれば五痔を治し、三蟲、蠱毒、鬼疰、悪毒を去る」

【基原植物に関する各家論述】
イチイ科の榧 Torreya grandis Fort.（※）の種子である。
『神農本草経』のすべての版に彼子で収載し、『名医別録』には榧実の別名として「釈名」に記載している。
『図説』では「榧子の誤りか」としている。
他の二書は榧（榧樹）Torreya grandis Fort.の種子としている。
　（※）Torreya grandis Fortme は中国産の榧。日本のカヤは T. nucifera（L.）Sieb. et Zucc.

以上により、彼子は榧（榧樹）の種子とする。
【現在の流通と使用状況】
漢方処方では使われなく流通も見られない。民間療法として寄生虫や小児の夜尿症に用いられたが現在はあまり利用されていない。
中国では十二指腸虫、回虫、蟯虫や吐血、出血の治療に用いられる。

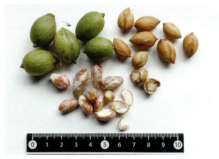
生薬見本　榧の実

【カヤの仲間】
イチイ科は日本ではカヤ、イチイ、イヌガヤの3種およびそれらの変種がある。
カヤ属
①シナガヤ（榧）　Torreya grandis
②カヤ　Torreya nucifera
③チャボガヤ　Torrya var. radicans
イチイ属
①イチイ　Taxus cuspidata
②キャラボク　Taxus cuspidata var. nana
イヌガヤ属
①イヌガヤ　Cephalotaxus hamingtonia
イチイとカヤの違いはイチイ属は仮種皮が赤又は黄色に熟して食用になる。カヤ属は仮種皮が緑で翌年に紫褐色になる。
カヤとイヌガヤの葉の違いはカヤの葉の先端がするどく尖って、革質で硬い。イヌガヤの葉は軟らかく触っても痛くない。

イチイ科　カヤ属

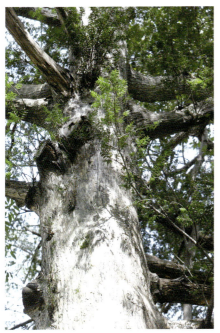

イチイ科　カヤ　東京高尾山

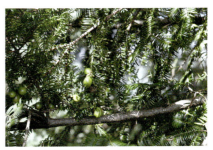

イチイ科　カヤ　東京高尾山　実

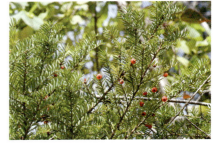

イチイ科　イチイ　山梨県忍野村

薬草メモ

榧(かや)は中国の揚子江以南に分布するシナガヤでの種子を「彼子・榧実」と呼んでいる。シナガヤの榧は日本には自生しない。彼子の名の由来について李時珍は「柀(ひ)は棑にも書く。その木は 文木と名づけ、斐然として章采(しょうさい)があるところから榧と謂う」と言っている。日本では同属のカヤを榧と書き、その種子を榧子の代用にしたことがあった。

国産のカヤは宮城以西、九州、済州島に分布し、古代には「カヘ」と呼ばれ、万葉集にも「奈麼(なご)の海人(あま)の潜(かず)き取るといふ白玉の見(み)が欲し御面直(おおものただ)向きに見む時までは松柏の栄へいまさね尊き我が君(あき)」(巻19 - 4169)と詠われている。

国産のカヤは我が国特産で材は碁盤、将棋盤に用いる。カヤの実の油は頭髪油、灯火用に利用された。また同じ、イチイ科のイチイは高官が儀式のとき持つ笏にイチイの板きれが使われたことから、階位の名称一位があてられた。実は食べられ、子供の頃食べた記憶のある方も多いと思われる。

【薬効と使い方】　秋に果実を採取し、外種皮を除き乾燥させる。日本のカヤは十二指腸虫駆除、夜尿に、実を炒って粉末にし内服するか、炒ったものをよく噛んで食べると良いとされる。

また民間では堕胎薬としても用いられた。葉を薬用として利尿、通経、糖尿病に使われたが中毒を起こす危険があるので民間では使用すべきではない。

【漢方】　中国の漢方ではシナガヤの成熟種子が用いられ①殺虫②潤肺の作用を持ち、鉤虫・回虫・条虫の駆除、疳積持ちや、乾燥性咳嗽、便秘などに煎剤や丸剤として用いられる。

被子植物（真正双子葉類）

上薬　藕實※1　雞頭實
※1 森立之及び顧観光本は、巻頭目録に「藕實」とするも、本文の見出しは「藕實莖」としている。

［藕實（ぐうじつ）］

スイレン目
スイレン科　ハス属

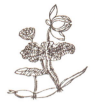
『本草綱目』

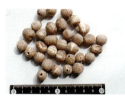
生薬見本　蓮肉

『神農本草経』　原文　　　　　上薬
藕實莖. 一名水芝丹. 味甘平. 生池澤.
補中養神. 益氣力. 除百疾. 久服輕身
耐老. 不飢延年.

【よみ】
「中を補い、神を養う。気力を益し、百疾を除く。久服せば、身を軽くし、老いに耐え、飢えず、年を延ぶ。」

【名医別録の主治】
「寒　無毒。」

【基原植物に関する各家論述】
『意釈神農本草経』：ハス 蓮 Nelumbo nucifera Gaertn. の果実。
『神農本草経中薬彩色図譜』：［藕実茎］の名で収載。薬用部位を地下根茎とする。ほかに藕節・葉（荷葉）・葉柄（荷梗）・種子（蓮子）・花蕊（蓮鬚）も列挙している。
『中華人民共和国薬典』：［蓮子］の名で蓮の種子を、［蓮子心］の名で種子中の幼葉及び胚根を、［蓮房］の名で花托を、［蓮鬚］の名で雄蕊を、［荷葉］の名で葉を、藕節の名で根茎節部をそれぞれ別条として収載。
『日本薬局方』：［蓮肉］の名で収載。ハス N. nucifera Gaertn. の通例、肉果皮の付いた種子でときに胚を除いたもの、と規定。

以上により藕實はハスの果実とする。

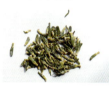
生薬見本　蓮芯
（成熟種子の緑色の胚芽）

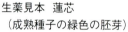
蓮の種　花托

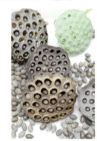

【現在の流通と使用状況】
蓮子は漢方薬方に使われる他、他部位の薬剤も使われることから蓮肉（蓮実・蓮子）、蓮心（白蓮）、蓮葉（荷葉）が主産地（湖南、湖北、福建、江蘇、浙江、江西）から輸入され、大手生薬取り扱い業者から販売されている。

【蓮の部位による薬効と主治】
①果実あるいは種子　［蓮子・蓮肉］：
　　〈薬効〉養心、益腎、補脾、収斂。
　　〈主治〉遺精、淋濁、下痢、崩漏、帯下、不眠等。
②種子の胚芽　［蓮子心］：清心、去熱、止血、収斂、心煩、口渇、吐血、遺精、目の発赤など。
③雄蕊［蓮蕊（れんずい）・蓮鬚］：遺精、頻尿、遺尿、吐血、崩漏等。
④果托［蓮房］：下血、血尿、不正性器出血等。
④葉［蓮葉・荷葉］：清暑、補脾、止血、利水等。
⑤肥厚した根茎［藕］：清熱、涼血、瘀血。熱病煩渇等。
⑥根茎の節部［藕節（ぐうせつ）］：止血、瘀血。鼻血、血尿、便血等。

『中薬大辞典』より

スイレン科　ハス属

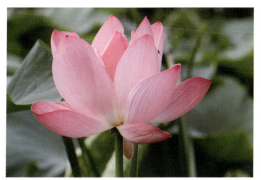
スイレン科　ハス　葛飾区水元公園（8月）

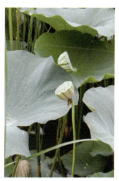
花托　葛飾区水元公園（8月）

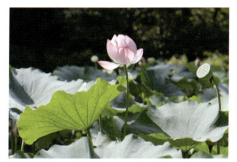
スイレン科　ハス　鎌倉（8月）

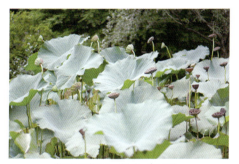
花後の花托　鎌倉（9月）

薬草メモ

ハスは東アジアに分布する。インド原産、ヒンズー教、仏教と関係深い植物で古く中国を経て渡来したといわれる。池や沼、水田に栽培され根をレンコンと呼び食用とされる。万葉集に4首登場する。その一首は「ひさかたの雨も降らぬか蓮葉に溜まれる水の玉に似たるむ」（巻16-3837）花後の花托の姿が蜂の巣に似ているから古名を「はちす」といい略されてハスとなったという。藕実の名の由来について李時珍は「花、葉は常に偶生し、偶ならざれば生ぜぬ。故に根を藕といふ。或は、藕は善く泥を耕すものだから文字は藕に従ふので、藕は耕の意味だといふ」としてハスの根を藕としている。

【薬効と使い方】　ハスはさまざまな部分が生薬として用いられ、葉は荷葉、根は蓮根、根の節は藕節、花托は蓮房、果実の皮つきを蓮実、皮をすて去って、種子だけ乾燥したものを蓮肉・蓮子と呼んでいる、種子の胚芽を蓮子心という。民間では滋養強壮・下痢に乾燥した種（蓮子、蓮肉）を15～20粒ぐらい炒り、3回に分けて食用にする。

【漢方】　藕実（蓮実・蓮子・蓮の実）①安神②補腎③健脾④止瀉の作用を持ち、滋養強壮薬として精神不安、排尿障害、下痢、遺精、帯下、食欲不振などを改善する薬方に用いる。

蓮実が、参苓白朮散（万病回春《下痢　慢性胃腸炎》）、啓脾湯（万病回春《下痢》）、清心蓮子飲（和剤局方《残尿・排尿痛・頻尿》）などの薬方に配合されている。

被子植物

［雞頭實］
（けいとうじつ）

スイレン目
スイレン科　ハス属

『神農本草経』 原文　　　　　　　上薬
雞頭實．一名鴈喙實．味甘平．生池澤．
治濕痺腰脊膝痛．補中．除暴疾．益精
氣．強志．耳目聰明．久服輕身不飢．
耐老神仙．

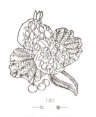
『本草綱目』

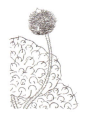
『植物名実図考』芡

【よみ】
「濕痺の腰、背、膝痛。中を補い、暴疾を除き、精気を益し、志を強くし、耳目を聡明ならしめる。久しく服すれば身を軽くし、饑えず、老に耐（た）え、神仙。」

【『名区別録』の注治】
「記載なし」

【基原植物に関する各家論述】
『図説東洋医学　用語編』・『意釈神農本草経』・『神農本草経中薬彩色図譜』：ともにオニバス 芡 Euryale ferox Salisb. の種子。
『本草の植物』：オニバスとし、『中薬大辞典』［芡実］もオニバスとする。
『中薬大辞典』：「芡実」の名で収載し、スイレン科の芡（オニバス）Euryydle ferox Salisb.の熟した種子と規定。
『日本薬局方』：非収載。
『中華人民共和国薬典』：「芡実」の名で収載し、芡の成熟種仁と規定。

以上により雞頭實はオニバスの種子とする。

オニバスの果実

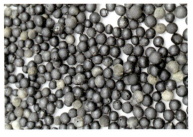
オニバスの種子

オニバスの果実は中に100個ほどの種子を含み、種子は大豆大である。葛飾区の水元公園では大部分の種子は発芽しない種子で、水面に浮上する。発芽する種子は浮上せず沼底にあって発芽する。

【現在の流通と使用状況】
漢方薬方になく、流通もみられない。
主産地中国（江蘇、湖南、湖北、山東）。

【オニバスの部位による薬効と主治】
（Ⅰ）種子［芡実］
　　薬効：腎を固め、精を渋らせる。脾を補い下痢を止める。
　　主治：遺精、淋濁、帯下、尿失禁、水様性下痢。
（Ⅱ）茎［芡実茎］
　　煩渇を止め、虚熱を除く。
（Ⅲ）葉［芡実葉］
　　胎盤遺残、吐血を治す。
（Ⅳ）根［芡実根］
　　疝気、白濁、白帯、腫毒を治す。
　　　　　　　　　　『中薬大辞典』より

スイレン科　ハス属

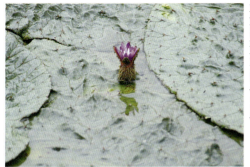
スイレン科オニバス
葛飾区水元公園（8月）

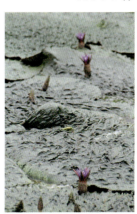
スイレン科オニバス
葛飾区水元公園（8月）

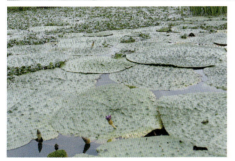
我が国の生息北限のオニバス
新潟県福島潟（8月）

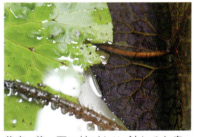
葉裏・茎一面に棘があり、触れると痛い

薬草メモ

オニバスは台湾、中国、インドなどに分布する。本州、九州、四国の池、沼、水路、堀などに自生し、巨大な浮葉を広げる1年草である。オニバスは葉が沼、池を覆い尽くし他の植物の生息をゆるさず池、沼が死ぬとして住民から厄介者として駆除された。その種子はゼリー状のものに包まれ水中を浮遊移動して種子をばらまく。その発芽率は低く絶滅危惧種となっている。古く清少納言の「枕の草子」に恐ろしげなるものとして水蕗（みずふき）の名で登場する。万葉集には登場しないが、古くからあったものと想像される。オニバスは花がハスに似て全体が棘に覆われているので鬼の名前が付いたといわれる。雞頭實の名の由来について陶弘景は「茎上の花が雞（鶏）冠に似ているから雞頭と名けたのだ」といっている。また芡実の芡について李時珍は「儉歉（凶作）を済へるものだ。故にこれを芡といふ」といっている。

【薬効と使い方】　成熟した種子の仁を用いる。種子は球形で黒いが、種皮を除き乾燥したものを生薬「芡実」と呼ぶ。蓮肉と同じく滋養・強壮作用にすぐれ、虚弱者や高齢者などの腎虚状態に用いる。種子は多量のでんぷんを含み餅などにして食用にする地域もある。しかし今は絶滅危惧種となっているので採取は困難である。

【漢方】　①健脾②止瀉③補腎④固精⑤縮尿⑥止帯の作用を持つ。芡実は滋養、収斂にすぐれ、脾を扶け、瀉を止め、腎を益するとして、遺精、頻尿、夜尿、尿失禁、帯下、下痢などを改善する漢方に用いる。

被子植物（双子葉植物綱）

中薬　　五味※1
※1 森立之本以外は〔五味子〕と表記する。
下薬　　莽草

[莽草（もうそう）]

アウストロバイレイア目
マツブサ科　シキミ属

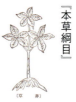
『本草綱目』

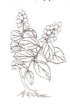
『植物名実図考』莽草

シキミの葉

『神農本草経』原文　　　　　　　下薬
莽草．味辛温．生山谷．治風頭．癰腫乳癰．疝瘕．除結氣．疥瘙蟲疽瘡．殺蟲魚．

【よみ】
「風頭、癰腫、乳癰、疝瘕を治す。結氣、疥瘙蟲疽瘡を除き、蟲、魚を殺す。」

【『名医別録』の主治】
「喉痺不痛、乳難を療ず。頭風の癢（かゆ）きには、これで沐するがよい。眼に入れてはならぬ」

【基源植物に関する各家論述】
『図説東洋医学　用語編』・『意釈神農本草経』：不明。
『神農本草経中薬彩色図譜』：狭葉茴香 Illicium lanceolatum A. C. Smith の葉。
『国訳本草綱目』：頭注に「牧野云う、先輩之れをモクレン科※2のシキミ Illicium religiosum Sieb. et Zucc. に充って居れども、中って居なく又科属も判然せぬ。」「白井曰く、莽草をシキミに充つるの説は中って居ぬであろう」などと記載されている。
『本草の植物』：よくわからない、『啓蒙』はシキミ、Illicium religiosum.Sieb.et Zucc. にあてた。『中国高等植物図鑑には』Illicium lanceolatum A. C. Smithにあてた。これら2種は『別録』の分布と一致しないと指摘。『大観本草』福州莽草、蜀州莽草の図は、花も果実もないが、I. lanceolatum かもしれない」としている。
『日本薬局方』・『中華人民共和国薬典』：非収載。
※2 古くはモクレン科、後の新エングラー分類ではシキミ科として扱われ、いずれもモクレン目に含められていた。

『中薬大辞典』：ほとんどの文献が Illicium anisatum とされていたが、これは恐らく誤りで、現在の考証によれば Illicium lanceolatum A. C. Smithと符合するとして、狭葉茴香の葉としている。

以上により莽草は狭葉茴香 I. lanceolatum の葉とする。

【現在の流通と市場】
日本で漢方薬方に用いられず、流通もない。

【主な同属植物】
① シキミ Illicium anisatum（= I. religiosum）
　日本、台湾、中国
② トウシキミ（スターアニス）Illicium verum
　果実を香辛料（スターアニス、八角、大茴香）
　果実に毒性がなく香辛料として使われる。
　中国広西チワン族自治区南部、ベトナム北部に分布
　中国南部、インド、インドシナで栽培
③ イリキュウム・ランセオラツム
　（狭葉茴香）［莽草］
　Illicium lanceolatum　中国南部
④ イリキュウム・ヘンリー
　Illicium henryi　中国中～南部
⑤ イリキュウム・フロリダヌム
　Illicium floridanum　北米南東部

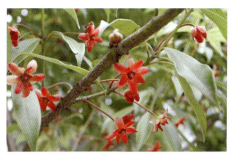

マツブサ科　シキミ属

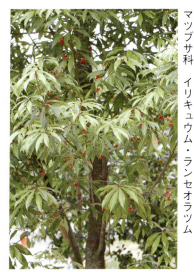

マツブサ科　イリキュウム・ランセオラツム
筑波実験植物園（6月）

マツブサ科　イリキュウム・ランセオラツム
筑波実験植物園（6月）

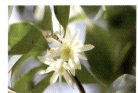

シキミ　鎌倉（3月）

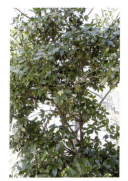

マツブサ科　シキミ
鎌倉（3月）

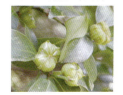

シキミ
東京都薬用植物園（8月）

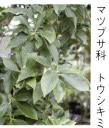

マツブサ科　トウシキミ
日本新薬㈱植物園（5月）

薬草メモ

シキミは宮城県以南の本州、四国、九州、沖縄、台湾、中国の山中に自生する常緑小高木～低木である。樹木全てに毒性（アニサチン）を有し、果実は特に毒性が強く劇物に指定されている。このことから「悪しき実」と呼ばれ訛ってシキミとなったと言われている。古代より墓地を狼に荒らされるのを防ぐためシキミの枝をさした。サカキ同様に神事、仏事に使われ、今日でも墓地や寺に植えられている。万葉集にも「奥山の櫁が花の名のごとやしくしく君に恋ひわたりなむ」（巻20－4476）と詠われてる。シキミの葉からは線香や抹香が作られた。莽草の名の由来について李時珍は「この物は有毒で、食えば迷罔を起こす。故に名づけた。山間の住民は鼠を毒殺するのに用い、鼠莽と呼ぶ」と言っている。

【薬効と使い方】莽草の葉を採取したあと、すぐに葉をとり細かく刻む。新鮮な甘草と水蓼を加え1日蒸し甘草と水蓼を除き日干しして用いる。研って粉末にし外用に用いる。内服してはならない。民間では昔、シキミの袋果を煎じた汁を家畜の皮膚寄生中の駆除に用いた。

【漢方】①去風②消腫の作用があり、頭風、癰腫、皮膚麻痺、瘰癧、乳腺炎、喉痺、疝瘕、疥癬、禿瘡、虫歯痛などに用いる。

被子植物（双子葉植物綱）

［五味（ごみ）］

アウストロバレイヤ目
マツブサ科　マツブサ属

『神農本草経』原文　　　　　　中薬
五味．味酸温．生山谷．益氣．欬逆上氣．勞傷羸痩．補不足．強陰益男子精．

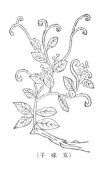
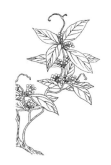
［五味子］　　『植物名実図考』五味

【よみ】
「気を増し、咳逆上気、労傷、羸痩、不足を補い、陰を強め、男子精を益す。」

【『名医別録』の主治】
「五臓を養い、熱を除き、陰中の肌を生ずる。」

【基原植物に関する各家論述】
『意釈神農本草経』：チョウセンゴミシ　五味子 Schisandra chinensis（Turcz.）Baill. の果実とする。
『神農本草経中薬彩色図譜』：五味子のほかに、華中五味子 S. sphenanthera Rehd. et Wils. の果実を挙げ、前者を「北五味子」後者を「南五味子」と称し、北五味子を良品とする、としている。
『中薬大辞典』：「五味子」の名で、『図譜』と同様に記す。
『日本薬局方』・『中華人民共和国薬典』：ともに［五味子］の名で収載し、チョウセンゴミシ　五味子 S. chinensis Ball. の果実と規定する。
『薬典』は［南五味子］を別に収載し、華中五味子 S. sphenanthera Rehd. et wils. の果実と規定。
※かつて『薬典』は『図譜』『中薬大辞典』と同様に、「五味子」の条の中で「北五味子」「南五味子」を規定していた。
※日本ではサネカズラ（ビナンカズラ）Kadsura japonica（Thunb.）Dunal の果実を南五味子ということがある。

以上により五味はチョウセンゴミシの果実とする。

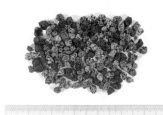
生薬見本　五味子

【現在の流通と使用状況】
五味子は漢方薬方として繁用される生薬である。流通している殆どは中国産五味子であるが、朝鮮半島、日本（長野、奈良県）にも産する。

【五味子とされる植物】
《マツブサ属》
①チョウセンゴミシ　［北五味子］
　Schisandra chinensis
　主産地中国（遼寧、吉林、黒竜江、河北）
②華中五味子　　［南五味子］
　Schisandra sphenanthera
　主産地中国（四川、湖北、陝西、山西、雲南）
《サネカズラ属》
サネカズラ（ビナンカズラ）
　Kadsura japonica　日本（関東以西）、中国南部

マツブサ科　マツブサ属

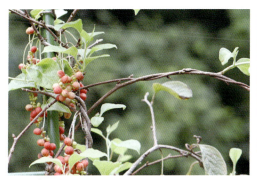

マツブサ科　ゴミシ
東京薬科大学薬草園（8月）

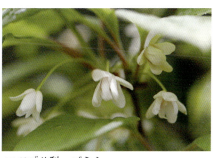

マツブサ科　ゴミシ
東京薬科大学薬草園（5月）

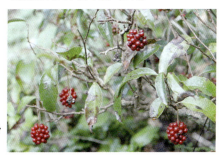

マツブサ科　サネカズラ
鎌倉（11月）

薬草メモ

　チョウセンゴミシは朝鮮半島、中国大陸などに分布するつる性の落葉低木である。江戸享保年間に小石川御薬園で栽培が行なわれ、その後北海道、青森、長野などに昔から野生していたことがわかった。かってビンナンカズラ（サネカズラ）を南五味子と称しチョウセンゴミシの代用として滋養強壮に使ったことがあったが苦味が強く、酸味が少なく用に堪えずとして、現在では流通していない。ビンナンカズラはサナカズラと呼ばれ、万葉集にも「あしひきの山さな葛もみつまで妹に逢はずや我が恋ひおらむ」（巻10-2296）と詠われ、逢うの枕詞として9首詠われている。小枝を水に漬け、とろりとした液で整髪料としたことから、美男葛と名づけられたという。五味子の名の由来につて蘇敬は「皮、肉は甘く酸く、核中は辛く苦く。全体に鹹味がある。それで五味が具わるのだ」と言っている。
【薬効と使い方】　10月によく熟した果実を乾燥させたものを生薬「五味子」と呼び滋養強壮・鎮咳などに用いる。滋養強壮、冷え症、低血圧症、不眠症などに焼酎に漬け五味子酒とし就寝前に飲むとよい。
【漢方】①鎮咳②収斂③滋養④強壮の作用を持ち肺を補い、腎を益する要薬として咳嗽、盗汗、遺精、口渇、下痢などを改善する薬方に用いる。
薬方としては、小青竜湯（傷寒・金匱《咳・気管支喘息》）、苓甘姜味辛夏仁湯（金匱要略《咳嗽》）、清肺湯（万病回春《咳嗽》）、杏蘇散（直指方《咳痰》）、清暑益気湯（脾胃論《暑気あたり》）、生脈散（弁惑論《日射病》）。人参養栄湯（和剤局方《疲労倦怠・食欲不振》）その他多くの薬方に配合されている。

被子植物（モクレン類〈原始的双子葉植物〉）

ウマノスズクサ目　ウマノスズクサ科
上薬　細辛

［細辛］（さいしん）

『神農本草経』　原文　　　　　　　　　上薬
細辛．一名小辛．味辛温．生山谷．治
欬逆．頭痛脳動．百節拘攣．風濕痺痛
死肌．明目．利九竅．久服輕身長年．

【よみ】
「咳逆、頭痛脳動、百節拘攣、風湿痺痛、死肌を治す。目を明らかにす。九竅を利す。久服せば、身を軽くし、年を長ず。」

【『名医別録』の主治】
「無毒、中を温め、気を下す。痰を破り、水道を利す。胸中を開き、喉痺、䶦鼻、風癇、癲疾を除く。乳結、汗出ず、血巡らざるを下す。五臓を安んじ、肝胆を益し、精気を通ず。」

【基原植物に関する各家論述】
『意釈神農本草経』・『神農本草経中薬彩色図譜』：ウスバサイシン 華細辛 *Asarum sieboldii* Miq. および北細辛（遼細辛）*A. heterotropoides* Fr. Schmidt var. *mandshuricum* (Maxim.) kitagawa の全草。
『日本薬局方』：ウスバサイシン *Asiasarum sieboldii* F.Maekawa※又はケイリンサイシン *A. heterotropoides* F. Maekawa var. *mandshuricum* F. Maekawa※1の根及び根茎※2と規定している。

※1 カンアオイ属（広義の *Asarum* 属）を *Asarum*（狭義）、*Heterotropa* および *Asiasarum* の三属に分ける説がある。
この分類では薬用種はすべて *Asiasarum* 属に含まれる。

※2 『局方』は第十三改正まで地上部の一部が含まれていたが、地上部はアストロキア酸が少量認められることから、第十四改正より「地上部」を使用部位から削除することとした。（参考：『局方解説書』）

ウマノスズクサ目
ウマノスズクサ科　カンアオイ属

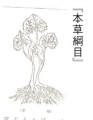

『本草綱目』

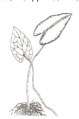

『植物名実図考』細辛

生薬見本　細辛

『中華人民共和国薬典』：北細辛、漢城細辛 *Asarum sieboldii* Miq. var. *seoulense* Nakai 或いは華細辛の根及び根茎と規定している。
※『薬典』2005年版より全草から根及び根茎に改定。

以上により細辛はウスバサイシン・ケイリンサイシンの根および根茎とする。

【現在の流通と使用状況】
現在日本では主にウスバサイシンとケイリンサイシンをほとんど中国から輸入し、漢方処方の重要生薬として多く消費している。

【同属近縁植物】
カンアオイ属は日本でフタバアオイ節（2種）・ウスバサイシン節（2種3変種）・カンアオイ節（46種58変種）あると言われるが主なものは下記の通りである。
①ウスバサイシン *Asarum sieboldii*
②カンアオイ *Asarum nipponium*
③フタバアオイ *Asarum caulescens*

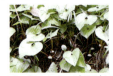

フタバアオイ　高尾（4月）

中国の細辛に関連するカンアオイ属　フタバアオイ
①ケイリンサイシン *Asarum heterotropoides*
②ウスゲサイシン *Asarum heterotropoides* var. *seoulense*
　韓国・中国で細辛の基原植物とされる。

ウマノスズクサ科　カンアオイ属

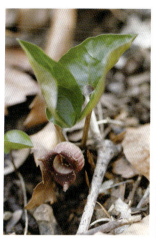

ウマノスズクサ科
ウスバサイシン
東京薬科大学薬草園
（3月）

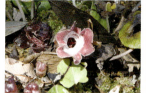

ウマノスズクサ科
ウスバサイシン
昭和薬科大学薬草園
（3月）

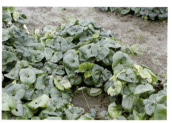

ウマノスズクサ科
ケイリンサイシン（9月）
名寄北海道薬用植物栽培試験場

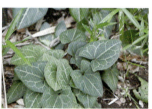

ウマノスズクサ科
カンアオイ
目黒自然教育園（5月）

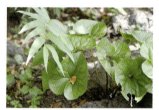

ウマノスズクサ科
ウスゲサイシン
東京都薬用植物園（7月）

薬草メモ

ウスバサイシンは日本の本州、九州、中国、朝鮮半島など山合いの陰地に自生する。かっては熊本、新潟県などに産したが、近年では長野、静岡、山形県でわずかに産するのみである。細辛の名の由来について蘇頌は「華州の真細辛は根が細く、味が極めて辛い。故に名づけて細　辛というのである」と言っている。ウスバサイシン（薄葉細辛）は字の如く他のアオイと異なり葉は薄い。生薬細辛にはウスバサイシンの他に中国産のケイリンサイシン、朝鮮産のウスバサイシンなどが使われる。近縁植物であるカンアオイ A. nipponicum やフタバアオイ A. caulescens の根は香気や辛味は劣るので、土細辛と呼ばれて細辛の代用にされたことがあった徳川家の葵の紋はこのフタバアオイから取ったものである。

【薬効と使い方】　日本では一般に根と根茎を用いるが、中国では根を含む全草を用いる。7～9月ごろ根茎と根を掘り、陰干したものを、生薬「細辛」と呼ぶ。民間療法として口中のただれ、荒れ、口中の臭気消しに少量を噛む。痰を切る場合は煎液でうがいをする。

【漢方】　①解表②祛痰③止咳④温裏⑤止痛の作用を持ち、咳、喘息、感冒、頭痛、鼻炎、歯痛、神経痛などを改善する薬方に用いる。

薬方としては、小青竜湯（傷寒・金匱《咳・クシャミ・水様の鼻汁》）、麻黄附子細辛湯（傷寒論《風邪頭痛・咳・水様性鼻汁・手足冷え》）、苓甘姜味辛夏仁湯（金匱要略《咳嗽・喘鳴》）、当帰四逆加呉茱萸生姜湯（傷寒論《しもやけ・四肢の冷痛》）、立効散（衆方規矩《歯痛》）、清上蠲痛湯（寿世保元《頭痛》）その他多くの薬方に配合されている。

被子植物(モクレン類〈原始的双子葉植物〉)

モクレン目　モクレン科
　　上薬　辛夷　木蘭※1
　　※1森立之以外は中薬(中品)とする。
　　中薬　厚朴

[辛夷] しんい

モクレン目
モクレン科　モクレン属

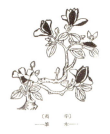
『本草綱目』

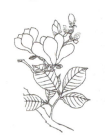
『植物名実図考』辛夷

『神農本草経』　原文　　　　　　　　　上薬
辛夷. 一名辛矧. 一名侯桃. 一名房木.
味辛温. 生川谷. 治五藏身體寒風. 風
頭腦痛. 面䵠. 久服下氣. 輕身明目.
增年耐老.

【よみ】
「五臓身体寒風　風頭脳痛　面䵠を治す。久
服せば、気を下し、身を軽くし、目を明らか
にし、年を増し、老いに耐ゆ。」

【『名医別録』の主治】
「無毒　中を温め、肌を解し、九竅を利し、
鼻塞を通じ涕が出る。面腫れ歯痛に引き、眩
冒し、身兀兀(こつこつ)として車船の上に
在るが如くなるを治し、鬚髪を生ず。白蟲を
去る。膏薬と作して、之を用うべし。」

【基原植物に関する各家論述】
『意釈神農本草経』:モクレン　木蘭(辛夷)
Magnolia liliflora Desr. ハクモクレン玉蘭 M.
denudata Desr. の蕾とする。
『神農本草経中薬彩色図譜』:紫玉蘭(辛夷)
M. liliflora Desr. および望春花 M. biondii
Pamp. の花蕾を挙げている。
『本草の植物』:『本草綱目』の中に記載され
ている陳蔵器の言を引き、「これはシモクレ
ン(モクレン)にあてはまる。辛夷は花蕾を
薬用とする」としている。
『中薬大辞典』:『意釈』同様に、辛夷および
玉蘭を挙げている。
『中華人民共和国薬典』:望春花、玉蘭ある
いは武当玉蘭 M. sprengeri Pamp. の花蕾と

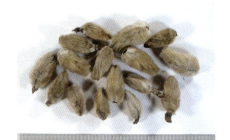
生薬見本　辛夷

規定する。

『日本薬局方』: タムシバ M. salicifolia
Maxim. コブシ※1 M. kobus DC.、M. biondii
Pamp.(望春花), M. sprengeri Pamp.(武当
玉蘭) 又はハクモクレン M. heptapata
Dardy (M.denudata Desr.)(玉蘭)のつぼ
みと規定。

※1コブシは日本に分布するが中国にはないので『神農本草経』における「辛夷」にあてるのは適当ではない。

以上により辛夷はモクレンとその近縁植物の
花蕾とする。

【現在の流通と使用状況】
辛夷は漢方薬方で繁用される生薬である。主
産地中国(河南、四川、安徽、浙江、陝西、
河北)で殆ど中国から輸入され販売されてい
るが、日本(福井、富山、石川、長野県など)
や韓国産の流通もみられる。

モクレン科　モクレン属

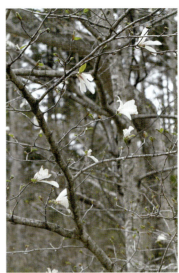
モクレン科　タムシバ　富士山須走（3月）

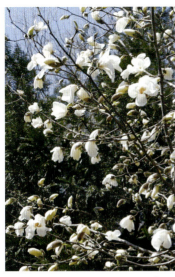
モクレン科　コブシ　昭和薬科大学（3月）

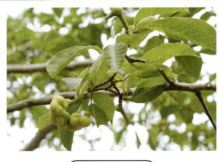
モクレン科　コブシの果実　神奈川県金沢自然公園（7月）

薬草メモ

モクレンのなかった日本では自生するコブシやタムシバの蕾が代用とされた。現在日本で生産している国産辛夷はほとんどタムシバである。コブシは日本の特産であり北海道を始め日本各地の山野に自生する落葉高木である。つぼみや果実の形がにぎり拳（こぶし）に似ていることからコブシの名があるといわれる。

タムシバはコブシの近縁種で本州、九州の日本海側などに自生する落葉高木である葉は先がとがり若葉の裏には白色の微毛がある。この葉を噛むと少し甘みがあることからカムシバ　と呼ばれれ、これがタムシバに変わったといわれている。木蘭はモクレンの樹皮である。その名の由来について李時珍は「その香りが蘭のよう。その花が蓮のようだから名づけたのである」と言っている。

【薬効と使い方】　樹皮を粉末にし服用、または煎液で患部を洗う。

【漢方】　主治として「身大熱の皮膚中に在るもの。面熱、赤皰、酒皶（せきほう しゅゆき）、悪気、癩疾、陰下痒湿を去り、耳目を明にする」と国訳本草綱目に記載されている。樹皮は現在はあまり使われない。

被子植物（モクレン類〈原始的双子葉植物〉）　　　　　　　　モクレン目
　　　　　　　　　　　　　　　　　　　　　　　　　　　　モクレン科　モクレン属

［木蘭］
（もくらん）

『神農本草経』　原文　　　　　　　　上薬
木蘭．一名林蘭．味苦寒．生山谷．治
身有大熱在皮膚中．去面熱赤皰酒皶．
悪風癲疾．陰下痒湿．明目．

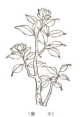
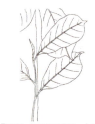

『本草綱目』　　　　『植物名実図考』木蘭

【よみ】
「身に大熱有り、皮膚中に在るを治す。面熱
赤皰酒皶　悪風癲疾陰下痒湿を去り、目を明
らかにす。」

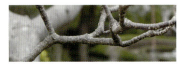

モクレンの枝樹

【『名医別録』の主治】
「無毒、中風傷寒、及び癰疽、水腫を療す。
臭気を去る。」

【主な同属近縁植物】

【基原植物に関する各家論述】
『図説東洋医学　用語編』：コブシの木皮と
する。
『意釈神農本草経』：モクレン木蘭（辛夷）
Magnolia liliflora Desr.の樹皮とする。『神農
本草経中薬彩色図譜』：ハクモクレン　玉蘭
M. denudata Desr.の花蕾※1および樹皮とし
ている。

※1 玉蘭は今日の『局方』『薬典』では「辛夷」の規定
に入る。〔〔辛夷〕の項を参照〕

『本草の植物』：「時珍のいう木蘭はその花が
内は白く外が紫でとあり、シモクレンを思わせ
る。木蘭は樹皮と花を薬用とする」としている。
『中薬大辞典』：辛夷（シモクレン）
Magnolia liliflora Desr.の樹皮を「木蘭皮」、
花を「木蘭花」の名で別条として収載する。
『日本薬局方』・『中華人民共和国薬典』：非
収載。

以上により木蘭はモクレンとその近縁植物の
樹皮とする。

【現在の流通と使用状況】
日本では漢方薬方になく、流通もない。

①モクレン（紫玉蘭）　*Magnolia liliflora*
　中国（湖北、安徽、浙江、福建）に分布。
　現在は山東、四川、湖西、湖北、雲南など
　で栽培。
②ハクモクレン　*Magnolia denudata*
　中国（河南、山東、江蘇、浙江、安徽、江
　西、福建、広東、広西、四川、雲南、貴州、
　陝西など）に分布。
③コブシ　*Magnolia kobus* DC.
　北海道、本州、九州、済州島に分布。
④キタコブシ　*Magnolia kobus* DC. var.
　borealis　北海道に分布。
⑤シデコブシ　*Magnolia stellata*
　愛知、岐阜、三重県に分布。絶滅危惧種に
　指定。
⑥タムシバ　*Magnolia salicifolia*
　西日本に分布。
⑦望春花　*Magnolia biondii*（＝*Magnolia
　fargesii*）　中国（河南、湖北、江蘇、福建）
　に分布。
⑧武当玉蘭　*Magnolia sprengeri*
⑨滇臧玉蘭（てんぞうぎょくらん）　*Magnolia campbellii*
　チベット
⑩木蓮　*Magnolia fordiana*
　中国（浙江）
　木蓮果として通便、利尿に使用。

モクレン科　モクレン属

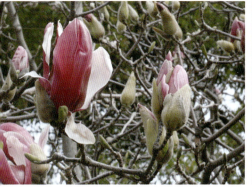
モクレン科　モクレン　大船植物園（3月）

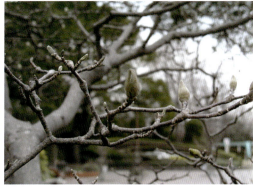
モクレン科　モクレン　大船植物園（2月）

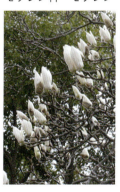
モクレン科　ハクモクレン　大船植物園（3月）

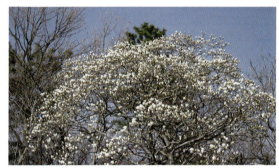
モクレン科　ハクモクレン　大船植物園（3月）

薬草メモ

モクレン（シモクレン）は中国南西部原産の紫色の花の落葉低木で古くに日本に渡来。中国名辛夷・紫玉蘭・木蘭・桂蘭ともいう。中国で花がランに似ていることから「木蘭」と呼ばれ、日本では江戸時代頃になるとランよりハスの花に似ていることからモクレン「木蓮」と呼ばれるようになったという。辛夷の名の由来を李時珍は「夷とは荑（イ・いぬびえ）の意味であって、その苞は初生が夷のようで味が辛いものだ。」と言っている。

ハクモクレンは中国原産の落葉高木で中国名を玉蘭あるいは白木蘭という。花がモクレンに似て白色の花をつけることからハクモクレンと言う。江戸時代に薬用に渡来したといわれる。現在日本で流通している中国の辛夷はおもに日本のコブシの近縁のボウシュンカ（望春花）の蕾ともいわれる。

【薬効と使い方】　モクレン・ハクモクレン・コブシ・タムシバの花蕾を乾燥したものを生薬「辛夷」と呼び鼻づまり、鼻炎、蓄膿症に用いる。辛夷は特有の芳香がある。

【漢方】　漢方では①解表②通竅の作用を持ち鼻の竅を通じる要薬として鼻炎や蓄膿などによる鼻づまりのほか、風邪による頭痛に用いる。

薬方としては、葛根湯加辛夷川芎（本朝経験《感冒・はなずまり》）、辛夷清肺湯（外科正宗《鼻づまり・慢性鼻炎・蓄膿症》）等の薬方に配合されている。

被子植物(モクレン類〈原始的双子葉植物〉) モクレン目
モクレン科　モクレン属

[厚朴(こうぼく)]

『神農本草経』　原文　　　　　　　中薬
厚朴．味苦温．生山谷．治中風傷寒頭痛．寒熱驚氣．血痺死肌．去三蟲．

【よみ】
「中風傷寒頭痛、寒熱驚気、血痺死肌を治す。三蟲を去る。」

【『名医別録』の主治】
「大温　無毒、中を温め、気を益す。痰を消し、気を下す。霍乱、及び腹痛、脹満、胃中冷逆、胸中嘔止まず、泄痢淋露を療す。惊を除き、留熱心煩満をさる。腸胃を厚くす。その子鼠瘻を療す。目を明らかにし、気を益す。」

【基原植物に関する各家論述】
『意釈神農本草経』・『神農本草経中薬彩色図譜』：ともに厚朴 Magnolia officinalis Rehder et Wilson　凹葉厚朴 M. biloba (Rehder et Wilson) Cheng の樹皮(幹皮・枝皮)および根皮とする。
『中薬大辞典』：上記同様である。
『中華人民共和国薬典』：厚朴あるいは凹葉厚朴の幹皮、根皮および枝皮とする。ただし、凹葉厚朴の学名は M. officinalis var. biloba とする。また、同二種の花蕾を「厚朴花」の名で別条として収載している。
『日本薬局方』※1：ホオノキ M. obovata Thunb.、Magnolia officinalis Rehder et Wilson 又は M. officinalis Rehder et Wilson var. biloba Rehder et Wilson の樹皮と規定している。

※1 かつての『局方』は、M. obovata Thunb. の樹皮([和厚朴]の名で流通する)のみを正品としていた。これに対し、中国の『薬典』に規定されている二種に由来するものは「唐厚朴」と呼ばれ、気味が強く良品とされるが、規格外の扱いとされ高価であった。第十五改正の『局方』ではこれも正品に追加され、計三種の樹皮と規定されている。

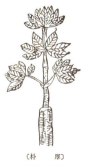 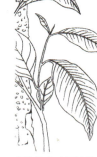

『本草綱目』　　『植物名実図考』厚朴

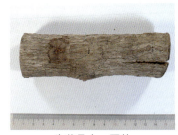

生薬見本　厚朴

以上により厚朴はホオノキまたは凹葉厚朴の樹皮とする。

【現在の流通と使用状況】
厚朴は漢方薬方として繁用される生薬である。ホオノキを基原とする国産[和厚朴]と凹葉厚朴を基原とする中国産[唐厚朴(からこうぼく)]の両方が流通している。実際流通している厚朴は2：1で和厚朴の比率が高い。

【同属近縁植物】
①カラホオ　Magnolia officinalis
　中国（浙江、広西、江西、湖南、湖北、四川など）に分布。
②凹葉厚朴　Magnolia biloba
　中国（浙江、広西、江西、安徽、広西など）に分布。
③ホオノキ　[和厚朴]　Magnolia obovata
　日本

モクレン科　モクレン属

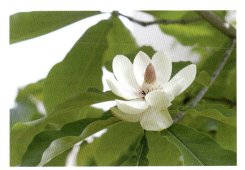

モクレン科　ホオノキ　北海道医療大学（6月）

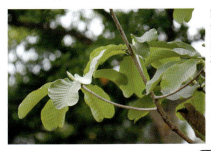

葉先が凹状になっている

モクレン科　凹葉厚朴　東京都薬用植物園（9月）

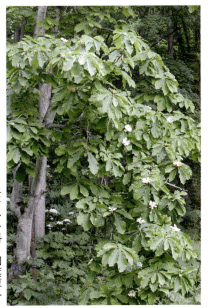

モクレン科　ホオノキ　北海道医療大学（6月）

薬草メモ

コウボクは中国南部原産で中国各地に分布する落葉高木で日本にはない。日本では同属のホオノキ（和厚朴）が代用されている。ホオノキは日本各地の山地に野生している高さ30メートルにもなる高木。古名をホオガシワと言って万葉集に「わが背子（せこ）が　捧げて持てる　ほほがしわ　あたかも似るか　青き蓋（きぬがさ）」（巻19-4204）」と詠われている。ホオノキの名の由来はホオは苞の意味で昔は葉を飯、餅などを包むのに用いたことに由来したと言われている。

厚朴の名の由来について李時珍は「その木は質、朴にして皮が厚く、味が辛烈で色が紫赤である。故に厚、朴、烈、赤の諸名がある」と言っている。材はきめこまやかで、下駄の歯、版木、マッチの軸木とか鉛筆材などに利用される。

【薬効と使い方】　夏に樹皮を剥ぎ、乾燥させたものを生薬「厚朴」と呼び、民間では腹痛、下痢、かぜ咳止めに服用する。唐厚朴は香気が強く、切断面から結晶が析出するのが最良品とされるが、結晶がカビの様に析出するような唐厚朴は最近では入手困難である。成分・作用は和厚朴とほとんど差異がない。

【漢方】　①健胃・消化・整腸②収斂③鎮静④祛痰⑤利尿の作用を持ち、腹部膨満感や消化不良、気分のうつ滞、痰、小便不利などを改善する薬方に用いる。薬方としては、半夏厚朴湯（金匱要略《気鬱・咽異物感》）、小承気湯（傷寒・金匱《便秘》）、麻子仁丸（傷寒・金匱《高齢者便秘》）、桂枝加厚朴杏仁湯（傷寒論《喘咳》）、神秘湯（外台《咳・気管支喘息》）、蘇子降気湯（和剤局方《咳・喘息》）、平胃散（和剤局方《胃もたれ・食欲不振》）その他多くの薬方に配合されている。

被子植物〈モクレン類〈原始的双子葉植物〉〉

クスノキ目　クスノキ科
上薬　菌桂　牡桂

[菌桂]（きんけい）

クスノキ目
クスノキ科　ニッケイ属
桂

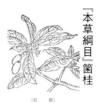
『本草綱目』菌桂

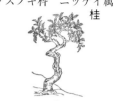

【『神農本草経』原文】　　　　　　　上薬
菌桂．味辛温．生山谷．治百疾．養精神．和顏色．爲諸藥先娉通使．久服輕身不老．面生光華．媚好常如童子．

【よみ】
「百疾を治す。精神を養い、顔色を和らげ、諸薬の先娉通使と為す。久服せば、身を軽くし、老いず。面光華を生じ、媚好常に童子の如し。」

【『名医別録』の主治】
「無毒」

【基原植物に関する各家論述】
『意釈神農本草経』・『神農本草経中薬彩色図譜』：ともに『本草拾遺』『本草綱目』などの説を引いて、巻いて筒状になった肉桂を指す。としている。菌桂の「菌」は『唐本草』の一名「筒桂」の「筒」を書き誤ったものである。との説もある（「牡桂」）の項で詳述する。）

以上により菌桂はニッケイ属の樹皮とする。

【現在の流通と使用状況】
菌桂は主に食品として流通しているシナモンスティックと思われる。

【菌桂と牡桂】
桂の木を菌桂と牡桂の名で掲載しているのは神農本草経のみである。茨城大学 真柳誠教授によれば菌桂、食品説を提唱しセイロンニッケイ・ジャワニッケイなど南方経由で輸入されたスパイスが菌桂であるとしている。すなわち新たに出た若枝の皮を剥ぎ、コルク層を削り落とし重ねて巻き、葉巻タバコの太さにしたもの。辛味が弱くて甘みが強いもので食用に適す。

【菌桂】＝「筒桂」：蘇恭は「唐本草」に「菌とは竹の名である。此にいふ桂はやわらかくして巻き易く、筒のようになる。即ち古に用いられた筒桂である。筒の字が菌の字に似ているので、後世の者が誤って菌と書いたのが、習いとなり俗を成し、それが更に因襲されているのである。」と言っている。おそらく桂の枝の太さが　矢竹の筒大で一定している部位の枝の皮で、3重に巻いているものが良品として菌桂・筒桂と言ったのではなかろうか。李時珍は葉が柿葉に似ているといい、陶弘景は琵琶葉のようで梔子葉に似ているといい、各種桂の葉形状から推察すると葉幅の広いセイロンニッケイでインドから海路により渡来したのではないかとも想像する。

【近縁同属植物】　ニッケイ属
①シナニッケイ　Cinnamomum cassia
　　（東京肉桂、トンキンニッケイ、ベトナムケイヒ、カシア、桂通桂皮、東興桂枝、広南桂皮）
　産地中国　南部・ベトナム
②シナモン　Cinnamomum zeylanicum.
　　（セイロンニッケイ）
　産地　セイロン・インド・マレーシア
③ジャワニッケイ　Cinnamomum burmanni
　産地　中国南部、マレーシア、インドネシア
④ニッケイ（ニッキ）Cinnamomum okinawaense
　産地 西日本各地で植栽（中国南部原産）
⑤クスノキ（樟脳）　Cinnamomum camphora
⑥ヤブニッケイ　Cinnamomum japonicum

クスノキ科　ニッケイ属

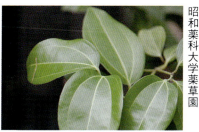

クスノキ科セイロンニッケイ　昭和薬科大学薬草園

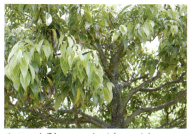
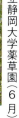

クスノキ科　ニッケイ(ニッキ)　県立静岡大学薬草園(6月)

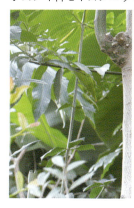

クスノキ科
ジャワニッケイ
東京都薬用植物園

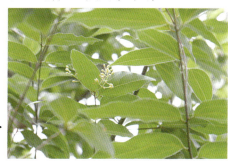

薬草メモ

シナモン（桂）はセイロン（セイロンニッケイ）、シッキム地方（インドカシア）、アッサム地方（安南桂皮）、ベトナム（トンキン肉桂）、中国南部（カシア）、インドネシア（ジャワ桂皮）などインド・インドシナ半島・中国南部などの東洋にしか生育していない。紀元前5世紀ごろエジプト・ギリシャにアラビア人を介して伝わったとの古文書の記述がみられる。紀元前3000年前にはインダス文明に香料や防腐剤としてのニッケイの利用が始まり、紀元前2500年頃陸路シルクロードを経て中国に伝わったといわれる。中国では紀元前400年頃まで輸入していたが、中国南部に自生していることを知り桂と名付けたとする説もある。一般にケイのことをシナモンと総称するが、欧米ではシナモンといえばおもにセイロンニッケイのことである。辛味はカシアが強く、甘味はセイロンニッケイの方が強い。香辛料としての需要が莫大で、薬用は一割ほどである。

日本には8世紀前半には薬として伝来しており正倉院に残されている。ニッケイは江戸時代享保年間に伝来して和歌山、高知、鹿児島で植栽された。十数年経ったものが伐採され、幹・枝皮を剥ぎ取り根に近い部分が良品とされ、和桂皮として流通した。かつては局方にも収載されていた。根皮を剥いだものが土佐のチリチリ、紀州の小巻と言って、気味よく甘味もあり値段が高く、料理・菓子専用に使われ薬用には使われなかった。根の先のほうの細かい根皮を剥がない部分を二寸位に切り赤い紙に束ねた「ニッキ」が駄菓子屋で売られ、かめば肉桂の味と香りがただよい子供に喜ばれた。年配の方にはなつかしい思い出と思う。本物の桂皮のほうが優れているためニッケイ栽培は廃れ今では放任野生化している。

被子植物(モクレン類〈原始的双子葉植物〉)

クスノキ目
クスノキ科　ニッケイ属

[牡桂]
(ぼけい)

『神農本草経』　原文　　　　　　上薬
牡桂．味辛温．生山谷．治上氣欬逆．
結氣．喉痺吐吸．利關節．補中益氣．
久服通神．輕身不老．

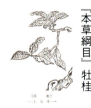
『本草綱目』牡桂

『植物名実図考』桂

【よみ】
「上気咳逆、結気、喉痺、吐吸を治す。関節を利し、中を補い、気を益す。久服せば、神に通じ、身を軽くし、老いず。」

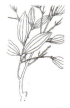
『植物名実図考』桂樹

【『名医別録』の主治】
「無毒　心痛　脇風　脇痛　筋を温め　脉を通じ煩を止め　汗を出す」

【基原植物に関する各家論述】
『意釈神農本草経』：桂樹（肉桂）
Cinnamomum cassia Blume の幹や枝の皮。
『神農本草経中薬彩色図譜』：肉桂 C. cassia Presl. の樹皮、枝皮および嫩枝とする。「菌桂」に対し、薄い板状で巻いていない肉桂を指す、としている。
『日本薬局方』：「桂皮」の名で収載し、C. cassia の樹皮又は周皮の一部を除いたもの、と規定している。
『中華人民共和国薬典』：肉桂 C. cassia presl の樹皮を [肉桂] の名で、また、嫩枝を [桂枝※1] の名で、それぞれ別条として収載している。

※1『傷寒論』中の「桂枝湯」などの処方に用いられるのは「桂枝」と記されており、「箘桂」「牡桂」という文字は見えない。方中の「桂枝」に対しては、日本では「桂皮」を用いるのが普通である。
※1 現代中医学では「肉桂」と「桂枝」は明確に使い分けられることが多い。

日本では『局方』に準拠する「桂皮」の他に「桂枝」も流通しており入手は可能であるが、『局方』規定外となる。※2
※2『日本薬局方外生薬規格』(2012) に「桂枝」の名で新収載。C. cassia Blume の小枝と規定。

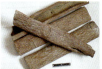
生薬見本　桂皮

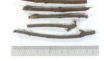
生薬見本　桂枝

以上により牡桂はシナニッケイの樹皮とする。

【現在の流通と使用状況】
桂枝は漢方の基本生薬として頻用される基本生薬である。日本では桂皮の使われるが、中医では桂枝も用いられることから桂皮、桂枝の両方が流通している。薬用として流通しているのは以下の通りである。

桂枝：(桂皮の先端部分) 中国産　食品として流通。
ベトナム桂皮：(日局) 産地ベトナム
　厚皮と薄皮との二種類があるが日本市場では厚皮が主流で品質により等級等で区別している
桂通桂皮：(日局) 産地ベトナムム
東興桂皮：(日局) 産地中国南部
広南桂皮：(日局) 中国中国南部
桂心・肉桂：(日局) 中国・ベトナムム産の両方がある

クスノキ科　ニッケイ属

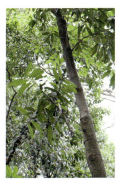

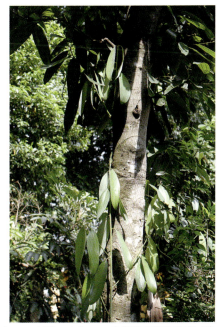

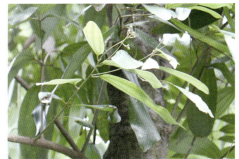

クスノキ科　カシア　広州華南植物園（8月）

薬草メモ

桂の名の由来は樹形、葉姿、芳香、薬効の全てに優れていることを賞めて佳しとし、桂の字を当てたと言わるる。

日本漢方では桂枝、桂皮の区別はなく、一般的に局方収載の桂皮（肉桂）のみを使用するが、中国医学では桂皮と呼ばずに、桂枝と肉桂とを区別している。中国医学では桂枝は体表を温め解表剤として、肉桂（桂皮）は体内を温め散寒剤と区別して用いている。桂枝は局方になく食品として流通している。桂枝は桂樹の尖（枝の先端部分・香り良い部分）まるごとを使用する。

桂皮の薬用部位は皮であり、桂枝の有用部位は枝の皮である。桂皮と桂枝の混乱は昔、処方名の桂枝を誤って桂枝と転写され、処方名は桂枝、薬用名は桂皮であったが、宋版傷寒論ではすべて桂皮が桂枝に統一された。しかし実際用いたのはこの時代でも桂皮であった。いつのころからか、中国では桂枝湯など傷寒論の殆どの処方が桂枝を使うこととなった。

【漢方】①発汗②解熱③去風④健胃⑤鎮痛⑥降逆の作用を持ち感冒、頭痛、発熱、のぼせ・逆上、身体疼痛などを改善する薬方に用いる。

薬方としては、桂枝湯（傷寒・金匱《感冒》）、葛根湯（傷寒・金匱《感冒・肩こり・鼻づまり》））、桂枝加芍薬湯（傷寒論《腹痛・下痢・腹満》）、桂枝芍薬知母湯（金匱要略《関節の疼痛脹れ》）、桂枝加朮附湯（東洞《関節痛・神経痛》）、桂枝茯苓丸（金匱要略《瘀血による上衝・血行障害・婦人病》）、温経湯（金匱要略《手掌の煩熱・婦人病》）。その他漢方方薬に非常に多く配合される生薬の一つである。

被子植物(単子葉類)

ショウブ目　ショウブ科
上薬　菖蒲

[菖蒲]（しょうぶ）

『神農本草経』原文　　　　　　　上薬
昌蒲．一名昌陽．味辛温．生池澤．治
風寒濕痺．欬逆上氣．開心孔．補五藏．
通九竅．明耳目．出音聲．久服輕身．
不忘．不迷惑．延年．

【よみ】
「風寒湿痺、咳逆上気を治す。心孔を開き（意識障害を回復し）、五臓を補い、九竅（体内に在る9カ所の穴）を通じ、耳目を明らかにし、音声を出す。久しく服せば、身を軽くし、忘れず、迷惑せず、年を延ぶ。」

【『名医別録』の主治】
「（白菖）味甘、無毒、主食諸虫（諸虫を食するをつかさどる。）」

【基原植物に関する各家論述】
『図説東洋医学　用語編』：ショウブ・セキショウ。
『意釈神農本草経』：セキショウ（石菖蒲）
Acorus gramineus Soland.
『神農本草経中薬彩色図譜』：セキショウおよびショウブ（菖蒲）A. calamus L.の根茎。
『日本薬局方外生薬規格』：「石菖根」の名で収載。セキショウ Acorus gramineus Solander の根茎である。
『中華人民共和国薬典』：「石菖蒲」の名で収載。原植物は石菖蒲 A. tatarinowii Schott としている。
ショウブは常緑ではない。葉に明らかな中助があり、花は5から6月に咲き、花序の太さは3～6ミリで、高さは10～30センチと写真のように長い。根茎を石菖蒲という。

ショウブ目
ショウブ科　ショウブ属

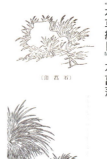

『本草綱目』石菖蒲

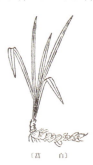

『本草綱目』菖蒲

『植物名実図考』菖蒲

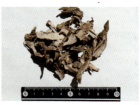

生薬見本　石菖蒲

以上により菖蒲はセキショウまたはショウブの根茎とする。

【現在の流通と使用状況】
中国では石菖蒲が流通している。日本では最近まで菖蒲根が流通していたが現在の流通は確認できない。

【アヤメ・菖蒲・石菖蒲の混乱】
一般に菖蒲といわれているものには、アヤメ科のハナショウブとショウブ科のショウブとがある。薬用にするショウブはショウブ科の植物である。葉がよく似ていることからハナアヤメと呼ぶようになり、いつしかアヤメと言えばハナショウブを指すようになった。
菖蒲根といえばショウブの根茎を用いるが、中国ではこれを水菖蒲という。中国の菖蒲はショウブ科のセキショウの根茎で石菖蒲ともいう。誤って漢字名を当てたため混乱が生じた。

ショウブ科　ショウブ属

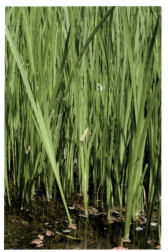

ショウブ科　ショウブ
日光湯ノ湖（6月）

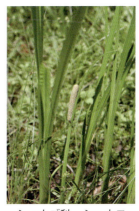

ショウブ科　ショウフ
日光湯ノ湖

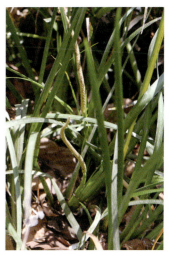

ショウブ科　セキショウ
大船植物園（6月）

薬草メモ

ショウブは日本各地、東アジア、北米に広く分布し、沼や河川のわきの湿地などに自生する多年草である。群生していると細い剣のような葉が重なり合い、あやめ（文目）模様のように見えることから、古名を菖蒲草（あやめぐさ）とよび、万葉集にも「霍公鳥（ほととぎす）いとう時なし　あやめぐさ　かづらにせむ日　こゆ鳴き渡れ」など、12首も登場している。ショウブには強い香りがあり、葉が剣状のため、古くから魔除けとしても利用され、邪気を避けるため、また菖蒲の語呂合わせで、端午の節句に、すだれや柱にかけた。江戸時代になると「アヤメ」の呼び方は廃れ、漢名「菖蒲」の音読みで「ショウブ」と呼ばれるようになったと言われる。

セキショウは日本各地、中国、ヒマラヤまで広く分布し、山すその渓流など、清らかな水辺に自生する常緑の多年草である。ショウブに形も似ているがやや小柄である。ショウブの葉は中央の葉脈が盛り上がって出ているが、セキショウにはない。岩などにへばりつき生えることからセキショウの名がある。菖蒲の名の由来について李時珍は「菖蒲なるものは、蒲（ガマ）類の草として昌盛なるものだから菖蒲と名ずけたものである」と言っている。

【薬効と使い方】　秋にセキショウの根茎を陰干乾燥したものを生薬「石菖」と呼び、健胃、鎮痛、腹痛に用いる。ショウブも同様の効果があり、民間では健胃、鎮痛、腹痛などに1日量5～10gを煎じ服用する。葉は腹痛、腰の冷えなどに、風呂に入れて浴湯料として用いる。

【漢方】　①開竅②鎮静③鎮痛④利湿⑤健胃⑥駆虫の作用を持ち、てんかんや熱病による意識障害、健忘症、耳聾、神経症、胃痛などを改善する薬方に用いる。薬方としては、柏子養心丸（体仁滙編方《不眠症・自律神経失調症》）、萆薢分清飲（丹渓心法《慢性前立腺炎・尿路感染症》）等の薬方に配合されている。

被子植物（単子葉類）

オモダカ目　サトイモ科
中薬　水萍
下薬　半夏　虎掌　狼毒

[半夏]（はんげ）

オモダカ目
サトイモ科　ハンゲ属

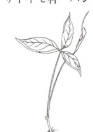

『本草綱目』『植物名実図考』半夏

『神農本草経』原文　　　　　　下薬
半夏．一名地文．一名水玉．味辛平．
生川谷．治傷寒寒熱．心下堅．下氣．
喉咽腫痛．頭眩胸脹．欬逆腸鳴．止汗．

【よみ】
傷寒寒熱、心下堅く、下気、喉咽腫痛、頭眩胸脹、咳逆腸鳴を治す。汗を止める。

【『名医別録』の主治】
生　微寒。熟　温。有毒、心腹胸膈　痰熱満結し、咳嗽上気、心下急　痛堅痞あり、時気嘔逆、癰腫を消す。堕胎、痿黄を療す。面目を悦沢す。生　人をして吐せしむ。熟　人をして下せしむ。これを用いるは湯洗し、渇を尽きせしむ。

【基原植物に関する各家論述】
『意釈神農本草経』『神農本草経中薬彩色図譜』：ともにカラスビシャク半夏 *Pinellia ternata* (Thunb.) Breitenbach の塊茎。
『中華人民共和国薬典』：半夏の塊茎。
『日本薬局方』：カラスビシャク *Pinellia ternata* Breitenbach のコルク層を除いた塊茎。

以上により半夏はカラスビシャクの塊茎とする。

【現在の流通と使用状況】
漢方処方に多く掲載され、その使用頻度も高い。重要生薬の一つである。中国からの輸入がほとんどで四川、河北、河南、安徽、江蘇、浙江省に産し、四川省が産量最大で品質も良

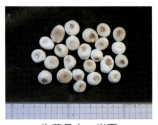

生薬見本　半夏

好と言われている。一部韓国からも輸入される。日本品はほとんど市場にでない。

【同属近縁植物】
①カラスビシャク　*Pinellia ternata*
②掌葉半夏（しょうよう）　*Pinellia pedatisecta*
　河北、長江流域
③オオハンゲ　*Pinellia tripartia*

【修治】半夏は生で用いると「えぐみ」、「咽喉刺激」があ るため、中国では一般に修治した半夏を用いる。
《法半夏》10日ほど冷水に浸し、白礬を加え、1日おいて水を替える。なめてしびれる感じがしたら日干する。別に甘草を煎じ、煎液に石灰を入れ処理した液に半夏を入れ毎日かきまぜ、半夏が均一な黄色になったら取り出し陰干しする。
《姜半夏》10日ほど冷水に浸し、白礬を加え、1日おいて水を替える。なめてしびれる感じがしたら日干する。別に生姜を煎じ、煎液に白礬と半夏を加え液がしみ通るまで煮る、6割がた乾し、むらした後乾燥させる。

サトイモ科　ハンゲ属

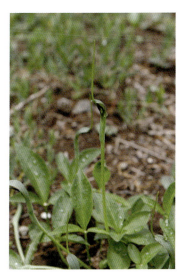

サトイモ科　カラスビシャク
東京薬科大学薬草園（5月）

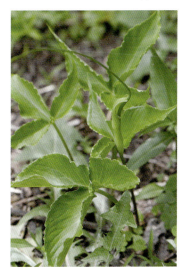

サトイモ科　オオハンゲ
小石川植物園（5月）

薬草メモ

カラスビシャクは日本各地、朝鮮半島、中国などに分布し、畑地に繁殖するので、農家にとって困る雑草の多年草である。カラスビシャクの名はサトイモ科に多い花を保護する葉の変形したミズバショウに代表される仏炎苞の苞の形がヒシャクに似ているのでこの名がついた。

半夏の名の由来は夏の半ばに花が咲くことから李時珍は「礼記の月令に"五月半夏生ず"とある。蓋し夏の半ばに相当するといふ意味だ」と言っている。半夏は球茎が薬用になることから、農家の主婦が仲買人などに売って現金収入にしたことから別名ヘソクリとも言われた。昔、薬問屋で新入りが入ると先輩が試しに半夏を嚙ませ猛烈な「えぐみ」と喉がチクチクする様子を見て喜んだと言う。この口中粘膜の刺激と「えぐみ」は生姜と一緒に煎じるとなくなることから、半夏を用いる処方の殆どに生姜が配合されている。

【薬効と使い方】　10月頃堀り上げ球茎を採取、容器内で砂と水を加えかき混ぜ外皮を除き日干乾燥したものが生薬「半夏」で、つわり、車酔いなど漢方薬方に使用する。単味では使用しない。

【漢方】　漢方では①鎮嘔吐②去痰③鎮静の作用を持ち、胃腸の湿痰を除く。古来より嘔吐を沈める要薬とされ、胃内停水、悪心、嘔吐、悪阻、急性胃カタル、消化不良、咳嗽、喀痰、心悸、眩暈、頭痛、不眠などを改善する薬方に用いる。薬方としては、半夏瀉心湯（傷寒・金匱《悪心嘔吐・下痢・胃部のつかえ》）、二陳湯（和剤局方《胃内停水・心下部膨満感》）、六君子湯（万病回春《上腹部愁訴・胃部のつかえ感・食欲不振》）、小半夏加茯苓湯（金匱要略《悪心嘔吐》）。竹筎温胆湯（寿世保元《咳・不眠・咳嗽》）、麦門冬湯（金匱要略《乾咳・痰のきれにくい咳》）、半夏厚朴湯（金匱要略《気鬱・咽異物感》）、分心気飲（和剤局方《神経衰弱・浮腫》）その他多くの処方に配合されている。

被子植物（単子葉類）

オモダカ目
サトイモ科　テンナンショウ属

［虎掌（こしょう）］

『神農本草経』　原文　　　　　　　下薬
虎掌．味苦温．生山谷．治心痛．寒熱
結氣．積聚伏梁．傷筋痿拘緩．利水道．

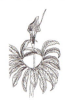

『本草綱目』　　『植物名実図考』虎掌

【よみ】
「心痛、寒熱結気（集まってできた病変）、積聚（腹部の疼痛を伴う腫瘤）伏梁（痞えや腹満がある腫瘤）、傷筋（筋肉が障害される病気）痿拘緩（筋肉が委縮して突っ張っている状態）を治す。水道を利す。」

【『名医別録』の主治】
「微寒大毒あり。陰下の湿、風眩を除く」

【基原植物に関する各家論述】
『意釈神農本草経』・『中華人民共和国薬典』：ナガヒゲウラシマソウ（天南星）Arisaema consanguineum Schott※1、アムールテンナンショウ（東北天南星）A. amurense Maxim、マイヅルテンナンショウ（異葉天南星）A. heterophyllum Blume の三種を挙げている。
『神農本草経中薬彩色図譜』：天南星および虎掌 A. thunbergii Bl. を挙げている。
※1『中華人民共和国薬典』は［天南星］の生薬名で収載。

天南星の学名は A. erubescens（Wall.）Schott としている。
『局外生規』：［天南星］の名で収載。マイヅルテンナンショウ Arisaema heterophyllum Blume、A. erubescens Schott、A. amurense Maximowicz 又はその他同属の近縁植物のコルク層を除いた塊茎と規定。
なお『図譜』には前記二種のほか、半夏と同属の掌葉半夏 Pinellia pedatisecta Schott を挙げ、その塊根を虎掌南星と称するというが、不適である。注意を要する。

以上により虎掌はテンナンショウ属の塊茎と

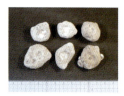

生薬見本　天南星

する。
【現在の流通と使用状況】
漢方薬方に配合され、その使用頻度は低い。中国（四川、河南、貴州、河北、雲南、広西）に産し、一部韓国からも輸入される。

【同属近縁植物】
テンナンショウ属（Arisaema）は湿潤な温帯から熱帯に見られ世界で約150種、日本では30種ほど見られる。
《中国で薬用に使われているテンナンショウ》
①天南星　Arisaema consanguineum
　河北、河南、広西、陝西、湖北、四川、雲南省など
②ヒロハテンナンショウ（アムールテンナンショウ）Arisaema amurense Maxim
　黒竜江、吉林、河北、河西、湖北、西川省など
③マイヅルテンナンショウ
Arisaema heterophyllum
　中国（黒竜江、吉林、遼寧、浙江、江蘇、江西、湖北、四川、陝西など）。
日本では絶滅危惧種。ウラシマソウに似ているがひげが上に立ち上がり鶴が舞っている様に見える。

サトイモ科　テンナンショウ属

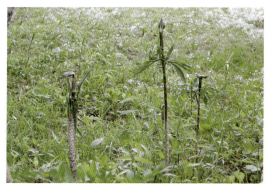

サトイモ科　マムシグサ　日光東大植物園（5月）
A. japonicum Bl.

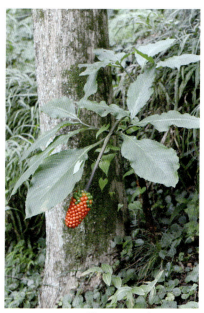

サトイモ科　マムシグサ
東京・高尾山（9月）

マムシグサ A. japonicum には関東地方に多く分布するカントウマムシグサ A. serratum (Thunb.) Schott. があり、仏炎苞が緑色のアオマムシグサ（ミドリマムシグサ）と仏炎苞が紫色のムラサキマムシグサに分かれる

薬草メモ

マムシグサは日本各地、朝鮮半島、中国に分布し、雑木林のへりなどの少し日陰の湿ったところに自生している多年草である。茎（偽茎）の模様が蝮の文様に似ていることからこの名がある。虎掌の名の由来について李時珍は「虎掌とは、葉の形が似ているからの名称で、根が似ているのではない。南星とは、根が円く白く、形が老人星（ろうじんせい）のような形状だから南星と名けたものだ」と言っている。ウラシマソウも日本各地に分布し、その名の由来は花序の先端が細長く延びて垂れ下がるのを浦島太郎の釣り糸に見立てたものである。これらを総称して大南星と呼ぶ専門家もいる。

【薬効と使い方】　9～10月ころ地中の球茎を掘り取り、日干しにし輪切りにして石灰をまぶし乾燥したものを生薬「天南星」とよんで、中風、神経痛、肩こりに、粉末とし破傷風、打撲骨折、蛇や虫の咬傷に外用する。民間で腫れ物に粉末を酢でとき、はれものの吸い出し薬として患部に塗布する。リウマチ、神経痛に塊茎を用事掘り取り金属製以外のおろし器ですりおろし、患部に塗布すると良い。

【漢方】　①鎮痙②除湿③去痰の作用を持ち天南星は精神・神経の疾患を治療するといわれ、中風、口眼喎斜、半身不随、眩暈、麻痺、痙攣、ひきつけなどを改善する薬方に用いる。
薬方としては、二朮湯（万病回春《五十肩》）、舒筋立安散（万病回春《四肢激　痛　関節炎》）、清湿化痰湯（寿世保元《胸背痛》）等に配合されている。

サトイモ科　テンナンショウ属

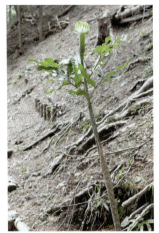

サトイモ科 カントウマムシグサ(アオマムシグサ)
丹沢　やどりき水源林
A. serratum (Thunb.) Schott.

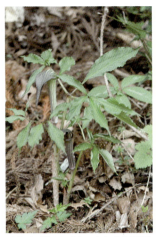

サトイモ科 ムラサキマムシグサ(5月)
日光寂光の滝
A. serratum (Thunb.) Schott.

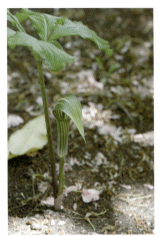

サトイモ科 アムールテンナンショウ(5月)
東京都薬用植物園
A. amurense Maxim.

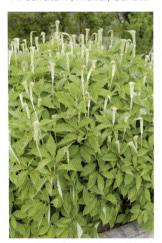

サトイモ科 コウライテンナンショウ(6月)
北海道医療大学薬草園
A. angustatum Fr. et. Sav var. peninsulae Nakai

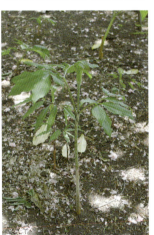

サトイモ科 ホソバテンナンショウ(5月)
東京都薬用植物園

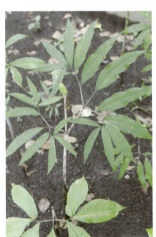

サトイモ科 ホソバテンナンショウ 果実(6月)
東京都薬用植物園
A. angustatum Franch. et Savat.

④朝鮮天南星（コウライテンナンショウ）
　Arisaema peninsulae Nakai
　中国（吉林、遼寧）、朝鮮。

⑤マムシグサ（鬼蒟蒻　日本天南星）
　Arisaema japonicum Bl.
　中国（四川）、日本など。

⑥多疣天南星
　Arisaema verrucosum
　中国（雲南）

-45-

サトイモ科　テンナンショウ属

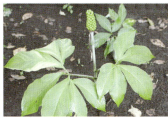

サトイモ科
ミミガタテンナンショウ
果実(6月)
東京都薬用植物園
A. limbatum Nakai var ionostema
(Naki et F. Maek.) Ohashi et j.

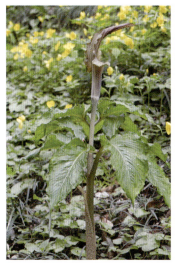

サトイモ科
ミミガタテンナンショウ
高尾山野草園（4月）
仏炎苞が耳たぶのように
見える。

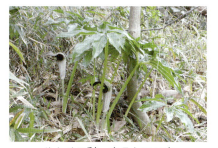

サトイモ科　ウラシマソウ
鎌倉広町(3月)
A. thunbergii Blume subsp. urashima

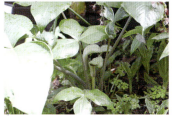

サトイモ科　ムサシアブミ
東京薬科大学薬草園(5月)
A. ringens (Thunb.) Schott

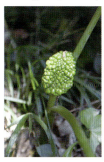

サトイモ科　ムサシアブミ
果実
東京薬科大学薬草園(10月)
2枚の3出複葉が鐙（あぶみ）に似る。

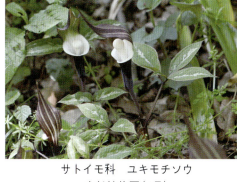

サトイモ科　ユキモチソウ
大船植物園(4月)
A.sikokianum Franch. et Savat

【日本の代表的なテンナンショウ属】
②コウライテンナンショウ
③スルガテンナンショウ
④ヒトツバテンナンショウ
⑤ヒロハテンナンショウ
⑥マムシグサ（山野に一番多く見られる）
⑦ホソバテンナンショウ
⑧マイズルテンナンショウ
⑨ウラシマソウ（海岸の方で多く見られる）
⑩ムサシアブミ
⑪ユキモチソウ

被子植物(単子葉類)　　　　　　　　　　　　　　　　　オモダカ目
　　　　　　　　　　　　　　　　　　　　　サトイモ科　クワズイモ属
　　[狼毒]
　　　ろうどく

『神農本草経』 原文　　　　　　下薬
狼毒．一名續毒．味辛平．生山谷．治
欬逆上氣．破積聚飲食．寒熱水氣．惡
瘡鼠瘻疽蝕．鬼精蠱毒．殺飛鳥走獸．

【よみ】
「咳逆上気を治す。積聚飲食，寒熱水気、悪瘡、鼠瘻、疽蝕、鬼精、蠱毒を破る。飛ぶ鳥・走る獣を殺す。」

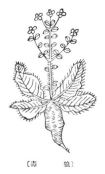
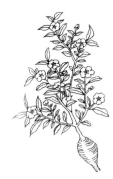
『本草綱目』　　　　『植物名実図考』狼毒

【『名医別録』の主治】
「大毒あり　脇下積癖。」

【基原植物に関する各家論述】
『意釈神農本草経』・『神農本草経中薬彩色図譜』・『図説東洋医学　用語編』：共にトウダイグサ科の植物としている。
『和漢薬百科図鑑』：サトイモ科のクワズイモ Alocasia macrorhiza Schot を挙げている。

以上により狼毒の基原植物は確定できず、クワズイモとクワズイモを除く下記【基原】の植物のいずれかの根とする。

【現在の流通と使用状況】
日本では漢方薬方になく、流通もみられない。

【基原】
狼毒の基原について諸説あるが中国市場では以下　狼毒が流通している。
[白狼毒]
トウダイグサ科
①ヒロハタカトウダイ（狼毒大戟）
　　Euphorbia pallasii Turcz.
　　（= *E. fischeriana* Steud.）
　　産地・・・中国（内蒙古、河北省）
②マルミノウルシ（月腺大戟）
　　E. ebracteolata Hayata の根を乾燥したもの。
　　産地・・・安徽河南省
③ナツトウダイ（鈎腺大戟）
　　E. sieboldiana Morr. et Decne. の根とする。
中国の東北地方ではナデシコ科の
Gypsophila oldhamiana を白狼毒として代用していた。

[西北狼毒（紅狼毒・綿大戟）]
ジンチョウゲ科
　クサナニワズ（瑞香狼毒）
　Stellera chamaejasme L. の根を乾燥したもの。
　　（狼毒の最有力候補と思う）
　　産地・・・中国（青海、甘粛、四川省など）
[広狼毒（海芋）]
サトイモ科
　クワズイモ
　　Alocasia odora C. Koch
　　（= *A.macrorhiza*）の根茎を輪切りにして乾燥したもの。
　　産地・・・中国（広東省など）
収量の多いクワズイモは香港市場で狼毒の代用として流通したもので『本経』の狼毒に充たらない。

サトイモ科　クワズイモ属

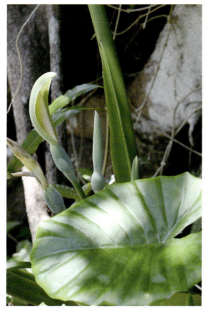

サトイモ科クワズイモ
石垣島　屋久島（5月）

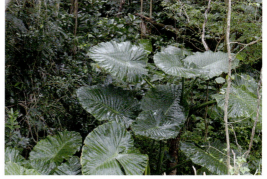

サトイモ科クワズイモ　石垣島（5月）

薬草メモ

クワズイモは四国南部、九州南部、沖縄、台湾、中国南部、東南アジアに分布する大形多年草である。サトイモに似ているが、これをかむと強烈なエグミがあり、口がしびれ、食べられない芋という意味でクワズイモの名がついた。中国市場において多種の狼毒がある。クワズイモは中国では海芋と呼ばれ、香港市場では広狼毒として流通していた。

【薬効と使い方】　根を乾燥したものを海芋として、風熱、頭痛、リウマチ、癰疽・腫瘍、咬傷、疥癬に主に患部に貼り用いられる。沖縄での民間療法では葉柄の切り口を火にあぶり、泡が出てくるようになったところで、その切り口を傷口に当てる。

海芋は瘰癧、急激な吐瀉、リウマチの痛み、疝気、赤白帯下、癰疽腫毒、萎縮性鼻炎、瘰癧、疔疽、疥癬、ヘビ・犬による咬傷などに使用される。

被子植物（単子葉類）

オモダカ目
サトイモ科　アオウキクサ属

［水萍］（浮萍）
（すいひよう）

『神農本草経』　原文　　　　　　　中薬
水萍．一名水華．味辛寒．生池澤．治
暴熱身痒．下水氣．勝酒．長鬚髪．止
消渇．久服輕身．

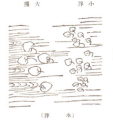

『本草綱目』

【よみ】
「暴熱（急に発熱）身痒を治す。水気を下し、酒に勝ち、鬚髪を長じ、消渇を止む。久しく服せば、身を軽くす。」

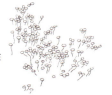

『植物名実図考』
水荓

【『名医別録』の主治】
「酸　無毒、気を下す。沐浴を以て、毛髪を生ず。」

【基原植物に関する各家論述】
『図説東洋医学　用語編』：アオウキクサ
『意釈神農本草経』：ウキクサ *Spirodela polyrrhiza*（L.）Schleid. 又はコウキクサ（浮萍）*Lemna minor* L. の全草。
ウキクサは根が10本ぐらいで葉状体の裏が帯紫色。コウキクサは根が一本で葉状体の裏が緑色。
『神農本草経中薬彩色図譜』・ウキクサ *Spirodela polyrrhiza*（L.）Schleid.
『中華人民共和国薬典』：（浮萍の名で収載）はウキクサ（紫萍）*Spirodela polyrrhiza*（L.）Schleid. の全草。

以上により水萍はウキクサのなかまの全草とする。

【現在の流通と使用状況】
漢方薬方で浮萍を使うことは稀であるが、中国から輸入した浮萍草の流通が見られる。

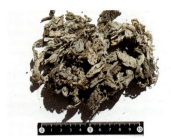

生薬見本　浮萍

【中国市場における浮萍】
今日一般に市販される浮萍は Spirodela 属植物のものである。「本草綱目」の付図の［小萍］は
①紫背浮萍 *Spirodela polyrrhiza* である。
北方系の小型の浮萍中にはウキクサ以外に②コウキクサ *Lemna minor* およびアオウキクサ *L. paucicostata* がある。
「本草綱目」の付図の［大薸］はサトイモ科のボタンウキクサと考えられる。
香港市場の広東、広西省産の大型の浮萍は
●ボタンウキクサ *Pistia stratiotes*（サトイモ科）の全草を乾燥したもの。
その他朝鮮半島産の浮萍はデンジソウ科の
●デンジソウ *Marsilia quadrifolia* がある。
以上が浮萍として流通しているが日本では紫背浮萍 *Spirodela polyrrhiza* のみである。

サトイモ科　アオウキクサ属

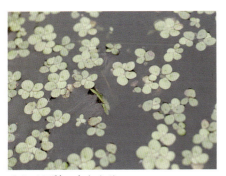

サトイモ科　ウキクサ
神奈川県大和市泉の森（7月）

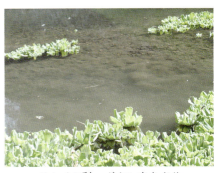

サトイモ科　ボタンウキクサ
宮崎県綾町（12月）

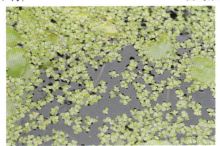

サトイモ科　ウキクサ
京都府立植物園（7月）

薬草メモ

ウキクサは日本全土、世界中の温帯、熱帯に分布し、沼や池、水田などの流れの少ない水面に浮かぶ浮水性の一年草である。万葉集には「解き衣の　恋ひ乱れつつ浮沙（うきまなご）　生きても我れは　ありわるかも」（巻11-2504）と詠われ、浮沙を浮砂とする説と浮草とする説がある。名前の由来はウキクサも漢名萍も水面に浮くことからつけられた。カガミグサ（鑑草）、ネナシ（種無）、ナキモノグサ（無者草）の別名がある。水萍の由来について陳蔵器は「水萍に二種あって、大なるものは蘋といい、葉が円く闊さ一寸ばかりある。小萍というのは溝渠の中にあるものだ。本経にいう水萍とはこの小なるものをいうらしい」といっている。

【薬効と使い方】　6～9月に全草を採取し、乾燥したものを生薬「浮萍」と呼び、利尿、発汗、解熱に用いる。皮膚のかゆみ、むくみ、蕁麻疹に1日量3～9gを煎じ服用する、または煎汁で患部を洗う。

【漢方】　①発汗②去風③利水④消腫⑤清熱⑥解毒⑦止痒の作用を持ち水腫、リウマチ、流行性熱病、風疹、麻疹、蕁麻疹、衄血、丹毒、瘡癬、皮膚掻痒症などを改善する薬方に用いる。

薬方としては、浮萍湯（万病回春《掻痒性の皮膚病》）等の薬方に配合されている。「発汗の功は麻黄に勝り、利水の力は通草より捷る」といわれ、薬力が強いので虚弱者には慎重に用いる。

被子植物（単子葉類）

オモダカ目　オモダカ科
上薬　澤瀉

[澤瀉] （たくしゃ）

『神農本草経』 原文　　　　　　　　上薬
一名水瀉. 一名芒芋. 一名鵠瀉. 味甘
寒. 生池澤. 治風寒濕痺. 乳難. 消水.
養五藏. 益氣力. 肥健. 久服耳目聰明.
不飢延年輕身. 面生光. 能行水上.

【よみ】
「風寒湿痺（関節炎、関節リウマチの様な疾患）、乳難（難産）を治す。水を消し、五臓を養い、気力を益し、肥健。久しく服せば耳目を聡明にし、餓えず、年を延べ、身を軽くし、面光を生じ、能く水上を行く」

【『名医別録』の主治】
「鹹、無毒、虚損五労を補い、五臓の肥満を除く。陰気を起し、泄精、消渇、淋瀝を止め、膀胱、三焦の停水を逐う」

【基原植物に関する各家論述】
『図説東洋医学 用語編』：原植物の記載なし
『意釈神農本草経』：サジオモダカ
Alisma plantago-aquatica L. subsp. orientale Samuelsson の根茎。
『神農本草経中薬彩色図譜』・『中華人民共和国薬典』：沢瀉 A. orientalis（Sam.）Juzep の塊茎。
『日本薬局方』：サジオモダカ
Alisma orientale Juzepczuk の塊茎で、通例、周皮を除いたものと規定。

以上により沢瀉はサジオモダカの塊茎である。

【現在の流通と使用状況】
漢方薬方に配合され、その使用頻度も高い重要生薬の一つである。中国からの輸入がほと

オモダカ目
オモダカ科　サジオモダカ属

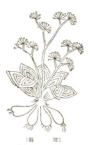
『本草綱目』

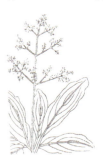
『植物名実図考』沢瀉

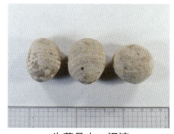
生薬見本　沢瀉

んどで福建・江西省に産し、特に江西省に産する「建沢」が有名である。日本品は長野、北海道で栽培されるが流通はごく僅かである。

【同科・同属植物】
●オモダカ科サジオモダカ属
①サジオモダカ　Alisma plantago-aquatica
②ヘラオモダカ　Alisma canaliculatum
●オモダカ科オモダカ属
①オモダカ　Sagittaria trifolia L.

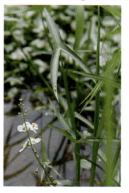
オモダカ科
オモダカ
筑波実験植物園
（8月）

オモダカ科　サジオモダカ属

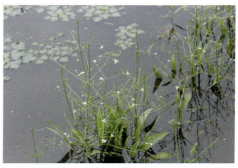

オモダカ科サジオモダカ
筑波実験植物園

オモダカ科ヘラオモダカ
箱根湿生花園

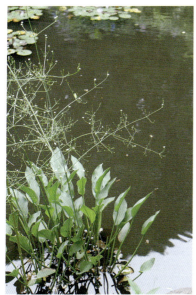

オモダカ科サジオモダカ
筑波実験植物園

薬草メモ

サジオモダカ（沢瀉）は北日本、朝鮮半島、中国東北部に分布する。浅い沼地や池、湿地に生える水生植物である。日本では開発によって数箇所でしか野生のものは見ることができない。北海道や信州で栽培されていたが、現在は中国などからの輸入品がほとんどである。サジオモダカの名の由来は同属のオモダカ(面高)の葉の形が人の顔のようにみえて、花より高いところから面高、葉がサジに似ていることからつけられた。オモダカは田の雑草である。万葉集には「あしびきの山澤回具を採みに行かむ日だにも逢はせ母は責むとも」と詠われた、なじみの深い植物である。

また毛利元就が合戦で水際に生えていた沢瀉にトンボがとまるのを見て「勝ち草に勝ち虫あり」とし敵を攻め勝利し、沢瀉を家紋に用いたとある。沢瀉の由来について李時珍は「水を去るを瀉という、沢水の瀉ぐ(そそ)が如しといふ意味である。」と言っている。

【薬効と使い方】　11月に塊茎を採取し乾燥させたものを、生薬「沢瀉」と呼ぶ。

【漢方】　①利水②止渇③清熱の作用を持ち、湿を去り熱を泄する薬物として浮腫、胃内停水、尿量の減少、排尿障害、嘔吐、下痢、口渇などに用いる。利尿、止渇に他剤と配合して用いる。

薬方としては、五苓散（傷寒・金匱《浮腫・下痢・悪心嘔吐・頭痛》）、茯苓沢瀉湯（金匱要略《悪心・嘔吐・胃炎》）、沢瀉湯（金匱要略《回転性めまい》）、半夏白朮天麻湯（脾胃論《頭痛・めまい》）、分消湯（万病回春《浮腫・腹水》、猪苓湯（傷寒・金匱《排尿困難、排尿痛、残尿感》）、五淋散（和剤局方《残尿感・排尿痛》）その他多くの薬方に配合されている。

被子植物(単子葉類)
　キジカクシ目　キジカクシ科
　上薬　天門冬　麦門冬　女萎
　中薬　知母

[天門冬]（てんもんどう）

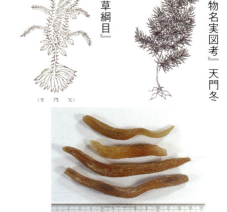

キジカクシ目
キジカクシ科　クサスギカズラ属
『本草綱目』
『植物名実図考』天門冬

生薬見本　天門冬

『神農本草経』原文　　　　　　　上薬
一名顚勒. 味苦平. 生山谷. 治諸暴風
濕偏痺. 強骨髓. 殺三蟲. 去伏尸. 久
服輕身益氣延年.

【よみ】
「諸暴風湿（劇しい諸々の関節炎、関節リウマチの様な疾患）偏痺（片麻痺や半身の知覚麻痺）を治し、骨髄を強め、三蟲を殺し、伏尸を去る。久しく服せば身を軽くし、気を益し、年を延ぶ」

【『名医別録』の主治】
「甘、大寒、無毒、肺気を保定し、寒熱を去り、肌膚を養い、気力を益し、小便を利す。冷して能く補す」

【基原植物に関する各家論述】
『意釈神農本草経』・『神農本草経中薬彩色図譜』：クサスギカズラ　天門冬
Asparagus cochinchinchinesis（Lour.）Merrill の塊根。
『日本薬局方』：クサスギカズラ
Asparagus cochinchinchinesis Merrill の コルク化した外層の大部分を除いた根を、湯通し又は蒸したもの、と規定。
『中華人民共和国薬典』：[天冬]の名で収載。天冬（＝天門冬）の塊根と規定。

以上により天門冬はクサスギカズラの根（塊根）である。

【現在の流通と使用状況】
中国からの輸入がほとんどで貴州省が最大産地で「川天冬」と呼び品質もよい。その他浙江省産を「温天冬」、湖北省産のものを「湖天冬」と呼ぶ。タチテンモンドウも天門冬として流通が見られる。

【同属近縁植物】
①クサスギカズラ
　Asparagus cochinchinchinesis
　日本・朝鮮・中国に分布
②タチテンモンドウ Asparagus lucidus
　南アフリカ原産　明治以前に渡来。
③キジカクシ Asparagus schoberioides
　日本・朝鮮・中国に分布
　茎、食用となる。
④ Asparagus racemosus
　インド原産
　天門冬と称して輸入されるが品質は良くない。
⑤アスパラガス
　地中海東部原産
　茎、食用となる。
　（アスパラガスは右写真に似ている）

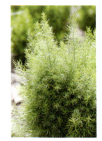

ユリ科
タチテンモンドウ
昭和薬科大学薬草園
（5月）

キジカクシ科　クサスギカズラ属

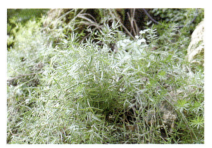

キジカクシ科　クサスギカズラ
中国広州　華南植物園（8月）

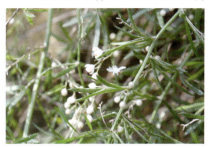

キジカクシ科　クサスギカズラ
中国広州　華南植物園（8月）

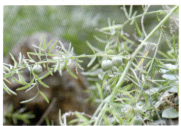

キジカクシ科　クサスギカズラ
中国広州　華南植物園（8月）

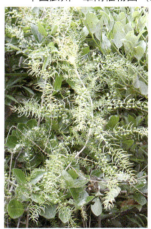

キジカクシ科クサスギカズラ
三浦半島天神島（7月）

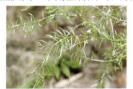

キジカクシ科　クサスギカズラ
三浦半島油壺（5月）

薬草メモ

クサスギカズラ（天門冬）は関東以南、台湾、中国などの暖地の海岸の砂地や岩場に自生する、つる性多年草。葉状枝をスギの葉に見立ててクサスギカズラ（草杉葛）と言う。天門冬について李時珍は「草の茂る状態を虋（音は門モン）という。この草は蔓が茂るもので、功力が麦門冬と同じである。故に天門冬というのである」と言っている。同属植物にアスパラガスがある。

【薬効と使い方】　5月頃に紡錘形の根を採り、塊茎を湯通し、外皮を去り、乾燥したものを、生薬「天門冬」と呼ぶ。民間では蜂蜜漬けを強壮・咳止めに服用する。むくみ・利尿に天門冬1日量10〜15gを煎服する。

【漢方】　①鎮咳②利尿③滋養強壮の作用を持ち、主に体に潤いが無いときの咳嗽や微熱、炎症などを改善する薬方に用いる。
薬方としては、清肺湯（万病回春《痰の多く出る咳》）、滋陰降火湯（万病回春《咳嗽・発熱》）、甘露飲（和剤局方《口内炎・咽喉炎》）その他多くの薬方に配合されている。

被子植物(単子葉類)

［麦門冬］

キジカクシ目
キジカクシ科　ジャノヒゲ属
生薬見本　麦門冬

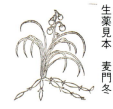

『神農本草経』原文　　　　　上薬
味甘平．生川谷．治心腹結氣．傷中傷
飽．胃絡脉絶．羸痩短氣．久服輕身不
老不飢．

【よみ】
「心腹結気（胸腹部に気が集まった状態）、傷中（中間部が障害される病気）、傷飽（食べ過ぎ）、胃絡脈絶（胃の機能が衰える）、羸痩（痩せ衰え）、短気（息切れ）を治す。久しく服せば身を軽くし、老いず、飢えず」

【『名医別録』の主治】
「微寒、無毒、身重く、目黄、心下支満、虚労、客熱、口乾、燥渇、嘔吐を止め、痿蹙を癒し、陰を強め、精を益し、穀を消化し、中を調え、神を保ち、肺気を定め、五臓を安じ、人をして肥健せしめ、顔色を美しくし、子を在らしむ」

【基原植物に関する各家論述】
『意釈神農本草経』・『神農本草経中薬彩色図譜』：ジャノヒゲ　沿階草
Ophiopogon japonicus (Thunb.) Ker-Gawl. 及びコヤブラン大葉麦冬 *Liriope spicata* Lour. の塊根。
『日本薬局方』：ジャノヒゲ
Ophiopogon japonicus Ker-Gawler の根の膨大部、と規定。
『中華人民共和国薬典』：［麦冬］の名で収載。麦冬 *O. japonicus* (L.f.) Ker-Gawl. の塊根と規定。

以上により麦門冬はジャノヒゲの塊根（膨大部）である。

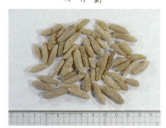

生薬見本　麦門冬

【現在の流通と使用状況】
漢方処方に多く掲載されその使用頻度も高い。重要生薬の一つである。中国からの輸入がほとんどで浙江、四川省に産し、韓国からも輸入される。日本品は長野、東大阪市で栽培されるが流通はごく僅かである。

【同属近縁植物】
①ジャノヒゲ（沿階草）
　Ophiopogon japonicus
　日本各地、朝鮮半島、中国からヒマラヤまで分布
　花が下向き、種子が青色。
②コヤブラン（大葉麦門冬）
　Liriope spicata
　中国華東、華中に分布
③ヒメヤブラン（小麦門冬）
　Liriope minor
　江蘇、浙江省に分布
④ヤブラン（闊葉麦門冬・土麦冬）
　Liriope platyphylla
　中国華東、華中に分布
　花が上向き、種子が黒色。

キジカクシ科　ジャノヒゲ属

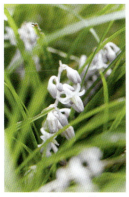

キジカクシ科
ジャノヒゲ
那須（6月）

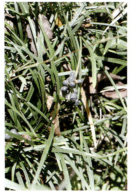

キジカクシ科
ジャノヒゲ
県立静岡大学薬草園
（10月）

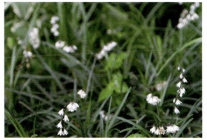

キジカクシ科　オオバジャノヒゲ
東京薬科大学薬草園（7月）

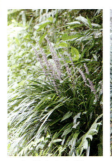

キジカクシ科
ヤブラン
鎌倉広町（8月）

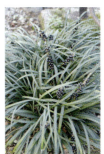

キジカクシ科
ヤブラン
那須（10月）

薬草メモ

ジャノヒゲ（麦門冬）は日本各地、朝鮮半島、中国からヒマラヤまで分布する常緑多年草で、山林のへりとか草原、公園や花壇の縁取りなどによく見かける。別名「リュウノヒゲ」「ネコノメダマ」とも言う。昔は山菅と呼ばれ、万葉集にも「妹待つと三笠の山の山菅の止まずや恋ひむ命死なずは」（巻12-3066）と詠われている。名の由来は細い葉を蛇や竜のひげにたとえたといわれる。麦門冬について李時珍は「麦の鬚を虋といふ。この草は根が麦に似て鬚があり、その葉が韮のようで、冬を凌いで凋まない。故にこれを麦門冬という」と言っている。

【薬効と使い方】　夏に根の肥大部を採取乾燥したものを生薬「麦門冬」と呼び、民間薬として祛痰・滋養強壮に5～10gを煎服する。利尿・強心には2～5gを煎服する。

【漢方】　①補陰②潤肺③止咳の作用を持ち鎮咳、粘稠痰の祛痰、止渇、便秘、滋養強壮に用いる。薬方としては、麦門冬湯（金匱要略《乾いた咳・きれにくい痰咳》）、清肺湯（万病回春《咳痰・気管支炎》）、滋陰降火湯（万病回春《咳・発熱》）、清暑益気湯（脾胃論《暑気あたり》）、温経湯（金匱要略《婦人病・手足のほてり》）、清心蓮子飲（和剤局方《残尿・排尿痛・頻尿》）、炙甘草湯（傷寒・金匱《動悸・息切れ》）、生脈散（弁惑論《熱中症》）その他多くの処方に配合されている。

被子植物（単子葉類）

[女萎（じょい）]

キジカクシ目
キジカクシ科　アマドコロ属

『神農本草経』原文　　　　　　　上薬
女萎．味甘平．生川谷．治中風暴熱不能動搖．跌筋結肉．諸不足．去面黑皯．好顏色潤澤．久服輕身不老．

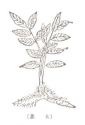
『本草綱目』

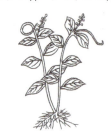
『植物名実図考』女萎

【よみ】
「中風暴熱（中風で急な発熱）、動搖能はず、跌筋（つまずいて起こした骨折や筋肉の損傷）、結肉（足の筋肉障害）、諸々の不足を治す。面の黒皯（こくかん）（顔面が黒くなる）を去る。顔色を好くし、潤沢す。久しく服せば身を軽くし、老わず。」

【『名医別録』の主治】
「無毒、浮腫臚脹、痃満寒熱、通身の疼痛及び乳難喉療を除く、涕泪を止める。」

【基原植物に関する各家論述】
『図説東洋医学 用語編』・『国訳本草綱目』：未詳とし、特に『国訳本草綱目』で牧野富太郎は「小野蘭山がボタンズル※1にあてているが、その根拠を見出しえない」と記載している。
※1 ボタンズルはキンポウゲ科 *Clematis apiifolia* DC. のことである。

『意釈神農本草経』：ユリ科※2のアマドコロ *Polygonatum officinale* All. の根茎。すなわち、現在の萎蕤（玉竹）としている。
※2 新エングラー分類による

『神農本草経中薬彩色図譜』：キンポウゲ科の女萎 *Clematis apiifolia* DC. の地上茎としている。

以上により女萎はキジカクシ科のアマドコロの根茎である。

【現在の流通と使用状況】
中国では滋養・強壮の民間薬として大量に流通している。日本では国産アマドコロ（玉竹）

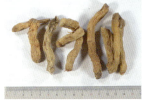
生薬見本　玉竹

が流通していたが今は市販されていない。現在滋養・強壮の用途で中国産アマドコロが「いずい」として、食品分類で大手生薬取り扱い業者から販売されている。

【同属近縁植物】
①アマドコロ（玉竹）
　Polygonatum odoratum（= *officianle*）
　日本、朝鮮、中国に分布
② *Polygonatum involucratum*
　中国東北、河北、河南、山西など。
③ミドリヨウラク　*Polygonatum inflatum*
　吉林、遼寧など。
④ナルコユリ（黄精）*Polygonatum falcatum*
　日本、朝鮮半島に分布。中国産のカギクルマバナルコユリは生薬名、黄精として玉竹と同様の効果がある。

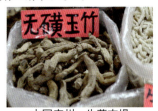
中国広州　生薬市場

キジカクシ科　アマドコロ属

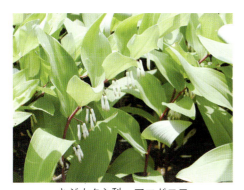

キジカクシ科　アマドコロ
東京都薬用植物園（5月）
茎が盛り上がり角ばった線が通っている。
葉が広卵形。

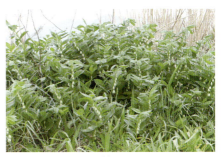

キジカクシ科　アマドコロ
新潟弥彦（5月）

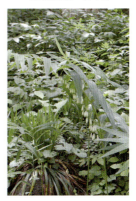

キジカクシ科　ナルコユリ
高尾山野草園（6月）
茎は円柱状。葉は長卵形。

薬草メモ

アマドコロは日本、朝鮮、中国に分布している。別名を玉竹・萎蕤（イズイ）・女萎と称している。日本各地の山林野原とか木陰によく見られ、万葉集にも「にこ草」（アマドコロに当てているが確かではない）として「蘆垣の中の似児草　にこよかに我と笑まして人に知らゆな」（巻11-2762）など4首詠われている。地下茎がヤマノイモ科のトコロに似て甘みがあることからこの名がある。玉竹は根茎に竹のような節が多いことから名づけられた。萎蕤の名の由来について李時珍は「萎蕤とは草木の葉の垂れた有様の形容であって、この草は根が長く鬚が多く、冠に垂れる紐を束ねた飾のようで一種厳かな趣きがあるところから名付けのだ」と言っている。

【薬効と使い方】　夏〜秋に根茎を採取し二つ割にりし乾燥したものを、生薬「玉竹又は萎蕤」と呼び滋養強壮、打ち身、ねんざに用いる。滋養・強壮の薬酒としてアマドコロを焼酎に漬けたアマドコロ酒がある。また民間では打撲傷に粉末を酢でねって貼付する。

【漢方】　①滋陰②潤肺③生津の作用を持ち肺胃を滋潤するので熱病による脱水、咳嗽や、虚弱体質者の口渇、頻尿、盗汗、遺精などを改善する薬方に用いる。薬方としては、麻黄升麻湯（傷寒論《咽喉炎・下痢》）、玉竹麦門冬湯（温病条弁《咽乾燥・乾咳》）、益胃湯（温病条弁《慢性胃炎》）、養胃湯（臨床指南《乾燥期の気管支炎》）等の薬方に配合されている。

被子植物（単子葉類）

キジカクシ目
キジカクシ科　ハナスゲ属

[知母（ちも）]

『神農本草経』原文　　　　　中薬
知母．一名蚳母．一名連母．一名野蓼．
一名地參．一名水參．一名水浚．一名
貨母．一名蝭母．味苦寒．生川谷．治
消渇熱中．除邪氣．肢體浮腫．下水．
補不足益氣．

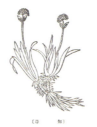
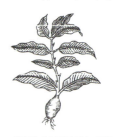

『本草綱目』　　　『植物名実図考』知母

【よみ】
「消渇（糖尿病類似の疾患）、熱中（熱邪が
胃中に停留）を治す。邪気、肢体浮腫を除き、
水を下し、不足を補い、気を益す」

【『名医別録』の主治】
「無毒、傷寒、久瘧、煩熱、脇下の邪気、隔
中悪、及び風汗（汗毒の一名）、内疸を療す。
多服せば人をして泄せしむ」

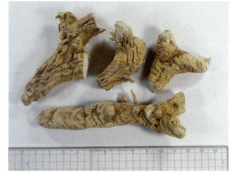

生薬見本　知母

【基原植物に関する各家論述】
『意釈神農本草経』・『神農本草経中薬彩色図
譜』：ハナスゲ　知母
Anemarrhena asphodeloide Bunge の根茎。
『日本薬局方』も同様である。

以上により知母はハナスゲの根茎とする。

【現在の流通と使用状況】
漢方薬方に配合され、その使用頻度は高く重
要生薬の一つである。日本産は市場にはない。
主産地は河北、山西省で河北易県で産するも
のの品質が最上で「西陵知母（せいりょうちも）」と呼ばれて
いる。

【知母の異物同名品】
中国でハナスゲの他に知母と称する主なもの
は下記の植物がある。
『神農本草経』では知母の異名が一番多い。
産地によって色々な植物が知母として使われ
ていたのであろう。清の時代に作られた『植
物名実図考』にも多くの図版が収載されてい
る。
①キジカクシ科　Aspidistra minutiflora
　広西省で「毛知母」と称し流通している。
②ユリ科　Fritillaria delarayi
　四川省で知母として流通している。
③イワタバコ科　Didymocarpus pudica
　広西省の一部で「肥知母」と称し流通して
　いる。

キジカクシ科　ハナスゲ属

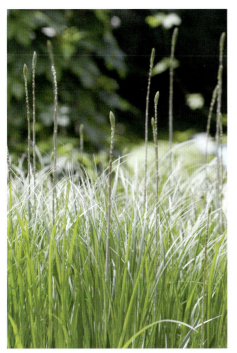

キジカクシ科　ハナスゲ
昭和薬科大学薬草園（5月）

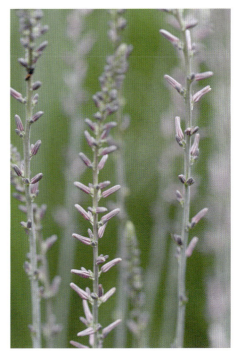

キジカクシ科　ハナスゲ
東京都薬用植物園（6月）

薬草メモ

中国北～北東部に分布する多年草。日本には江戸時代に渡来し、幕府の御薬園で栽培された記録がある。葉が細く伸びたスゲに似て穂状の花が淡紫色で美しいためハナスゲの名が付いた。知母の由来について李時珍は「宿い根の傍に子根が発生し、その形状が蚳蝱（虫の名）のようだから蚳母といい、それが訛って知母になったのである」と言っている。

【薬効と使い方】　根茎を日干しにしたものを生薬「知母」と呼ぶ。単味で使うことは少なく、主に漢方処方に用いる。

【漢方】　①清熱②瀉火③滋陰④止瀉の作用を持ち熱病の煩熱、口渇や咳嗽、便秘、排尿障害などに用いる。

方剤としては、白虎湯（傷寒論《諸熱性病・口渇》）、白虎加人参湯（傷寒・金匱《咽の乾き・ほてり》）、辛夷清肺湯（外科正宗《鼻炎・蓄膿》）、桂芍知母湯（金匱要略《関節の疼痛・脹れ》）。滋陰降火湯（万病回春《咳・発熱》）、知柏地黄丸（医鑑《骨蒸潮熱・夢精・盗汗》）、消風散（外科正宗《湿疹性皮膚疾患》）、酸棗仁湯（金匱要略《不眠》）その他多くの薬方に配合されている。

被子植物(単子葉類)
キジカクシ目　ラン科
上薬　赤箭　石斛
下薬　白及

[赤箭(せきせん)]

『神農本草経』　原文　　　　　　　上薬
赤箭．一名離母．一名鬼督郵．味辛温．
生川谷．殺鬼精物．治蠱毒惡氣．久服
益氣力．長陰肥健．輕身増年．

キジカクシ目
ラン科　オニノヤガラ属

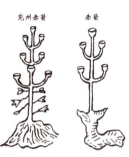

『本草綱目』　　『植物名実図考』赤箭

【よみ】
「鬼精物を殺す。蠱毒　悪気を治す。久しく服せば、気力を益し、陰を長じ、肥やして健やかにす。身を軽くし、年を増す。」

【『名医別録』の主治】
「辛平　無毒、諸風湿痺　四肢拘攣　小児の風癇驚気　腰膝を埋め、筋力を強める。久服せば、気を益し、身を軽くし、年を長ず。」

【基原植物に関する各家論述】
『意釈神農本草経』・『神農本草経中薬彩色図譜』：オニノヤガラ
Gastrodia elata Blume の塊茎
宋の時代以降、地上部を赤箭、塊茎を天麻と称した。
『日本薬局方』・『中華人民共和国薬典』：ともに「天麻」として収載。オニノヤガラの塊茎を蒸したもの。
雑木林の中の日陰で湿地に生える腐生ラン。ナラタケの菌糸と共生して栄養分を得るため、葉緑素がない。

以上により赤箭はオニノヤガラの塊茎とする。

【現在の流通と使用状況】
比較的多く処方される薬方の薬材として、一般に使われる生薬である。中国（雲南、四川、貴州、陝西、湖北など）。雲南省産のものが品質良好とされている。中国産天麻が輸入さ

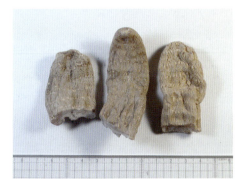

生薬見本　天麻

れ流通している。日本産のものは市場には流通していない。

【日本に自生する同属植物】
①オニノヤガラ　Gastrodia elata
　シロテンマ　Gastrodia elata Blume f. pallens
　アオテンマ　Gastrodia elata Blume f. virids
②ナヨテンマ　Gastrodia gracilis
③ハルザキヤツシロラン　Gastrodia nipponica
④アキザキヤツシロラン　Gastrodia verrucosa
⑤コンジキヤガラ　Gastrodia javanica
⑥ムニンヤツシロラン　Gastrodia boninensis
⑦クロヤツシロラン　Gastrodia pubilabiata
⑧ナンゴクヤツシロラン　Gastrodia shimizuana

ラン科　オニノヤガラ属

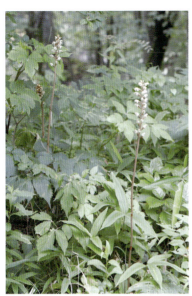

ラン科　オニノヤガラ　日光（7月）

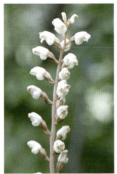

ラン科　オニノヤガラ
日光（7月）

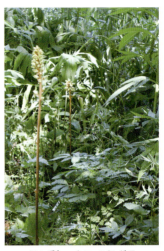

ラン科　オニノヤガラ
利尻島（7月）

薬草メモ

オニノヤガラは日本各地、中国、台湾などに分布し、マツやクヌギ、コナラなどの雑木林の木陰に生える寄生植物の多年草である。その姿が地面に刺さった鬼の矢に見立てて「鬼の矢柄」の名がついたと言われる。また、人の忍び足のあとのように、転々と生えるので別名を「盗人の足」とも言う。赤箭の名の由来について陶弘景は「茎は箭簳のようで色赤く、端に葉が生える」と言い、李時珍は「赤箭は形を形容した名称」と言っている。

【薬効と使い方】　夏の開花期に根茎の外皮を去り湯通ししたのち乾燥したものを生薬「天麻」とよび、頭痛、めまいに用いる。頭痛、めまいがするときに1日量3～10gを煎じ服用する。中国では春先、地上に出てきた若い茎の乾燥したものを赤箭と呼び、煎じて強壮に用いられる。

【漢方】①熄風②止痙③止痛の作用を持ち眩暈、頭痛の要薬として、頭痛、めまい、癲癇、意識障害、痙攣、精神不安、ヒステリー、半身不随、疼痛、関節痛、リウマチの膝腰の痛みなどを改善する薬方に用いる。

薬方としては、半夏白朮天麻湯（脾胃論《頭痛・めまい》）、天麻鈎藤飲（雑病証治新義《てんかん・めまい》）、解語湯（永類鈐方《脳出血後の言語障害》）、沈香天麻湯（衛生宝鑑《てんかん、小児ひきつけ》）等の薬方に配合されている。

被子植物（単子葉類）

キジカクシ目
ラン科　セッコク属

［石斛］
せっこく

『神農本草経』　原文　　　　　　　上薬
石斛. 一名林蘭. 味甘平. 生山谷. 治
傷中. 除痺下氣. 補五藏. 虛勞羸痩.
強陰. 久服厚腸胃. 輕身延年.

【よみ】
「傷中（内臓の病気）を治す。痺を除き、気
を下し、五臓虚労羸痩を補い、陰を強め久服
せば、腸胃を厚くし、身を軽くし、年を延ぶ。」

【『名医別録』の主治】
「無毒、精を益し内絶不足を補し、胃気を平
にし、肌肉を長じ、皮膚の邪熱、痱気（あせ
も）、脚膝の疼冷、痺弱を逐ひ、志を定め、
驚を除く。」

【基原植物に関する各家論述】
『意釈神農本草経』：コウキセッコク
Dendrobium nobile Lindley 、ホンセッコク
D. officinale K. Kimura et Migo（ ＝ D.
candidum Wall. ex Lindl.）の全草。
『神農本草経中薬彩色図譜』：コウキセッコ
ク（金釵石斛）D. nobile Lindley、鉄皮石斛
D. candidum Wall. ex Lindl. の全草。
『中華人民共和国薬典』：コウキセッコク（金
釵石斛）、鉄皮石斛、馬鞭石斛 D. fimbriatum
Hook. var. oculatum Hook. 及びその近縁の
新鮮或は乾燥茎。
『国訳本草綱目』はセッコク　D. monile
Kran. としている。
木村康一は D. Sp に属する二～三種が石斛
として用いられる、と記載している。

以上により石斛はセッコク及びそ同属近縁植
物の全草とする。

【現在の流通と使用状況】
中国の生薬市場ではどの店でも殆ど耳環石斛

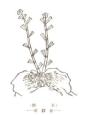

『本草綱目』

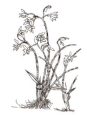

『植物名実図考』石斛

生薬見本　石斛

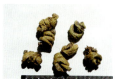

耳環石斛

が店の一角を占めるほど日常的に使われてい
るようである。日本では漢方薬方にないが中
国産石斛が大手生薬取り扱い業者から販売さ
れている。

【同属近縁植物】
①コウキセッコク　金釵石斛　Dendrobium
nobile
②鉄皮石斛　Dendrobium candidum
③馬鞭石斛　Dendrobium fimbriatum
④ホンセッコク　Dendrobium officinale 日
本では Dendrobium moniliforme などが野生
している。

【修治】
中国市場では十数種類の石斛が流通し品種や
加工法の違いにより金釵石斛、黄草石斛、小
黄草石斛、耳環石斛、鮮石斛などに分けられ
る。代表的なものとして
①金釵石斛：コウキセッコクの加工品は乾燥
した茎で表面は金黄色で質が緻密、光沢のあ
るものを良品とする。
②耳環石斛：弱火にかざし乾燥させ、同時に
円形に巻き時計のぜんまい状にする、又は結
び目状にする。

ラン科　セッコク属

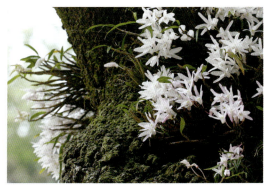

ラン科　セッコク　Dendrobium moniliforme
高尾山（5月）

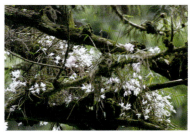

高尾山（6月）

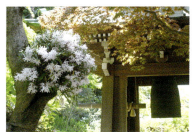

ラン科　セッコク
Dendrobium moniliforme
鎌倉海蔵寺（4月）

薬草メモ

セッコク（*Dendrobium moniliforme*）は日本の中部以南、朝鮮半島南部、中国などに分布し、樹上や岩上に着生する多年草。日本でも古くから薬草に使われ須久奈比古乃須祢（すくなひこのすくね）や以波久須利（いわくすり）の名で呼ばれたものがセッコクにあたると「本草和名」(918)に記されている。これは神話上の医薬の道を教えた神である少彦名命（すくなひこなのみこと）にちなんだものである。以波久須利は岩の上に着生する薬草の意である。これらの古名はいつの間にかすたれて、漢名を音読みにしたセッコクと呼ばれるようになった。石斛の名の由来について李時珍は「石斛なる名称の意味は詳でない。その茎の形状が金釵の股のようなところから、古代から金釵石斛なる名称があった」と言っている。

【薬効と使い方】　つぼみの時に全草を日干乾燥するか、ゆでてから乾燥したものを生薬「石斛」とよび健胃、強壮に用いる。健胃、強壮に1回量1.5〜3gを煎じ服用する。中国では茎を加工して螺旋形に曲げたもを耳環石斛又は楓斗と呼び、滋養・強壮に茶の代わりに日常的に飲まれている。

【漢方】　①清熱②滋陰③生津④強壮の作用を持ち唾液分泌促進、熱病の口渇や糖尿病、食欲不振、胃腸障害、視力減退、インポテンツなどを改善する薬方に用いる。薬方としては、甘露飲（和剤局方《口内炎・咽喉炎》）、牛蒡解肌湯（瘍科心得集《頭面、頸項、歯齦などの腫脹・疼痛・熱感》）などの薬方に配合されている。石斛は生（鮮石斛）で用いたほうが清熱・生津の効力は強く、一般的な陰虚による口渇には乾石斛を用いる。

被子植物（単子葉類）

[白及]
びゃつきゅう

キジカクシ目
ラン科　シラン属

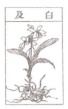
『本草綱目』

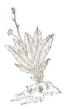
『植物名実図考』白及

『神農本草経』原文　　　　　　下薬
白及．一名甘根．一名連及草．味苦平．
生川谷．治癰腫惡瘡敗疽．傷陰．死肌．
胃中邪氣．賊風鬼撃．痱緩不收．

【よみ】
「癰腫（化膿性の腫れもの）悪瘡敗疽（難治性の皮膚病変）、傷陰（膣の外傷）、死肌（知覚障害）、胃中邪気、賊風（人に病気を引き起こす風邪・ウイルスや細菌に相当するか）鬼撃（胸腹部を刀で刺すような激しい疼痛を生じ、死亡する病気。心筋梗塞や解離性大動脈瘤などに相当するか）、痱（脳血管性障害後遺症）緩收まらざる（麻痺して動かない）を治す。」

【『名医別録』の主治】
「辛微寒　無毒。」

【基原植物に関する各家論述】
『意釈神農本草経』・『神農本草経中薬彩色図譜』：*Bletilla striata* (Thunb.) Reichb. fil. の塊茎
『中華人民共和国薬典』・『中薬大辞典』：シラン *Bletilla striata* (Thunb.) Reichb. f. の塊茎

以上により白及はシランの塊茎とする。

【現在の流通と使用状況】
中国の中医、民間医は喀血を治すのに常用しているが、日本では漢方方薬として使われることは少ない。民間療法における需要は多く、主に中国産白及が食品分類で大手生薬取り扱い業者から販売されている。産地は中国四川省産が品質最良であり、貴州省が生産量が最も多い。

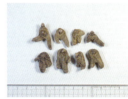
生薬見本　白及

【同属近縁植物】
① シラン *Bletilla striata*
中国（河南、陝西、甘粛、山東、安徽、江蘇、浙江、福建、広東、広西、江西、湖南、湖北、四川、貴州、雲南など）、日本、朝鮮、台湾に分布。
② 小白及、台湾白及 *Bletilla fomosana*
園芸品名：雲南小及、白花小及。
中国、台湾に分布。
③ 黄花白及 *Bletilla ochracea*
園芸品名：黄花小及中国大陸に分布。
④ *Bletilla sinensis*　小形種
中国雲南、タイ、ミャンマーの山地に分布する。
シランの同属近縁種は容易に交雑し種子の発芽率が高いので純血種として区別されずに園芸店で流通している場合がある。

【サレップ根の代用】
サレップ根（ラン科サイハイラン *Cremasta appendiculta* の球茎）はヨーロッパ中部原産の生薬で粘滑（接着のり）、緩和薬（胃腸炎）に用いられた。かってシランが代用とし用いられたが、今日では用いられていない。
サレップ根は第4および第5改正日本薬局方に収載されたが、現在市場性は全くない。

ラン科　シラン属

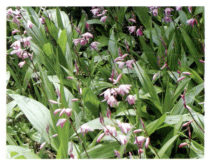

ラン科　シラン
東京都薬用植物園（4月）

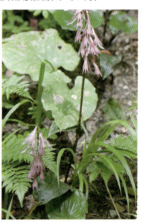

ラン科
サイハイランン
北海道医療大学
薬草園（6月）

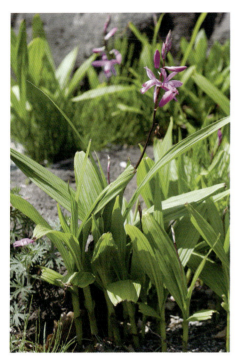

ラン科　シラン　大船植物園（4月）

薬草メモ

シランは関東以西の西日本、朝鮮、中国、台湾などに分布し、湿地や崖下などに自生する多年草である。丈夫で育てやすいことから広く庭草として植栽されている。万葉集にも「蕙」の名で登場し、「……豈慮りきや　蘭蕙叢を隔て　琴樽用はるること無けむと……」（巻17-3967）と大伴池主が大伴家持に宛てた長歌に詠われている。この一節の「蘭」はシュンランで「蕙」はシランで賢人や君子にたとえられる。シランの名の由来は紅紫色の花を咲かせる蘭であることから紫蘭と呼ばれる。白及の名の由来について李時珍は「その根の色が白く、連及して生ずるから白及という」と言っている。白及は粘着性がかなりあるので七宝細工の糊や陶器製造時の工業用糊料として用いられる。

【薬効と使い方】　秋に球茎を熱湯で20分ほどゆで日干乾燥したものを生薬「白及」とよんで消炎、排膿、止血に用いる。民間では、胃炎、胃潰瘍の吐血に、1日量3～10gを煎じ服用する。腫れ物、あかぎれ、しもやけ、火傷、切り傷に粉末をゴマ油または水で練って患部に塗布する。打撲に根の粉末10gを1日量として酒で飲む。

【漢方】①止血②収斂②消腫③生肌の作用を持ち出血を止める要薬として吐血、喀血、衄血、に用いられる。腫れ物、切傷、火傷には粉末にして単味で外用される。

被子植物(単子葉類)
　　キジカクシ目　アヤメ科　　　　　　　　　　　　キジカクシ目
　　中薬　蠡実　　　　　　　　　　　　　　　　　アヤメ科　アヤメ属
　　下薬　鳶尾　射干

[蠡実(れいじつ)]

『神農本草経』原文　　　　　　中薬
蠡實．一名劇草．一名三堅．一名豕首．
味甘平．生川谷．治皮膚寒熱．胃中熱
氣．風寒濕痺．堅筋骨．令人嗜食．久
服輕身．華葉．去白蟲．

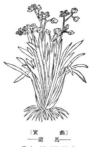
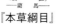
『本草綱目』

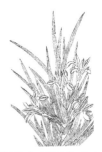
『植物名実図考』蠡実

【よみ】
「皮膚寒熱、胃中熱気、風寒湿痺(関節炎・
関節リウマチ様の疾患)を治す。筋骨を堅く
し、人をして食を嗜しむ。久服せば身を軽く
す。華葉、白蟲(回虫のなかま)を去る」

【『名医別録』の主治】
「温、無毒、心煩満を止め、大小便を利し、
肌膚を肥大に長ず。華葉、喉痺を療す。多服
せば人をして溏泄せしむ。」

【基原植物に関する各家論述】
『意釈神農本草経』・『神農本草経中薬彩色図
譜』：ネジアヤメ(馬藺)
Iris pallasii Fischer var. chinensis Fischer
の種子。
『中薬大辞典』：[馬藺子]の名で収載。(別
名蠡実、荔実)ネジアヤメ(馬藺) Iris
pallasii Fischer var. chinensis Fischer の種子。

以上により蠡実はネジアヤメの種子とする。

【現在の流通と使用状況】
中国では根、花、葉、それぞれ生薬名があり
利用されているが、日本では漢方薬方もなく
使われていなく、また流通もない。

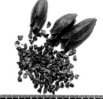
生薬見本　ネジアヤメの乾燥種子

【日本の主な同属植物】
①シャガ　Iris japonica
②ヒメシャガ　Iris gracilipes
③イチハツ(鳶尾　帰化、栽培)
　　Iris tectorum
④ノハナショウブ　Iris ensata
　　ハナショウブ(栽培)
⑤カキツバタ　Iris laevigata
⑥アヤメ　Iris sanguinea
⑦ヒオウギアヤメ　Iris setosa
⑧キショウブ　Iris pseusacorus

【ネジアヤメの他部位による薬能】
①馬藺根(ばりんこん)　ネジアヤメの根　『本草綱目』
　　清熱、解毒する効能があり、喉痺、癰疽、
　　リウマチ性痺痛を治す。
②馬藺花(ばりんか)　ネジアヤメの花　『本草綱目』
　　清熱、解毒、止血、利尿の効能があり、
　　喉痺、吐血、鼻出血、小便不利、淋病、
　　疝気、癰疽を治す。
③馬藺葉(ばりんよう)　ネジアヤメの葉　『本草綱目』
　　喉痺、癰疽、淋病を治す。

アヤメ科　アヤメ属

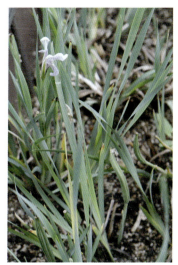

アヤメ科　ネジアヤメ
京都府立植物園（5月）

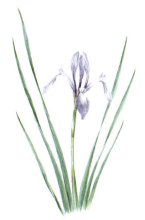

ネジアヤメの花
高田直子氏作品

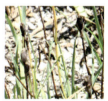

アヤメ科
ネジアヤメの実
県立静岡大学薬草園
　　（9月）

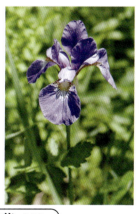

アヤメ科　アヤメ
目黒自然教育園
　　（5月）

薬草メモ

ネジアヤメは中国の北部から東北部、朝鮮半島に分布する多年草。中国では雪白花又は馬藺花と呼び、花茶や薬用茶として手軽に飲まれている。花は小型のアヤメに似て花被片は細いが明るい青紫色で美しいため日本でも観賞用に栽培されている。葉がねじれているためネジアヤメと呼ばれている。アヤメ属は世界で20種類が知られているが、日本でよく見られるアヤメ、カキツバタ、ハナショウブの花が似ているので、「いずれがアヤメかカキツバタ」の俗諺がある。その見分け方は花の基部で区別する。ハナショウブの花糸は黄色、カキツバタの花糸は白、アヤメの花被片は網目状の模様がある。アヤメの名の由来は基部の模様が綾目であることに由来する。

【薬効と使い方】　秋に種子を日干しにし、生薬「馬藺子（ばりんし）」とする。全草は悪瘡、にきびに用いる。根、花、葉にはいずれも清熱・解毒の効能があり、おもに咽喉の炎症に用いられる。

【漢方】　①清熱②利湿③止血④解毒の作用を持ち、主に皮膚の寒熱、胃の熱気をとる。黄疸、下痢、吐血、性器出血、鼻血、咽喉腫痛などに用いる。

被子植物（単子葉類）

キジカクシ目
アヤメ科　アヤメ属

［射干］
（やかん）

『神農本草経』　原文　　　　　　　下薬
射干．一名烏扇．一名烏蒲．味苦平．
生川谷．治欬逆上氣．喉痺咽痛不得消
息．散結氣．腹中邪逆．食飲大熱．

【よみ】
「欬逆上気、喉痺咽痛、消息を得ざるは結
気を散じ、腹中邪逆、食飲大熱を治す。」

【『名医別録』の主治】
「微温、有毒。老血心脾間に在り、欬睡、言
語の気臭（口臭）を療す、胸中の熱気を散ず。
久服せば人を虚せしむ。」

【基原植物に関する各家論述】
『意釈神農本草経』・『神農本草経中薬彩色図
譜』：ヒオウギ（射干）Belamcanda
chinensis（L.）DC.の根茎。
『中薬大辞典』：ヒオウギ（射干）
Belamcanda chinensis（L.）DC.の根茎

以上により射干はヒオウギの根茎とする。

【現在の流通と使用状況】
需要は多くはないが漢方薬方に使われる生薬
であり、大手生薬取り扱い業者により販売さ
れている。

【同属近縁植物】
①ヒオウギ（射干）　Belamcanda chinensis
②ダルマヒオウギ
Belamcanda chinensis var. cruenta f. vulgaris
ヒオウギの変種で花梗があまり伸びず、葉のすぐ上に
群がって咲くことから園芸用に広く植栽されている。
同じく園芸品種でオオクボヒオウギ、フイリヒオウギ
などがある。

【名の類似植物】

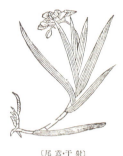

〔尾鳶・干射〕

『本草綱目』　　　『植物名実図考』射干

『本草綱目』の図（左）は［射干・鳶尾］の
表題がついているがヒオウギには見えない。
一方『植物名実図考』の図（右）はヒオウギ
の形態をよく表している。

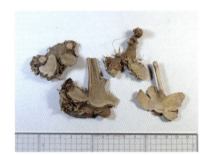

生薬見本　射干

①ヒオウギアヤメ　Iris setosa
　名前がヒオウギに似ているのでまぎらわし
　い。ヒオウギアヤメは同じアヤメ属多年草
　であるが、高山の湿地に自生し、葉はアヤ
　メよりやや幅広い、葉の出方がヒオウギと
　同じく檜扇に似ていることからこの名があ
　る。

アヤメ科　アヤメ属

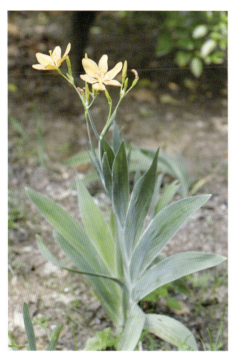

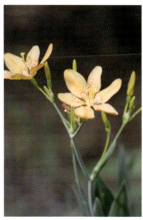

アヤメ科　ヒオウギ
赤塚植物園（7月）

アヤメ科　ヒオウギ　赤塚植物園（7月）

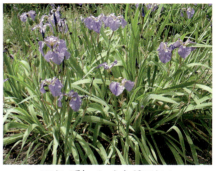

アヤメ科　ヒオウギアヤメ
北大植物園（6月）

薬草メモ

ヒオウギは日本各地、朝鮮半島、台湾、中国、インド北部に分布する多年草。古くはヒオウギの実を「ヌバタマ」と呼んだ。「ヌバ」は黒の古い呼び方で、種子は丸くつやのいい黒色をしているので烏羽玉（うばたま）とも呼ばれた。「ぬばたまの」は黒、夜、宵、月の枕詞として使われ、万葉集には「左保河の小石ふみ渡りぬばたまの黒馬の来る夜は年にもあらぬか」（巻4－0575）と詠まれ、ヌバタマの歌は多く80首を数える。黒い種子を烏にみたて、葉が扇状に広がることから烏扇（からすおうぎ）と呼ばれていたが、平安時代に檜（ひのき）が扇の材料に使われたため檜扇（ひおうぎ）と呼ばれるようになった。射干の名の由来について蘇頌は「射干は、その形状が茎、梗がまばらで長く、さながら射る矢の長竿（ちょうかん）のようだ。名称は此から起こったのである。」と言っている。

【薬効と使い方】　秋に根茎を日干乾燥し、生薬「射干」とする。扁桃炎、祛痰に1日量5～10gを煎じて服用する。

【漢方】　①清熱②解毒③鎮咳④祛痰の作用を持ち、咽喉痛、咳嗽、喀痰、リンパ腫、腫れ物などを改善する薬方に用いる。

薬方としては、射干麻黄湯（金匱要略《咳嗽》）などに配合されている。

被子植物（単子葉類）

[鳶尾（えんび）]

キジカクシ目
アヤメ科　アヤメ属

『神農本草経』　原文　　　　　　　下薬
鳶尾．味苦平．生山谷．治蠱毒邪氣．
鬼注諸毒．破癥瘕積聚．去水下三蟲．

【よみ】
「蠱毒（こどく）、邪氣、鬼疰（きしゅ）、諸毒を治す。癥瘕（腹内の腫瘤）、積聚（しゃくじゅ）（疼痛を伴う腹内の腫瘤）を破る。水を去り、三蟲を下す。」

【『名医別録』の主治】
「有毒。頭眩を療す。鬼魅（きみ）を殺す。」

【基原植物に関する各家論述】
『意釈神農本草経』・『神農本草経中薬彩色図譜』：イチハツ（鳶尾）
Iris tectorum Maxim.の根茎である。
『本草の植物』：『新修本草』では蘇恭は「この草は所在にあって一般民家でも栽培する。葉は射干に似て広く短く、長い茎は抽き出ない。花は紫碧色だ。根は高良薑に似て、皮が黄で肉が白く、嚼めば咽喉を刺戟する。射干とは全く別物だ。射干は花が紅く、茎が抽き出て長く、根は黄にして臼がある。」とする。これに対し、李時珍は「鳶尾と射干とは地の肥瘠により分別され、一物である」とするが、『本草綱目啓蒙』では「尤も非なり。」と指摘している。
『中薬大辞典』：*Iris tectorum* Maxim.の根茎。
『中華人民共和国薬典』：[川射干]の名で収載。鳶尾　*Iris tectorum* Maxim.の根茎。

以上により鳶尾はイチハツの根茎とする。

【現在の流通と使用状況】
日本で昔根茎を民間で吐剤、下剤に用いられたが今は薬草として使われることもなく流通もない。

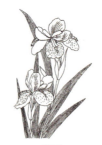

鳶尾
（『植物名実図考』）

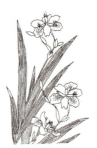

白花射干
（『植物名実図考』）

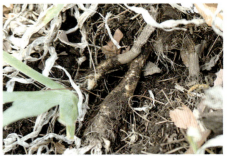

イチハツの根茎

【同属近縁植物】
①イチハツ（鳶尾）*Iris tectorum*
　中国（広東、広西、四川、貴州など）
②白花射干　*Iris dichotoma*
　中国（東北、河北、山東、江蘇など）

【薬材】
『中薬大辞典』では「乾燥した根茎は円柱形で、表面は灰褐色、節があって枝分れしており、節間の部分は一端が肥大し、もう一方は細い。肥大しているほうは、同心の環紋が密に取り巻いていて、頂端近くでは非常に密に巻いている。」としている。

アヤメ科　アヤメ属

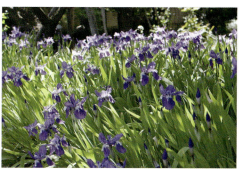

アヤメ科　イチハツ　東京都薬用植物園（5月）

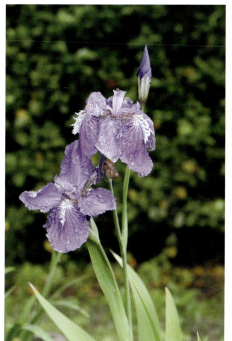

アヤメ科　イチハツ
京都府立植物園（5月）

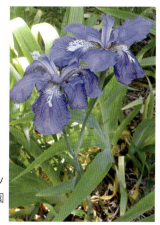

アヤメ科　イチハツ
小石川植物園
（5月）

薬草メモ

イチハツは中国内陸部原産で雲南・四川省など中部から南西部、ミャンマー北部の800〜1800mの高地に分布する多年草である。日本へは江戸時代に観賞用として渡来し、アヤメ類の中で一番早く咲き出すのでこの名がついたと言われている。鳶尾の名の由来について李時珍は根形の状に対して命名したものと言っている。アヤメと同じく綾目模様は似ているが外花被片に濃紫色の斑点があり、下半部内面にとさか状の突起があるのが特徴である。花の中央の小さな花びら3枚が雄しべの花柱で、その花柱が鳶(とんび)の頭に似ている。昔、各地の風物誌として藁葺き屋根にイチハツの花が見られたという。これはイチハツが乾燥に強く屋根に植えると火災を防ぐ、大風を防ぐと信じられたことによる。ちなみに学名のtectorumは「屋根の」と言う意味からつけられたと言う。

【薬効と使い方】　夏、根茎を日干乾燥して、生薬「鳶尾」とし民間で吐剤、下剤として食あたりに粉末を1回量大人1〜4gを服用する。

【漢方】　①消積②破瘀③行水④解毒の作用を持ち、食べすぎによる膨満感、腹部の腫瘤、腫れもの、痔瘻、打撲傷などに用いる。

被子植物（単子葉類）

キジカクシ目
ヒガンバナ科（ネギ亜科） ネギ属

[葱實（そうじつ）]

『神農本草経』原文　　　　　　　中薬
葱實．味辛温．生平澤．明目．補中不
足．其莖中作浴湯．治傷寒寒．熱出汗．
中風面目腫．薤．治金創創敗．輕身不
飢耐老．

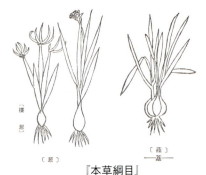

『本草綱目』
［楼葱］　［葱］　［薤　葱］

【よみ】
「目を明にし、中の不足を補い。其の茎中浴湯を作る。傷寒寒し、熱で汗を出し、中風面目腫（中風の為に顔面が腫れ）を治す。薤、金創創敗（外傷で傷がなかなか治らない）を治す。身を軽くし、飢えず、老に耐える」

【『名医別録』の主治】
「無毒。その茎薤白、平。傷寒の骨肉の痛み、喉痺通ぜず。胎を安んじ、目に帰す、肝の邪気を除き、中を安んず、五臓を利し、目睛（もくせい）を益す。百薬の毒を殺す」

【基原植物に関する各家論述】
『意釈神農本草経』・『神農本草経中薬彩色図譜』：ネギ　Allium fistulosum L. の種子

以上により葱実はネギの種子とする。

【現在の流通と使用状況】
葱実は日本では漢方処方に用いない。現在大手生薬取り扱い業者での流通もみられない。ネギは漢方ではむしろ茎（葱白）を使うが生薬としての流通はなく八百屋より仕入れて使っている。

【同属近縁植物】　主なネギ属の植物
①ネギ　Allium fistulosum
②ラッキョウ　Allium chinensis
③ヤマラッキョウ　Allium thunbergii
④ニラ　Allium tuberosum
⑤ノビル　Allium macrostemon
⑥アサツキ　Allium schoenoprasum
⑦ギョウジャニンニク　Allium victoraialis
⑧ニンニク　Allium sativum
⑨タマネギ　Allium cepa

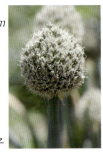

ネギ　種子

【薤白（がいはく）】
ラッキョウは中国・ヒマラヤの原産で、平安時代に薬用として伝来した。江戸時代には野菜として広く普及した。ラッキョウは辣韭という漢名に由来するといわれ、中国では味の辣い韭の意味で辣韭（からにら）ともよび、これを音読みにして名づけた。ラッキョウは鳥取砂丘、福井県三里浜の特産品となっている。ヤマラッキョウは同属で日本に自生する植物である。鱗茎を乾燥したものを生薬「薤白」と呼ぶ。民間療法でも食欲のないとき生ラッキョウに味噌をつけて食べる、腹痛・不眠に煎じて服用する。また切り傷や虫さされに生のラッキョウをすりつぶし外用する。
①通陽②散結③理気の作用を持ち胸痺の要薬といわれ、胸痛、心下部痞塞感、下痢などに用いる。
栝楼薤白半夏湯（金匱要略《胸痛》）、栝楼薤白白酒湯（金匱要略《胸痛・狭心症症状》）等の処方に配合されている。

ヒガンバナ科（ネギ亜科）　ネギ属

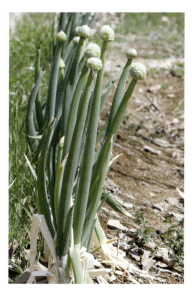

葱実　ヒガンバナ科（ネギ亜科）
ネギ
山梨県御坂（4月）

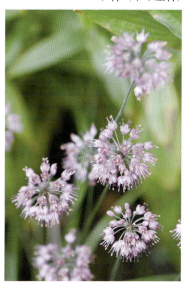

薤　ヒガンバナ科（ネギ亜科）
ヤマラッキョウ
東京都薬用植物園（11月）

薬草メモ

ネギは中国西部・中央アジアを原産地とする最も古い野菜のひとつであり、日本には弥生時代に朝鮮半島を経て伝来したものと推定される。万葉集にも「醤酢に蒜搗き合てて鯛願う我にな見えそ水葱の羹」（巻16‐3829）と詠われている。ネギの古名は「き」という。別名「ひともじぐさ」とも呼ばれていた。「き」は体をあたため、疲労回復する野菜の「気」に通じ、根をつけて「ねぎ」と呼ばれるようになった。昔から関東では白い部分、関西では緑の葉の部分を食べる習慣があり、根深ネギ（白ネギ）として加賀ねぎ・千住ねぎ・下仁田ねぎ・本庄ねぎが、葉ねぎの代表として九条ねぎが有名である。イヌ・ネコ・ウサギ・ウシなどの動物には赤血球が壊れ生命の危険があるので食べさせてはいけない。

【薬効と使い方】　ネギの根部に近い新鮮な白い茎を生薬「葱白」、乾燥した種子を生薬「葱実」と呼び、葱白は風邪に、葱実を目の疾患に用いる。民間療法として新鮮な葱白を解熱・鎮痛など風邪の初期に用いる。白い根を刻んで粥に炊き酢を加え熱いうちに食べる。痰や鼻水・鼻づまりに手ぬぐいなどで首に巻いたり、白根を鼻に貼ったりする。不眠に白い部分を細かく刻んで枕元におく。棘の立った時、青い所を裂いて貼る。火傷に白根を軟らかくもんでつける。など多くの民間療法がある。

【漢方】　葱実には①明目、葱白には①解表②解毒の作用があり、表を発し汗を出すとして風邪・頭痛・下痢・腹痛・腫れ物などに用いる。

葱白を含む方剤としては、白通湯（傷寒論《発熱・悪寒・頭痛》）、芎芷香蘇散（済生方《感冒》通竅湯（万病回春《鼻炎・蓄膿症》）、麗沢通気湯（蘭室秘蔵・万病回春《鼻不聞香臭》）その他多くの処方に配合されている。

被子植物(単子葉類)

ヤマノイモ目　ヤマノイモ科
上薬　署豫
中薬　草解

[署豫（しょよ）]

『神農本草経』原文　　　　　　上薬
署豫. 一名山芋. 味甘温. 生山谷. 治傷中. 補虚羸. 除寒熱邪氣. 補中益氣力. 長肌肉. 久服耳目聰明. 輕身不飢延年.

【よみ】
「傷中（内臓の病気）を治す。虚羸（きょるい）を補い、寒熱邪気を除き、中を補い、気力を益す。肌肉を長ず。久しく服せば、耳目聡明、身を軽くし、餓えず、年を延ぶ。」

【『名医別録』の主治】
「平　無毒、頭面遊風、風頭、眼眩、を主どる。気を下し、腰痛を止め、虚労、羸瘦を補い、五臓を充つ、煩熱を除き、陰を強める。」

【基原植物に関する各家論述】
現在署豫は山薬と一般にいわれている。
『意釈神農本草経』・『本草綱目』：ナガイモ
Dioscorea batatas Decne
『神農本草経中薬彩色図譜』：署豫
D.opposita Thunb.
生薬には担根体といわれる地下部が使用される。

以上により署豫はヤマノイモ・ナガイモの担根体とする。

【近縁同属植物】
①ナガイモ　*Dioscorea batatas*
　中国（河南、江西、山東）、日本、台湾
②ヤマノイモ　*Dioscorea japonica*　日本

ヤマノイモ目
ヤマノイモ科　ヤマノイモ属

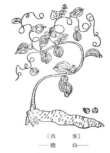
『本草綱目』

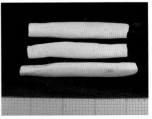
生薬見本　山薬

【現在の流通と使用状況】
漢方処方に多く使われる生薬の一つであり、日本では食用として多くの栽培品種がある。長野県を主産とするが、安い中国産のナガイモが輸入され流通している。
中国河南省に産し懐山薬と呼ばれている。白色、質充実して重く粘液質の多いものが良いと言われいる。

【区別】
担根体は茎が根のような形状をしている。植物学的には球根の一種であり栄養物を貯蔵している。
ナガイモ・ヤマノイモは葉がともに対生。
ナガイモは葉柄も茎も紫褐色の条紋があり、栽培品。
葉基部の心臓形の部分が横に広がり、茎や葉柄が紫赤色を帯びるのでヤマノイモと区別できる。
ヤマノイモは葉柄も茎も緑色で野生品。

ヤマノイモ科　ヤマノイモ属

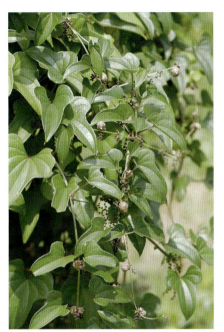

ヤマノイモ科ナガイモ
小石川植物園（8月）

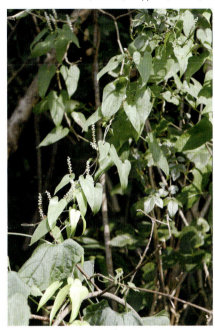

ヤマノイモ科ヤマノイモ
三浦半島三崎口（8月）

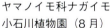

ヤマノイモは本州以南、台湾、中国大陸に分布するつる性多年草。さといも「里のイモ」に対して山に自然に生えているから「山のイモ」と名付けられた。山野に自生するので自然薯(じねんじょ)の別名もある。薯蕷は、唐の代宗の名が預といったことから諱(いみな)を避けて薯薬と改めた、その後宋の英宗の諱が署といったことから山薬と改められた。ナガイモに比し野生のヤマノイモのほうが旨いとか効くとかで愛好者が多い。今昔物語に「芋粥」が出てくるが、芋粥は山野に自生しているヤマノイモを粥に混ぜ、アマチャヅルなどの草汁で甘く味付けしたもので、ヤマノイモの掘り出しが難しく平安時代には高価な食材であったことから裕福な貴族しか食べられなかった。ナガイモ（薯蕷）は17世紀以前に中国から渡来した。畑で栽培するが、まれに野生化したものが見られる。秋から冬にかけ葉腋につく珠芽（むかご）は別名零余子(れいよし)といい食用・滋養・強壮の薬になる。

【薬効と使い方】　11月頃、担根体を掘り上げ、日干しにしたものを生薬「山薬」と呼び滋養強壮に用いる。民間でもヤマノイモを焼酎に漬けた山薬酒が滋養薬として知られている。

【漢方】　①滋養②強壮③止瀉の作用を持ち下利、咳嗽、糖尿病、滋養薬として胃腸虚弱・体力低下を改善する薬方に用いる。

薬方としては、参苓白朮散（万病回春《下痢・慢性胃腸炎》）、啓脾湯（万病回春《下痢》）、八味丸（金匱要略《夜間頻尿・腰四肢の脱力感・気力減退》）その他多くの処方に配合されている。

被子植物（単子葉類）

ヤマノイモ目
ヤマノイモ科　ヤマノイモ属

[草解]（ひかい）

『神農本草経』原文　　　　　中薬
萆解. 味苦平. 生山谷. 治腰背痛. 強
骨節風寒濕周痺. 惡瘡不瘳. 熱氣.

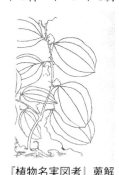

『植物名実図考』萆解

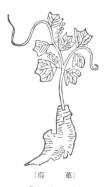

〔萆　草〕
『本草綱目』

【よみ】
「腰背痛、骨節を強め、風寒湿周痺（風寒湿
の邪気により引き起こされた多発性関節炎）、
悪瘡（悪性の腫れ物）癒えず、熱気（発熱を
伴う病変）を治す」

【『名医別録』の主治】
「甘　無毒　恚怒（いど）に因って中を傷めたもの、
陰痿（インポテンツ）、失溺、老人の五緩、
関節の老血」

【基原植物に関する各家論述】
『図説東洋医学 用語編』：山草解とあるが、
学名の記載がないので明確には判らない。
『意釈神農本草経』：オニドコロ
D.tokoro Makino
『神農本草経中薬彩色図譜』：粉草解
D.hypogluca Palibin
『本草綱目』：小野蘭山がエドドコロ（ヒメ
ドコロ）にあてているが、信ずるに足らぬ。
と牧野は記載している。
『中薬大辞典』：粉背薯蕷　D. hypoglauca
Palib 叉蕊薯蕷　D. collettii Hook.f　オニド
コロ　D.tokoro Makino　タチドコロ　D.
gracillima Miq. をあてている。

以上により草解はオニドコロ、タチドコロな
どトコロの仲間の塊根とする。

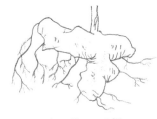

オニドコロの根

【現在の流通と使用状況】
現在の日本において漢方処方に使われること
もなく流通はない。民間療法として、一部採
取して用いる人もいる。

【近縁同属植物】
①粉背薯蕷　Dioscorea hypoglauca
　安徽、浙江、江西、福建など。
②叉蕊薯蕷　Dioscorea collettii
　福建、四川、雲南、貴州、台湾など。
③オニドコロ　Dioscorea tokoro
　日本（関東地方以西・沖縄）・中国（長江
　以南）
④タチドコロ　Dioscorea gracillima
　日本（本州・四国・九州）・中国（浙江、
　江西、安徽）
⑤ヒメドコロ
　日本（関東地方以西・沖縄）

ヤマノイモ科　ヤマノイモ属

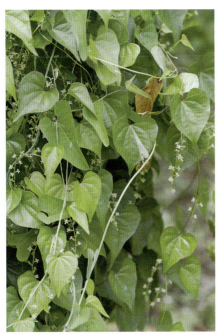

ヤマノイモ科オニドコロ　小石川植物園

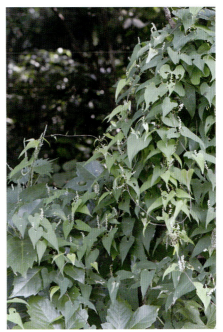

ヤマノイモ科ヒメドコロ　昭和薬科大学

薬草メモ

オニドコロは本州以南・中国・東アジア・南アジアに分布するつる性多年草。ヤマノイモのある所には、必ずといってよいほどこれによく似たオニドコロがある。オニドコロはつるが右巻、葉をすかしても側脈は見えない、トコロの仲間はすべて互生。葉は互生しているがヤマノイモは左巻、側脈が見える、葉は対生であることで区別がつく。またオニドコロの根茎は苦くて、水にさらさないと食用にならない。日本では古くから知られた植物で、万葉集にも「とこずら」の名で「皇祖神(すめらぎ)の神の宮人(みやひと)ところ葛(づら)いや常重(とこしえ)にわれかへり見む」（巻7-1133）と詠われている。トコロは古くはヒゲ根が多く曲がった根茎を野の老人に見立て「野老」と書かれた。正月には長寿を願い、床の間に飾る風習が古くからある所もある。根の塊を「凝（とこり）」が訛ってトコロと呼ばれるようになったとも言われる。また埼玉所沢の名の由来も在原業平が野老（ところ）が多く生えているのを見て「この地は野老の沢か」と言ったことによると言われている。

【薬効と使い方】　秋に担根体（署豫の項を参照）を掘り上げ、日干しにしたものを生薬「萆解」と呼び風邪、リウマチ、腰やひざの痛みに使用される。

【漢方】　①利湿②利水③祛風の作用を持ち排尿困難、混濁尿、関節痛や足腰の疼痛、湿疹などに用いる。

薬方としては、萆解分清飲（丹渓心法《乳糜尿、慢性尿路感染症》）などの処方に配合されている。

被子植物(単子葉類)

ユリ目　シュロソウ科
下薬　蚤休　藜蘆

[蚤休（そうきゅう）]

ユリ目
シュロソウ科　ツクバネソウ属

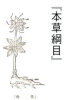
『本草綱目』

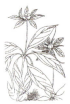
『植物名実図考』蚤休

『神農本草経』原文　下薬
蚤休．一名螫休．味苦微寒．生川谷．治驚癇搖頭弄舌．熱氣在腹中．癲疾．癰瘡陰蝕．下三蟲．去蛇毒．

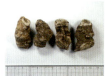

生薬見本　蚤休

【よみ】
「驚癇（痙攣性疾患）搖頭（頭が動揺）弄舌（舌のもつれ）、熱気腹中に在り、癲疾（てんかん）、癰瘡（化膿性皮膚疾患）、陰蝕（陰部の潰瘍性病変）を治す。三蟲を下し蛇毒を去る。」

【『名医別録』の主治】
「有毒。」

【基原植物に関する各家論述】
『図説東洋医学　用語編』：未詳
『意釈神農本草経』：ドクケシツクバネソウ Paris polyphylla Sm.
『本草綱目』も同じ。「本植物はわが国に産しないが、形がクルマバツクバネソウ P.quadrifolia L. var. obovata Reg. et fil に似ている」と記載している。
『神農本草経中薬彩色図譜』：七葉一枝花 P. polyphylla Smith var. chinensis Franch
『中薬大辞典』：『本草蒙筌』より七葉一枝花 P. polyphylla Smith var. chinensis Franch
金線重楼　P. polyphylla Smith

以上により蚤休はドクケシツクバネソウと同属植物の根茎とする。

【現在の流通と使用状況】
中国市場で蚤休は七葉一枝花　P. polyphylla Smith var. chinensis Franch　金線重楼　P. polyphylla Smith 以外に下記の同属の類似植物も薬用にされる。中国でよく使われるようで薬局に見られるが、日本では漢方薬方に使われず流通はない。

【同属近縁植物】
①七葉一枝花
　Paris polyphylla Smith var.chinensis Franch
　江蘇、浙江、安徽、湖北、四川、貴州、雲南、広東など。
②金線重楼
　Paris polyphylla Smith
　雲南、四川、チベット、貴州など。
③闊弁蚤休（かつべん）
　Paris polyphylla Smith var.platypetala Franch　四川、雲南など。
④毛脈蚤休（もうみゃく）
　Paris polyphylla Smith var.pubescena Hand.-Mazz
　四川、雲南など。
⑤クルマバツクバネソウ
　（Paris quadrifolia L.）
　（Paris verticillata M.V.Bieb）日本に自生するクルマバツクバネソウ、中国に分布する Paris quadrifolia L. と同一種の確認が必要

【日本に自生するツクバネソウ属（Paris）】
①ツクバネソウ　Paris tetraphylla
②キヌガサソウ　Paris japonica

シュロソウ科　ツクバネソウ属

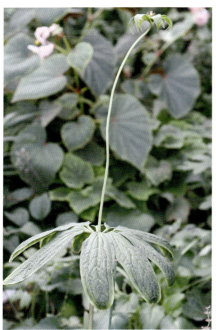

シュロソウ科　Paris polyphylla Smith
広州華南植物園（8月）

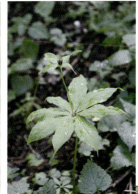

シュロソウ科
クルマバツクバネソウ
長野県上高地（7月）

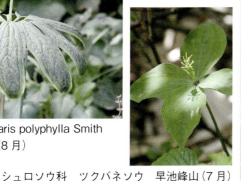

シュロソウ科　ツクバネソウ　早池峰山（7月）

シュロソウ科　キヌガサソウ　白山（7月）

薬草メモ

クルマバツクバネソウは東北アジアや日本全国の深山の林内に咲く多年草、絶滅危惧種にも指定されている。6〜8個の輪生した葉を持ち茎の頂に黄緑色の花を上向きにつける形状は中国の七葉　枝花、全線重楼そっくりである。ツクバネソウに似て葉の形が車輪のようなのでこの名がある。蚤休の名の由来は李時珍は「虫蛇の毒はこの草を得て治すれば直ちに休む。故に蚤休、螫（せききゅう）休などの諸名がある」と言っている。ツクバネソウは北海道、本州、四国、九州の山地の林下などに自生している多年草。クルマバツクバネソウの葉が6〜8枚に対し4枚輪生する。名の由来は「衝（つ）く羽草」で花後の黒い実と4輪の葉を羽根つきの羽根に例えたことによる。

【薬効と使い方】　根茎を乾燥し用いる。中国では伝承的に根茎を癌や炎症に、用いられている。　民間ではひざの痛みに根茎を日干しにし、5〜8gを煎じ服用すると良いとしている。

【漢方】　①清熱②解毒③止咳④鎮驚⑤消腫の作用を持ち癰腫、疔瘡、瘰癧、喉痺、小児のひきつけ、ヘビや虫による咬傷などに内服・外用する。

被子植物（単子葉類）

［藜蘆（りろ）］

ユリ目
シュロソウ科　シュロソウ属

『神農本草経』　原文　　　　　　　下薬
藜蘆．一名葱苒．味辛寒．生山谷．治
蠱毒．欬逆．泄利腸澼．頭瘍疥瘙惡瘡．
殺諸蟲毒．去死肌．

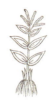

『本草綱目』

【よみ】
「蠱毒（こどく）、欬逆、泄利腸澼（熱性の下痢症）、頭瘍疥瘙（かいそう）（できもの・かさ）、悪瘡（難治性の皮膚病）を治す。諸蟲毒を殺し、死肌（しき）（皮膚の知覚麻痺）を去る」

【『名医別録』の主治】
「苦微寒、有毒、噦逆（えつ）、喉痺（扁桃腺炎）通ぜず、鼻中息肉、馬刀爛瘡（ばとうらんそう）（脇肋腋下に生ずる癧癧の一種）を療す。湯に入れず」

【基原植物に関する各家論述】
『意釈神農本草経』：藜蘆 Veratrum nigrum L. とホソバシュロソウ V. nigrum L. subsp. maackii (Regel) Kitamura の根と根茎。
『神農本草経中薬彩色図譜』：藜蘆 V. nigrum L. の根と根茎。

以上により藜蘆は藜蘆またはホソバシュロソウの根・根茎とする。

【現在の流通と使用状況】
日本では漢方薬方になく使われることはない。生薬としての流通もない。

【同属近縁植物】
①ホソバシュロソウ（毛穂藜蘆）
　Veratrum maackii
　日本、遼寧、吉林。
②毛葉藜蘆　Veratrum puberulum
　湖北、四川、貴州など。
③興安藜蘆　Veratrum dahuricum
　中国東北、内モンゴル、新疆など。

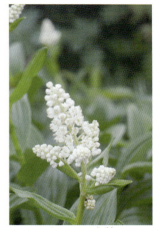

シュロソウ科
コバイケイソウ
白山（7月）

『植物名実図考』藜蘆

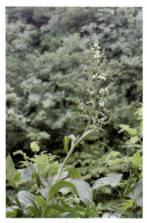

シュロソウ科　バイケイソウ
白山（7月）

④天目藜蘆　Veratrum schindleri
　江蘇、浙江、安徽、江西など。
⑤バイケイソウ（蒜藜蘆）
　Veratrum album（= grnddiflorum）
　日本、朝鮮半島、長江流域
⑥コバイケイソウ　Veratrum stamineum

シュロソウ科　シュロソウ属

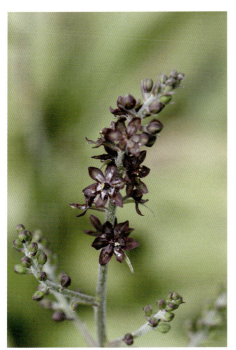

シュロソウ科　シュロソウ
北海道大学薬学部薬草園（6月）

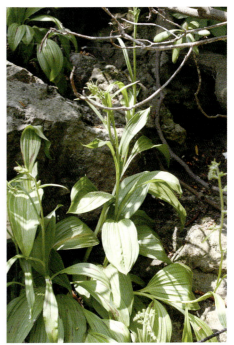

シュロソウ科　シュロソウ
北海道大学付属植物園（6月）

― 薬草メモ ―

シュロソウ（棕櫚草）は本州中部以北から北海道の山地の林内や湿った草原に生える多年草。名の由来は根元の葉柄が枯れた所がシュロに似ているからと言われている。バイケイソウ（梅恵草）は中部以北の高山や北海道、朝鮮半島、中国の湿地に分布する多年草。名の由来は花が梅の花に似ていて、葉が恵蘭に似ていることから梅恵草の漢字をあてたと言われる。

藜蘆には中国産のクロリソウ（黒藜芦）を用いる。藜蘆の名の由来は李時珍は「黒色を藜といふ。蘆を黒皮が包んでいるから名づけた」と言っている。

また同じシュロソウ属のシュロソウ、バイケイソウ、コバイケイソウを藜蘆の代用とする。これらシュロソウ属は多数のアルカロイドを含む有毒植物で、誤って食べると嘔気、しびれなど中毒症状を起し死亡することもある。

【薬効と使い方】　根茎を用いる。かっては農地や便所の殺虫剤として利用されたこともある。

①催吐②殺虫の作用を持ち昔は脳卒中や癲癇などで痰が多く、咽が詰まったり、喋れないときに用いた。またマラリアなどにも応用されていた。そのほか疥癬や脱毛などに外用薬として用いていた。服用には毒性が強く煩悶・嘔吐などがあるので津液を損傷するので中国や日本では生薬としてほとんど用いられていない。

被子植物(単子葉類)

ユリ目　ユリ科
中薬　貝母　百合

［貝母］
(ばいも)

ユリ目
ユリ科　バイモ属

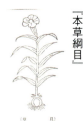
『本草綱目』

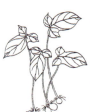
『植物名実図考』貝母

『神農本草経』原文　　　　　中薬
貝母．一名空草．味辛平．治傷寒煩熱．
淋瀝邪氣疝瘕．喉痺乳難．金創風痙．

【よみ】
「傷寒煩熱（発熱とイライラを伴い胸苦しい状態）、淋瀝（淋病や膀胱炎など）、邪気、疝瘕(か)（下腹部に熱があり尿道から白い粘液が出る病気）、喉痺、乳難（難産）、金創、風痙（妊婦の引きつけ）を治す」

【『名医別録』の主治】
「苦　微寒　無毒　腹中の結実、心下の満、洗洗(せんせん)たる悪風寒、目眩、項直、咳嗽、上気を療じ、煩熱渇を止め、汗を出し、五臓を安じ、骨髄を利す」

【基原植物に関する各家論述】
『意釈神農本草経』：アミガサユリ　浙貝母 *Fritillaria thunbergii* Miq.、川貝母 *F. cirrhosa* D. Don、甘粛貝母 *F. przewalskii* Maxim.、平貝母 *F. ussuriensis* Maxim.、伊貝母 *F. pallidiflora* Schrenk. などを記載。
『神農本草経中薬彩色図譜』：浙貝母、川貝母、伊犁貝母 *F. pallidiflora* Schrenk. いずれも使用部分は鱗茎である。
『日本薬局方』：アミガサユリ *F. verticillata* Willdenow var. *thunbergii* Baker の鱗茎、としている。

以上により貝母はアミガサユリの鱗茎とする。

【現在の流通と使用状況】
漢方薬方に多く配合されその使用頻度も高い。重要生薬の一つである。日本産は奈良、兵庫に栽培されるがごく僅かである。わが国に輸入されるものの殆どが浙貝母である。

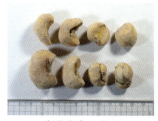
生薬見本　貝母

【同属近縁植物】
中国での市場では貝母は浙貝、川貝、炉貝、伊貝、平貝、北貝などがあり、種類が多く複雑である。
①浙貝母（アミガサユリ）
　Fritillaria thunbergii
　浙江、江蘇、安徽、湖南など。
②川貝母（巻葉貝母）*Fritillaria cirrhosa*
　四川、チベット、雲南、甘粛、青海など。
　川貝母（烏花貝母）*Fritillaria cirrhosa*
　四川、青海など。
③炉貝母（棱砂貝母）*Fritillaria delavayi*
　雲南、四川、チベットなど。
④伊貝母（伊犁貝母・生貝母）
　Fritillaria pallidiflora
　（新疆貝母）*Fritillaria walujewii*
⑤平貝母（チョウセンバイモ）
　Fritillaria ussuriensis
　黒竜江・吉林・遼寧
⑤北貝母（イチリンバイモ）
　Fritillaria maximowiczii
　湖北・黒竜江・吉林・遼寧・北朝鮮

ユリ科　バイモ属

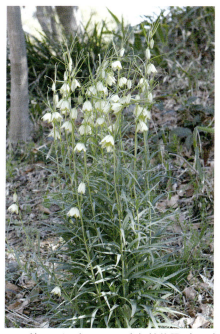

ユリ科　アミガサユリ　大船植物園（3月）

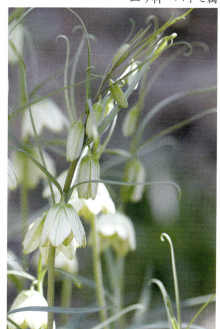

ユリ科　アミガサユリ　大船植物園（3月）

薬草メモ

アミガサユリは原産地中国で薬用として、日本では観賞用として栽培されることが多い多年草である。奈良時代（江戸享保年間に渡来したとする説もある）に薬用として渡来し、野生化して各地に広がったようである。古名をハハクリ（母栗）と呼ばれ、その語源は球根が栗のようで、子を抱く母の姿に似ていることによる。漢名貝母の由来について陶弘景は「形が貝が寄り集まったようだから貝母と名づけたのだ」と言っている。アミガサユリ（編笠百合）の名の由来は下向きに咲いた花の内側に紫色の網状の模様があることによる。日本原産のコバイモは草丈10cmと小さいが同じ仲間である。同じ属にはクロユリがある。アミガサユリは花の少ない早春に咲くこと、独特の気品に満ちた美しさから茶道家に茶花として好んで用いられる。

【薬効と使い方】　初夏に採取し鱗片をはがして乾燥させたものを生薬「貝母」と呼び、せき、痰きりに用いる。せき、痰切りに貝母1日量1〜3gに少量の砂糖を加えて煎じ服用する。

貝母は呼吸麻痺・中枢神経麻痺を引き起こすアルカロイドを含むので使用量には注意を要する。

【漢方】　①鎮咳②祛痰③排膿の作用を持ち、咳嗽・喀痰・咽喉痛・口渇などを改善する薬方に用いる。

薬方としては、清肺湯（万病回春《咳嗽》）、滋陰至宝湯（万病回春《咳嗽》）、当帰貝母苦参丸（金匱要略《排尿困難》）その他多くの薬方に配合されている。

被子植物（単子葉類）

[百合]
ひゃくごう

ユリ目
ユリ科　ユリ属

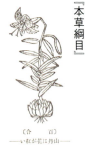
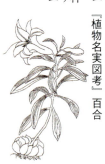

『神農本草経』原文　　　　　　　中薬
百合．味甘平．生川谷．治邪氣腹脹心痛．利大小便．補中益氣．

【よみ】
「邪気腹脹心痛を治す。大小便を利し、中を補い、気を益す。」

【『名医別録』の主治】
「無毒。浮腫臚脹　痞満　寒熱　通身の疼痛及び乳難　喉痺を除く　涕泪を止む。」

【基原植物に関する各家論述】
『意釈神農本草経』：ハカタユリ（百合）Lilium brownii F.E.Brown var. colchesteri Wils.、細葉百合 L. tenuifolium Fischer、ヒメユリ（山丹）L. concolor Salisb. を追加。
『神農本草経中薬彩色図譜』：百合、細葉百合 L. pumilom DC. を記載。
『国訳本草綱目』：Lilium sp. とし、特にハカタユリを記載。
『日本薬局方』：オニユリ Lilium lancifolium Thunberg またはハカタユリ、Lilium brownii F.E.Brown、L. pumilom DC. の鱗片葉を、通例、蒸したもの、としている。

以上により百合はユリ属の鱗茎（鱗片葉）とする。

【現在の流通と使用状況】
日本で食用にしているのはオニユリの鱗茎であるが薬用とされる百合は一種に限らない。現在の流通はユリの仲間、または Lilium 属の植物といわれ、種は明確ではない。使用部分はいずれも鱗茎。漢方用に流通している百合は中国から輸入されたものが殆どである。

【同属近縁植物】

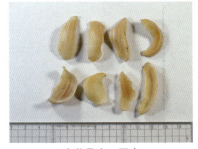

生薬見本　百合

①ハカタユリ（百合）Lilium brownii
　中国各地
②細葉百合　Lilium pumilum
　　さいよう
　黒竜江、吉林、遼寧、河北、河南、山西、陝西、甘粛など。
③テッポウユリ（麝香百合）
　Lilium longitlorum
　貴州、広東、台湾、沖縄
④ヒメユリ（山丹）Lilium concolor
　日本、朝鮮半島、吉林、遼寧、河北、河南、山東、江蘇など。
⑤オニユリ　Lilium Lancifolium
　日本、朝鮮半島、中国
⑥ササユリ　Lilium japonicum
　本州中部以西、四国、九州
⑦ヤマユリ　Lilium auratum
　日本各地
⑧カノコユリ　Lilium speciosum
　日本（四国、九州）中国、台湾

ユリ科　ユリ属

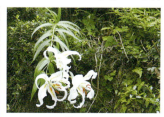
ユリ科　ヤマユリ
鎌倉笛田公園（6月）

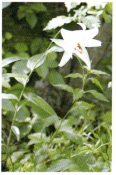
ユリ科　ササユリ
加賀白山（7月）

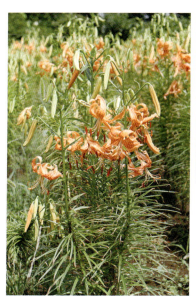
ユリ科　オニユリ
東京都薬用植物園（6月）

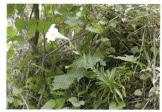
ユリ科　テッポウユリ
屋久島（5月）

薬草メモ

　百合は日本各地や朝鮮半島・中国などに分布するユリ科植物の鱗茎を用いる。日本ではヤマユリ、オニユリ、ササユリ、テッポウユリなど多くの種類が自生している。万葉集にも「筑波嶺（つくはね）のさ百合（ゆり）の花の夜床（ゆとこ）にも愛（かな）しけ妹そ昼も愛しけ」（巻20-4369）と11首詠われているが種類が多く、どの百合を詠ったものか特定は難しい。ユリは細長い茎の先に大きい花が風に揺れ動くことからつけられたと言われている。百合の名の由来について李時珍は「百合の根は衆（おお）くの瓣（べん）で合成されているものだ」などと言っている。甘いオニユリ、ヤマユリの鱗茎は食用にも利用される。

【薬効と使い方】　秋に鱗茎を乾燥させたものを生薬「百合」と呼び、せき止め、解熱に用いる。せき止め、解熱に1回に4～10gを煎じ服用する。民間薬、ヨーロッパではユリの根を古くから婦人病に用いており、食べるとお産が軽くなるといわれている。また日本の民間ではユリの花粉をゴマ油で練ったものを切り傷やあかぎれの外用薬にする。

【漢方】　①潤肺②鎮咳③安神の作用を持ち乾燥性の咳嗽や熱病後の煩躁などに用いる。薬方としては、辛夷清肺湯（外科正宗《鼻づまり・慢性鼻炎》）、百合固金湯（医方集解《しゃがれ声》）、咳奇方（東郭《咳嗽》）、百合知母湯（金匱要略《自律神経失調症・神経衰弱》）、百合地黄湯（金匱要略《自律神経失調症・神経衰弱》）その他多くの薬方に配合されている。金匱要略に統合失調症に該当する百合病の記載があり、百合が使われている。

被子植物(単子葉類)
ツユクサ群
イネ目　ガマ科
上薬　蒲黄　香蒲

[蒲黄(ほおう)]

『神農本草経』　原文　　　　　　　　上薬
蒲黄．味甘平．生池澤．治心腹膀胱寒熱．利小便．止血消瘀血．久服輕身．益氣力．延年神仙．
【よみ】
「心腹膀胱寒熱を治す。小便を利し、血を止め、瘀血を消す。久しく服せば、身を軽くし、気力を益し、年を延べ、神仙。」

【『名医別録』の主治】「無毒。」

[香蒲]

『神農本草経』　原文　　　　　　　　上薬
香蒲．一名睢．味甘平．生池澤．治五藏心下邪氣．口中爛臭．堅齒．明目聰耳．久服輕身耐老．
【よみ】
「五臓心下の邪気、口中爛臭（爛れて臭い）を治す。歯を堅くし、目を明らかにし、耳を聡す。久しく服せば、身を軽くし、老に耐える。」

【『名医別録』の主治】「無毒。」
【基原植物に関する各家論述】
『図説東洋医学 用語編』：蒲黄にガマとだけ記載され、香蒲にはガマの苗とある。
『意釈神農本草経』・『神農本草経中薬彩色図譜』：右記ガマ、ヒメガマ、コガマ他 Typha 属植物の花粉を蒲黄、茎と葉を香蒲としている。

以上により蒲黄は Typha 属植物の花粉、香蒲は Typha 属植物の茎と葉とする。

【現在の流通と使用状況】
蒲黄は現在、生薬製剤原料として流通してい

イネ目
ガマ科　ガマ属

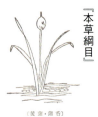
『本草綱目』

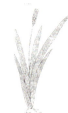
『植物名実図考』蒲黄

生薬見本　蒲黄

る。
【同属近縁植物】
Typha 属植物の茎と葉
　原植物として数種を列挙する。
①ガマ（寛葉香蒲）
　 Typha latifolia L.
②ヒメガマ（長苞香蒲）
　 Typha angustata Bory et Chaub.
③コガマ（東方香蒲）
　 Typha orientalis Presl.
④狭葉香蒲（水燭香蒲）
　 Typha angustifolia L.
ヒメガマには雌花群と雄花群との間が3〜6cm離れていて、花のつかない裸出した部分がある。ガマ・コガマは裸出した部分がない。
ガマは葉の幅が1〜2cm。雄花群の長さ10〜20cm、花粉が4ケ合着している。
コガマは葉の幅 0.5〜1cm。雌花群の長さ6〜10cm、花粉は単粒である。
『図譜』は②を［香蒲］、④を［蒲黄］にしている。
　（その他同属植物も含む）
『薬典』は［蒲黄］のみ収載。原種物は③、④ および同属植物としている。
雌花群が熟した頃に刈り取り、雄花群を切り離した後、日干ししてから袋に入れて、叩き花粉を取る。この花粉が蒲黄である。主にヒメガマから採る。

ガマ科　ガマ属

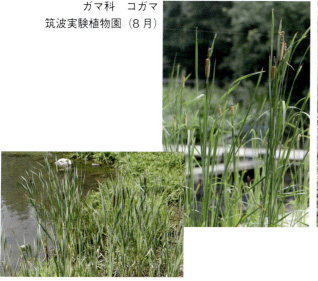

ガマ科　コガマ
筑波実験植物園（8月）

ガマ科　ヒメガマ
筑波実験植物園（8月）

ガマ科　ガマ
石川県森林試験所（7月）

薬草メモ

ガマは日本全土、北半球の温暖な地域に分布し、池や沼などの浅い水湿地に生える多年草である。ガマは『古事記』の中で登場する出雲神話「稲羽の素兎」に兎の傷を蒲黄で治療した話はあまりにも有名であるが、『万葉集』には現れない。ガマの名の由来について、古くはカマと呼ばれていたが、江戸中期に今日の和名となった。ガマの語源は朝鮮語のカム（むしろや敷物の編む材料の意味）から転訛したとか、日本語のルーツにあたるアルタイ語の葦を意味するカマから来たとか諸説がある。蒲黄について『本草綱目』では「花上の黄粉を蒲黄と名ける」と言っている。昔から人々のなじみ深い植物で、「カマ」「蒲」を用いた言葉に蒲団（ガマの穂（果実）は綿の代わりに寝具に入れたことから）、蒲鉾（魚のすり身を竹串に巻いて焼いた姿がガマの穂に似ていることから）、蒲焼き（うなぎなど串刺しにとおし、タレであぶった姿がガマの穂に似ていることから）、叺（ガマの葉を編んで作った袋のこと）などがある。

【薬効と使い方】　夏の開花期に、雄花穂だけを切りとり、布袋に入れて袋ごとたたいて、花粉を集め生薬「蒲黄」とよび、止血に用いる。口内の出血に1日量4～8gを服用する。止血、切り傷、やけどに粉末を直接散布する。

【漢方】　①止血②活血③駆瘀血④利尿の作用を持ち吐血や喀血、鼻血、下血、血尿、外傷などの諸出血、小便不利、無月経、産後の痛み、心腹痛、打撲、癰腫などに用いる。生で用いると止血作用よりも活血・駆瘀血作用が強く、炒って黒く焦がしたものは止血作用が強い。

被子植物（単子葉類）
ツユクサ群
イネ目　イグサ科
上薬　石龍芻

イネ目
イグサ科　イグサ属

[石龍芻（せきりゅうすう）]

『神農本草経』 原文　　　　　　上薬
石龍芻．一名龍須．一名續斷．味苦微寒．生山谷．治心腹邪氣．小便不利．淋閉．風濕鬼注惡毒．久服補虛羸．輕身耳目聰明延年．

【よみ】
「心腹の邪気、小便不利、淋閉、風濕鬼注悪毒（きよらい）を治す。久しく服すれば虛羸を補し、身を軽くし、耳目が聰明、年を延ぶ。」

【『名医別録』の主治】
「微温　無毒　内虛不足、否満で身体に潤沢無きを補し、汗を出し、茎中の熱痛を除き、蚘蟲腫（かいちゅうしゅ）、食物の不消化を療す。」

【基原植物に関する各家論述】
『図説東洋医学 用語編』：イ（グサ）
Juncus effusus L. var. decipiens Buchen.
『意釈神農本草経』：コヒゲをあげているが、共に未詳としている。
『神農本草経中薬彩色図譜』：コヒゲ　石龍芻 Juncus effusus L. var. decipiens Buchen. f. utilis Mak.
『中薬大辞典』：Juncus effusus L. var. decipiens Buchen. f. utilis Mak.をあげている。
『日本薬局方外生薬規格』・『中華人民共和国薬典』：いずれも［灯心草］の名で収載。
イ　灯心草 J.effusus L.の 1）の地上部、ときに 2）茎の髄だけのもの（『薬典』は茎髄のみ）と規定。

以上により石龍芻はイまたはコヒゲの茎とする。

【現在の流通と使用状況】

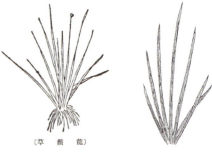

『本草綱目』　　　『植物名実図考』石龍芻

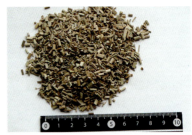

生薬見本　石龍芻

漢方薬方、民間療法に用いられ国産のイグサが灯心草の名で大手生薬取り扱い業者より販売されている。

【同属近縁植物】
①イ（グサ）…*Juncus effusus* L. var. *decipiens* Buchen.
　日本・朝鮮・中国に分布
②コヒゲ…*Juncus effusus* L. var. *decipiens* Buchen. f. *utilis* Makino.
　中国に分布
　畳表の栽培品種
③ラセンイ…*Juncus effuses* L. var. *decipiens* Buchen f.v.spiralis
　茎が螺旋状に捻れて育つ園芸種

イグサ科　イグサ属

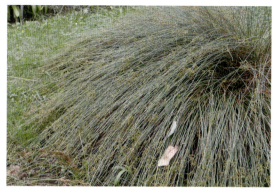

イグサ科　イ（イグサ）　小石川植物園（7月）

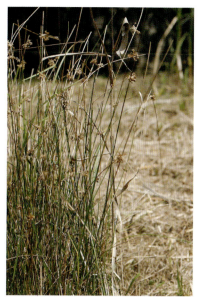

イグサ科　イ（イグサ）
昭和薬科大学薬草園（8月）

薬草メモ

イ（藺）は日本全国、朝鮮半島、中国に分布し、湿地に生える多年草である。イの歴史は古く縄文時代には敷物としてすでに存在していたとの説がある。正倉院には聖武天皇の御床畳が現存する。万葉集にも「上野の伊奈良の沼　大藺（ゐ）草よそに見しよは 今こそまされ」(巻14－3417)と詠まれ、「菅畳」「皮畳」「絹畳」の名でも多く登場する。イは「むしろ」の材料となることから居（イ）と呼ばれるようになったと言われる。石龍芻の名の由来について、李時珍は「草を刈ってくるめ、束ねたものを芻という。この草は水中の石の間に生ずるので、刈り束ねて馬の飼料にするところから龍芻といったのだ」と言っている。イの皮を除いた髄の部分は昔の照明である菜種油を燈す灯心の材料となっていたことから別名、灯心草とも呼ばれた。イは畳の材料として知られているが、畳表にはイの栽培品種であるコヒゲ（小髭）が使われた。コヒゲは野生種より花序が小さいのが特徴である。

【薬効と使い方】　秋に地上部を刈り、日干しにしたものを生薬「灯心草」と呼び、小児の夜泣き、利尿に用いられる。小児の夜泣きに黒焼にした末を乳首に塗り飲ませる。妊娠時などのむくみには1日量10〜15gを煎服する。民間療法ではイグサを噛み砕いて傷の止血に用いる

【漢方】　①清熱②利水③除煩④通淋の作用を持ち、膀胱炎などによる排尿障害、浮腫、不眠、心煩、小児の夜きなどを改善する薬方に用いる。
薬方としては、分消湯（万病回春《浮腫・腹水》）、導水茯苓湯（奇効良方《浮腫・腹水》）、分心気飲（和剤局方《神経衰弱・浮腫・腹膜炎・乳房痛》）等に配合されている。

被子植物(単子葉類)
ツユクサ群
イネ目　イネ科
上薬　薏苡子※1
中薬　茅根　竹葉
下薬　蓋(盡)草
※1　森立之本以外は［薏苡仁］と表記する。

イネ目
イネ科　ジュズダマ属

［薏苡子(よくいし)］

『神農本草経』　原文　　　　　　　上薬
薏苡子．一名解蠡．味甘微寒．生平澤．
治筋急拘攣不可屈伸．風濕痺．下氣.
久服輕身益氣．其根下三蟲．

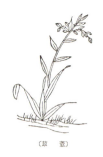
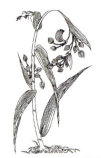

『本草綱目』　　『植物名実図考』薏苡

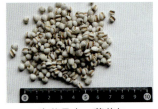

生薬見本　薏苡仁

【よみ】
「筋急拘攣し、屈指すべからず、風湿痺を治す。気を下す。久しく服せば、身を軽くし、気を益す。其の根三蟲を下す。」

【『名医別録』の主治】
「無毒　筋骨邪気不仁を除き、腸胃を利し、水腫を消す。人をして食し能わせしむ。」

【基原植物に関する各家論述】
『意釈神農本草経』・『神農本草経中薬彩色図譜』：薏苡仁のことである。非常によく似ている植物にジュズダマがある。ハトムギ Coix lachyma-jobi var. ma-yuen Stapf
『中薬大辞典』：原植物をジュズダマ Coix lachyma-jobi L. とし、変種植物のハトムギ Coix lachyma-jobi var. ma-yuen Stapf も薬用にされるとしている。

『日本薬局方』・『中華人民共和国薬典』：［薏苡子］の名で収載。ハトムギ Coix lacryma-jobi L. var. ma-yuen Stapf の種皮を除いた種子と規定。

以上により薏苡子(薏苡仁)はハトムギまたはジュズダマの種とする。(昔はハトムギの原種であるジュズダマを使用したと思われる)

【現在の流通と使用状況】
漢方薬方で薏苡仁として繁用され、民間療法ではハトムギとして最も多く消費される生薬の一つである。主としてベトナム、タイ、中国南部、台湾のものが輸入されている。

【同属近縁植物】
①ハトムギ
　Coix lachyma-jobi var. ma-yuen Stapf
　ハトムギはジュズダマ Coix lachyma-jobi L. の栽培変種とされている。
②ジュズダマ　Coix lachyma-jobi L.
　ジュズダマは多年草、湿地や小川の岸などに自生する。ハトムギは一年草で栽培品。原産地は東南アジアで渡来の時期は定かではない。
　ジュズダマは薏苡仁の代用とされたり、民間薬では根を咳止めや神経痛やリュウマチの痛み止め、肩こりの緩和に使用されるが、日本の漢方では殆ど取り扱われていない。

イネ科　ジュズダマ属

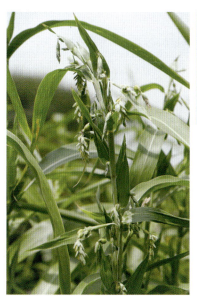

イネ科ハトムギ
東京都薬用植物園（8月）

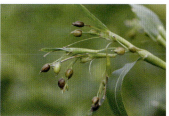

イネ科ハトムギ
東京都薬用植物園
（9月）

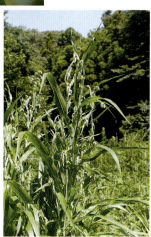

イネ科ジュズダマ
鎌倉中央公園
（8月）

薬草メモ

ハトムギは中国南部・東南アジア原産の一年草で、奈良時代に薬材として中国より渡来したとされているが、薬用として栽培されるようになったのは江戸・享保年間とされている。良く似たジュズダマは別名唐麦（とうむぎ）とも言われ、熱帯アジア原産で稲の伝播とともに食用として渡来し、水辺・荒地に帰化した多年草である。古く「ヌバタマ」と呼ばれ、万葉集にも「ぬばたまの夜　渡る月をおもしろみ　我が居る袖に露ぞ置きにける」（巻7-1081）と詠われている。ハトムギの名の由来はハトが好んで食べる麦と明治以降につけられた。それまでは1反から4石とれる麦というので四石麦（しこくむぎ）と呼ばれていた。薏苡の名の由来について李時珍は「薏苡といふ名称の意味は判らない」と言っている。

【薬効と使い方】　ハトムギの果実を脱穀したものを生薬「薏苡仁」と呼ぶ。
水疣（いぼ）・疣贅とり、美肌、浮腫や高血圧に1日量10～30gを煎じ、お茶がわりに飲む。また民間では、母乳不足の治療にも用いられる。日本ではジュズダマを川穀といい、薏苡仁の代用としたが今はあまり用いない。堅い腫瘍に使うこともある。

【漢方】　①利湿②排膿③消炎④鎮痛の作用を持ち浮腫、下痢、関節痛、筋肉痛、神経痛、肺化膿症、虫垂炎、皮膚の荒れなどを改善する薬方に用いる。
薬方としては、薏苡仁湯（明医指掌《関節痛・筋肉痛》）、麻杏薏甘湯（金匱要略《関節痛・筋肉痛・神経痛》）、腸癰湯（千金方《虫垂炎》）、参苓白朮散（万病回春《慢性下痢・消化不良》）　その他多くの薬方に配合されている。

被子植物(単子葉類)　　　　　　　　　　　　　　　　　　　　イネ目
　ツユクサ群　　　　　　　　　　　　　　　　　　　　イネ科　チガヤ属

[茅根]
ぼうこん

『神農本草経』　原文　　　　　　　中薬
茅根. 一名蘭根. 一名茹根. 味甘寒.
生山谷. 治勞傷虚羸. 補中益氣. 除瘀
血血閉寒熱. 利小便. 其苗. 下水.

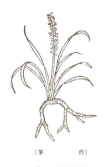
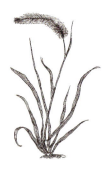

『本草綱目』　　『植物名実図考』白茅

【よみ】
「労傷（過剰な労働により起こる病気）虚羸
（精気が虚し、身体羸痩する）を治す。中を
補い、気を益す。瘀血血閉（無月経）寒熱を
除く。小便を利す。其の苗水を下す。」

【『名医別録』の主治】
「無毒　五淋を下し、客熱腸胃に在るを除き、
渇を止め筋を堅め、婦人崩中を治す。久服せ
ば、腎を利す。其の苗、下水を主る。」

【基原植物に関する各家論述】
『意釈神農本草経』：チガヤ
Imperata cylindrica (L.) P. Beauv の根茎
『神農本草経中薬彩色図譜』・『中華人民共和
国薬典』※1：白茅 *I. cylindrica* Beauv. var.
major (Nees) C. E. Hubb の根茎。
※1『薬典』は［白茅根］の名で収載。
『日本薬局方』：チガヤの細根及びりん片葉
をほとんど除いた根茎、と規定。

以上により茅根はチガヤの根茎とする。

【現在の流通と使用状況】
漢方薬方に使われるが量は多くない。主に中

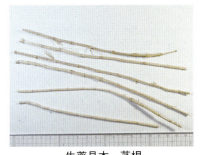

生薬見本　茅根

国産の茅根が大手生薬取り扱い業者から販売
されている。民間薬としても使われている。

【茅根あるは類似植物】
①茅根（白茅根）　*Imperata cylindrica*
　中国各地から産出するが広東省から産する
　ものが最良品とされている。
②アカヒゲガヤ　*Heteropogon contorus*
　地筋すなわち菅根。「茅根と菅根は効用が
　相近くして名称が異なるが『名医別録』で
　は区別せずして茅根、一名地菅、一名地筋
　と言っている」とある。『本草綱目』では
　黄茅、黄菅の名で紹介されている。この地
　筋はイネ科のアカヒゲガヤ *Heteropogon*
　contorus (L.) Beauv.のことで清熱止渇、
　風邪を除く効能があり、熱病消渇、咳嗽、
　吐瀉、関節疼痛に用いられる。

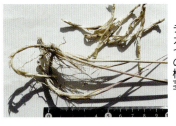

チガヤの根茎

イネ科　チガヤ属

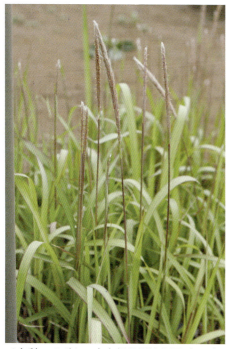

イネ科　チガヤ　東京都薬用植物園（5月）

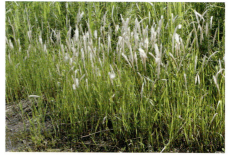

イネ科　チガヤ　渡良瀬川遊水池（5月）

薬草メモ

チガヤは日本全国、アジアやアフリカなどに広く分布。よく日の当たる空き地・土手・草原などに一面に群生する、ごく普通に見られる多年草である。古名は千（茅）であり、花穂はチバナ またはツバナと呼ばれ、古くから親しまれ、万葉集にも「戯奴（わけ）が為　吾（あ）が手もすまに　春の野に　抜（ぬ）ける茅花（つばな）ぞ　食（め）して肥えませ」（巻8-1460）など26首も詠われている。詠にあるようにかっては食べられたことがあり、サトウキビの近縁で根茎には糖を蓄える性質があるので甘味がある。チガヤの名の由来はチは群生する姿から千なるカヤという意味でつけられたと考えられている。茅根の名の由来について李時珍は「茅は葉が矛のようだから茅と言い、根が牽き連なるから茹（じょ）と言う」と言っている。

【薬効と使い方】　11月ごろに根茎を掘り、さやを除いた根茎を日干乾燥したものを生薬「茅根」と呼び利尿薬、止血に用いる。民間では、むくみ、利尿に、1日量12～15gを煎じ服用する。また、花穂の毛を、すり傷の止血に用いる。蟯虫症にチガヤの穂を噛んで、その汁を飲み込むとよいと言われている。

【漢方】　①利尿②解熱③止渇④止血⑤浄血の作用を持ち、口渇、喘息、鼻血、吐血、膀胱炎などを改善する薬方に用いる。
薬方としては、茅葛湯（沈氏尊生書《麻疹の高熱・口渇・咳嗽》）、茅根湯（沈氏尊生書《吐血・鼻血・血尿》）等に配合されている。

被子植物(単子葉類)
　ツユクサ群

イネ目
イネ科　マダケ属

[竹葉]
　ちくよう

『神農本草経』原文　　　　　　　中薬
竹葉．味苦平．治欬逆上氣．溢筋惡瘍．
殺小蟲．根．作湯．益氣止渇．補虚下
氣．汁．治風痙痺．實．通神明．輕身
益氣．

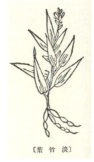

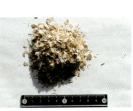
生薬見本　竹茹

『本草綱目』

【よみ】
「咳逆上気　溢筋悪瘍を治す。小蟲を殺す。根　湯を作る。気を益し、渇を止め、虚を補い、気を下す。汁　風痙痺を治す。実　神明に通じ、身を軽くし、気を益す。」

【『名医別録』の主治】
「大寒　無毒、根　毒を消す。」

【基原植物に関する各家論述】
『意釈神農本草経』：苦竹
Pleioblastus amarus（Keng）Keng fil.
『神農本草経中薬彩色図譜』：淡竹
Phyllostachys nigra var. henonsis Stapf の葉。
『日本薬局方』・『中薬大辞典』・『中華人民共和国薬典』：竹茹は収載されているが、竹葉はない。

以上により竹葉はハチク、マダケ、モウソウチクなどの葉とする。

【現在の流通と使用状況】
漢方薬方で竹葉、竹筎ともによく使われ、竹葉は国産ハチクの葉など、竹筎は中国産ハチクの茎稈が流通している。
現在流通している竹葉はハチク、マダケ、モウソウチクなどの葉である。

【竹類の部位による薬効と主治】
『神農本草経』に「竹葉」「竹根」「竹汁」「竹実」が、『名医別録』には「竹筎」「淡竹葉」

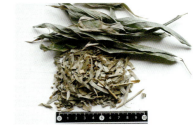
生薬見本　竹葉

「竹瀝」「竹笋」などが収載されている。
（Ⅰ）竹葉：竹類の葉
　　①清熱②除煩③利水
（Ⅱ）竹根：竹類の根
　　①除煩熱②止渇③涼血安胎
（Ⅲ）竹汁（竹瀝）：ハチク等の茎を火で炙って流れ出た液汁
　　①清熱②除痰③定驚④中風による風痺
（Ⅳ）竹実：竹類の穎果
　　①気を益す、②積を下す
（Ⅴ）竹筎（筎）：外皮を除いたハチクの茎稈を削った中間の層。
　　①清熱②除煩③涼血④除痰⑤鎮吐

【類似生薬】
《淡竹葉》
明代以前の淡竹葉はハチクであったが現在中国市場では淡竹葉はササクサ Lophatherum gracile BRONG を用いる。竹葉とほぼ同じ効能をもつが、竹葉は清心徐煩にすぐれ、淡竹葉は利水にすぐれている。

イネ科　マダケ属

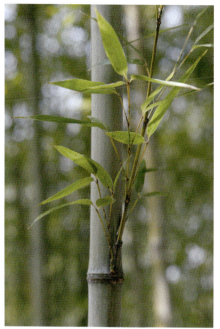
イネ科　ハチク　筑波森林総合研究所(3月)

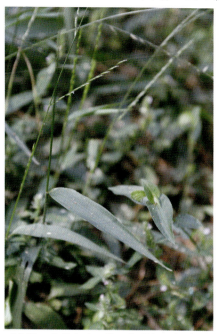
イネ科　ササクサ　豊田市昭和の森（9月）

薬草メモ

ハチク（淡竹）は中国原産で黄河流域以南に広く分布する。日本に古く渡来し広く栽培されている多年生常緑竹である。正倉院の呉竹笙、呉竹竿、尺八などはハチク製であると鑑定されている。万葉集には「わが屋戸の　いささ群竹（むらたけ）吹く風の音（おと）のかそけきこの夕（ゆふべ）かも」（巻19－4291）と詠まれ、竹については何首か詠まれている。

ハチクは細かく割れるため、茶筅などの材料に利用される。「ハチクの勢い」のハチクは「破竹」で先端を割るだけでいっきに割れることからきている。竹の由来について李時珍は「竹の文字は象形であって、竹は冬生の艸である。故に字は倒（さかしま）の艸に従う」としている。

漢方ではハチクの他にマダケ、モウソウチク。ササクサの葉である淡竹葉などが使われる。

【薬効と使い方】　ハチクの葉を生薬「竹葉」と言い、ササクサの全草を生薬「淡竹葉」と言い風邪に使われる。ハチクの内皮は生薬「竹茹（ちくじょ）（筎）」と言い竹葉と同様に清涼・解熱剤として使われる。炙（あぶ）って流れ出た液を竹瀝（ちくれき）と言い抗菌作用を有するので祛痰剤として1回に1～2ccほど飲むとよい。

【漢方】　①清熱②除煩③利水の作用を持ち煩熱・口渇などを改善する薬方に用いる。薬方としては、　竹葉石膏湯（傷寒論《感冒・咳・肺炎》）、麦門冬飲子（宣明論《糖尿病・消渇・心煩》）。淡竹葉は銀翹散（温病条弁《感冒・インフルエンザ・咽喉炎》）等の薬方に配合されている。

一般に心熱を清する作用は淡竹葉より竹葉のほうが、利尿作用は淡竹葉のほうが強いといわれている。このため煩熱・口渇の症状には竹葉を用いるのがよい。

被子植物(単子葉類)
　ツユクサ群

[藎草]
　　（じんそう）

イネ目
イネ科　チョウセンガリヤス属

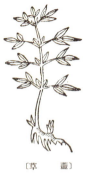
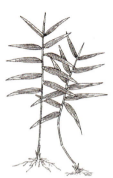

『本草綱目』　　『植物名実図考』尽草

『神農本草経』　原文　　　　　下薬
藎草．味苦平．生川谷．治久欬上氣．
喘逆久寒．驚悸．痂疥白禿瘍氣．殺皮
膚小蟲．

【よみ】
「久咳（長期間の咳）上気、喘逆（気管支喘
息）久寒（体内にひどい冷えが長くある）、
驚悸、痂疥白禿（はげ）瘍気（はれもの）を
治す。皮膚小蟲を殺す。」

【『名医別録』の主治】
「無毒、可以染黄作金色（黄色く染めるを以
て金色に作るべし）。」

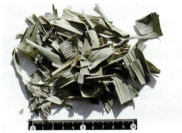

「チョウセンガリヤスの乾燥葉」

【基原植物に関する各家論述】
『図説東洋医学 用語編』・『意釈神農本草
経』・『本草綱目』：チョウセンガリヤス
Diplachne hackelii Honda の全草。※1
※1　現在の学名は *Cleistogenes hackelii*（Honda）
　　Honda である。*Diplachne hackelii* Honda はシ
　　ノニム（異名）。
『神農本草経中薬彩色図譜』：*Arthraxon
hispidus*（Thunb.）Makino の全草としている。
『中薬大辞典』：コブナグサ *Arthraxon
hispidus*（Thunb.）Makino の全草としている。

以上により藎（尽）草はチョウセンガリヤス
又はコブナグサの全草とする。

【現在の流通と使用状況】
日本では漢方処方集に記載なく、漢方薬方に
使われることもない。生薬としての流通もな
い。

【藎（尽）草とされる植物】
チョウセンガリヤス属
チョウセンガリヤス　*Diplachne hackelii*
　　　　　　　　　　Diplachne serotina
コブナグサ属
コブナグサ　　　　　*Arthraxon hispidus*

上記両植物は黄色の染料として使われること、
形状も似ている。尽草について『名医別録』・
『本草綱目』に物を黄色に染める染料として
使われるとある。また『唐本草』では葉は竹
に似て細く薄く、茎もやはり円く小さい。平
地の沢や渓流の傍らに生え、荊州と襄州の人
は煮て黄色に染めるのに用いるが、その色は
非常に鮮やかであると記されている。

イネ科　チョウセンガリヤス属

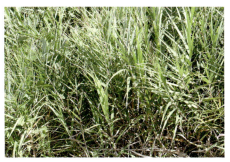

イネ科　チョウセンガリヤス
曽比酒匂川堤防（9月）

イネ科　コブナグサ
高崎染料植物園（6月）

神奈川県地球博物館の情報を元に探したが
ヨシと判別がつかなかった。

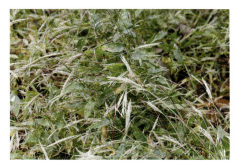

イネ科　コブナグサ
東京薬科大学薬草園（10月）

― 薬草メモ ―

カリヤス（刈安）とは山野に自生するススキに似た植物で刈りとるのが容易であったのでこの名がついた。古くから黄色染めの染料として用いられ、天平時代には庶民の衣服に一般的に用いられた。この刈安に似て朝鮮に多くあったことからこの名がついたのであろうか。

チョウセンガリヤス（朝鮮刈安）は本州〜九州、朝鮮、中国に分布し、海岸の乾いた崖壁や海岸に近い露岩地に生育する多年草。小形のヨシといった感じである。コブナグサ（小鮒草）は日本全国、アジアの熱帯地域に広く分布し、田のあぜや野原に生える1年草である。葉の形が小鮒に似ていることからこの名が付けられた。伊豆八丈島ではコブナグサを刈安と言い、黄八丈の黄色い染料に用いる。

藎草（尽草）の名の由来について李時珍は「この草は緑色の草で、物を黄に染め黄といい、緑という……古代には、官の物を染める染料としてこの草を朝廷に貢納し、これを王芻と称して進献したものだ。藎は進むの意味と忠の意味とがあって、忠に進む者を藎臣という」と言っている。

【薬効と使い方】　全草を咳、喘息、悪瘡、疥癬などに用いる。

被子植物（単子葉類）
　ツユクサ群
　ショウガ目　ショウガ科
　中薬　乾姜　杜若

ショウガ目
ショウガ科　ショウガ属

[乾姜]

『神農本草経』　原文　　　　　　　　中薬
乾薑．味辛温．生川谷．治胸満欬逆上
氣．温中止血出汗．逐風濕痺．腸澼下
利．生者尤良．久服去臭氣．通神明．

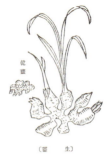
『本草綱目』

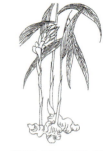
『植物名実図考』姜

【よみ】
「胸満、欬逆上気を治す。中を温め、血を止
め、汗を出し、風湿痺を逐ひ。腸澼下痢。生
のもの尤も良し。久服せば臭気を去り、神明
に通ず。」

【『名医別録』の主治】
「大熱　無毒　寒冷腹痛、中悪、霍乱、脹満、
風邪、諸毒、皮膚間の結気を療す。唾血を止
める。」

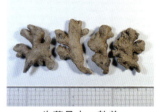
生薬見本　乾姜

【基原植物に関する各家論述】
『日本薬局方』：[生姜] に相当。『局方』の[乾
姜] は根茎を湯通し又は蒸したもの。生薬名
と修治法の関係は、日本と中国で異同があり、
また時代による変遷も多い。
『中華人民共和国薬典』：[生姜] [乾姜] [炮
姜] の3品が収載されている。いずれもショ
ウガ（姜）*Zingiber officinale* Roscoe の根茎
である。

以上により乾姜はショウガの乾燥根茎とする。
【現在の流通と使用状況】
漢方薬方における重要生薬で使用頻度も高い。
日本ではひねしょうが（八百屋）、生姜、乾姜
が使われる。生姜・乾姜は中国産が多く流通
しているが。国産生姜も多く消費されている。
【同属植物】
①ショウガ　*Zingiber officinale*
②ミョウガ　*Zingiber mioga*

【修治による中国と日本の名称の違い】
中国で言う乾姜は日本で言う乾生姜のことで
ある。日本では根茎のコルク皮（表皮）を除
き、石灰をまぶして乾燥したものを生薬「生
姜」と呼び、蒸した後に乾燥したものを生薬
「乾姜」と呼び、生を「ひねしょうが・鮮生
姜」と呼ぶ。
日本と中国における名称の違いは下記の通り
になる。

中国	日本
修治 [鮮生姜・生姜]	[ひねしょうが]
…乾燥しない生のもの。	
[乾姜]	[生姜・乾生姜]
…皮を去り水でさらした後乾燥または石灰をまぶして乾燥したもの。	
[炮姜]	[日本市場には生薬名なし]
…姜塊を鍋に入れ、きつね色に強火で炒り乾燥したもの。	
[なし]	[乾姜]
…蒸した後に乾燥したもの。	

ショウガ科　ショウガ属

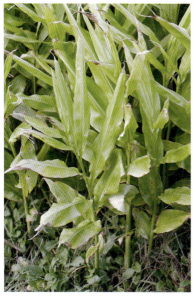

ショウガ科　ショウガ　弘前(10月)

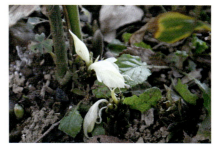

ショウガ科　ミョウガ
筑波実験植物園
（10月）

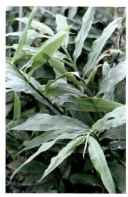

ショウガ科　ミョウガ　筑波実験植物園（10月）

薬草メモ

ショウガは熱帯アジアの原産で、高温多湿を好み東南アジア、中国南部など温暖湿潤な地域で栽培が盛んな多年草である。日本には稲作とともに中国から渡来したであろうと考えられている。もともと熱帯原産の植物であることから、日本では花を見ることはできない。天平時代　古文書に記述が見られ、古くは辛くて歯をかみしめるとか、顔をしかめる刺激的な味という意味でサンショウと同じく「はじかみ」と呼ばれ区別するため中国から来たという意味でクレノハジカミ（呉のはじかみ）と呼ばれるようになったと言う。ショウガの名は江戸時代に漢名生姜の音読み「ショウキョウが転じて「ショウガ」になった。薑(姜)について李時珍は「薑を彊と書き湿を防ぐの名なり、薑は能く百邪を彊禦するものだ、故に薑といったのだ」と言っている

【薬効と使い方】　民間では風邪の引き始めに長ネギにひねしょうがをすりおろし熱湯に注いで就寝前に飲むと発汗、解熱に役立つ。扁桃炎や気管支炎などで、のどの痛むときは、おろしショウガをガーゼなどに包み、のどに湿布する。

【漢方】「鮮生姜」「生姜」「乾姜」で用途は若干異なる。「鮮生姜」は①発表②鎮吐③祛痰④健胃⑤散寒の作用を持つ。「生姜」「乾姜」は①体を温める②祛痰③健胃の作用を持ち、頭痛、嘔吐、腹痛、咳嗽などを改善する薬方に用いる。

薬方としては、小半夏湯（金匱要略《悪心嘔吐》）、小半夏加茯苓湯（金匱要略《悪心嘔吐》）。桂枝湯（傷寒・金匱《感冒》）、大建中湯（金匱要略《腹痛・腹鳴・腸蠕動不安》）、苓姜朮甘湯（金匱要略《腰痛・腰冷え》）、人参湯（傷寒・金匱《下痢・腹痛など胃腸機能低下》）

被子植物（単子葉類）
ツユクサ群

[杜若（とじやく）]

ショウガ目
ショウガ科　ハナミョウガ属

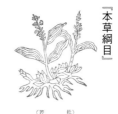『本草綱目』杜若

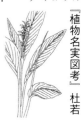『植物名実図考』杜若

『神農本草経』原文　　　　　　　　中薬
杜若．一名杜蘅．味辛微温．生川澤．
治胸脇．下逆氣．温中．風入腦戸．頭
腫痛．多涕涙出．久服益精明目輕身．

Alpinia officinarum：良姜（高良姜）
　根茎を安中散などの材料としている。
Alpinia japonica：ハナミョウガ（伊豆縮砂）
　種子を縮砂（Amomum villosum）の代用

【よみ】
「胸脇逆気を下し、中を温め、風　脳戸（ツボの名前…頭部の外後頭隆起上の陥凹部。風の脳への出入り口）に入り頭腫れ痛み、多い涕、涙出るを治す。久しく服せば、精を益し、目を明らかにし、身を軽くする。」

【各家論述の詳述】
①陶弘景は『別録』に武陵の川沢、及び宛句に生ずる。二月、八月根を採って日干しする。葉は薑（しょうが）に似て文理があり、根は高良姜に似て細く、味は辛くして香ばしい。また非常に旋葍（せんぷく）（旋覆花）の根に似て殆ど見誤るほどだが、葉が少し異なる。楚辞に「山中の人、芳はしき杜若（かぐ）」とあるのはこの植物のことだ。
②蘇恭は「今は江、湖地方に多くある。陰地に生ずるので、苗は廉薑に、根は高良姜に似ているが、全く辛味が少ない。陶弘景の言う旋葍の根に似たものというは真の杜若である。」と言う。
③保昇は「苗は山薑」に似て花は黄色で種子は赤い……范子計然に「杜衡、杜若は南郡、漢中に出づ、大なる者が大いに善し」とある。」と言う。
④蘇頌は「衛州の一種の山薑は茎、葉が薑のようで紫の花を開き、子は結ばない。八月根を採って薬に入れる。
⑤李時珍は「杜若なるものは世間には識る者がない。現に楚地の山中にたまたまあるが、その山間の住民もやはり良姜と呼んでいる。根は薑に似て味はやはり辛い」と言っている。
ここで言う山薑・高良姜はハナミョウガ属の生薬［良姜］のことで温裏・止痛・止嘔の効能があり、胃痛、嘔吐、下痢、消化不良に使われる。

【『名医別録』の主治】
「無毒、眩倒目荒荒（目明らかならず、暗い状態）、止痛、口臭気を除く、久しく服すれば人をして忘れざらしむ。」

【基原植物に関する各家論述】
『意釈神農本草経』：アオノクマタケラン
Alpinia intermedia Gagnep. の根茎。
『神農本草経中薬彩色図譜』：ツユクサ科の杜若（ヤブミョウガ）*Pollia japonica* Thunb. の根茎及び全草。
『本草の植物』：スイシャゲットウ *Alpinia chinensis* Rosc としている。
杜若を日本でカキツバタにあて、また『啓蒙』にヤブミョウガにあてたのはいずれも誤りであると指摘している。

以上により杜若はショウガ科のハナミョウガ属の植物（アオノクマタケランなど）の根茎と推定される。

【現在の流通と使用状況】
杜若を用いた漢方薬方はみられず、流通もみられない。

【同属植物】

ショウガ科　ハナミョウガ属

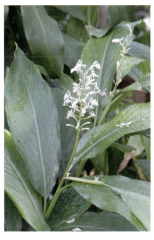

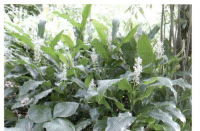
ハナミョウガ（伊豆縮砂）
東邦大学薬草園（6月）

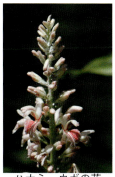
ハナミョウガの花

ショウガ科
アオノクマタケラン
小平東京都薬用植物園（3月）

日本の主なハナミョウガ属の植物
　①ハナミョウガ　　　　Alpinia japonica
　②アオノクマタケラン　Alpinia intermedia
　③クマタケラン　　　　Alpinia formosana
　④ゲットウ　　　　　　Alpinia zerumber
ツユクサ科ヤブミョウガ属の植物
　①ヤブミョウガ　　　　Pollia japonica

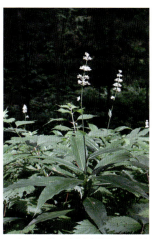
ツユクサ科　ヤブミョウガ　神奈川南足柄（8月）

薬草メモ

①アオノクマタケランは本州（伊豆七島・紀伊半島）、四国、九州、台湾、中国南部の暖かい地方の林下に生えるハナミョウガ属の常緑の多年草である。「青の熊竹蘭」の名は逞しい竹のような茎葉に、蘭に似た花を咲かせ、青みが多いことからこの名がついたと言われる。種子は伊豆縮砂として用いられることがある。
②ハナミョウガは本州関東以西の暖地、台湾、中国南部に分布し、林下に生えるアオノクマタケランによく似て間違えやすいハナミョウガ属の常緑の多年草である。名前の由来は葉がミョウガに似て花がミョウガより目立つことから来ている。種子は伊豆縮砂と呼び生薬「縮砂」の代用として芳香性健胃薬として腹痛や下痢などの代用として用いられた。
③ヤブミョウガは関東以西の日本各地、朝鮮、中国、台湾に分布し、常緑広葉樹林の谷や林縁などに生育するツユクサ科の多年草である。名前の由来は群生している様子が藪に見え、葉がミョウガに似ていることからこの名がある。若葉を塩を入れた湯で茹でてサラダ、炒めもの、すまし汁にして食する以外に薬としては使われない。

被子植物(真正双子葉類)

キンポウゲ目　アケビ科
中薬　通草

[通草(つうそう)]

『神農本草経』原文　　　　　　中薬
通草．一名附支．味辛平．生山谷．去
惡蟲．除脾胃寒熱．通利九竅血脉關節．
令人不忘．

キンポウゲ目
アケビ科　アケビ属

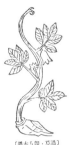

『本草綱目』　　『植物名実図考』通草

【よみ】
「惡蟲を去り、脾胃寒熱を除き、九竅血脈関節を通利する。人をして忘れざらしむ。」

【『名医別録』の主治】
「脾疸で常に眠らんとし、心が煩噦(はんえつ)して音声を出すものを療じ、耳聾を療し、癰腫、諸結の消せぬもの、及び金瘡、悪瘡、鼠瘻、踒折(せつ)、鼽鼻(よう)、息肉を散じ、胎を堕し、三蟲を去る」

【基原植物に関する各家論述】
『意釈神農本草経』：アケビ　木通 *Akebia quinata* (Thunb.) Decne. の茎であるが、他にウマノスズクサ科、キンポウゲ科などの、数種の植物が用いられる、としている。
『神農本草経中薬彩色図譜』：「古典で言う通草※1とは、実際は木通のことであるが、主として白木通を指す。現在では主に関木通と川木通が用いられる」とし、白木通 *A. trifoliata* (Thunb.) Koidz. var. *australis* (Diels) Rebd. ウマノスズクサ科の木通馬兜鈴(キダチウマノスズクサ) *Aristolochia manshuriensis* Kom. の茎(関木通)およびキンポウゲ科の小木通(シロバナノハンショウヅル) *Clematis armandi* Franch. の藤茎(川木通)を併記している。
『日本薬局方』：[木通]の名で収載。アケビまたはミツバアケビ *A. trifoliata* Koidz. のつる性の茎を通例横切したものと規定する。

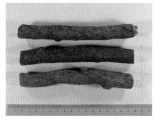

生薬見本　通草

『中華人民共和国薬典』：[木通]の名で収載。木通(アケビ)、三葉木通(ミツバアケビ)あるいは白木通の藤茎と規定。
また、別条に[川木通]の名でキンポウゲ科の小木通あるいは綉球藤 *C. montana* Buch.-Ham. の藤茎を収載している。

※1 明代以降現在にかけて[通草]と呼ばれるものはウコギ科のカミヤツデ　通脱木 *Tetrapanax papyriferus* (Hook.) K. Koch である。『薬典』にも[通草]の名で通脱木の茎髄が収載されている。

『原色和漢薬百科図鑑』：古来から通草には多くの説がある。李時珍は「極めて細かい孔があって、皆通じていることから通草と呼んでいるものは古の通脱木のことだ」といっている。陶弘景は「樹に絡まり、藤になって生える」といっていることから、古時の通草が蔓性植物であることは確かである。蘇敬は「節毎に二、三本の枝があって、枝先に五枚の葉

アケビ科　アケビ属

【ウマノスズクサ科 Aristolochia（ウマノスズクサ属）の植物について】

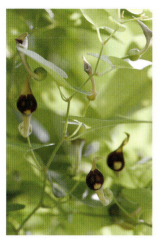

ウマノスズクサ科　ウマノスズクサ
県立静岡大学薬草園（6月）

世界の熱帯～亜熱帯にかけて500種以上が知られている。

多年性蔓植物で花は花被が癒合して筒状となり湾曲し、先端は斜めに切られたように一方向に伸びる。

ジャコウアゲハなどの蝶の食草になることが多い。

左写真はウマノスズクサ（生薬名馬兜鈴（ばとうれい））
ウマノスズクサ属の植物として参考のため掲載する。

根　　青木香…解毒・利尿・通経
果実　馬兜鈴…鎮静・去痰

薬草メモ

アケビは北海道を除く全国各地、朝鮮半島、中国に分布する。古来より果実が食用とされ、「さのかた」をアケビとする説がある。万葉集に「さのかたは　実にならずとも　花のみに　咲きて見えこそ　恋のなぐさに」と詠われている。また、「さのかた」は蔓性植物とし、あけびでないとの説もある。平安末期の「山家集」寂然法師の歌として「ますらおが瓜木にあけびさし添えて暮るれば帰る大原の里」が載せられていることからアケビは古くから知られた存在であることはまちがいない。アケビの名の由来は果実が熟すと割れて中の実が見えるようになる。その姿を「開け実」と名づけられたという。通草の名の由来について李時珍は、「極めて細い孔があってみな通つているところから通草と名けた」といっている。すなわち木通の蔓を切って吹いたり吸ったりすると、空気が通じることに由来している。アケビは5枚の小葉からなるが、小葉3枚のミツバアケビがある。ミツバアケビは北海道から全国各地分布している。薬効には変わりない。

【薬効と使い方】　つる性の直径1～2cmの茎を輪切りにし乾燥したものを生薬「木通」と呼び漢方薬方に用いる。民間では腎臓炎・尿道炎・膀胱炎、むくみに1日量10‐12gを煎じ服用する。おできに煎じ汁で患部を洗うとよい。

【漢方】　①消炎②利尿③鎮痛④通経⑤通乳の作用を持ち湿熱を除き、小便を通じ、関節を通利する効があるとし膀胱炎、浮腫、湿疹、関節リウマチ、神経痛、月経不順、母乳不足などを改善する薬方に用いる。

薬方としては五淋散（和剤局方《残尿感・排尿痛》）、変製心気飲（本朝経験《咳嗽・動悸・息切れ》）、消風散（外科正宗《湿疹性皮膚疾患》）、竜胆瀉肝湯（薛氏《排尿痛・残尿感・こしけ》）、当帰四逆湯（傷寒論《四肢寒冷・腰痛・月経痛》）、通導散（万病回春《瘀血症・打撲症・月経不順》）その他多くの薬方に配合されている。

被子植物(真正双子葉類)

キンポウゲ目　ツヅラフジ科
下薬　防已※1
※1 森立之本以外は（中薬）
※1 現在　日本では「防已」
　中国では「防己 Fangji」と表記する。

[防已]
（ぼうい）

キンポウゲ目
ツヅラフジ科　ツヅラフジ属

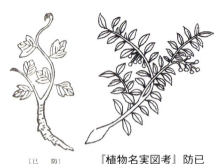

『本草綱目』〔防已〕　『植物名実図考』防已

『神農本草経』原文　　　　　　　　下薬
防已．一名解離．味辛平．生川谷．治風寒温瘧熱氣．諸癇．除邪．利大小便．

【よみ】
「風寒温瘧、熱気諸癇を治し、邪を除き、大小便を利す」

【名医別録の主治】
「苦温　無毒　水腫、風腫を療じ、膀胱の熱、傷寒の寒熱邪気、中風手脚の攣急を去り、泄蜥を止め、癰腫、悪結、諸癌、疥癬、蟲瘡を散ず。腠理を通じ、九竅を利す。」

【基原植物に関する各家論述】
『意釈神農本草経』・『神農本草経中薬彩色図譜』：シマハスノハカズラ　粉防己 *Stephania tetrandra* S. Moore およびウマノスズクサ科の広防己 *Aristolochia fangchi* Y. C. Wu ex L. D. Chow et S. M. Hwang の根とし、『図譜』は前者を「漢防己」、後者を「木防己」とする。
『本草の植物』：『別録』に「防己は漢中（陝西省南鄭県）の川谷に生ずる」とあるので漢防己（漢中防己）*Aristolochia heterophylla* Hemsley にあてた、としている。
また、「現代中国で主として防己とするのはシマハスノハカズラで、中国市場では粉防己、漢防己という。このほか広防己、日本では唐防己という」とし、『本草綱目啓蒙』には［漢防己］をオオツヅラフジ *Sinomenium acutum* Rehder et Wilson にあてた。『中国高等植物図鑑』はこれを防己としている。『中

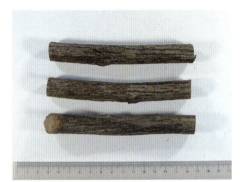

生薬見本　防已

薬大辞典』には、これを清風藤とする。［木防己］はアオツヅラフジ *Cocculus oribiculalus* (L.) Formann (= *C. trilobus* DC.) とした」などとしている。これらの北村の指摘のように、防己(防已)の植物名は日中間で異同が多く、要注意である。

『日本薬局方』：「防已」の名で収載。オオツヅラフジ *Sinomenium acutum* Rehder et Wilson のつる性の茎及び根茎を通例、横切したものと規定。

『中華人民共和国薬典』※2：［防己］の名で収載。粉防己の根を規定。またオオツヅラフジ（青藤）の藤茎は［青風藤］の名で別条に収載されている。

※2『薬典』2000年版まで「広防已」も収載されていたが、前述の「関木通」と同様の事情アストロキア酸による腎障害で削除された。

以上により防已はオオツヅラフジおよびシマハスノハカズラとその近縁植物の茎及び根茎とする。

【現在の流通と使用状況】
中国ではオオツヅラフジを清風藤、シマハスノハカズラを防已（ボウキ）、アオツヅラフジを木防已、シマノハガズラを漢防已、その他多くの生薬が防已として流通している。日本ではオオツヅラフジのみが防已とされ、重要生薬として多く消費されている。

【ウマノスズクサ科の防已】
①広防已　Aristolochia fangchi
　　日本生薬名……唐防已
　　　中国生薬名……木防已
　　中国植物名……広防已
　　中国（浙江、安徽、江西、福建、広東、江西など）。
②漢中防已・異葉馬兜鈴　Aristolochia heterophylla
　　日本生薬名……唐防已
　　中国生薬名……木防已
　　中国植物名……漢中防已・異葉馬兜鈴
　　中国（中国西南部、陝西、甘粛、湖南、湖北など）。

【ツヅラフジ科の防已】
①オオツヅラフジ　Sinomenium acutum
　　　　　　　　（ツヅラフジ属）
　　日本生薬名……防已
　　　中国生薬名……清風藤
　　中国植物名……青藤・大葉青藤
　　日本（関西以西）中国（湖南、広東、広西など）。
②アオツヅラフジ　Cocculus trilobus
　　　　　　　　（アオツヅラフジ属）
　　日本生薬名……木防已

中国生薬名……木防已
中国植物名……青藤香・小青藤・青風藤
日本（北海道以外）
中国（河北、河南、陝西、山東、江蘇、浙江、安徽、江西、湖北、四川、広東など）。
③シマハスノハカズラ
Stephania tetrandra（Stephania属）
日本生薬名……漢防已
中国生薬名……防已（ボウキ）
中国植物名……漢防已、粉防已、石蟾蜍
中国（浙江、安徽、江西、福建、広東、江西など）。

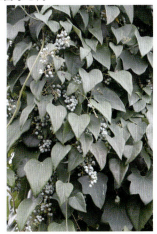

ツヅラフジ科　オオツヅラフジ
東京都薬用植物園（9月）

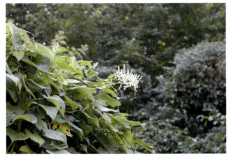

ツヅラフジ科　オオツヅラフジ
東京薬科大学薬草園（10月）

ツヅラフジ科　ツヅラフジ属

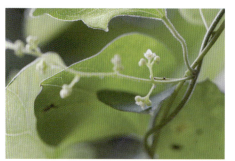

ツヅラフジ科　オオツヅラフジ
昭和薬科大学薬草園（8月）

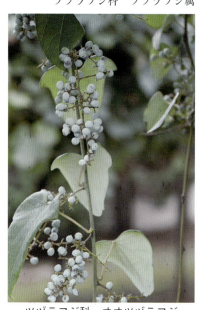

ツヅラフジ科　オオツヅラフジ
東京都薬用植物園（9月）

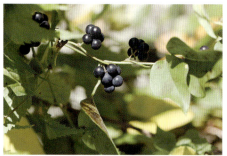

ツヅラフジ科　アオツヅラフジ
那須白河（10月）

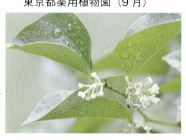

ツヅラフジ科
アオツヅラフジ
小石川植物園（7月）

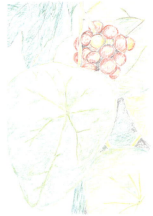

ツヅラフジ科
シマノハカズラ
Stephania tetrandra

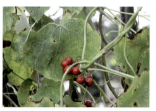

ツヅラフジ科
タマサキツヅラフジ
Stephania cepharantha
生薬名白薬子は台湾、中国南部
に自生しシマノハカズラに非常
によく似ている
東京都薬用植物園（9月）

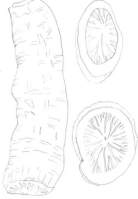

ウマノスズクサ科
広防己の根

ツヅラフジ科　ツヅラフジ属

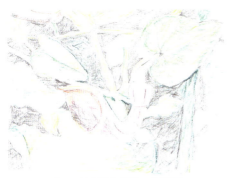

ウマノスズクサ科　広防已
Aristolochia fangchi

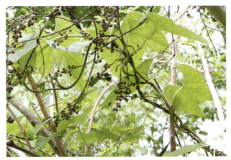

ウマノスズクサ科　オオバウマノスズクサ
横浜自然観察の森（4月）

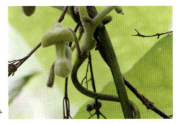

オオバウマノスズクサ

薬草メモ

オオツヅラフジは関東以西の山地に自生している。アオツヅラフジは北海道以外の各地にみられる。つるが丈夫で籠やつづらをあんだことから葛籠藤といい、アオツヅラフジより葉もつるも大きいことからオオツヅラフジとなった。防已の名の由来について、李東垣は「防已は凶険勇壮なる人物のようなもので、災を幸とし、禍を楽み、危険な謀反の首謀者ともなるが、また巧みに善用すれば、敵を防ぐには有力な働きをなす。名称も或いはその意味を取ったものだろう」といっている。現在、日本に中国産の防已は輸入されておらず、オオツヅラフジのみが用いられているが防已の呼び名は日本、中国で複雑に錯綜していて混乱を生じている。

【薬効と使い方】　オオツヅラフジ：秋に根、茎を日干しにしたものを生薬「防已」とよぶ。消炎、利尿、鎮痛を目的に用いる。民間で神経痛、関節リウマチに10gを1日量とし煎じ服用する。アオツヅラフジ：　むくみに乾燥したつるや根5～10gを1日量とし煎じ服用する。

【漢方】　①祛風湿②利水③消腫④止痛の作用を持ち浮腫や関節水腫・脚気・関節の疼痛・腫れ物・湿疹などを改善する薬方に用いる。

薬方としては、木防已湯（金匱要略《心不全・浮腫・喘息》（経験・漢方処方分量集／大塚・矢数）による）、防已茯苓湯（金匱要略《腎炎・ネフローゼ・妊娠腎》）、防已黄耆湯（金匱要略《関節痛・むくみ》）、舒筋立安散（万病回春《四肢激痛関節炎》）、その他多くの薬方に配合されている。

漢防已は利水、消腫が強く。木防已は祛風、鎮痛作用が強いとして両者を使いわけていた臨床家もいたが今はほとんどオオツヅラフジ（漢防已）が用いられている。

被子植物（真正双子葉類）

キンポウゲ目　メギ科
下薬　鬼臼　淫羊藿

[鬼臼（ききゅう）]

キンポウゲ目
メギ科　ミヤオソウ属

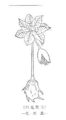
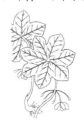

『本草綱目』　　『植物名実図考』鬼臼

『神農本草経』原文　　　　　　　下薬
鬼臼．一名爵犀．一名馬目毒公．一名九臼．味辛温．生山谷．殺蠱毒鬼注精物．辟惡氣不祥．逐邪解百毒．

※2『中薬大辞典』は二種類に「八角蓮」としているが、本種は北村説のように「ミヤオソウ（六角蓮）」である。

【よみ】
「蠱毒（きちゅう）、鬼注、精物を殺し、悪気不祥を辟（さりぞ）け、邪を逐ひ、百毒を解す。」

上記のことから北村は「要するに本草の鬼臼はハスノハグサとミヤオソウで、その後、西方のP.emodi var chinenseを活用している」と総括している。なお「鬼臼」の名は正倉院の『種々薬帳』にも見えるが、現存している宝物の「鬼臼」はユリ科のアルバタマノカンザシ Hosta plantaginea (Lam.) Asch の地下部（根茎）であるとされている。
『日本薬局方』・『中華人民共和国薬典』：非収載。

【『名医別録』の主治】
「微温　有毒、咳嗽喉結、風邪煩惑、魄を失い、妄見するを療す。目中の膚翳を去り、大毒を殺し、不人湯。」

【基原植物に関する各家論述】
『意釈神農本草経』：ハスノハグサ　八角蓮 Podophyllum versipelle Hannce ※1の根。
『神農本草経中薬彩色図譜』：薬用部分を根茎としている。

以上により鬼臼はハスノハグサおよびミヤオソウの根茎とする。

※1『図譜』は八角蓮の学名を Dysosma versipellis (Hance) M.Cheng としている。同物異名であり、現在ではこちらが標準名である。『図録』も同じ。

【現在の流通と使用状況】
日本の漢方薬方にはなく、流通もみられない。

『本草の植物』：ハスノハグサ（八角蓮）およびミヤオソウ（六角蓮） P. pleiantha Hance の二種類をあてている。また、「『中国高等植物図鑑』は鬼臼として P. emodi Wall. var. chinense Sprague をあげている。『薬典』(1977)では［桃児七］の原植物を鬼臼 P.emodi var. chinense としている。」と指摘している。『図録』も鬼臼 P.emodi var. chinense の根と根茎としている。『中薬大辞典』：「鬼臼」として、原植物を八角蓮 D. versipellis (Hance) M. Cheng とするほか、別条に「八角蓮」を収載し、原植物は八角蓮※2 D. pleiantha (Hance) Woods. としている。

【同属近縁植物】
①ミヤオソウ（八角蓮）
　Podophyllum pleianthum（Dysoma pleiantha）
　中国南部、西南部、東南部に分布。
②ハスノハグサ（川八角蓮）
　Podophyllum versipelle（Dysoma veitchii）
　四川、雲南、貴州に分布。
③ヒマラヤハッカクレン
　Podophyllum emodi
④アメリカハッカクレン
　Podophyllum peltatum

メギ科　ミヤオソウ属

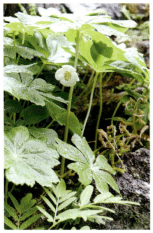
メギ科　アメリカハッカクレン
日光東大植物園（5月）

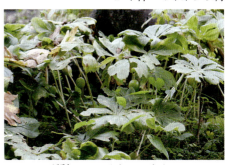
メギ科　アメリカハッカクレン
日光東大植物園（5月）

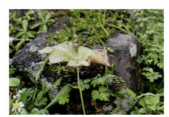
メギ科　ヒマラヤハッカクレン
日光東大植物園（5月）

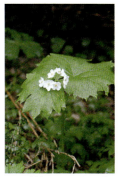
メギ科　サンカヨウ
白山（7月）

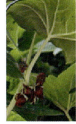
ロッカクレンの花

薬草メモ

ミヤオソウ属（鬼臼属）の植物は東アジアに1〜3種類、北アメリカに1種類あるという。ミヤオソウ属八角蓮（日本名ハスノハグサ）、六角蓮、ヒマラヤ八角蓮、アメリカハッカクレンは同じメギ科サンカヨウに似ているがサンカヨウ属は花が葉の上に咲くが、ミヤオソウ属は花が葉の真下に咲く。八角蓮は紅紫色の花を下向きに開く。また地面から生える葉が傘のように開く草には上記以外にキク科のヤブレガサ、モミジガサ、ユキノシタ科のヤグルマソウなどがある。八角蓮、六角蓮の根茎を薬用とする。中国では解熱剤として使われていたが副作用が激しく、摂取する量を間違えると死に至る危険がある。激薬なので民間での使用は危険である。日本では自生しないが、最近ごく一部の園芸愛好家に植栽されている。鬼臼の名の由来について陶弘景は、「根が射干のようで、白くて味が甘い。九臼相連って毛あるものが良し。故にかく名けたものだ」といっている。臼は根茎の節で臼の形は馬眼のようで、一年ごとに一臼を生じ毎年一臼づつ増え九年ものを九臼という。
【漢方】　①清熱②化痰の作用を持ち咽喉の腫痛、咳嗽、喀痰、リンパ腫、腫れ物、毒蛇の咬傷などを改善する薬方に用いる。最近中国では白血病、乳腺癌、卵巣癌など悪性腫瘍に治療が試みられているが、副作用として食欲不振、悪心・嘔吐、めまいなどが報告されている。

被子植物（真正双子葉類）

［淫羊藿］(いんようかく)

キンポウゲ目
メギ科　イカリソウ属

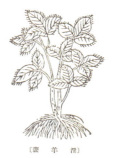
『本草綱目』

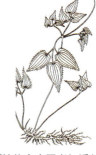
『植物名実図考』淫羊藿

『神農本草経』　原文　　　　　　　　下薬
淫羊藿．一名剛前．味辛寒．生山谷．
治陰痿．絶傷．茎中痛．利小便．益氣
力強志．

【よみ】
「陰痿、絶傷、茎中痛を治し。小便を利し、
気力を益し、志を強める。」

【『名医別録』の主治】
「無毒、筋骨を堅め、癥癪赤癰、下部瘡あり、
洗い蟲を出す。丈夫久服せば人をして子を無
からしむ。」

【基原植物に関する各家論述】
『図説東洋医学 用語編』：イカリソウ属とする。
『意釈神農本草経』：イカリソウ　淫羊藿
Epimedium grandiflorum Morren、ホザキ
イカリソウ　箭葉淫羊藿 *E. sagittatum* (Sieb.
et Zucc.) Maxim.、心葉淫羊藿 *E.
brevicornum* Maxim. の全草。
『神農本草経中薬彩色図譜』：淫羊藿の茎葉。
『中華人民共和国薬典』：淫羊藿
E. brevicornum Maxim. 箭葉淫羊藿（ホザキ
イカリソウ）*E. sagittatum*（Sieb. et Zucc.）
Maxim.、柔毛淫羊藿 *E. pubescens* Maxim.、
あるいは朝鮮淫羊藿（キバナイカリソウ）*E.
koreanum* Nakai の葉と規定。
『日本薬局方』：『薬典』の4種類のほかに *E.
wushanense* T.S.Ying イカリソウ *E. grandiflorum*
Morren var. *thunbergianum* Nakai 又はトキ
ワイカリソウ *E. sempervirens* Nakai の計7
種の地上部と規定。

以上により淫羊藿はイカリソウとその仲間の
全草とする。

【現在の流通と使用状況】

漢方薬方よりは強壮としての需要が多く、現
在大手生薬取り扱い業者から販売されている。

【同属近縁植物】
①イカリソウ（淫羊藿）*Epimedium grandiflorum*
②ホザキイカリソウ（箭葉淫羊藿）
　Epimedium sagittatum
③キバナイカリソウ（朝鮮淫羊藿）
　Epimedium koreanum
④トキワイカリソウ *Epimedium sempervurens*
⑤バイカイカリソウ　*Epimedium diphyllum*
⑥ヒメイカリソウ *Epimedium trifoliato-binatum*
⑦柔毛淫羊藿　*Epimedium pubescens*

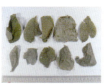

生薬見本　淫羊藿

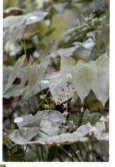

メギ科
ホザキイカリソウ
東京薬科大学薬草園
（4月）

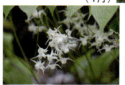

メギ科
トキワイカリソウ
東京薬科大学薬草園
（4月）

メギ科　イカリソウ属

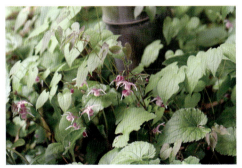
メギ科　イカリソウ　鎌倉（5月）

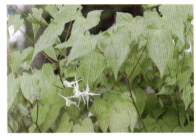
メギ科　キバナイカリソウ
日光東大植物園（5月）

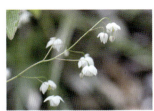
メギ科
バイカイカリソウ
東京薬科大学
薬草園
←（5月）→

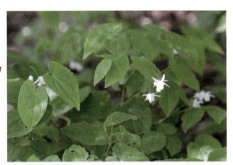
メギ科　ヒメイカリソウ　筑波実験植物園

薬草メモ

イカリソウは東北地方から南の太平洋側の樹陰に自生する。キバナイカリソウは北陸、奥州、朝鮮に分布する。トキワイカリソウは日本海側に多い。バイカイカリソウは中国、四国、九州の山地に分布。バイカイカリソウとトキワイカリソウの交配種であるヒメイカリソウなどがある。イカリソウは万葉の頃にはさきくさ（三枝）とも呼ばれ、万葉集に「春されば　まづ三枝の　幸くあらば　後にも逢はむ　な恋ひそ我妹」（巻10-1895）と詠われている。イカリソウという名は花の形が錨に似ていることによる。淫羊藿は中国では主に日本に自生しないホザキイカリソウが用いられる。淫羊藿の名の由来について陶弘景は「人が之を服すれば好んで陰陽を為すものである。　四川の北部に淫羊という動物があって一日に百回交合する。それはこの藿を食べたことによる。故に淫羊藿と名づけたのである」といっている。李時珍によれば、豆の葉を藿といい、葉が似ているから藿と名づけたという。

【薬効と使い方】　淫羊藿は古くから代表的な強精、催淫薬として知られ、強壮・強精に一般に酒に浸し服用する。淫羊藿100gをホワイトリカ1.8㍑に浸けイカリソウ酒（仙霊脾酒）とする。また1日量8～10gを煎じて服用してもよい。

【漢方】　①強壮②補腎③強筋骨の作用を持ち強精、強壮薬としてインポテンツや遺精、腰膝軟弱、老化に伴う衰弱、関節の痛み、リウマチなどを改善する薬方に用いる。
薬方としては、二仙湯（上海曙光医院《不妊・更年期高血圧》）などの薬方に配合されている。

被子植物（真正双子葉類）

キンポウゲ目
キンポウゲ科　トリカブト属

※キンポウゲ目　キンポウゲ科
　上薬　石竜芮※1　升麻
　※1 森立之本以外は中薬（中品）とする
　中薬　黄連
　下薬　天雄　烏頭　附子※2 白頭公※3 牛扁
　※2 森立之本以外は附子　烏頭　天雄の順に収載。
　※3（中品）とする森立之本以外は白頭翁と表記。

［天雄］
てんゆう

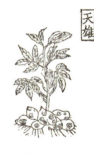
『大観本草』

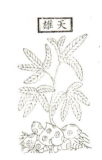
『政和本草』

『神農本草経』原文　　　　　　　　　下薬
天雄．一名白幕．味辛温．生山谷．治
大風．寒濕痺．歷節痛．拘攣緩急．破
積聚．邪氣金瘡．強筋骨．輕身健行．

【よみ】
「大風、寒湿痺、歷節痛、拘攣緩急、積聚を
破り、邪気金瘡を治す。筋骨を強め、身を軽
くし、健行す。」

【『名医別録』の主治】
「甘大温　大毒あり。頭面風、去来疼痛、心
腹結積、関節重く、行歩能わざるを療す。骨
間痛を除き、陰気を長じ、志を強め、人をし
て武勇力作倦まざらしむ。また堕胎する。」

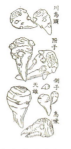
『古方薬品考』

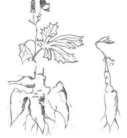
　　　　　　附子　烏頭　附子　天雄

【基原植物に関する各家論述】
『意釈神農本草経』：附子が地中にあって年
を経て長大になったものとしている。
『神農本草経中薬彩色図譜』：烏頭の子根の
中で細長いもの、あるいは北烏頭の細長いも
のとする。
『中薬大辞典』：附子または草烏頭の長くて
細いものとする。
原植物については［烏頭］［附子］の項で詳
細に記述する。

以上により天雄はトリカブトの子根を持たな
い細長い根とする。

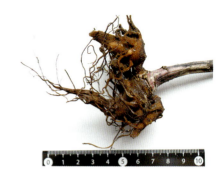
青森県白神山地
ヤマトリカブトの根（烏頭・附子）

【現在の流通と使用状況】
日本では漢方薬方に天雄散が一方あるが、使
われることもなく、［天雄］の流通もみられ
ない。

キンポウゲ科　トリカブト属

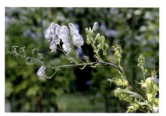
キンポウゲ科　エゾトリカブト
北海道医療大学（9月）

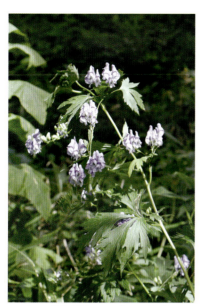
キンポウゲ科　エゾトリカブト
層雲峡（9月）

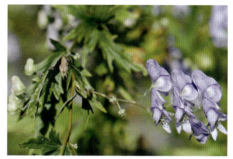
キンポウゲ科　エゾトリカブト
北大（9月）

薬草メモ

天雄の名の由来について李時珍は「附子を植えてそれに生じ、或は変つて出来るものだ、形状は長くして子を生ぜぬ。故に天雄といふ。更にその物の長くして尖つたものを天雄といふ。それは姿態を形容したものだ」と言っている。

【漢方】①補陽②祛風湿③温裏の作用を持ち、烏頭や附子とほぼ同様である。薬方としては天雄散の一方が金匱要略に収載されている。その処方は天雄三両炮 白朮八両 桂枝 六両 竜骨三両　右四味、杵為散、酒服半銭匕、日三服、不知、稍増之。と記されインポテンツなど体力が衰えている場合に使用する。昭和7年（1932）に東京帝国大学名誉教授、本草学者である白井光太郎博士が天雄散を服用して急性中毒を起こし、他界され新聞を賑わした。この変について矢数道明先生は親族に聴取して以下のように記している。白井先生は自から試して天雄散の効能を知り、不老長寿の妙薬と信じて愛用していた。多くの人に効能を語り希望者が多かったことから、薬店へ大量注文したが在庫がないので、産地では大急ぎで採取し、乾燥を待って送られた新しい附子を親戚の薬剤師にたのみ、粉末製作所に依託した。この点が急性中毒の重要なポイントと言う。その死因をまとめると①邦産烏頭を乾燥して新しいものを使用したため、毒性が強かった。②粉末　製作所では皮を去らずそのまま粉末としたことから皮部に多い毒性を有し、細末としたため更に吸収が速やかであった。③金匱要略には炮じ、酒にて服用とあるが、修治をせず、減毒を計らなかったように思われる。④附子、烏頭の中毒症状（酩酊状、蟻走感、嘔吐、言語不能、手足の麻痺等）をメンケンと日頃の服用でも回復していたことから過信してメンケンとしての手当が遅れたことが原因としている。

被子植物（真正双子葉類）

キンポウゲ目
キンポウゲ科　トリカブト属

[烏頭(うず)]

『神農本草経』　原文　　　　　　　下薬
烏頭．一名奚毒．一名即子．一名烏喙．味辛温．生山谷．治中風惡風洗洗．出汗．除寒濕痺．欬逆上氣．破積聚寒熱．其汁煎之．名射罔．殺禽獸．

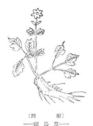
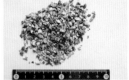

『本草綱目』　　　　生薬見本　烏頭

【よみ】
「中風悪風洗洗とするを治す。汗を出し、寒湿痺、咳逆上気を除き、積聚寒熱を破る。其の汁これを煎じ、射罔と名づく。禽獣を殺す。」

【『名医別録』の主治】
「甘大熱　大毒あり。胸上痰冷を消す。食下らず、心腹冷疾、臍間痛、肩甲痛、府仰すべからず、目中痛み、久視すべからず。また、堕胎。射罔　味苦　大毒あり。尸疰症堅く、及び頭　中風痺痛を療す。」

【基原植物に関する各家論述】
『意釈神農本草経』：ホザキブシ　北烏頭 *Aconitum kusnezoffii* Reichb.、烏頭 *A. carmichaeii* Debx.、ハナトリカブト　烏頭 *A. carmichaeli* Debx．華烏頭 *A. chinense* Sieb ex Paxt. の根とする。

『神農本草経中薬彩色図譜』：北烏頭の塊根とする。

『中華人民共和国薬典』：烏頭 *A. carmichaeli* Debx. の母根を［川烏］[※1]、北烏頭 *A. kusnezoffii* Reichb. の塊根を［草烏］[※2]として別に収載している。

〔川烏〕：烏頭を6月下旬から8月上旬に採取し、子根、ひげ根及び泥砂を除き乾燥したもの。

〔草烏〕：北烏頭を秋季の茎葉が枯れた時に採取し、ひげ根及び泥砂を除き乾燥したもの。これら生品は一般に炮製（修治）後に用いるとし、炮製加工品は「製川烏」「製草烏」の

名で、各条の直後に別条として収載されている。いずれも水に浸した後、煮沸した後（あるいは蒸した後）乾燥したものと規定している。

[※1,2]『中薬大辞典』などは「川烏頭」「草烏頭」の名で収載していたが、中国名は二文字に略されていることが多く、それが正式名称となった。
川烏は主として栽培した烏頭を用いる。収穫後に除去されたもののうち、子根は加工して「附子」となる。（次項参照）
　草烏は主として野生の北烏頭を用いる。山間の傾斜地に自生する北烏頭の収穫は、枯れた茎葉を持って引き抜く方法が取られる。よって子根があっても脱落して地中に残されるため、母根と子根が区別されない。ただし『中薬大辞典』で指摘するように、川烏頭と草烏頭は、明朝以前は烏頭と総称されていた。明代の『本草綱目』ではじめて明確に区別され、「烏頭には二種類あり、彰明県に産するものは附子の母（根）であり、今人の言う川烏頭とはこれである。江左、山南などで産するものは、『神農本草経』に列記された烏頭で、今人の言う草烏頭である」といっている。この説と現在の商品、川烏頭、草烏頭の基原は基本的に符合している。しかし川烏頭の栽培は、宋代の『図経本草』にはじめて見られることから、宋以前に川烏頭と呼ばれていたものも野生の烏頭に属するようである。

以上により烏頭はトリカブト属の塊根とする。

【現在の流通と使用状況】
烏頭は毒性が強く使われないが、漢方医家からの要望で中国産烏頭が販売されている。

キンポウゲ科　トリカブト属

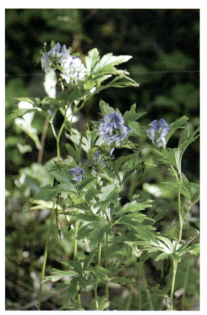

キンポウゲ科　テラハブシ
網走（9月）

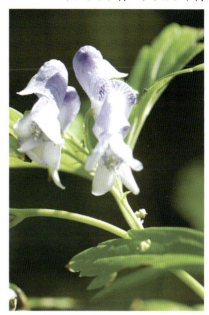

キンポウゲ科　テラハブシ
網走（9月）

――《 薬草メモ 》――

　烏頭はトリカブトの茎に続く塊根（母根）であるが、その周囲に連生する数個の新しい塊根（子根）を附子と呼ぶ。トリカブトは比較的湿気の多い山林に生え、日本には40〜50種余りが自生している。野生のトリカブトは北日本から日本海側に産するものが使われ、太平洋側から西日本に産するものは、毒性が強く危険とされてきた。『古事記』『日本書記』には、神武天皇の兄や日本武尊がトリカブトの毒で殺されたと記されている。また、洋の東西を問わず矢毒にトリカブトが使われた。芽吹きの頃にはニリンソウ、ゲンノショウコ、ヨモギにトリカブトの若葉は似ていることから山菜と間違え毎年のように中毒事故が起こる。トリカブトの名は花の形が雅楽を演奏するときに被る鳥の形をした兜に似ていることから名付けられた。烏頭の名の由来について晋曰く「烏頭とは、形が烏頭の頭のようだという意味で、両岐があって相合し、鳥の喙（くちばし）のようなものを名けて烏喙（うかい）という。喙、即ち鳥の口である。」と言っている。

　【薬効と使い方】烏頭は附子より毒性が強い。烏頭は附子よりもアコニチンの含有量が多く、鎮痛作用は附子よりも強いが、強心、祛寒作用は附子より弱いとされている。

　【漢方】①祛風湿②温裏③止痛④強心の作用を持ち手足の冷えた状態や冷えによる疼痛などを改善する漢方に用いる。

　薬方としては、烏頭桂枝湯（金匱要略《激痛・手足冷・手足麻痺》）、烏頭湯（金匱要略《四肢身体激痛》）、大烏頭煎（金匱要略《腹痛》）、烏頭赤石脂丸（金匱要略《心痛、胸痛、胃痛》）、赤丸（金匱要略《冷え・腹痛》）、神効湯（万病回春《疝気・腹部癒着による疼痛》）等の薬方に配合されている。

被子植物（真正双子葉類）

キンポウゲ目
キンポウゲ科　トリカブト属

［附子（ぶし）］

『神農本草経』　原文　　　　　　下薬
附子．味辛温．生山谷．治風寒欬逆邪
氣．温中．金瘡．破癥堅積聚．血瘕寒
濕．踒躄拘攣．膝痛不能行歩．

【よみ】
「風寒咳逆邪気、中を温め金瘡を治す。癥堅
積聚、血瘕寒湿、踒躄拘攣、膝痛み、行歩す
る能わざるを破る。」

【『名医別録』の主治】
「甘大熱　大毒あり。脚疼き、冷弱、腰脊風
寒、心腹冷痛、霍乱、転筋、下痢赤白。肌骨
を堅くし、陰を強める。また、堕胎、百薬の
長と為す。」

【基原植物に関する各家論述】
『意釈神農本草経』・『神農本草経中薬彩色図
譜』：烏頭 Aconitum carmichaeli Debx. の側
生する塊根、すなわち子根あるいは側根であ
る。なお、母根は「川烏」であることは前述
のとおりである。

『日本薬局方』：ハナトリカブト
Aconitum carmichaeli Debx. 又はオクトリ
カブト A. japonicum Thunberg の塊根。「ブ
シ」※4と「ブシ末」※5の2品目が収載され、
それぞれ市場流通品の規格に準じた減毒加工
（修治）方法が規定されている。

『中華人民共和国薬典』：烏頭 A.carmichaeli
Debx. の子根の加工品と規定している。烏頭
を6月下旬から8月上旬に採取し、母根、ひ
げ根及び泥砂を除いたもの（泥附子）を以下
の方法で加工する。

（1）塩のにがりと食塩の混合液に浸し、日
干しし、表面に大量の結晶塩粒（塩霜）が析
出し、質が硬化するまで繰り返す…「塩附子」

（2）塩のにがり水に数日浸した後、芯が透
き通るまで煮沸し、取り出して水ですすぐ。

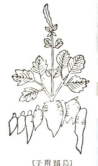

［子附頭烏］

『本草綱目』

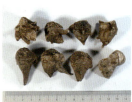

生薬見本　附子

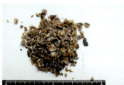

生薬見本　炮附子

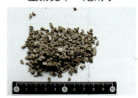

生薬見本　白河附子

これを厚切りにし、調色液で濃褐色に染めて
から油面、光沢が出るまで蒸し、加熱乾燥さ
せたもの…「黒順片」

（3）塩のにがり水に数日浸した後、芯が透
き通るまで煮沸して蒸し、自然乾燥させたも
の…「白附片」※3

※1,2 烏頭の母根は「川烏」として別条に収載される。
（烏頭の項参照）
※3 白附子は、かってイオウで燻蒸されていた。

以上により附子は烏頭の側生する塊根、すな
わち子根あるいは側根である。

【現在の流通と使用状況】
附子は漢方薬方の基本生薬の一つとして繁用
される。加工（修治）により炮附子、白河附
子、加工附子末が大手生薬取り扱い業者や製
薬業者から販売されている。

キンポウゲ科　トリカブト属

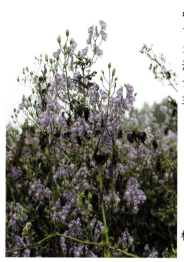

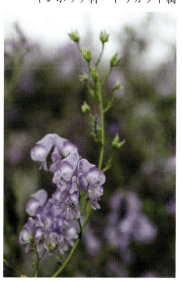

中国四川省で栽培されている品種はカラトリカブトである。市場で流通している附子はハナトリカブトとともに主流を占めている。

カラトリカブト
（A.sachalinense）
北海道名寄
独立行政法人薬用
植物資源研究センター
（9月）

薬草メモ

附子はトリカブトの母根に付着した塊根である。近年、中国においては烏頭と附子の区別は曖昧で減毒処理したものを附子、ほとんど減毒処理しないものを烏頭と称している。市場で流通している烏頭、附子はすべて中国からの輸入品でその主な物は四川省で栽培されるハナトリカブトである。ハナトリカブトはヤマトリカブトに比し毒性は少ない。附子の名の由来について李時珍は「最初に生育するものを烏頭といふ。鳥の頭に似ているという形容だ。烏頭に付いて生ずるものを附子という。子が母に付いているようなもので、烏頭は親芋、附子は小芋のようなものだ」と言っている。「ブス」は附子中毒で麻痺し無表情になった顔を「ブシ」といい、転じて醜い顔を「ブス」と呼ぶようになったと言われる。

【薬効と使い方】　昔から附子と大黄をよく使いこなす人は名医であるといわれるように、附子の有用性と毒性は際だっている。附子は陰証の要薬で新陳代謝機能の衰えたものを補強する。それは『傷寒論』112方中附子を含む処方は22方もある重要生薬である。そのうち8方が生附子を用いている。附子中毒に対する対処として『腹証奇覧』には味噌汁、黒豆甘草湯、乾姜甘草等を服すべしと記載されている。

【漢方】　①補陽②温裏③止痛の効能を持ち老化や疾病により衰えた新陳代謝機能を回復させるとし、疼痛、厥冷、麻痺、弛緩などの諸症などを改善する薬方に用いる。
薬方としては、　四逆湯（傷寒・金匱《下痢・衰弱・手足冷》）、真武湯（傷寒論《全身倦怠感・四肢の冷感・下痢・腹痛・めまい》）、八味地黄丸（金匱要略《夜間頻尿・腰四肢の脱力感・気力減退》）、麻黄附子細辛湯（金匱要略《冷え症・発熱・咳嗽》）、附子理中湯（直指方《冷えからきた下痢》）、桂枝加朮附湯（東洞《関節痛・神経痛》）、桂芍知母湯（金匱《関節痛》）、芍甘黄辛附湯（南涯（本朝経験）《腰痛・筋肉痛》）その他多くの薬方に配合されている。

キンポウゲ科　トリカブト属

※4
ブシ1：高圧蒸気処理による加工する。
　　　　　　　　　　　　　　　（加工附子）
ブシ2：食塩岩塩又は塩加カルシウム水溶液に浸せき
　　　した後、加熱又は高圧蒸気処理。
　　　　　　　　　　　　　　　（炮附子）
ブシ3：食塩水に浸せきした後、石灰を浸布。
　　　　　　　　　　　　　　　（白河附子）

※5
ブシ末1：「ブシ1」を粉末にしたもの。
　　　　　　　　　　　　　　　（加工附子）
ブシ末2：「ブシ2」を粉末にしたもの。
　　　　　　　　　　　　　　　（炮附子末）

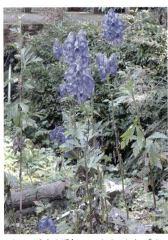

キンポウゲ科　ハナトリカブト
東京薬科大学（11月）

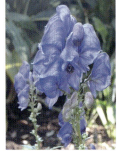

ハナトリカブトの花

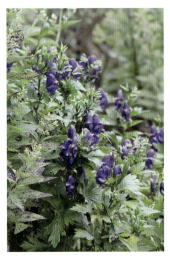

キンポウゲ科　イブキトリカブト　伊吹山（9月）

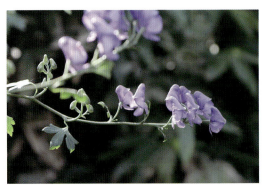

オクトリカブトの花

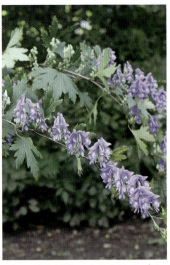

キンポウゲ科　オクトリカブト
北大植物園（9月）

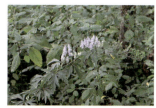
キンポウゲ科　トリカブト属

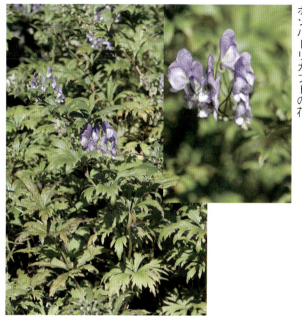
ホソバトリカブトの花

キンポウゲ科　ツクバトリカブト
箱根（8月）

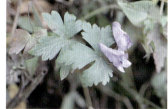
キンポウゲ科　ヤマトリカブト
富士忍野（9月）

キンポウゲ科　ホソバトリカブト　北海道医療大学（9月）

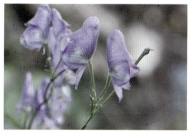
コウライブシの花

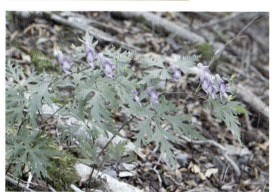
キンポウゲ科　コウライブシ
宮崎県日之影町（10月）

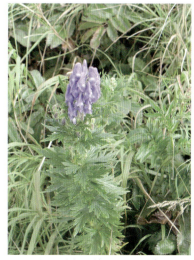
キンポウゲ科　リシリブシ
網走（8月）

被子植物（真正双子葉類）

キンポウゲ目
キンポウゲ科　トリカブト属

[牛扁]（ぎゅうへん）

『神農本草経』原文　　　　　　下薬
牛扁．味苦微寒．生川谷．治身皮瘡熱
氣．可作浴湯．殺牛蝨小蟲．又療牛病．

【よみ】
「身、皮の瘡の熱氣を治す、浴湯を作るべし。牛虱（ぎゅうしつ）（しらみ）、小蟲を殺す。又牛の病を療ず。」

【基原植物に関する各家論述】
『図説東洋医学　用語編』・『意釈神農本草経』：ともに未詳。『意釈』は草本の一種らしい、としている。
『神農本草経中薬彩色図譜』：牛扁 Aconitum ochranthum Mey. の根・茎・葉とする。
『本草の植物』：『啓蒙』ではレイジンソウ A. loczyanum R. Raymund にあてた。『植物名彙』前編（松村任三）には、レイジンソウ A. lycoctonum L. sensu ampl. にしている。
『中国高等植物図鑑』は A. ochranthum Mey. にあてた。
『中薬大辞典』：牛扁 Aconitum ochranthum Mey. の根、茎葉とする。
『日本薬局方』・『中華人民共和国薬典』：非収載。

以上により牛扁は Aconitum ochranthum Mey. の根・茎・葉とする。
（フウロソウ科［牛扁］の項参照）

【現在の流通と使用状況】
日本では漢方処方集に［牛扁］の記載なく、漢方薬方に使われることもない。生薬としての流通もない。

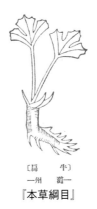

『本草綱目』

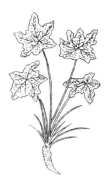

『植物名実図考』牛扁

【牛扁と日本に自生する同属近縁植物】
①牛扁　Aconitum ochranthum
　形状、花の色（クリーム色）ともにエゾレイジンソウに似ている。
　中国（甘粛、陝西、山西、河北）に分布。

《日本に自生するレイジンソウの仲間》
①レイジンソウ　Aconitum loczyanum
　花の色（薄紫色）
　近畿以西の本州、九州、四国に分布。
②アズマレイジンソウ Aconitum pterocanule
　花の色（薄紫色）
　本州近畿地方以北に分布。
③イブキレイジンソウ Aconitum chrysopilum
　花の色（薄紫色）
　伊吹山を中心に分布。
④エゾレイジンソウ　Aconitum gigas
　花の色（クリーム色）
　北海道に分布。

キンポウゲ科　トリカブト属

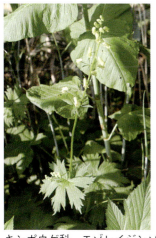

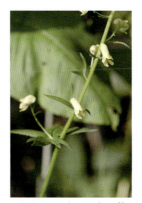

オオレイジンソウの花

レイジンソウ

キンポウゲ科　エゾレイジンソウ
北海道大雪山（6月）

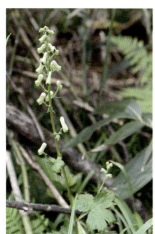

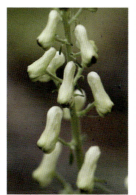

オオレイジンソウの花
エゾレイジンソウの変種

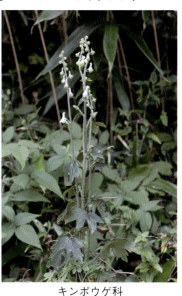

キンポウゲ科
オオレイジンソウ
白馬栂池（8月）

キンポウゲ科
アズマレイジンソウ
静岡大学薬草園（9月）
富士山中にて採取

― 薬草メモ ―

レイジンソウは本州以西の山中の深い谷間や湿り気のある林下などに自生する。名の由来は花の形が雅楽を演奏する人「伶人」がかぶる帽子に似ていることによる。牛扁は『国訳本草綱目』の「集解」に田舎の農民などが牛扁と名付け牛虱（しらみ）の治療に使ったこと、また主たる薬効が牛の皮膚病に扁よっていたことから扁特、扁毒との別名があることなどから牛扁と名付けたと推察する。
【薬効と使い方】　民間では乾燥した根を寄生性皮膚病に煎じた液を患部に塗布する。

被子植物（真正双子葉類）

［升麻］
しょうま

キンポウゲ目
キンポウゲ科　サラシナショウマ属

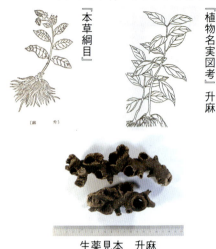

『本草綱目』
『植物名実図考』升麻

生薬見本　升麻

『神農本草経』　原文　　　　　　　上薬
升麻．一名周麻．味甘平．生山谷．解
百毒．殺百精老物殃鬼．辟温疫鄣邪蠱
毒．久服不夭．軽身長年．

【よみ】
「百毒を解す。百精老物殃鬼を殺し、温疫、鄣邪蠱毒を避ける。久服せば、夭せず。身を軽くし、年を長ず。」

【『名医別録』の主治】
「苦微寒　無毒、口に入り、皆吐きだす。中悪、腹痛、時気毒癘、頭痛寒熱、風腫諸毒、喉痛口瘡。」

【基原植物に関する各家論述】
顧観光本にはない※1。したがって『意釈』にはない。

※1 明代の『本草綱目』では、升麻の出典は『名医別録』とされている。よって明代の廬復による復原本（1616）など、『本草綱目』の「神農本経品目録」を根拠としている復原本には収載されていない。顧観光本（1844）もこれに従っている。宋代の『証類本草』においても、升麻は黒字すなわち『名医別録』収載薬とされている。しかし、清代の孫星衍による復原本（1799）には『太平御覧』に引用されている『呉普本草』の中に『神農本草経』収載として升麻の名があることなどを根拠に、本経上品薬としている。森立之本も同様に収載している。

『神農本草経中薬彩色図譜』：興安升麻 Cimicifuga dahurica (Turcz.) Maxim. または升麻 C. foetida L. の根茎。

『本草の植物』：コウライショウマ（升麻）C. foetida L. とし、「現在はほかにオオミツバショウマ（大三葉升麻）C. heracleifolia Kom. やフブキショウマ（興安升麻）C. dahurica (Turcz.) Maxim. も薬用とする」としている。

『中華人民共和国薬典』：大三葉升麻、興安升麻あるいは升麻の根茎と規定。

『日本薬局方』：サラシナショウマ C. simplex Wormskjord に『薬典』の三種を加えた計四種の根茎と規定。

以上により升麻はサラシナショウマとその近縁植物の根茎とする。

【現在の流通と使用状況】
升麻は漢方薬方に多く用いられ、すべて中国から輸入され販売されている。

【同属近縁植物】
①サラシナショウマ　　　　［西升麻・川升麻］
　Cimicifuga simplex
　主産地中国（陝西、四川、青海、雲南）。
②フブキショウマ（興安升麻）　　［北升麻］
　C. dahurica
　主産地中国（遼寧、黒竜江、河北、山西）。
③オオミツバショウマ　（大三葉升麻）
　C. heracleifolia　　　　　　　　［関升麻］
　主産地中国（遼寧、吉林、黒竜江）。
④升麻　C. foetida

その他中国ではキク科 Serratula chinensis ［緑升麻・広升麻］、ユキノシタ科チダケサシ Astilbe chinensis ［赤升麻］が流通している。

キンポウゲ科　サラシナショウマ属

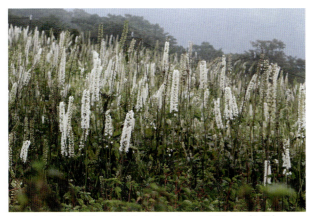

キンポウゲ科　サラシナショウマ　伊吹山（9月）

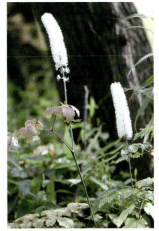

キンポウゲ科　サラシナショウマ　東京都薬用植物園（11月）

薬草メモ

サラシナショウマは北海道から九州、朝鮮、中国、シベリアにかけて分布。山地の日の差し込む林に自生する。春先に若い葉を煮て、水でさらして食べることから、晒菜升麻の名がある。升麻は李時珍によれば「葉が麻に似て薬性（作用）が上昇するものだからこのように名けたのだ」と言っている。サラシナショウマは古来から山中に豊富にある植物であるが、近年の漢方ブームに乗って、升麻の需要が伸び、また手間のかかる升麻掘りをする人がいなくなり、日本の生薬市場からなくなってしまった。現在、日本市場に流通しているのは中国東北地区の原野に大群生している北升麻がほとんどである。北升麻はサラシナショウマより大形で、生薬は粗く、軽い。

【薬効と使い方】　秋に根茎を日干しにしたものを生薬「升麻」と呼ぶ。民間では咽喉の腫脹、口内炎、歯肉炎などに煎液をうがい薬として。喀血、吐血の止血には煎液を含嗽する。あせも、かぶれ、湿疹などには煎液で冷湿布、入浴料とする。

【漢方】　①発散②清熱③升提の作用を持ち、葛根との組み合わせにより発表透疹の薬材となり風邪を散じ頭痛を除く。柴胡との組み合わせにより久瀉・脱肛、子宮下垂に升提効果がある。このように升提とは下垂を引き上げるものをいう。以上から身熱、頭痛、咽喉痛、口内炎の炎症、感冒、麻疹などの発疹を促進、脱肛、子宮脱、内臓などの下垂を改善する薬方に用いる。燥薬と組み合わせれば燥性を表し、湿薬と組み合わせれば湿性を表す興味ある生薬である。

薬方としては、升麻葛根湯（万病回春《感冒・麻疹の初期に発疹が遅いとき》）、辛夷清肺湯（外科正宗《鼻づまり・慢性鼻炎・蓄膿症》）、蔓荊子散（直指方《中耳炎・耳鳴・難聴》）、清熱補気湯（証治準縄《口内炎・舌炎》）、紫根牡蛎湯（黴癘新書《乳癌・乳腺症・皮膚リンパ腺の頑固な疾患》）、立効散（衆方規矩《歯痛》）、補中益気湯（弁惑論《虚弱体質・倦怠感・下痢や胃下垂、子宮下垂》）、乙字湯（叢桂亭医事小言《痔・脱肛》）その他多くの薬方に配合されている。

被子植物（真正双子葉類）

キンポウゲ目
キンポウゲ科　オウレン属

[黄連（おうれん）]

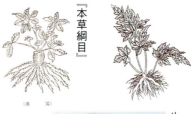

『本草綱目』　『植物名実図考』黄連

生薬見本　黄連

『神農本草経』　原文　　　　　　中薬
黄連．一名王連．味苦寒．生川谷．治熱氣．目痛皆傷泣出．明目．腸澼腹痛下利．婦人陰中腫痛．久服令人不忘．

【よみ】
「熱気　目痛み皆傷つき、涙出でて、目を明らかにし、腸澼腹痛下痢、婦人陰中腫痛を治す。久服せば、人をして忘れざらしむ。」

【『名医別録』の主治】
「微寒　無毒　五臓の冷熱、久しき泄、膿血を澼け、消渇、大驚を止め、水を除き、骨を利し、胃を調え、腸を厚くし、胆を益し、口瘡を療ず。」

【基原植物に関する各家論述】
『意釈神農本草経』：シナオウレン　黄連 Coptis chinensis Franch、峨眉野連 C. omeiensis C. Y. Cheng および雲南黄連 C. teetoides C. Y. Cheng などの根茎としている。
『神農本草経中薬彩色図譜』：黄連 C. chinensis など数種類を原植物とする。
『中華人民共和国薬典』：黄連 C. chinensis Franchet、三角葉黄連 Coptis deltoidea C. Y. Cheng et Hsiao あるいは雲連 C. teeta Wallich の根茎とし、これらを区別して順に「味連」「雅連」「雲連」[※1]と呼び習わされている、としている。
[※1]味連は集まって簇状になり、彎曲して鶏の爪のようである。単枝の長さ3〜6cm、直径は3〜8mmで黄褐色、不規則な結節状隆起とひげ根がある。雅連は、多くは単枝で、ほぼ円柱形。微かに彎曲する。長さ4〜8cm、直径5〜10mmで、味連より長い。雲連は彎曲して鉤状を呈する。多くは単枝で、前二者に較べ細小である。
『日本薬局方』：オウレン C. japonica Makino[※2]（日本固有のため中国名なし）に『薬典』の3種を加えた計4種の植物を基原とする[※3]。薬用部分は根をほとんど除いた根茎としている。

[※2] C. japonica Makino はこの変種
キクバオウレン C. japonica var. japonica Satake、セリバオウレン C. japonica var. dissecta Nakai、コセリバオウレン C. japonica var. major Satake を含んでいる。
[※3] 現在流通していない峨眉野連は、基原植物には含まれない。

以上により黄連はオウレンとその近縁植物の根茎とする。

【現在の流通と使用状況】
黄連は漢方薬方に繁用される重要生薬である。国内で消費される黄連は中国産黄連が殆どであるが国産黄連は品質が良く価格が高いが大事にしていきたい生薬である。

【同属近縁植物】
①シナオウレン
　Coptis chinensis　主産地中国（四川、湖北）
②峨眉野連　C. omeiensis　主産地中国（四川）
③雲南黄連　C. teetoides　主産地中国（雲南）
④三角葉黄連
　Coptis deltoidea　　　　主産地中国（四川）
⑤雲連　Coptis teeta (= C. teetoides)
⑥黄連　C. japonica　　　　　　　　日本
キクバオウレン　var. japonica　セリバオウレン var. dissecta　コセリバオウレン C. var. major

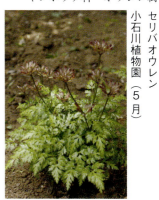

キンポウゲ科　オウレン属
セリバオウレン
小石川植物園（5月）

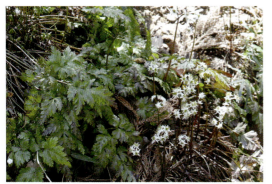

キンポウゲ科　セリバオウレン
東京薬科大学（3月）

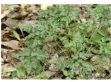

キクバオウレン
東京都薬用植物園（11月）

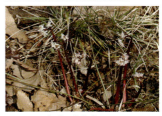

キクバオウレン
東京都薬用植物園（3月）

薬草メモ

オウレンは中国・インド・ネパールに分布する。中国に産するシナオウレン、三角葉黄連、峨眉野連、雲南黄連 が基原植物とされている。日本原産の黄連は山地樹陰に生え、古くはカクマグサ、カクモグサと呼ばれた。万葉集には見あたらないが古今和歌六帖に「うもれける 水際隠れの かくも草 葉末もみえず 行きかくれなむ」と早春に他に先がけて可憐な花を咲かせる様子が詠われている。日本では奈良時代に黄連の使用法が伝えられ、「本草和名」に黄連が日本に自生しているカクマグサと同じものと紹介されたことからカクマグサが黄連として普及した。カクマグサは固い根の草に由来するといわれている。黄連の名の由来を李時珍は「その根が珠を連ねたようで色が黄だから」といっている。日本産の黄連は良質で中国、朝鮮にも輸出されていた。

【薬効と使い方】　秋に堀り、ひげ根を焼き、根茎を乾燥したものを生薬「黄連」と呼ぶ。下痢止め・健胃・整腸・止血に1日量3～5gを煎じ服用する。結膜炎・ただれ目に煎液で随時洗眼する。

【漢方】①瀉火②燥湿③解毒の作用を持ち細菌性下痢・嘔吐・炎症性高熱による煩躁・咽喉炎・口内炎・湿疹などを改善する薬方に用いる。

方剤としては、葛根黄連黄芩湯（傷寒論《胃腸炎・口内炎・赤痢》）、半夏瀉心湯（傷寒・金匱《悪心嘔・吐下痢・胃炎・口内炎》）、三黄瀉心湯（金匱要略《のぼせ・便秘　脳溢血・諸出血・神経症・口内炎》）、黄連阿膠湯（傷寒論《不眠症・心煩・口内炎・のぼせ・ほてり》）、黄連解毒湯（外台秘要《胃潰瘍・のぼせ・不眠・諸熱性病・諸神経症・諸出血・皮膚掻痒症》）その他多くの処方に配合されている。

被子植物（真正双子葉類）

キンポウゲ目
キンポウゲ科　オキナグサ属

［白頭公］※1

※1 森立之以外は白頭翁と表記

『神農本草経』　原文　　　　　下薬
一名野丈人．一名胡王使者．味苦温無毒．生川谷．治温瘧狂昜．寒熱癥瘕積聚．癭氣．逐血止痛．療金創．

【よみ】
「温瘧狂昜、寒熱癥瘕積聚、癭気を治す。血を逐い、痛みを止め、金創を療する。」

【『名医別録』の主治】
「有毒、鼻衄。」

【基原植物に関する各家論述】
『意釈神農本草経』・『神農本草経中薬彩色図譜』：ヒロハオキナグサ　白頭翁 Pulsatilla chinensis（Bunge）Regel の根としている。
『中薬大辞典』：『図譜』と同様
『日本薬局方』・『中華人民共和国薬典』：非収載。

以上により白頭公はヒロハオキナグサの根とする。

【現在の流通と使用状況】
日本では漢方薬方にあまり使われず、大手生薬取り扱い業者から販売されなくなり、入手が難しくなった。輸入代理業者を通じ入手して販売している薬局もある。

【中国で白頭翁として流通している植物】
陶弘景の言う、根に近い部分に白茸のあるもの。蘇恭の言う、果実に白毛のある植物は多く、「白頭翁」として中国各地で使用されている植物は 10 数種にのぼる。バラ科のカワラサイコの根（委陵菜）、ツチグリの根又は全草（翻白草）、キンポウゲ科のシュウメイギクの根（野棉花根）、打破碗花花（野棉花根）、

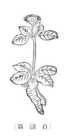

［䑓頭白］

『本草綱目』

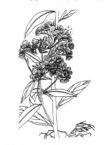

『植物名実図考』白頭翁

中国広州の薬局で
売られている
白頭翁の全草

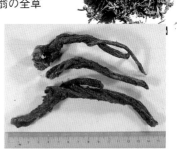

生薬見本　白頭翁

大火草（野棉花根）、キク科のオオバアザミ、ナデシコ科の植物などが白頭翁として用いられている。

【同属近縁植物】
①白頭翁　ヒロハオキナグサ
　　　　　Pulsatilla chinensis
　主産地中国（内モンゴル、遼寧、河北）。
②興安白頭翁　P. dahurica
　中国東北地方に分布。
③朝鮮白頭翁　P. koreana
　中国東北地方、朝鮮半島に分布。
④細葉白頭翁　P. turczaninovii
　中国東北、内モンゴル、河北に分布。
⑤蒙古白頭翁　P. ambigua
　中国内モンゴル、新疆に分布。
⑥オキナグサ　P. cernua
　日本

キンポウゲ科　オキナグサ属

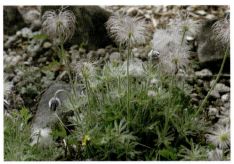

キンポウゲ科　オキナグサ
筑波実験植物園（4月）

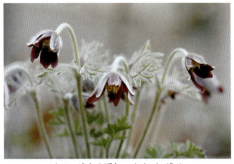

キンポウゲ科　オキナグサ
東京都薬用植物園（4月）

キンポウゲ科　ヒロハオキナグサ
東京都薬用植物園（4月）

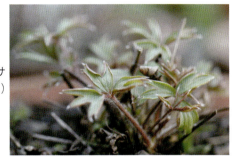

薬草メモ

オキナグサは日本本州以南の日当たりの良い草地や礫地に自生し、あちこちに自生していた山野草であるが可憐な美しさから園芸目的の採取と開発により今では絶滅危惧種となっている。

古くは、ねつこ草と呼ばれ、万葉集にも「芝付の御字良崎なる　根都古草　逢ひ見ずあらば　我恋ひめや」（14巻3508）と詠われている。花後の長いひげを持つ種子が翁の白髪にみえることから、翁草の名がある。白頭翁の名の由来について陶弘景は「根に近い部分は白茸があって、その状が白頭老翁のようだからかく名付けたものだ」と言っている。オキナグサは薬草として、中国、朝鮮に分布する近縁のヒロハオキナグサ（白頭翁）の代用とされた。

【薬効と使い方】　根茎を乾燥したものを生薬「白頭翁」と呼ぶ。民間では根や葉の絞り汁をたむし、しらくも、痔などに外用する。また下痢に葉、茎を陰干しにしたものを3gと黄柏2gを加え煎服する。内服は心臓毒性がある有毒植物であるので、一般には使用しないほうがよい。

【漢方】　①清熱②解毒③止瀉の作用をもち、熱性の下痢や腹痛、痔疾出血などを改善する薬方に用いる。

薬方としては白頭翁湯（傷寒論《下痢・腸炎》）、白頭翁加甘草阿膠湯（金匱要略《下痢・腸炎》）等の処方に配合されている。

被子植物（真正双子葉類）

［石龍芮］
せきりゅうぜい

キンポウゲ目
キンポウゲ科　キンポウゲ属

『神農本草経』　原文　　　　　　　　上薬
石龍芮. 一名魯果能. 一名地椹. 味苦
平. 生川澤. 治風寒濕痺. 心腹邪氣.
利關節. 止煩滿. 久服輕身明目不老.

【よみ】
「風寒湿痺、心腹邪気を治す。関節を利し、煩満を止める。久服せば、身を軽くし、目を明らかにし、老わず。」

【『名医別録』の主治】
「無毒、腎・胃気を平らげ、陰気不足、精を失い、茎ひえるを補う。」

【基原植物に関する各家論述】
『図説東洋医学　用語編』：未詳。
『意釈神農本草経』・『神農本草経中薬彩色図譜』：タガラシ　石竜芮 Ranunculus sceleratus L.。薬用部位を、『意釈』は果実、『図譜』は全草としている。
『中薬大辞典』：『図譜』と同様。
『日本薬局方』・『中華人民共和国薬典』：非収載。

以上により石竜芮はタガラシの果実とする。

【現在の流通と使用状況】
日本では漢方薬方にはなく、流通もみられない。

【日本に自生し、よく知られている同属植物】
①キンポウゲ（ウマノアシガタ）
　　　　　　　　　Ranunculus japonicus
②ケキツネノボタン　Ranunculus cantoniensis
③タガラシ　　　　Ranunculus sceleratus
④オトコゼリ　　　Ranunculus tachiroei
⑤ヒキノカサ　　　Ranunculus ternatus
⑥バイカモ　　　　Ranunculus nipponicus

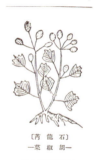
『本草綱目』

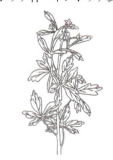
『植物名実図考』石龍芮

タガラシの果実は5月初旬の田起しの頃にはさわっただけで下図のように種子が落ちる。

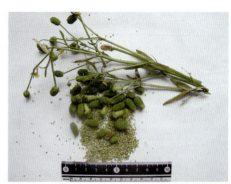
タガラシの種子と全草

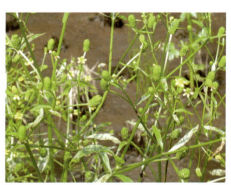
キンポウゲ科　タガラシ　鎌倉（5月）

キンポウゲ科　キンポウゲ属

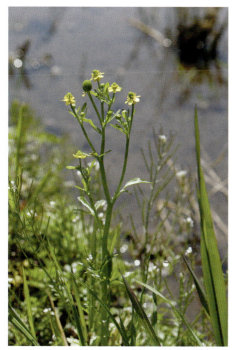

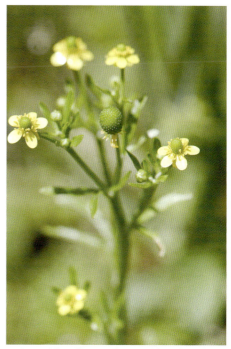

キンポウゲ科　タガラシ　鎌倉（4月）　　　キンポウゲ科　タガラシ　鎌倉（4月）

薬草メモ

タガラシは北半球に広く分布する。はるか昔にイネやムギととも渡来したといわれる。水田や用水路などに生える雑草である。春の代表的な花で有史前に渡来した帰化植物にもかかわらず万葉集には登場しない。タガラシの名の由来はタガラシの生育する田んぼは肥料が吸い取られ稲の収穫量が少ないことから「田枯らし」と呼んだという説と、噛むと辛味があることから「田辛子」と呼んだ説がある。石龍芮について陶弘景は「石上に生ずる。葉が芮芮（ぜつぜつ）として短小だからかく名けたのである」といっている。

【薬効と使い方】　全草に有毒成分が含まれ、食べると吐き気や下痢などの中毒症状を起こし死に至ることもある。民間ではリウマチに葉をしぼった汁をつけると鎮痛がいちじるしいという。新鮮な葉はプロトアネモニンを含むため皮膚炎、水疱を引き起こす。加熱または長く置くとアネモニンに変わり、辛辣な味も刺激性もなくなる。

【漢方】　①強壮②鎮痛の作用を持ち癰癤腫毒、毒蛇の咬み傷、痰核の瘰癧、リウマチ、歯痛、マラリア、不妊などを改善する薬方に用いる。本草綱目では「石竜芮子は平補の薬であり、古の処方では多く用いられた。その効は枸杞、覆盆子と等しいが、今日、世間の人は薬用できることを知らない。」としている。『本草彙言』には「風寒湿熱によって痺になったものを主り、筋脈を潤し養う効があり、腎を補い精を益し目を明らかにすることを主り、嗣子をつくり長生きする妙があるという。古の治法ではこれを多く用いた。」と記されている。

被子植物(真正双子葉類)
コア真正双子葉類　バラ類　マメ群
ウリ目　ウリ科
上薬　白瓜子　瓜蒂
中薬　栝楼根　王瓜
下薬　苦瓢

ウリ目
ウリ科　カラスウリ属

[王瓜]（おうか）

『神農本草経』原文　　　　　　中薬
王瓜. 一名土瓜. 味苦寒. 生平澤. 治消渇内痺. 瘀血月閉. 寒熱酸疼. 益氣愈聾.

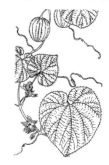

『本草綱目』　　『植物名実図考』王瓜

【よみ】
「消渇、内痺、瘀血、月閉、寒熱酸疼を治す。気を益し、聾を癒す。」

【『名医別録』の主治】
「無毒。諸邪気　熱結　鼠瘻を療し、癰腫留血　婦人帯下通ぜざるを散らす。乳汁をくだし、小便数禁ぜざるを止める。四肢骨節中の水を逐い、馬骨刺人瘡を療す。」

【基源植物に関する各家論述】
『意釈神農本草経』：オオスズメウリ　王瓜（赤䉋）Thladiantha dubia Bunge の根。
『神農本草経中薬彩色図譜』：王瓜 Trichosanthes cucumeroides (Ser.) Maxim. の果実としている。
『本草の植物』：オオスズメウリ Thladiantha dubia Bunge（分布　中国東北部、北部、山東、陝西、シベリア東部、朝鮮、日本では長野県や福島県）としている。さらに蘇恭（『新修本草』）と時珍（『本草綱目』）の記述を引用し「花が黄色で葉が切れこまないオオスズメウリであることがわかる。」「牧野は『国訳本草綱目』にオオスズメウリとした」「『本草綱目啓蒙』では王瓜をカラスウリ Trichosanthes cucumeroides にあてた。『中国高等植物図鑑』でも『啓蒙』と同じ。『中薬大辞典』もまた同じ。しかし、カラスウリは花冠が白色で王瓜ではない」と指摘している。
『中薬大辞典』：[王瓜]として、王瓜（カラスウリ）※1 Trichosanthes cucumeroides の果実を収載するほか、王瓜の種子を[王瓜子]、根を[王瓜根]（土瓜根）の名で収載している。

※1 [王瓜]条の備考として『中薬志』の説を引き、「寇宗奭の述べている王瓜（カラスウリ）以外に、おそらく赤䉋（オオスズメウリ）Thladiantha dubia をも含む」としている。

一方オオスズメウリを基原とするものは[赤䉋]の名で別に収載し、赤䉋の果実としている。植物名の表記は赤䉋。赤䉋と異なるが、いずれも Thladiantha dubia Bunge を指す。

『日本薬局方』：『中華人民共和国薬典』：非収載。

以上により、王瓜はオオスズメウリまたはカラスウリの果実とする。
【王瓜とされる植物】
《カラスウリ属》
　カラスウリ Trichosanthes cucumeroides
《オオスズメウリ属》
　オオスズメウリ Thladiantha dubia Bunge
【現在の流通と使用状況】
日本では漢方処方集に記載なし、漢方薬方に使われることもない。生薬としての流通もない。民間療法としてカラスウリの果実、根を採取して生薬「王瓜子」「王瓜根」として用いられる。

ウリ科　カラスウリ属

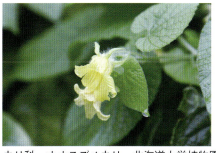

ウリ科　オオスズメウリ　北海道大学植物園(9月)

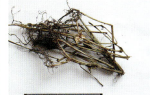

オオスズメウリの根

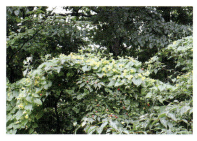

ウリ科　オオスズメウリ
北海道大学
植物園（9月）

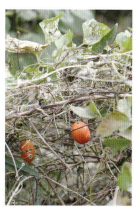

ウリ科　カラスウリ
鎌倉（11月）

薬草メモ

オオスズメウリ：　朝鮮半島から中国東北部原産で、日本へは戦後に渡来した。栽培されていたものが逸出したものが、北海道、福島県、群馬県、長野県などの一部で確認されている。

カラスウリ：　カラスウリは繁殖力が強く本州、四国、九州の民家に近い藪などどこでも見られる。カラスが好んで食べるから烏瓜と云うが、カラスの好物ではないようである。秋に果実が朱色で木の上に長く残る。花は日が暮れて咲き、朝には萎んでしまい華麗な花であるが開花をみることはない，ここから花言葉に「男嫌い」が付けられたと思われる。王瓜の名の由来について李時珍は「土瓜は、その根に土臭い臭気があり、その実が瓜に似ている。或は、根の味が瓜のようだから土瓜と名けたともいうが、王の字を用いたわけが判らない。……」と言っている。

【薬効と使い方】　果実が熟した果肉、果汁を用いる。種子（王瓜子）は日干しにする。根（王瓜根）は輪切りにして日干しにする。しもやけ、ひび、あかぎれに果肉、果汁を患部に塗る。黄疸、利尿、通経に王瓜根を1日量6〜10gを煎じて服用する。この根にはいやな苦みがあり、食欲がなくなったり吐いたりするから、素人は用いないほうが安全である。催乳（母乳の出をよくする）には王瓜子を1日量1〜3g煎じて服用する。

【漢方】　王瓜根は『金匱要略』には土瓜根の名で記載され、清熱・止渇・利尿・活血の作用がある。またキカラスウリの栝樓根の代用に使われた。
薬方としては、土瓜根散（金匱要略《月経不順・帯下・下腹部痛・陰部腫脹・のぼせ》）等に配合されている。

被子植物(真正双子葉類)　　　　　　　　　　　　　　　　　　　　　ウリ目
　コア真正双子葉類　バラ類　マメ群　　　　　　　　　　　ウリ科　カラスウリ属

［栝楼（かろう）］

『神農本草経』　原文　　　　　　　中薬
栝樓．一名地樓．味苦寒．生川谷．治消渇．身熱煩滿．大熱．補虚安中．續絶傷．

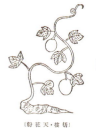
『本草綱目』

【よみ】
「消渇、身熱煩満、大熱を治す。虚を補い、中を安んじ、絶傷を続く。」

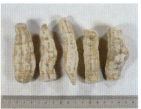
生薬見本
栝楼根

【『名医別録』の主治】
「無毒、腸胃中の痼熱・八疸・身面黄色、唇乾口燥、短気を除く。月水を通じ、小便利するを止める。実　黄瓜と名づく。胸痺を主る。人面を悦沢す。茎葉　中熱傷暑を療す。」

【基原植物に関する各家論述】
『意釈神農本草経』・『神農本草経中薬彩色図譜』：チョウセンカラスウリ　栝楼 Trichosanthes kirilowii Maxim. の根とする。
『神農本草経中薬彩色図譜』：根（［天花粉］あるいは［栝楼根］）の他に果実（［全瓜蔞］）、種子（［瓜蔞仁］）も薬用としている。
『中華人民共和国薬典』：［天花粉］（根）、［瓜蔞］（果実）、［瓜蔞子］（種子）、［瓜蔞皮］（果皮）を個別に収載する。いずれも原植物を栝楼 T. kirilowii Maxim. 或いは双辺栝楼 T. rosthornii Harms と規定している。
『日本薬局方』：［栝楼根（かろこん）］の名で収載。T. kirilowii Maxim.、キカラスウリ T. kirilowii Maxim. var. japonicum Kitamura 又はオオカラスウリ T. bracteata Voigt の皮層を除いた根と規定。
『日本薬局方外生薬規格』：「栝楼仁」を収載。
『局方』栝楼根と同じ Trichosanthes 属3種の種子と規程。

以上により栝楼はチョウセンカラスウリの根

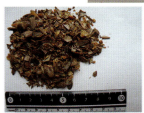
『植物名実図考』王瓜

とする。

【現在の流通と使用状況】
栝楼は生薬「栝楼根」「栝楼仁」として漢方薬方で用いられ、またかつては天花粉の材料として多用された。現在は生薬「栝楼根」「栝楼仁」は中国より輸入され販売されている。

【同属近縁植物】
①チョウセンカラスウリ（トウカラスウリ）
　栝樓　Trichosanthes kirilowii
　主産地中国（山東、安徽、河南）
②円子栝楼　Trichosanthes hylonoma
　分布　中国
③長萼栝楼　Trichosanthes sinopunctata
　分布　中国
④キカラスウリ　Trichosanthes kirilowii japonica
　分布　日本

ウリ科　カラスウリ属

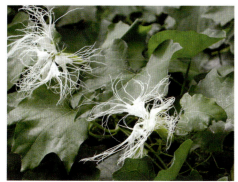

ウリ科　キカラスウリ　宮崎市清武(8月)

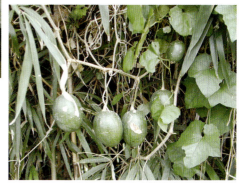

ウリ科　キカラスウリ　宮崎市清武(8月)

薬草メモ

キカラスウリは本州、四国、九州の農家の垣根、林の縁の木にからみついて繁茂する。カラスウリに比較してまばらに生育するのでカラスウリほど当たり前に見られない。レースのような華麗な花を夏の夕方〜朝にかけて開花するがカラスウリと異って日中に花を見かけることもある。秋には黄色い実を熟す。名前の由来も、カラスウリに似ていて、果実が熟すと黄色になることからつけられた。栝楼の名の由来について李時珍は「蓏は菰と同じ。許慎は説文解字で「木上のものを果といい、地下のもの蓏といふ」といっている。この物は蔓性で木に附著する。故に双方に兼ねた名称が出来たのだ。……栝楼とは果蓏二字の発音の転訛である。……」と言っている。

【薬効と使い方】　根（栝楼根）、種子（栝楼仁）、実（栝楼実）ともに秋にとり日干しにする。解熱、利尿、催乳に栝楼根1日量3〜5gを煎じて服用する。栝楼根の澱粉粉末は天花粉と呼ばれ、ある程度以上の年齢の方は赤ちゃんのあせも、湿疹予防に使った。咳止、去痰に栝楼仁6〜10gを煎じて服用する。

【漢方】種子・果実は①解熱、②止渇、③消腫の作用、根は①止渇、②下熱、③催乳、④鎮咳の作用を持ち、栝楼根は発熱による脱水、咳嗽、口渇、化膿性疾患に、栝楼仁は咳嗽、粘稠痰、咽喉痛などの症状を改善する薬方に用いる。

薬方としては、肺癰湯（栝楼根）（原南陽《肺癰》）、小陥胸湯（栝楼仁）（傷寒論《気管支炎・肋膜炎・胸痛》）、柴胡桂枝乾姜湯（（栝楼根）（傷寒・金匱《微熱・口渇・寝汗・動悸・季肋部苦満感》）、柴胡清肝湯（（栝楼根）《疳の虫・扁桃腺炎・湿疹》）、栝楼薤白白酒湯（栝楼実）（金匱要略《胸痛・狭心症症状》）、栝楼薤白半夏湯（栝楼実）（金匱要略《肋間神経痛・喘息・狭心症症状》）、当帰養血湯（万病回春《老人の慢性嘔吐幽門狭窄》）など。

ウリ科　カラスウリ属

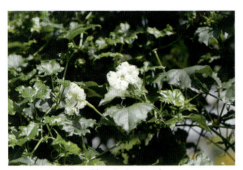

ウリ科　キカラスウリ
東京都薬用植物園（8月）

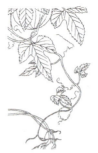
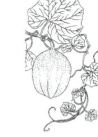

『植物名実図考』　括楼　図1　図2

【日本に自生する主な同属植物】
⑤オオカラスウリ　Trichosanthes bracteata
　四国、九州、琉球、中国、東南アジア、インド
⑥カラスウリ　Trichosanthes cucumeroides
　東北南部以南〜九州、中国
⑦モミジカラスウリ
　紀伊半島以西〜九州
⑧ケカラスウリ
　鹿児島〜琉球
⑨リュウキュウカラスウリ
　琉球

【部位による薬能】
①根　　［栝楼根］：止渇、解熱、催乳、鎮咳
②茎葉　［栝楼茎葉］：日射病（名医別録）
③果皮　［栝楼皮］：潤肺、利気（咳嗽・咽痛・
　　　　　　　　　　胸痛等）
④種子　［栝楼仁］：解熱、止渇、消腫
⑤果実　［栝楼実］：解熱、止渇、胸痛
　　　　　　　　　　　　『中薬大辞典』より

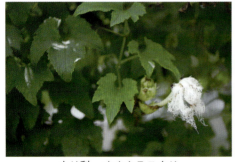

ウリ科　オオカラスウリ
東京都薬用植物園（9月）

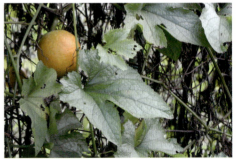

ウリ科　オオカラスウリ
東京都薬用植物園（11月）

ウリ科　カラスウリ属

[王瓜]
おうか

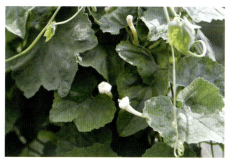

ウリ科　オオカラスウリ
東京都薬用植物園（11月）

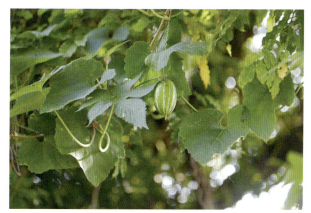

ウリ科　カラスウリ　鎌倉（9月）

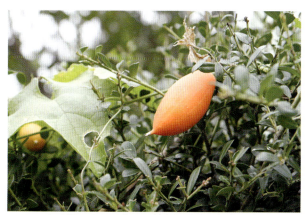

ウリ科　カラスウリ　神奈川県南足柄（9月）

被子植物(真正双子葉類)
コア真正双子葉類　バラ類　マメ群

[苦瓠(くこ)]

ウリ目
ウリ科　ユウガオ属

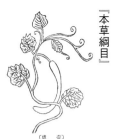
『本草綱目』

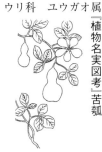
『植物名実図考』苦瓠

『神農本草経』原文　　　　　　　下薬
苦瓠．味苦寒．生川澤．治大水面目四肢浮腫．下水．令人吐．

【よみ】
「大水面目、四肢浮腫を治す。水を下す。人をして吐かせしむ。」

【『名医別録』の主治】
「有毒」

【基源植物に関する各家論述】
『図説東洋医学　用語編』：ヒョウタン。
『意釈神農本草経』：ヒョウタンの類のうりわた、種子とする。
『意釈神農本草経』の解説は、「栽培植物であるヒョウタン 葫蘆 L. leucanthe（Duch.）Rasby var. gourda（Ser.）Makino は、ユウガオの変種であって、この果実の若いとき、苦味が強くて食用にならないものが多い。この苦味の強いものを苦瓠として用いる」としている。
『神農本草経中薬彩色図譜』は苦葫芦 Lagenaria siceraria（Molina）Standl. var. gourda Ser. の果実。
『本草の植物』：『斉民要術』［瓠］をヒョウタン L. siceraria（Molina）Standl. とした上で、「『本草綱目』では苦瓠（本経下品）をあげている。陶弘景は苦いヒョウタンで別種ではないとし、これが薬用となっている。別に壺盧を『日華子本草』（970年頃）からとっているが、これはヒョウタンすなわちユウガオである。成熟すれば壺（酒器）、盧（飲器）になるが、果実の若いときに果肉を食べるのがユウガオである。それを長くむいて乾かしたのが乾瓢(かんぴょう)である」「『本草和名』には［苦瓠 和名尓加比佐古(ニカヒサゴ)］とある。『啓蒙』は［甘瓠培養宜しからざれば変して味苦くなるを云］とする」などとしている。
『中薬大辞典』：［苦壺盧］の名で収載。苦壺盧（ヒョウタン）L. siceraria（Molina）Standl. var. gourda Ser. の果実としている。
『日本薬局方』・『中華人民共和国薬典』：非収載。

以上により苦瓠はヒョウタンの果実とする。
【現在の流通と使用状況】
日本では漢方処方集に記載なく、漢方処方に使われることもない。生薬としての流通もない。
【同属植物（ユウガオ属）】
①ユウガオ（カンピョウ）
　Lagenaria siceraria var. goursda（Mol.）Standl.
　Lagenaria siceraria var. hispida
②ヒョウタン
　Lagenaria siceraria var. goursda（Ser.）Hara
　［苦壺盧］
　［苦葫芦］
　［葫蘆］
③センナリヒョウタン
　Lagenaria siceraria var. microcarpa（Naud.）Hara

ウリ科　ユウガオ属

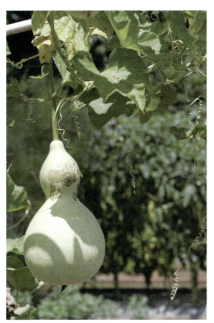

ウリ科　ヒョウタン
東京都薬用植物園（8月）

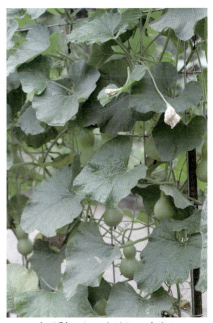

ウリ科　センナリヒョウタン
東京都薬用植物園（7月）

薬草メモ

ヒョウタンはアフリカ～熱帯アジア原産。乾燥させると容器に使えるため古代から世界各地で使用されてきた。日本では古く縄文時代には種子が発見されている。岐阜県養老町に養老の滝がある。ここにわき出る水を飲ませて、老父を若返らせたという伝説が語り継がれている。木こりが山奥で酒のにおいのする水を見つけ、ひょうたんにくんで持ち帰り、老父に飲ませると白髪は黒く、若々しくなった。このことを聞いた元正天皇が717年、この地を旅し、水を浴びたところ肌が滑らかになり、痛むところも治った。そこで、年号を「養老」と改めたと云われている。

その他、ひょうたんと水に関する伝説や昔ばなしは多数ある。また「苦瓢(にがひさご)にも取り柄(とりえ)あり」という諺がある。これは瓢箪は苦くてとても食べられないが、容器としての使い道がある。一見役に立たないようなものでも、必ず長所があるものであるということである。苦瓢の名の由来について陶弘景は「今の瓢(ひさご)であって、忽ち苦くして、膽（胆）の如く食えないもののことだ」と言っている。

ユウガオ（別名カンピョウ）と同属のヒョウタンには、まれに高ククルビタシン含量され中毒が報告されているので、苦みの強いものは摂食しない方がよいとされている。

【薬効と使い方】　毒虫刺されに、生の葉をしぼってその汁をつけるとよい。胸の痛み、リウマチ、打撲に実を黒焼きにし、1回に2～4gずつ、1日3回飲むと奇効がある。

【漢方】①希に利水②消腫の作用があり、浮腫、黄疸、止渇、排尿困難、癰腫、悪瘡、疥癬などに用いる。

被子植物(真正双子葉類)
コア真正双子葉類　バラ類　マメ群

ウリ目
ウリ科　トウガン属

[白瓜子(はくかし)]

『神農本草経』原文　　　　　　上薬
白瓜子．一名水芝．味甘平．生平澤．
令人悦澤．好顔色．益氣不飢．久服輕
身耐老．

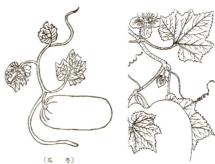

『本草綱目』　　『植物名物図考』冬瓜

【よみ】
「人をして悦沢せしめ、顔色を好くし、気を
益し飢えず。久服せば、身を軽くし、老いに
耐える。」

【『名医別録』の主治】
「寒　無毒。主として、煩満　楽しまざるを
除く。寒中に久服す。面脂を用うべし。面を
して悦沢せしむ。冬瓜仁なり。」

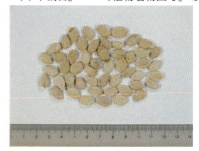

生薬見本　冬瓜子

【基源植物に関する各家論述】
『意釈神農本草経』：トウガ　冬瓜
Benincasa hispida (Thunb.) Cogn.の種子。
『神農本草経中薬彩色図譜』：冬瓜の茎、葉、
果皮（冬瓜皮）、果瓤、種子（白瓜子）とする。
『本草の植物』：『本草綱目』冬瓜をトウガカ
モウリ B.cerifera Savi (=B. hispida (Thunb.)
Cogn.) とし、「時珍は冬瓜というのは冬熟す
るからだという。『啓蒙』には［凡そ冬瓜は
おそく熟して霜を経た者を良とす。故に冬瓜
と名づく。然るに今は早く種まき、早く採る
を尚ぶ故に六七月に多く出す。名実にかなわ
ず］とある。カモウリとは外皮に白毛がある
のでいう。『大和本草』冬瓜の項に［カモは
毛氈(もうせん)の和名なり。順和抄※1 氈の字賀毛と訓
す］とある」としている。

※1『和名類聚鈔(わみょうるいじゅうしょう)』(源　順　著。922～931頃)。
氈は蓄毛(みなもとのしたごう)を揉んで作った毛布。

『本草和名』：「白冬瓜　和名加毛宇利」とあ
る。
『中薬大辞典』：[冬瓜]の名で冬瓜 B.
hispida (Thunb.) Cogn.の果実を収載する。
他に茎（[冬瓜藤]）、葉（[冬瓜葉]）、果皮（[冬
瓜皮]）、果瓤（[冬瓜瓤]）、種子（[冬瓜子]）
も個別に収載する。
『中華人民共和国薬典』：[冬瓜皮]のみ収載。
冬瓜の外層果皮と規定している。
『日本薬局方』：は[冬瓜子]の名で収載ト
ウガン B. cerifera Savi 又は B. cerifera Savi
forma emarginata K. Kimura et Sugiyama
の種子とする。

以上により白瓜子はトウガンの種子とする。

【現在の流通と使用状況】　冬瓜子は漢方薬
方に時々用いられる。主産地中国（四川、浙
江、江蘇、河南、河北、安徽）で全て中国よ
り輸入され販売されている。

ウリ科　トウガン属

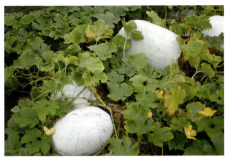
ウリ科　トウガン　東京都薬用植物園(9月)

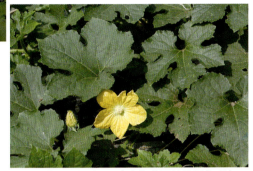
ウリ科　トウガン　東京都薬用植物園(6月)

薬草メモ

トウガンは熱帯アジア原産の一年草。日本では古く渡来したようで、平安時代から栽培されている夏の野菜で、実を食用とする。沖縄の出荷量が最も多い。翌春まで貯蔵できるから「冬瓜」という名が生まれた。冬瓜の名の由来について馬志は「冬瓜は霜を経て後に皮上が粉を塗ったように白くなり、その子もやはり白い。故に白冬瓜と名けて子を白瓜子という」また時珍は「冬瓜とはそのものが冬熟するからである」と言っている。日本民話、瓜子姫の瓜子はこのトウガンから来ているという説がある。昔話の瓜子姫は美しく成人した瓜子姫が天邪鬼という鬼に食べられ、その 皮をかぶって姫になりすまし、輿入れの途中に見破られるというのが大方の荒筋である 。

【薬効と使い方】　種子を冬瓜子(とうがし)、霜が降りるころ収穫された熟果を冬瓜(とうが)、果実の外皮を除き、内皮を日干しにしたものを冬瓜皮(とうがひ)といい薬用とする。トウガンは利尿作用が強く、民間では冬瓜皮をむくみに、1日量20gを煎じて服用する。せき・尿利減少・便秘に冬瓜子を1日量3～12gを煎じて服用する。最近、糖尿病に冬瓜を推奨する人もいる。

【漢方】　①化痰②消癰③排膿④清熱⑤利湿の作用を持ち肺炎による咳嗽や肺化膿症や虫垂炎などの症状を改善する薬方に用いる。

薬方としては、大黄牡丹皮湯（金匱要略《虫垂炎》)、腸癰湯（集験方・千金方《虫垂炎》)、葦茎湯（金匱要略《肺化膿症》) などの薬方に配合されている。

被子植物(真正双子葉類)　　　　　　　　　　　　　　　　　　　　　ウリ目
　コア真正双子葉類　バラ類　マメ群　　　　　　　　　　　　　ウリ科　キュウリ属

[瓜蔕(かてい)]

『神農本草経』　原文　　　　　　　　上薬
瓜蔕．味苦寒．生平澤．治大水身面四肢浮腫．下水．殺蟲毒．欬逆上氣．食諸果不消．病在胸腹中．皆吐下之．

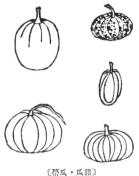

〔蔕瓜・瓜甜〕
『本草綱目』

【よみ】
「大水身面四肢浮腫、水を下し、蠱毒を殺し、咳逆、上気、を治す。諸果を食し消せず。病胸腹中に在るはみなこれを吐下する。」

【『名医別録』の主治】
「有毒。鼻中の息肉去る。黄疸を療す。花心痛　咳逆を主る。」

【基源植物に関する各家論述】
『図説東洋医学用語編』：ウリ類のへた。
『意釈神農本草経』：マクワウリ　甜瓜 *Cucumis melo* L.の果梗と宿存萼とする。
『神農本草経中薬彩色図譜』：甜瓜の果柄。
『本草の植物』：『斉民要術』の［瓜］をウリ *Cucumis melo* L. sensu ampl. とし、「ウリ属は四十種ほどあり、アフリカから東部地中海沿岸、インド、マレーにあり、(中略) ウリ *C. melo* はメロンを含めてアフリカのスーダンから熱帯アジアの原産とされている。」「メロン var. *melo* は種子が大きく長楕円形で、長さ10〜12mmある。西方から中国西部の砂漠地帯に広く栽培され、哈密瓜はメロン系である。」「アジア東部の瓜は、日本ではマッカ var. *makua* Makino や シ ロ ウ リ var. *utilissimus* Duthie et Fuller その他があるが、いずれも種子は長楕円形で小さく、長さ6.5〜8.5mmである。」などとしている。さらに、「『神農本草経』上品には瓜蔕（ウリのへた、すなわち果柄のつくあたり）を薬用とする。『本草綱目』では甜瓜を『嘉祐本草』からとり入れている」としている。

『中薬大辞典』：［瓜蔕］の名で収載し、甜瓜（マクワウリ）の果蔕と規定する。ほかに果実（［甜瓜］）、根（［甜瓜根］）、茎（［甜瓜茎］）、葉（［甜瓜葉］）、花（［甜瓜花］）、果皮（［甜瓜皮］）、種子（［甜瓜子］）も個別に収載する。
『日本薬局方』・『中華人民共和国薬典』：非収載。

以上により瓜蔕はマクワウリ（甜瓜）のへた（果蔕）とする。

【現在の流通と使用状況】
中国大部分の地域に産する。瓜蔕は中国では味が苦く、よく乾燥し、黄色で果柄のあるものが良品とされ流通している。現在日本では漢方薬方に用いられず、流通はない。

【薬材】
果実が熟さないうちに採取したマクワウリの果蔕の乾燥した果柄（へた）は湾曲し、縦に稜が通り、少ししわが寄っている。一端には果実の萼の残りがついてふくらんでいる。

ウリ科　キュウリ属

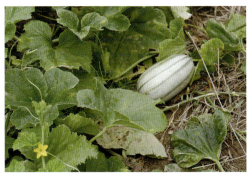

ウリ科　マクワウリ　新潟白根（8月）

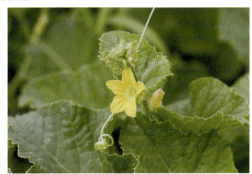

ウリ科　マクワウリ　新潟白根（8月）

薬草メモ

マクワウリはインド原産の蔓性1年草である。弥生時代の土器から種子が発見され、かなり古い時代に渡来したと思われる。万葉集にも「瓜食めば子ども思ほゆ　栗食めばまして偲はゆ何処より来りしものぞ　眼交にもとな懸りて　安眠し寝さぬ」（巻5-802）と詠われている。昭和30年代頃までは夏の果物の代表でお盆のお供えには欠かせない野菜（くだもの）であったマクワウリは改良されおいしくなってきたが、吐剤につかう蔕の効きめはなくなり、昔のマクワウリを捜すのは困難になってきた。名前の由来は熟するとへたが落ち、そこが臍のようにへこむので「ほぞち（臍落）」と呼ばれていたが美濃国真桑村（まくわ）産のものを織田信長が美味で賞賛されたため村の名をとりマクワウリの名が一般化した。瓜蔕の名の由来について李時珍は「瓜の字の篆字は瓜が鬚蔓の間に在る形を形容したものだ。甜瓜の味は諸瓜よりも甜いから独り甘、甜の称を得たものである。……本草の瓜蔕もやはりこの瓜の蔕である」と言っている。

【薬効と使い方】　夏、未熟果の蔕を集め日干しにする。吐きけ促進、下痢に1日量2～4gを煎じて服用する。

【漢方】　①湧吐②去湿③退黄の作用を持ち催吐剤として、又湿熱を目的に使用するが現在、吐剤が使われないことと、生薬が入手困難であることから使われることはほとんどない。

方剤としては、瓜蔕散（傷寒論《吐剤》）等の処方に配合されている。

被子植物(真正双子葉類)
コア真正双子葉類　バラ類　マメ群
バラ目　バラ科

上薬　　營實※1　蕤核　蓬蘽※2
※1 『意釈』、顧輯本、『図譜』は中薬(中品)。
※2 『意釈』、顧輯本、『図譜』、孫輯本は「蓬虆」。
中薬　　梅實
下薬　　郁核※3　石南草※4　地楡※5
　　　　狼牙※6　蛇全※7　杏核※8
　　　　桃核※9

※3 『意釈』、顧輯本、『図譜』は「郁李仁」。
※4 『意釈』、顧輯本、『図譜』、孫輯本は「石南」。『図譜』は中薬（中品）。
※5 『意釈』、顧輯本、『図譜』、孫輯本は中薬（中品）。
※6 『意釈』、顧輯本、『図譜』、孫輯本は「牙子」。
※7 『意釈』、『図譜』は「蛇含」。顧輯本、孫輯本は「蛇合」。
※8 『意釈』、顧輯本、『図譜』、孫輯本は「杏核仁」。『意釈』、顧輯本は中薬（中品）。
※9 『意釈』、顧輯本、『図譜』、孫輯本は「桃核仁」。『意釈』、顧輯本は中薬（中品）。

［蓬蘽］※10

『神農本草経』　原文　　　　　　　　上薬
蓬蘽．一名覆盆．味酸平．生平澤．安五藏．益精氣．長陰令堅．強志倍力．有子．久服輕身不老．

※10 蘽は虆と同字で、藤（蔓）をさす。蘽はあるいは藟に作り、通じて虆（＝累）に作る。李時珍は「藤葉が蓬蓬累累と（盛んに重なるさま）繁りはびこって、覆盆と異なるところから蓬虆」という」としている。

【よみ】
「五臓を安んじ、精気を益し、陰を長じ堅く、志を強め、力を倍にし、子をあらしむ。久服すれば身を軽くし、老いず」

【『名医別録』の主治】
「鹹　無毒、又暴中風、身熱大驚を療す。」

バラ目
バラ科　キイチゴ属

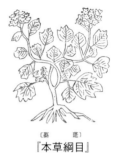
〔藨蓮〕
『本草綱目』

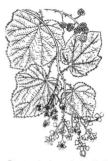
『植物名実図考』蓬虆

【基原植物に関する各家論述】
『意釈神農本草経』：クサイチゴ　蓬虆 *Rubus hirsutus* Thunb. の全体および根。
『神農本草経中薬彩色図譜』：灰白毛毒 *R. tephrodes* Hance の果実とする。
『中薬大辞典』：「蓬虆」の名で収載。灰白莓 *R. tephrodes* Hance の果実とする。

『中華人民共和国薬典』：「覆盆子」のみ収載。華東覆盆子（＝掌葉覆盆子　ゴショイチゴ）*R. chingii* Hu の果実と規定している。
『日本薬局局方』：非収載。

以上により蓬虆はクサイチゴ・ゴショイチゴ・トックリイチゴ・フユイチゴなどキイチゴ属植物の全株および根とする。

【現在の流通と使用状況】
日本では漢方処方集に記載なく、漢方処方に使われることもない。生薬としての流通もない。

バラ科　キイチゴ属

【同属近縁植物】
キイチゴ属（*Rubus* sp.）分化が激しく雑種も多い。その数は数十〜数百種と研究者により大きく違う。
諸家の意見をまとめると、文献上に出てくる主な植物は以下の通りである。

《キイチゴ属》
①クサイチゴ　*Rubus hirsutus*
②（灰白色毛苺）*Rubus tephrodes*
③フユイチゴ（寒苺）*Rubus buergeri*
④シマバライチゴ　*Rubus lambertianus*
⑤トックリイチゴ（挿田薫）*Rubus coreanus*
⑥ゴショイチゴ（掌葉覆盆子）*Rubus chingii*
⑦ナワシロイチゴ（茅苺）*Rubus parvifolius*
⑧ビロードイチゴ　*Rubus corchorifolius*
⑨ミヤマウラジロイチゴ　*Rubus yabei*

《キジムシロ属》
ヘビイチゴ　*Potentilla hebiichigo* yonek. et H. ohashi
以前はヘビイチゴ属に分類され *Duchesnea chrysantha*（syn）と呼ばれていた。

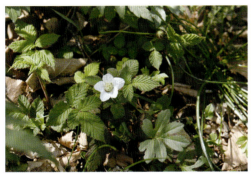
バラ科　クサイチゴ　小石川植物園（4月）

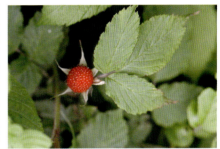
バラ科　クサイチゴ　小石川植物園（5月）

―― 薬草メモ ――

蓬虆は諸説あるがキイチゴ属の全株及び根でクサイチゴ、フユイチゴ、トックリイチゴ、ナワシロイチゴ、ビロードイチゴ、ヘビイチゴ、ミヤマウラジロイチゴ、シマバライチゴ、ゴショイチゴなど諸説ある。クサイチゴは朝鮮半島、中国、日本各地の林地で普通に目にすることができる。

名の由来は，草のように地面を這うのでこの名がついた。フユイチゴは新潟県・房総半島以西、朝鮮南部・中国・台湾などに分布する果実が冬に熟すことによる。実を覆盆子と呼ぶ。また名医別録の上品に収載されている覆盆子は果実の形が伏せた盆に似ていることから覆盆子の名がある。ゴショイチゴ、クマイチゴ、トックリイチゴの未成熟果実の乾燥品があてられている。

覆盆子は強壮、強精、遺尿、インポテンツ、小便頻数、虚労などに用いられる。ゴショイチゴは江戸時代、江戸の薬草園に京都御所から移植されていたのでこの名ついたと云われている。

バラ科　キイチゴ属

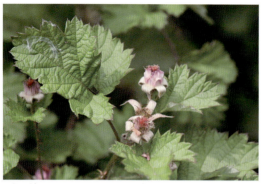

フユイチゴ　筑波実験植物園（5月）

バラ科　ナワシロイチゴ　筑波実験植物園（5月）

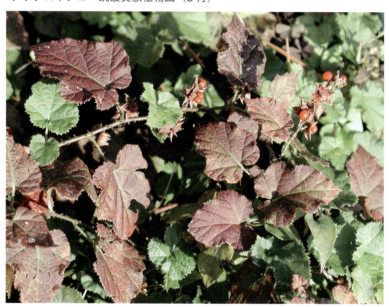

バラ科　シマバライチゴ　高知牧野植物園（10月）

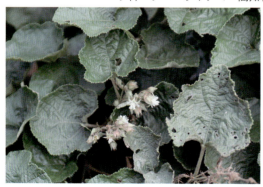

バラ科　フユイチゴ
筑波実験植物園（10月）

バラ科　キイチゴ属

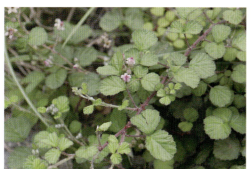
バラ科　ナワシロイチゴ　富士山（7月）

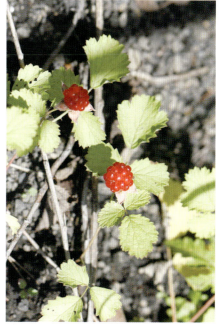
バラ科　ナワシロイチゴ　屋久島（5月）

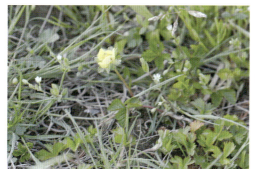
バラ科　ヘビイチゴ　高尾山（4月）

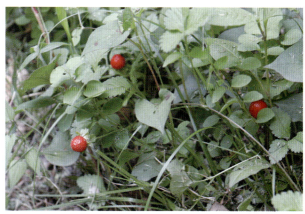
バラ科　ヘビイチゴ　昭和薬科大学薬草園（5月）

被子植物(真正双子葉類)
コア真正双子葉類　バラ類　マメ群

バラ目
バラ科　キンミズヒキ属

[狼牙]^{※1}
※1『意釈神農本草経』、顧輯本、『神農本草経中薬彩色図譜』孫輯本は「牙子」

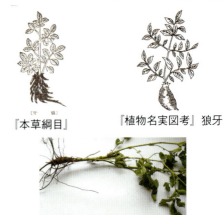

『本草綱目』　　　『植物名実図考』狼牙

『神農本草経』　原文　　　　　　下薬
狼牙．一名牙子．味苦寒．生川谷．治邪氣熱氣．疥瘙惡瘍瘡痔．去白蟲．

【よみ】
「邪気、熱気、疥瘙、悪瘍（難治性皮膚病）瘡、痔を治す。白蟲を去る。」

【『名医別録』の主治】
「（牙子）酸　有毒。」

【基原植物に関する各家論述】
『図説東洋医学 用語編』：未詳。
『神農本草経中薬彩色図譜』：竜牙草（仙鶴草 *Agrimonia pilosa* Ledeb. の地上部分の可能性大としつつ、韓保昇（五代・後蜀『蜀本草』）の考証を引き、委陵菜 *Potentilla chinensis* Ser. の全草も併記している。
『意釈神農本草経』：草本の一種らしいが不明であるとし、解説で、「日本ではミツモトソウ（狼牙委陵菜）*Potentilla cryptotaeniae* Maxim. をあてていたが、これはあやまりという。中国で狼牙草とよばれる植物があるが、これは馬棘ともいって、マメ科のコマツナギ *Indigofera pseudotinctoria* Matsum. のことである」としている。
『中華人民共和国薬典』：「仙鶴草」として竜牙草 *A. pilosa* Ledeb. の地上部分、「委陵菜」として委陵菜 *P. chinensis* Ser. の全草をそれぞれ収載する。
『日本薬局方』：非収載

以上により狼牙は日本ではキンミズヒキの地上部とする。

生薬見本　キンミズヒキの全草（乾燥）
【現在の流通と使用状況】
日本では漢方処方集に記載なく、漢方処方に使われることもない。生薬としての流通もない。民間療法で採取して用いる場合がある。

【同属近縁植物】
①キンミズヒキ（竜牙草）［仙鶴草］
　　Agrimonia pilosa Ledeb. var. *japonica* (Mig.) Nakai.
　　　主産地中国（浙江、江蘇、湖北）日本に分布する。
②鈍歯竜牙草　中国（東北）
　　Agrimonia pilosa Ledeb. var. *viscidula* Kom
③絨毛竜牙草
　　Agrimonia pilosa Ledeb. var. *nepalensis* (D. Don) Nakai
④疎毛竜牙草
　　Agrimonia pilosa Ledeb.
⑤朝鮮竜牙草　中国（東北）に分布
　　Agrimonia pilosa Ledeb. var. *coreana* (Nakai) Liou et Cheng
⑥多歯竜牙草　中国（東北大興安嶺）に分布．
　　Agrimonia pilosa Ledeb. var. f. *davurica* Nakai

バラ科　キンミズヒキ属

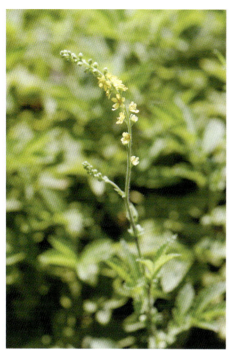

バラ科　キンミズヒキ
東京都薬用植物園（8月）

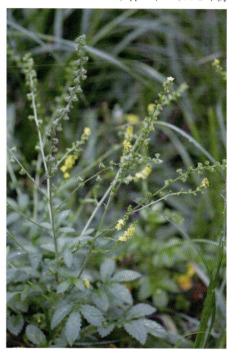

バラ科　キンミズヒキ　鎌倉（9月）

薬草メモ

キンミズヒキは日本全土および東ヨーロッパ、ヒマラヤまで、広い地域に自生しているバラ科の多年草。タデ科のミズヒキが赤い穂に対し、黄色い穂が「金水引」に似ているためキンミズヒキの名がある。狼牙の名の由来について陶弘景は「その牙（根の先の芽）が獣類の歯牙に似ているところからかかる名称で呼ばれたのだ」と言っている。中国にも日本のキンミズヒキに似たシナキンミズヒキ（$Agrimonia\ pilosa$）があり、竜牙草または仙鶴草として薬用にするが、吐血、口内出血、下痢止めとして用いる。竜牙草は葉の切れ込みの先が鋭いことから竜の牙に見立て竜牙草と呼ばれた。

【薬効と使い方】　キンミズヒキは民間では、乾燥全草を下痢止めに1日量10～20gを煎じ服用する。大腸炎、赤痢などで、ゲンノショウコで効かないものがこれで治ることがある。20gを1日量とし、煎じて服用する。アメーバー赤痢にも効くと言われている。湿疹、かぶれに煎液を冷湿布する。口内炎・歯茎の出血には5gを煎じうがい薬として使用する。男女ともに、陰部に潰瘍、ただれなどがでたときに、根を煎じた汁で洗浄する。シナキンミズヒキは収斂止血にはたらくので止血の要薬として、中国江南地区では「脱力草」と称し、紅棗と煮て食し、脱力労傷、疲労回復に用いる。

【漢方】　①止血②止瀉③消炎④強壮の作用を持ち鼻出血、吐血・血便・血尿・性器出血などの諸出血や下痢、倦怠感、精力減退などに用いる。

被子植物(真正双子葉類)
コア真正双子葉類　バラ類　マメ群

バラ目
バラ科　ワレモコウ属

[地楡(ちゆ)]

『神農本草経』　原文　　　　　　　下薬
地楡．味苦微寒．生山谷．治婦人乳痙痛．七傷帯下病．止痛．除悪肉．止汗．療金創．

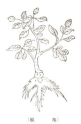

『本草綱目』

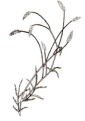
『植物名実図考』地楡

【よみ】
「婦人乳痙痛（産後に痙攣して痛む疾患）、七傷帯下病を治す。痛みを止め、悪肉を除き、汗を止める。金創を療する。」

【『名医別録』の主治】
「甘酸　無毒、膿血、諸瘻悪瘡、熱瘡、を療し、酒を消し、消渇を除く。絶傷、産後内塞を補う。金蒼膏を作るべし。」

【基原植物に関する各家論述】
『図説東洋医学　用語編』・『意釈神農本草経』・『神農本草経中薬彩色図譜』：ワレモコウ　地楡 Sanguisorba offcinalis L. の根。
『中華人民共和国薬典』：地楡 S. offcinalis L. あるいは長葉地楡　S. offcinalis L. var. longifolia（Bert.）Yu et Li の根と規定。後者は「綿地楡」と呼ばれるという。
『日本薬局方』：非収載。

以上により地楡はワレモコウの根とする。

【現在の流通と使用状況】
漢方処方に用いられ、ワレモコウが正品とされ、殆ど中国から輸入され販売されている。中国では上記以外に小白花地楡、細葉地楡、大花地楡、長葉地楡などが薬用にされている。この他、東北地区ではナガボノシロワレモコウを、貴州ではタデ科イブキトラノオを、四川省ではイタドリを地楡として用いたと言われている。

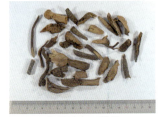
生薬見本　地楡

【同属近縁植物】
①ワレモコウ（地楡）Sanguisorba offcinalis
　　中国（江蘇、安徽、河南、河北、浙江など）、韓国、日本
②小白花(しょうはくか)地楡　Sanguisorba parviflora
　　中国（東北、内モンゴル）に分布。
③細葉地楡　Sanguisorba tenuifolora
　　中国（東北）に分布。
④大花地楡　Sanguisorba grandiflora
　　中国（内モンゴル）に分布。
⑤長葉地楡　Sanguisorba longifolia
　　中国（東北、内モンゴル）に分布。

【日本に生息する主な同属植物】
①シロバナトウウチソウ
　　　　　　　　Sanguisorba albiflora
②カライトソウ　Sanguisorba hakusanensis
③タカネトウウチソウ
　　　　　　　　Sanguisorba canadensis
④ミヤマワレモコウ　Sanguisorba longifolia
⑤ナガボノワレモコウ(ナガボノシロワレモコウ)　　　　　　　Sanguisorba tenuuifolia
⑥チシマワレモコウ
　　　Sanguisorba tenuuifolia var. grandiflora

バラ科　ワレモコウ属

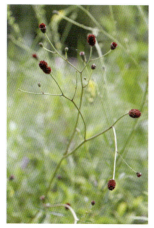
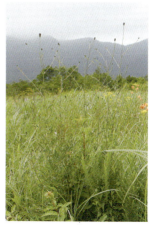

バラ科　ワレモコウ　箱根湿生花園（8月）

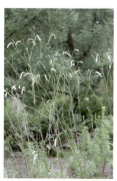

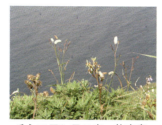

チシマワレモコウ　礼文島
（8月）

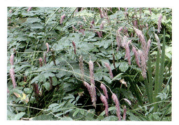

カライトソウ　戸隠（8月）

ナガボノシロワレモコウ　筑波実験植物園（8月）

薬草メモ

ワレモコウは北海道から九州、中国からシベリア・ヨーロッパに広く分布する。日の当たる山野の草地にごく普通にみられ、地下茎は肥大し横に伸びる。古くから秋の野草として知られ、万葉集には出ていないが、徒然草には秋の花として登場する。また生け花などによく使われる。ワレモコウの漢字表記には吾亦紅・我吾紅・吾木香・我毛紅とあり、いずれも「われもこう」と呼ぶが、語源は諸説ありはっきりしない。地楡の名の由来について陶弘景は「葉が楡（ニレ）に似て長く、生えたばかりに地に匍ひ布くものだからかく名けたのだ」と言っている。

【薬効と使い方】　根茎を乾燥したものを生薬「地楡」として、下痢止めに1回量1.5～3gを煎じて服用。止血に、外傷による出血、やけどには煎じた液で洗う。

【漢方】　①清熱②涼血③止血の作用を持ち収斂止血薬として吐血、鼻血、下血などを改善する薬方に用いる。湿疹、腫れ物、外傷、火傷などには外用する。
薬方としては　清肺湯（万病回春（便血門）《便血《痔出血》》）、当帰連翹湯（万病回春《痔瘻・痔核》）等の薬方に配合されている。

被子植物（真正双子葉類）
　コア真正双子葉類　バラ類　マメ群

バラ目
　バラ科　バラ属

［營實］(えいじつ)

『神農本草経』原文　　　　　　　上薬
營實．一名牆薇．一名牆麻．一名牛棘．
味酸温．生川谷．治癰疽惡瘡．結肉跌
筋．敗瘡熱氣．陰蝕不瘳．利關節．

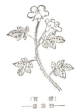
『本草綱目』

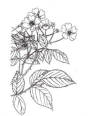
『植物名実図考』營実

【よみ】
「癰疽悪瘡、結肉、跌筋、敗瘡、熱気、陰蝕
瘳せざるを治す。」

【『名医別録』の主治】
「微寒　無毒、久服せば、身を軽くし、気を
益す。根　泄利腹痛、五臓客熱を止め、邪逆
気・疽癩、諸悪瘡、金瘡、傷撻を除き、肉を
生じ、肌を復す。関節を利す。」

【基原植物に関する各家論述】
『図説東洋医学 用語編』：ノイバラ属。
『意釈神農本草経』：ノイバラ　多花薔薇
Rosa multiflora Thunb. の偽果・果実。
『神農本草経中薬彩色図譜』：根・茎・葉・
果実（仮果）をみな薬用とする、としている。
『日本薬局方』：「營実」の名で収載。ノイバ
ラの偽果又は果実、と規定している。
『中華人民共和国薬典』：非収載。

以上により營実はノイバラの偽果・果実とす
る。

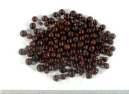
生薬見本　營実

【現在の流通と使用状況】
民間療法として需要があり、大手生薬取り扱
い業者から販売されている。

【同属近縁植物】
バラ属の植物は観賞用のバラを始め多くの種
類がある。薬用に用いられるものに下記のも
のがある。
①ノイバラ（多花薔薇(たかしょうび)）*Rosa multiflora*
②テリハノイバラ　*Rosa wichuraiana*
③リュウキュウテリハノイバラ
　Rosa modified
　營実の市場品に混入されたこともあった。
④ナニワイバラ（金桜子(きんおうし)）*Rosa lacvigata*
　偽果を下痢、多尿、子宮脱に用いる。

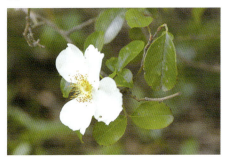
バラ科ナニワイバラ　昭和薬科大学（5月）

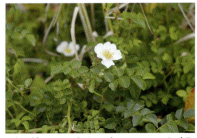
バラ科　リュウキュウテリハノイバラ
屋久島（5月）

バラ科　バラ属

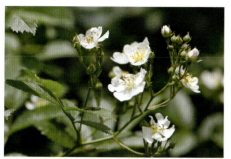

バラ科　ノイバラ　鎌倉（5月）

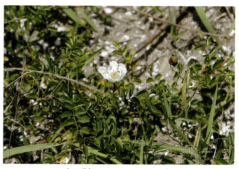

バラ科　テリハノイバラ
千葉九十九里浜（6月）

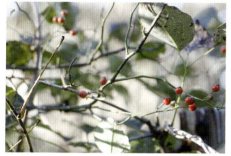

バラ科　ノイバラ　那須高原（10月）

薬草メモ

ノイバラは日本各地、朝鮮半島に分布する。日本の野原や河原の日当たりの良い場所に最も普通にみられる。中国では多果薔薇（ノイバラ）の果実を用いる。ノイバラの花を薔薇花（しょうび か）、根を薔薇根（しょうびこん）と称して薬用にする。古くは「うまら」と呼ばれ、万葉集にも「道の辺の茨（うまら）の末に這ほ豆のからまる君を別れか行かむ」（巻20-4352）と詠われ、日本を代表する野生の薔薇である。野生のイバラからノイバラの名がある。営実の名の由来について李時珍は「薔薇の実が簇（むらが）って生える状態が営星さながらだ。故に営実という」と云っている。

【薬効と使い方】　果実（偽果）を採取し、日干しにしたものを生薬、営実とよぶ。中国ではあまり用いられないが、日本では民間薬として古来より便秘、浮腫（むくみ）に使われる。便秘、浮腫に1日量2～10gを煎じ飲む。ただし、使用量が多くなると激しい下痢となるので注意を要する。にきび、はれものなどには煎液で患部を洗うとよい。欧米では近縁種をローズヒップと呼んでハーブティーとして愛飲される。

【漢方】　①瀉下②利尿③活血④解毒の作用があり、水腫や脚気、瘡毒、月経痛などに用いる。

被子植物(真正双子葉類)
コア真正双子葉類　バラ類　マメ群

バラ目
バラ科　キジムシロ属

[蛇全]※1

※1『意釈神農本草経』『神農本草経中薬彩色図譜』は「邪含」顧輯本、孫輯本は「邪合」

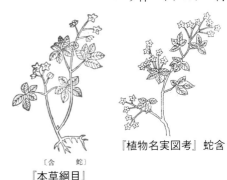

『植物名実図考』蛇含

〔含　蛇〕
『本草綱目』

『神農本草経』　原文　　　　　　上薬
蛇全．一名蛇銜．味苦微寒．生山谷．治驚癇寒熱邪氣．除熱．金創．疽痔鼠瘻．惡瘡頭瘍．

【よみ】
「驚癇（痙攣のある疾患）寒熱邪気。熱を除き、金創、疽痔（化膿性病変）、鼠瘻（頸部リンパ節結核）、悪瘡、頭瘍（頭部の難治性皮膚病変）を治す。」

【『名医別録』の主治】
「無毒、心腹邪気・腹痛湿痺を療す。胎を養い、小児を利す。」

【基原植物に関する各家論述】
『図説東洋医学 用語編』『神農本草経中薬彩色図譜』：ともにオヘビイチゴ　蛇含（蛇含委陵菜）Potentilla kleiniana Wight et Arn. ※2の全草とする。

※2『本草の植物』北村は学名をP. anemonefolia Lehm.としている。また、『植物の世界』(朝日新聞社)はP. sundaica (Blume) Kuntze var. robusta (Franch. et Sav.) Kitag.としている。

『日本薬局方』・『中華人民共和国薬典』：非収載。
『中薬大辞典』：「蛇含」の名で収載。蛇含（蛇含委陵菜）の全草あるいは根の付いた全草とする。なお、生薬名の異同について整理すると、『神農本草経』（森立之輯本）および『本草経集注』『新修本草』『大観本草』『政和本草』などは「蛇全」、孫星衍輯本および顧観光輯本は「蛇合」としている。これに対し、『本草綱目』『本草品彙精要』などは、現代の呼称と同じく「蛇含」としている。また、別名としての「一名蛇銜」の記述は、『神農本草経』の各輯本ならびに前述の各本草書ともに一致する。

『本草和名』は「虵全」の名で収載（虵は蛇の異体字）。蘇敬の注を引き
「全是含字之誤也。宜改為含。含銜義同。」としている。
また『本草経考註』に、「案ずるに、
『本草和名』は和名を都末女とするが、
『医心方』『字類抄』は宇都末女に作り、『延喜式』などには宇都末女久佐ウに作り、且つ蛇銜に作る。（……中略……）『図経本草』に解く所は、今俗に乎倍比伊知吾と呼ぶものである」などとしている。

以上により蛇全はオヘビイチゴの根と全草とする。

【現在の流通と使用状況】
漢方処方では使われず、流通も見られない。

バラ科　キジムシロ属

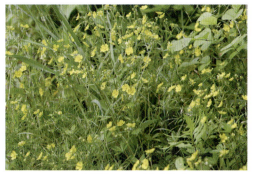

バラ科　オヘビイチゴ
筑波実験植物園（5月）

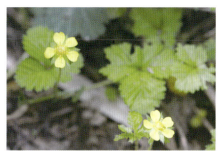

バラ科　ヘビイチゴ　鎌倉（5月）

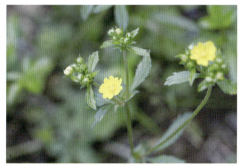

バラ科　オヘビイチゴ
筑波実験植物園（5月）

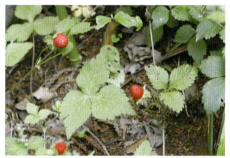

バラ科　ヘビイチゴ　東京・高尾山（6月）

薬草メモ

オヘビイチゴは日本各地、朝鮮・中国・ヒマラヤに分布する。野原の斜面、湿地を好み田畑のあぜなどに多くみられる。ヘビイチゴに似ていて、それより大きいのでオヘビイチゴの名がある。いくら待っても、赤い果実ができる事はなく、褐色の種子の集合果となる。花はヘビイチゴとそっくりではあるが、ヘビイチゴの小葉が三枚に対し、この花は五枚であるので区別ができる。「蛇含」「蛇銜」は同義語で李時珍によれば「ある農夫が、一匹の蛇が負傷すると、他の一匹の蛇がある草を銜んで来て創上に著けたが、数日後、負傷したその蛇が何処へ往ってしまったのを見て、その草を蛇創につけて見ると、果たして効験があったのでそれから蛇銜草（じゃがんそう）と呼ぶようになった」とある。

【薬効と使い方】　根を含む全草を刻んで乾燥させたものを生薬「蛇全・蛇含」と呼ぶ。頭部のおできに1回量約5gを煎じ煎液で患部を洗う。

【漢方】　①清熱②解毒の作用を持ち、驚癇高熱、マラリア、咳嗽、咽痛、湿痺、癰疽癬瘡、丹毒、痒疹、へびや虫による咬傷などを改善する。

被子植物（真正双子葉類）
コア真正双子葉類　バラ類　マメ群

バラ目
バラ科　サクラ属

［梅實］（ばいじつ）

『神農本草経』　原文　　　　　　　　中薬
梅實. 味鹹平. 生川谷. 下氣. 除熱煩
滿. 安心. 肢體痛. 偏枯不仁死肌. 去
青黒誌惡疾.

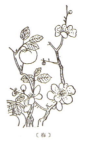
『本草綱目』

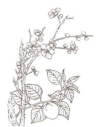
『植物名実図考』梅

【よみ】
「気を下し、熱、煩満、心を安んじ、肢体の痛み、偏枯不仁死肌を除き、青黒誌悪疾を去る。」

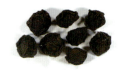
生薬見本　烏梅

【『名医別録』の主治】
「無毒、下痢、好唾、口乾を止める。」

【基原植物に関する各家論述】
『意釈神農本草経』・『神農本草経中薬彩色図譜』：ウメ　梅 Prunus mume（Sieb.）Sieb. et Zucc. の未熟果実を煙でくすべたもの。
『局外生規』：「烏梅」の名で収載。ウメ P. mume Sieb. et Zucc. の未熟果実をくん製又は蒸してさらしたもの、と規定している。
『中華人民共和国薬典』：「烏梅」として、梅 P. mume（Sieb.）Sieb. et Zucc. のほぼ成熟した果実を低温で火干しした後、黒くなるまで蒸らしたもの、としている。
『中薬大辞典』：ほぼ成熟した緑色の果実（青梅）を採り、大小を選別し、弱火で40℃前後に保ちながら均一に乾燥させる。果肉が黄褐色を呈し、皮に皺ができるまで、2～3日昼夜焙る。焙った後、さらに2～3日蒸らし、黒色に変わったら、完成である、としている。

以上により梅実はウメの未熟果実を薫製したものとする。

【現在の流通と使用状況】
薬用には「梅実」、「烏梅」、「白梅」の3種あるが、日本では漢方薬方に使われるのは「烏梅」のみである。烏梅は殆ど中国から輸入さ

生薬見本　烏梅の刻み

れ大手生薬取り扱い業者から販売されている。梅実は民間薬として用いられているが梅酒用の梅実以外は、薬用としての流通は確認できない。

【修治】
烏梅：未成熟果実を薫蒸したもの。
白梅：青いものを塩でつけて曝乾したもの。

【産地】
大きく肉厚、核が小さく、外皮が黒く、裂けて核があらわれず、柔らかく、うるおいがあり、特に酸味の強いものが良品である。中国（浙江、四川、福建、湖南など）が主産地である。近年安い中国品の輸入が増え、その他韓国、台湾からも輸入されている。
日本では年間約11万5千トン生産され、"紀州の梅干し（南高梅）"で有名な和歌山県で生産高の72%を占め、次に群馬（榛名山）、福井（梅映梅）と続く。

バラ科　サクラ属

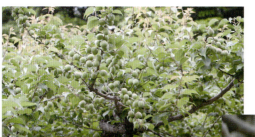

バラ科　ウメ　小石川植物園（5月）

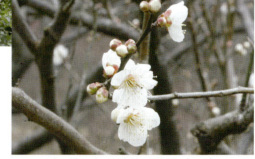

バラ科　ウメ　湯河原梅園（2月）

薬草メモ

ウメは中国原産の落葉樹で古い時代から好まれ「万葉集」にも萩に次いで多く、「わが園に　梅の花散る　ひさかたの　天より雪の流来るかも」（巻5-822）など119首詠われている。奈良時代　に樹木が日本にはいる以前に、烏梅が薬用として伝来して、烏梅を漢音読みしたものといわれる。「本草和名」には「梅実は烏梅、白梅は牟女」と書かれ、果実と花の呼び名が区別されている。

平安の頃からムメとなり、江戸時代から明治に至るまでムメと呼ばれていたが、学者の間にウメとムメの論争があり、「梅咲きぬ　どれがむめやらうめじゃやら」と与謝蕪村に皮肉られた。

【薬効と使い方】　未熟な果実を燻蒸して乾燥したものは、外面が黒いので、生薬烏梅という梅干し、梅肉エキス、梅酢、梅酒として日本人に親しまれている。また民間療法に梅干を熱灰に埋めて黒焼きにした「梅の黒焼き」は、風邪の熱や咳に熱湯に入れて用いる。江戸時代から伝わる梅肉膏（梅肉エキス）は牛の青梅をすりおろし、布巾でしぼった汁を天日で濃縮、ゆっくりと煮つめたものである。下痢や食中毒の特効薬として知られている。ウメの開花直前の蕾を乾燥したものを白梅花といって健胃、解毒、鎮痛薬として用いられる。

【漢方】　①止咳②止嘔③止渇④止瀉⑤駆虫の作用があり、口渇や悪心、慢性の下痢、回虫症による腹痛、咳嗽、煩熱などを改善する薬方に用いる。

方剤としては、杏蘇散（直指方《咳痰》）、烏梅丸（傷寒論《駆虫・腹痛・つわり》）、椒梅瀉心湯（本朝経験《悪心嘔吐》）、人参養胃湯（和剤局方《下痢・食欲不振》）、秦艽別甲湯（宝鑑《肺結核・羸痩》）、秦艽扶羸湯（医学入門《肺結核・慢性気管支炎》）などに配合されている。

被子植物(真正双子葉類)　　　　　　　　　　　　　　　　　　　　バラ目
コア真正双子葉類　バラ類　マメ群　　　　　　　　　　　　　バラ科　サクラ属

［郁核］(いくかく)

『神農本草経』原文　　　　　　下薬
郁核．一名爵李．味酸平．生川谷．治大腹水腫．面目四肢浮腫．利小便水道．根．治歯齗腫齲歯．堅歯．鼠李．治寒熱瘰癧瘡．

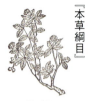
『本草綱目』

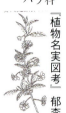
『植物名実図考』郁李

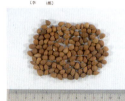
生薬見本　郁李仁

【よみ】
「大腹水腫、面目四肢浮腫を治す。小便水道をりす。根　歯齗腫(歯肉炎)齲歯(虫歯)を治し、歯を堅くす。鼠李　寒熱瘰癧瘡を治す。」

【『名医別録』の主治】
「無毒　根　白蟲を去る。」

【基原植物に関する各家論述】
『図説東洋医学 用語編』：ニワウメ。
『意釈神農本草経』：欧李 Prunus humilis Bunge、ニワウメ　郁李 P. japonica Thunb.、長梗郁李 var. nakaii (Levl.) Rehd.、ユスラウメ　山桜桃（毛桜桃）P. tomentosa Thunb、截形楡葉梅 P. triloba Lindl. var. truncata Komar. などの成熟種子としている。
『神農本草経中薬彩色図譜』：郁李、欧李などの成熟種子。
『中薬大辞典』：「郁李仁」の名で収載。郁李、欧李あるいは長梗郁李の種子とし、これれらは「小李仁」の名で流通するほか、山桜桃、截形楡葉梅の種子は「大李仁」として同様に用いられる、としている。
『中華人民共和国薬典』：「郁李仁」の名で収載。欧李、郁李あるいは長柄扁桃 P. pedunculata Maxim. の成熟種子とし、前二種を「小李仁」後一種を「大李仁」と通称する、としている。
『日本薬局方』は非収載。

以上により郁核はニワウメまたはユスラウメの種子とする。

【現在の流通と使用状況】
郁李仁は漢方処方に用いられ、現在中国市場には「小李仁」と「大李仁」があるが薬用には小李仁が正品とされている。
日本では消費量は少ないが主に中国産のチョウセンニワウメが輸入され大手生薬取り扱い業者から販売されている。

【同属近縁植物】
①ニワウメ　Prunus japonica Thunb「小李仁」
　　中国（遼寧、内モンゴル、河北、河南、山西、山東など。）
　　長梗郁李 var.nakaii　形態はニワウメとほぼ同じ。
②チョウセンニワウメ
　　Prunus japonica Thunb. var. nakaii「小李仁」
③コニワザクラ（欧李）Prunus humilis「小李仁」
　　中国（遼寧、吉林、黒竜江、内モンゴル、山東、河南など。）
④ユスラウメ山桜桃・毛桜桃）「大李仁」
　　Prunus tomentosa
　　中国（甘遂、内モンゴル、河北、山東、遼寧など。）
⑤截形楡葉梅　Prunus triloba
　　「大李仁」
⑥長柄扁桃　Prunus pedunculata

バラ科　サクラ属

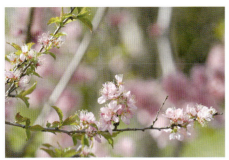
バラ科　ニワウメ　向島百花園（4月）

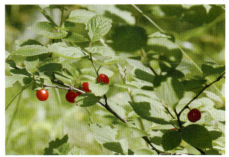
バラ科　ニワウメ　筑波実験植物園（6月）

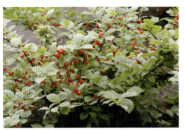
バラ科　ユスラウメ
東京都薬用植物園（6月）

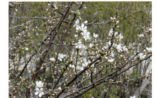
バラ科　ユスラウメ
京王フローラルガーデン
（3月）

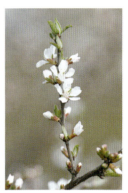
ユスラウメ

薬草メモ

ニワウメは中国原産、かなり古い時代に中国から渡来した落葉低木で、中国名郁李と呼ばれる。春に葉が出る前に花を咲かせ、夏に赤く熟した果実はサクランボ状で食べられる。万葉集には「はねず」と呼び、「波禰受」を詠んだ歌が4首ある。「夏まけて　咲きたる唐棣　ひさかたの　雨うち降らば　うつろひなむか」（巻8－1485）とか「山吹の　にほへる妹が　はねず色の赤裳の姿　夢にみえつつ」（巻11－2786）などと詠われている。江戸時代には観賞用として栽培された。

ユスラウメはニワウメと類縁関係にある。ユスラウメは葉が卵形でしわがあり、毛が多く、花の中の子房、果実にも毛が生えている。

郁李の名の由来について李時珍は「郁の字は山海経に栯と書いてある。馥（かおり）栯である花実倶に香しいから名としたのである」と言っている。

【薬効と使い方】　秋に成熟果実を採取し、果肉を除き、種子集め乾燥させたものが生薬「郁李仁」である。利尿・便秘に郁李仁を1日量4～12gを煎じ服用する。根の皮を歯ぐきのはれた時に同様に煎じた液でうがいするとよい。

【漢方】　①潤腸②通便③利水④消腫の作用を持ち、便秘や排尿減少、浮腫などを改善する薬方に用いる。

薬方としては、五仁丸（世医得効方《習慣性便秘》）、郁李仁湯（本朝経験《浮腫・腎炎》）等の薬方に配合されている。

被子植物(真正双子葉類)　　　　　　　　　　　　　　　　　　　　　　バラ目
　コア真正双子葉類　バラ類　マメ群　　　　　　　　　　　　　　　　バラ科　サクラ属

［杏核(きょうかく)］

『神農本草経』　原文　　　　　　　　下薬
杏核．味甘温．生川谷．治欬逆上氣．
雷鳴喉痺．下氣．産乳金創．寒心賁豚．

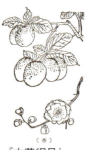
『本草綱目』

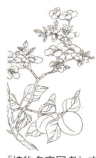
『植物名実図考』杏

【よみ】
「咳逆上気、雷鳴喉痺を治す。気を下し、産
乳金創、寒心（寒飲の邪が心下に存在）奔豚
（パニック症状）（を治療する）。」

【『名医別録』の主治】
「苦冷利　有毒、惊癇、心下煩熱、風気去来、
時行頭痛を主る、肌を解す、心下急を消し、
狗毒を殺す。」

【基原植物に関する各家論述】
『意釈神農本草経』：杏樹（杏）Prumus armeniaca L.、およびその変種のアンズ　山杏　P. armeniaca L. var. ansu Maxim. や、西伯利亜杏(シベリア) P. sibirica. L.、遼杏（東北杏）P. mandshurica Koehne などの種子。
『神農本草経中薬彩色図譜』：杏、山杏の種子とし、前者は苦杏仁と甜杏仁の原植物は苦杏仁の主な原植物であるという。
『日本薬局方』：「杏仁」の名で収載。ホンアンズ P. armeniaca L.、又はアンズ P. armeniaca L. var. ansu Maxim.の種子と規定している。
『中華人民共和国薬典』：「苦杏仁」の名で収載。山杏、西伯利亜杏、東北杏あるいは杏の種子と規定している。

以上により杏核はアンズの種子とする。

【現在の流通と使用状況】
杏核は杏仁の名で漢方薬方の重要生薬である。ほとんど中国産（遼寧、河北、吉林に主産）の杏仁が輸入され販売されている。国産（長

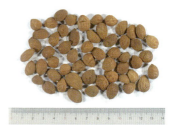
生薬見本　杏仁

野）杏仁は主に食用として流通している。

【近縁同属植物】
①ホンアンズ（セイヨウアンズ）
　　Prunus armeniaca
　　中国（黒竜江、遼寧、吉林、内モンゴル、河北、河南、山東、江蘇、山西、陝西、甘粛、寧夏、新疆、四川、貴州）に分布する。
②アンズ
　　Prunus armeniaca var. *ansu*
　　中国（遼寧、河北、内モンゴル、山東、山西、陝西、寧夏、甘粛、江蘇など）に分布する。
③マンシュウアンズ
　　Prunus mandshurica
　　中国東北部に分布する。
④シベリアアンズ（西伯利亜杏）
　　Prunus sibirica
　　中国（中国東北、内モンゴル、河北、山西）に分布する。

バラ科　サクラ属

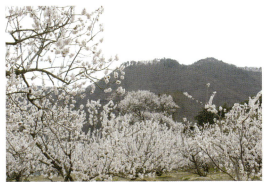
バラ科　アンズ　長野アンズの里(4月)

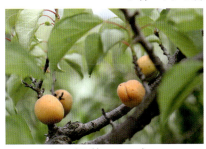
バラ科　アンズ
東京都薬用植物園（6月）

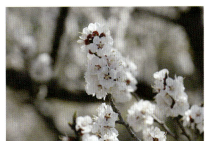
バラ科　アンズ　長野アンズの里(4月)

薬草メモ

杏仁は中国・ヒマラヤに分布し、古くに中国から伝えられた落葉高木、アンズの種子である。日本には奈良時代に薬用として渡来し、杏子と書き、カラモモと呼んでいた万葉集にも「荒磯辺に　つきて漕がさね　杏人の　浜を過ぐれば　恋しくありなり」（巻9-1689）と杏人として登場する。江戸時代に杏子を唐音読みしアンズとなったといわれる杏仁豆腐のアンニンとは上海地方の発音である。漢名の杏は李時珍によれば「杏の漢字の書体は子（果実）が木の枝に在る形を表したもの。或は口に従い、また可に従う文字だというが、それはいづれも正しくない」と云っている。

【薬効と使い方】　殻を割って中の種子（仁）だけを集め、陰干しにしたものを生薬「杏仁」と言う。この種子をちょっと熱湯につけ、渋皮を去って用いるのが原則であるが実際にやる人は少ない。果実を未熟のうちに採り焼酎に漬け、アンズ酒として滋養強壮に用いる。杏仁を原料とするキョウニン水は、鎮咳・祛痰薬と日本薬局方に収載されている。多量に服用すると青酸による中毒が現れるので注意が必要である。

【漢方】①鎮咳②平喘③利水④通便の作用を持ち、咳嗽、喘息、去痰、喉痺、便秘などを改善する薬方に用いる。
薬方としては、麻黄湯（傷寒論《感冒》）、大青竜湯（傷寒・金匱《感冒・肺炎》）、桂枝加厚朴杏仁湯（傷寒論《咳（身体虚弱）》）、杏蘇散（直指方《咳痰・浮腫》）、神秘湯（外台《咳・気管支喘息》）、麻杏甘石湯（傷寒論《咳・喘鳴》）、麻子仁丸（傷寒・金匱《老人性常習便秘》）、潤腸湯（万病回春《老人性常習便秘》）。その他多くの薬方に配合されている。

被子植物(真正双子葉類)
コア真正双子葉類　バラ類　マメ群

バラ目
バラ科　サクラ属

[桃核(とうかく)]

『神農本草経』　原文　　　　　　　下薬
桃核．味苦平．生川谷．治瘀血血閉瘕．
邪氣．殺小蟲．桃華．殺注惡鬼．令人
好色．桃梟．殺百鬼精物．桃毛．下血
瘕．寒熱積聚．無子．桃蠹．殺鬼．辟
不祥．

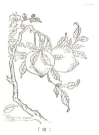
『本草綱目』

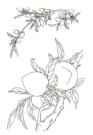
『植物名実図考』桃

【よみ】
「瘀血血閉瘕、邪気を治す。小蟲を殺す。桃
華注悪鬼を殺し、人をして色を好ましむ。桃
梟　百鬼精物(もののけ)を殺す。
桃毛　血瘕、寒熱積聚を下す、子を無くす。
桃蠹　鬼を殺す。不祥を避ける。」

【『名医別録』の主治】
「甘　無毒、咳逆上気を止め、心下堅きを消
し、卒暴出血を除き、癥瘕を破り、月水を通
じ、痛みを止める。桃華　味苦平　無毒、主
として水気を除き、石淋を破り、大小便を利
し、三虫を下し、人面を悦沢す。桃梟　味苦
中悪腹痛を療し、精魅、五毒祥ならざるを殺
す。桃毛　帯下諸疾、堅閉を破る。毛を削り
とり、これを用う。桃蠹　桃樹を食う虫なり。
その茎白皮　味苦辛　無毒、邪鬼中悪腹痛を
除く。胃中の熱を除く。その葉　味苦辛平
無毒、主として、尸虫を除き、蒼中の虫を出
す。膠　之を練る。主として、中を保ち、飢
えず。風寒を忍ぶ。その実　味酸　多食せば、
人をして熱あらしむ。」

【基原植物に関する各家論述】
『意釈神農本草経』：モモ　桃 Prums
persica (L.) Batsch. やノモモ 山桃 P.
davidiana Franch の種子と規定している。
『神農本草経中薬彩色図譜』：桃の種仁とし
ている。
『神農本草経』の本条中には、使用部の違う

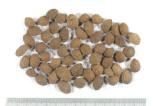
生薬見本　桃仁

桃華(花)、桃梟(冬まで樹についたまま落
ちない果実)、桃毛(果実の表面の毛)、桃蠹(とうと)
(桃樹を食う虫)を列挙している。
『中薬大辞典』：桃あるいは山桃の種子を「桃
仁」の名で収載するほか、「桃子」(成熟果実)、
「桃葉」(葉)、「桃花」(花)、「桃枝」(嫩枝)、
「桃根」(根あるいは根皮)、「桃膠」(樹皮か
ら分泌する樹脂)
「桃茎白皮」(樹皮)を個別に収載している。
『日本薬局方』：「桃仁」の名で収載。モモ P.
persica Batssch 又は P. persica Batsch var.
davidiana Maxim. の種子としている。
『中華人民共和国薬典』：「桃仁」の名で収載。
桃あるいは山桃の種子と規定している。

以上により桃核はモモの種子とする。

【現在の流通と使用状況】
桃仁は漢方薬方の重要生薬である。ほとんど
中国産(四川、雲南、陝西、河北、河南、山
東、山西に主産)が輸入され販売されている。
国産長野他、主に食用とし福島、山梨、岡山
に産する。

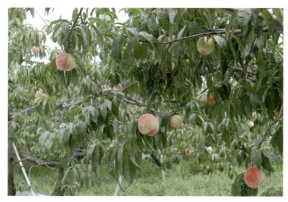
バラ科　モモ
新潟白根（8月）

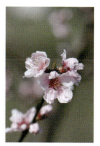
バラ科　サクラ属

バラ科　モモ
山梨御坂（4月）

モモは中国の黄河上流の甘粛省、陝西省にまたがる高原地帯が原産地とされている。日本には弥生時代に渡来したものと思われる。その果実（径が3〜5cm）は小さく食用として優れたものではなかった。奈良時代には日本各地に栽培されケモモと称されていた。明治時代に大型の実に品種改良されたモモが中国から導入され、さらに国内で品種改良がなされ今日流通する食用モモになった。これら果物用の白桃や水蜜桃では種子が小さいため薬用に適しない。薬用「種子（桃仁）」とするには野生種に近いものが品質がよいとされている。

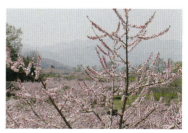

薬草メモ

中国北西部を原産とし、日本でも弥生時代の遺跡から種子が発見されているので、古代にわが国へ渡来したと考えられる。万葉集にも「春の苑紅　にほふ桃の花　下照る道に出で立つ　少女」（巻19-4139）と詠われ、また中国西晋（3世紀後半）のころ、山民がモモの花が流れている川の水を飲んだところ、300歳の長寿を保ったという「武陵桃源」の伝説から、平安時代の貴族が薬草を摘み、その薬草で体の穢れをお祓いして健康と厄除を願う「上巳の節句」が始まりで、宮中では3月3日にモモの花を浮かべた酒を飲む行事が起こり、これが「モモの節句」へと発展した。古くから観賞用のハナモモ、果実として栽培されている桃と日本人にはなじみの深い植物である。桃は李時珍によれば「桃の性質は花が早く、植え易くて子が繁る。故に文字は木、兆に従うので、十億を兆といい、その多いことをいったものだ」といっている。

【薬効と使い方】種子を採取して日干しにしたものを生薬「桃仁」と呼ぶ。種子はアミグダリン、青酸配糖体を含むので専門家の指導によって薬用とすることが望ましい。民間では桃の葉を浴湯料として、あせも、皮膚病などに用いられる。

【漢方】①活血②排膿③駆瘀血④鎮痛⑤潤腸の作用を持ち下腹部の疼痛、腹部の血液の停滞、月経不順など婦人病などを改善する薬方に用いる。
薬方としては、桂枝茯苓丸（金匱要略《婦人科的諸疾患》）、桃核承気湯（傷寒論《婦人の諸疾患》）、大黄牡丹皮湯（金匱要略《虫垂炎・痔》）、葦茎湯（金匱要略《肺癰》）、千金鶏鳴散（千金方《打撲捻挫》）、独活湯（医学入門《腰痛・ぎっくり腰》）、疎経活血湯（万病回春《関節痛・神経痛》）、潤腸湯（万病回春《老人性常習便秘》その他多くの薬方に配合されている。

被子植物（真正双子葉類）　　　　　　　　　　　　　　　バラ目
コア真正双子葉類　バラ類　マメ群　　　　　　　バラ科　Prinsepia 属

［蕤核(ずいかく)］

『神農本草経』　原文　　　　　　　　上薬
蕤核．味甘温．生川谷．治心腹邪結氣．明目．目痛赤傷涙出．久服輕身益氣不飢．

【よみ】
「心腹邪、結気。目を明らかにし、目痛く赤く傷で涙出ずるを治す。久しく服すれば身を軽く、気を益し飢えず。」

【『名医別録』の主治】
「微寒　無毒　目が腫れ、眦(ようび)爛れ、齆鼻。心下の結痰、痞気を破る。」

【基原植物に関する各家論述】
『意釈神農本草経』・『神農本草経中薬彩色図譜』：ともに扁核木（単花扁核木・蕤核）Prinsepia uniflora Batalin の種子としている。
『本草の植物』：「『本草綱目啓蒙』には「和産なし。核は舶来あり。……」とする。」また、「日本には古くから入っていて正倉院の薬物にあり、木島正夫はこれを研究して P. uniflora Batalin の核果であろうと推定している」としている。
『中華人民共和国薬典』：「蕤仁」の名で収載。蕤核 P. uniflora Batalin あるいは歯葉扁核木 P. uniflora Batal var. serrata Rehd. の成熟果核としている。
『日本薬局方』：　非収載。

以上により蕤核は扁核木プリンセピア・ウニフローラの種子（成熟果核）とする。

【現在の流通と使用状況】
中国では眼病に内服、外用として用いられるが、日本では漢方処方集に記載なく、漢方薬方に使われることもない。生薬としての流通

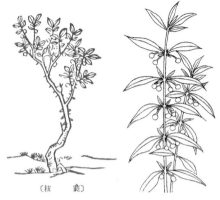

『本草綱目』　　　『植物名実図考』蕤核

もない。
【蕤仁の形状】
核果は茶色で網模(あみもよう)様があり、やや扁平な心臓形で非対称で硬い。殻を割ると扁平な円形もしくは心臓形の種子がある。茶褐色で実の充実したものが良品である。

蕤仁薬材
『中薬大辞典』より

【同属近縁植物】
Prinsepia は主に中国、ロシアに自生する。高さ1.5mのバラ科の落葉低木で茎は多く分岐し、外皮は茶褐色で葉腋には短い棘がある。葉は長さ3〜6cm、幅5〜10mmで互生か束生する。サクランボのように見える実を結ぶ。その様子について『蜀本草』『図経本草』によれば、葉は細く枸杞に似ており、花は白色、種子は茎について生じ、紫赤色、大きさ五味子大で、茎に多くの棘があると記載している。
①単花扁核木　Prinsepia uniflora
　主産地は中国（山西、陝西、甘粛、内モンゴル）
②歯葉扁核木
　Prinsepia uniflora var. serrata Rehd.

バラ科　Prinsepia 属

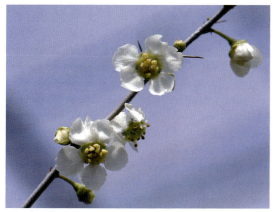

プリンセピア・ウニフローラの実

バラ科　Prinsepia uniflora　日本新薬㈱植物園

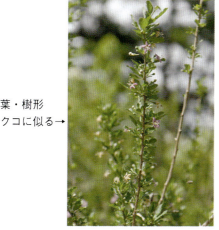

葉・樹形
クコに似る→

ナス科　クコ
八ヶ岳薬用植物園（8月）

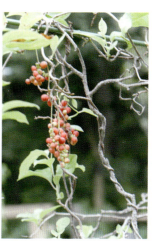

実の大きさ
五味子に似る→

マツブサ科
チョウセンゴミシ

【薬草メモ】

プリンセピア・ウニフローラ（扁核木）は中国の陝西、甘粛、山西、内モンゴルの各省に分布し、低山の日当りのよい斜面などに生えている落葉低木　Prinsepia は19世紀の気象学者又は植物学者に因み、uniflora は同属植物が総状花序に対し、単一の花をつけることに由来するとされている。五月、六月に熟した実を採って日光で乾す。
【薬効と使い方】　果核を蕤核と呼び薬用とする。7〜8月ごろ果実が黒く熟す。果肉を除いて核果を取り出して乾燥する。核果を割って心臓形の種を蕤仁と呼び、これを用いる。
【漢方】　明目の作用があり、眼病の要薬と云われ、結膜炎などで目が赤く腫れたり、涙やめやにの出るときに用いる。おもに点眼薬として外用する。その他内用としては鼻血、不眠などに用いられる。

被子植物(真正双子葉類) バラ目
コア真正双子葉類　バラ類　マメ群　　　　　　　　バラ科　カナメモチ属

［石南草］
せきなんそう

『神農本草経』 原文　　　　　　　　　下薬
石南草．一名鬼目．味辛平．生山谷．
養腎氣．内傷陰衰．利筋骨皮毛．實．
殺蠱毒．破積聚．逐風痺．

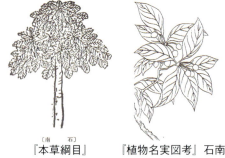

『本草綱目』　　『植物名実図考』石南

【よみ】
「腎気、内傷陰衰えるを養い、筋骨皮毛を利
す。実　蠱毒を殺し、積聚を破り、風痺（関
節炎）を逐う。」

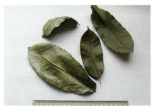

オオカナメモチ
日干乾燥葉やや
小形の琵琶の葉
に似ている

生薬見本

【『名医別録』の主治】
「苦　有毒、脚弱、五臓邪気を療す。熱を除
く。女子久服すべからず。男を思わせしむ。」

【現在の流通と使用状況】
日本では漢方処方集に記載なく、漢方薬方に
使われることもない。生薬としての流通もな
い。

【基原植物に関する各家論述】
『図説東洋医学 用語編』：未詳。
『意釈神農本草経』・『神農本草経中薬彩色図
譜』：オオカナメモチ 石楠 Photinia serrulata
Lindl. の葉。
『本草の植物』：「『大和本草』に石南花、山
木なり。トベラの葉に似て長く厚し。臘前よ
りつぼみ生じ、三月に淡紅花を開く。花大に
してシャクヤクに似て甚美なり。沙土に宜し
からず。『綱目』灌木類にのす」とあり『本
草綱目啓蒙』にもシャクナゲ Rhododendron
metternichii Sieb. et Zucc. var. hondoense
Nakai（ツツジ科）にあてた。以来花木とし
て有名なシャクナゲの名は日本には定着して
いる。どうして石南をシャクナゲに誤った
か」などと述べている。
『中薬大辞典』：「石南葉」「石南実」の二条
に分けて収載。それぞれ石楠の葉、果実とし
ている。『日本薬局方』・『中華人民共和国薬
典』：非収載。

以上により石南葉はオオカナメモチの葉とす
る。

【近縁同属植物】
①オオカナメモチ　Photinia serrulata
　東南アジア、台湾、中国（湖南、湖北、江
　東、江西など。）
②カナメモチ　Photinia glabra
　中国、日本では関東以西に分布。
【石南とされる他の植物】
　シャクナゲ　Rhododendron metternichii

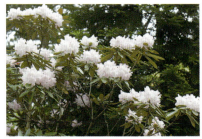

ツツジ科　シャクナゲ
東大日光植物園（5月）

バラ科　カナメモチ属

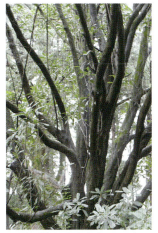

バラ科　オオカナメモチ
京都府立植物園（7月）

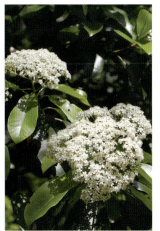

バラ科　オオカナメモチ
小石川植物園（4月）

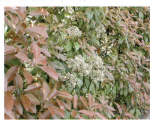

バラ科　カナメモチ
鎌倉（4月）

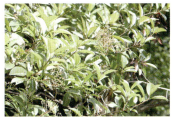

バラ科　カナメモチ
金沢八景自然公園（7月）

薬草メモ

中国で石南といえばオオカナメモチの葉のことである。日本では石南にシャクナゲをあてて、シャクナゲの葉が石南葉として昔、流通していたが、誤りである。オオカナメモチは常緑高木で中国南部やインドシナ半島、台湾などに分布するほか、奄美諸島以南に自生している。近縁の常緑小高木のカナメモチは、春　若葉が赤く5月にオオカナメモチに似たこぶりの花を咲かせることから生け垣としてよく利用される。石南の名の由来について、李時珍は「石南は石間の陽に向った所に生えていることから石南と名付けたと」と言っている。　シャクナゲは漢名の石南に、誤ってツツジ科の常緑低木をあて、江戸時代にはシャクナンと読んでいたがシャクナゲに訛ったと思われる。

【薬効と使い方】　中国ではオオカナメモチの葉を乾燥し、生薬「石南葉」と呼ぶ。茶としてかぜ薬・強壮薬として服用されている。

シャクナゲの葉はもっぱらわが国独特の民間薬として利尿・浮腫・リウマチ、頭痛、下肢の痙攣や足腰の萎弱に用られたが、作用が激しい成分があるので民間では使用しないことが望ましい。

【漢方】　①鎮痛②利尿③強壮の作用を持ち、痛風やリウマチの痛み、腎臓病などに用いる。

被子植物(真正双子葉類)
コア真正双子葉類　バラ類　マメ群
バラ目　クロウメモドキ科
　上薬　酸棗　大棗
　中薬　白棘
　(下薬　鼠李)※1

※1 森立之輯本は非収載であるが、顧観光輯本(『意釈』)などは『本草綱目』に従い『本経』下品として収載しているので、参考に掲載する。

バラ目
クロウメモドキ科　ナツメ属

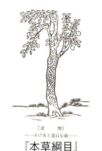
『本草綱目』

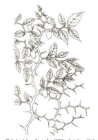
『植物名実図考』酸棗

[酸棗(さんそう)]

『神農本草経』原文　　　　　　　上薬
酸棗．味酸平．生川澤．治心腹寒熱邪結氣．四肢酸疼濕痺．久服安五藏．輕身延年．

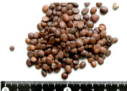
生薬見本　酸棗仁

【よみ】
「心腹寒熱邪結気、四肢酸疼湿痺を治す。久服せば、五臓を安んじ、実を軽くし、年を延ぶ。」

【『名医別録』の主治】
「無毒。煩心　眠りを得ず。臍上下の痛み、血転、久泄、虚汗煩渇。中を補い、肝気を益し、筋骨を堅くする。陰気を助け、人をして肥え健やかにせしむ。」

【基原植物に関する各家論述】
『意釈神農本草経』：サネブトナツメ　酸棗 Zizyphus jujuba Mill. var. spinosa Hu の種子とする。
『神農本草経中薬彩色図譜』：酸棗 Z. spinosa Hu の種子。
『本草の植物』：ナツメ Z. jujuba Mill.（= Z. jujuba Mill. var. spinosa Hu）中国原産。現在は朝鮮、蒙古、中央アジアに野生化しているとしている。さらに『北村』は、「酸棗は野生型の果実が小さくて刺の多いもので、これをサネブトナツメとして区別することもあるが、植物学的には中間型があって特別な変種として認めるのはむずかしいとしている※2。

※2『神農本草経集注』(梁・陶弘景)[酸棗]条に陶弘景は「今東山の間に出ず。即ち山棗樹の子と云う。武昌棗に似て、味極めて酸し」とある。
『新修本草』(唐・蘇敬)に「此れ即ち樲棗実なり。樹 大きさ大棗の如し、実に常形なし。ただ大棗の中で味の酸き者是なり。」とある。

『日本薬局方』：[酸棗仁]の名で収載。サネブトナツメ Z.jujuba Mill. var. spinosa (Bunge) Hu ex H. F. Chou の種子と規定。
『中華人民共和国薬典』：[酸棗仁]の名で収載。酸棗（サネブトナツメ）Z. jujuba Mill. var. spinosa Hu ex H. F. Chou の種子と規定し、秋の終わりから冬の初めに成熟果実を採集し、果肉及び核殻を除去して、種子を集めて日干しする、としている。

以上の出典により酸棗はサネブトナツメの種子とされいてるが、薬性薬味などを考慮すると果実ではないかと考えられる。

【現在の流通と使用状況】
酸棗仁として漢方薬方、製剤原料に繁用されている。
主産地中国（河北、陝西、遼寧、河南）で、殆どを中国から輸入され、販売されている。

クロウメモドキ科　ナツメ属

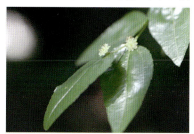
クロウメモドキ科　サネブトナツメ
小石川植物園（7月）

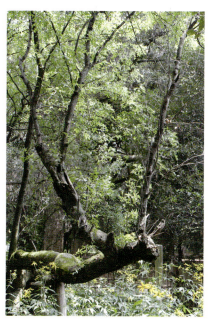
クロウメモドキ科　サネブトナツメ
小石川植物園（7月）

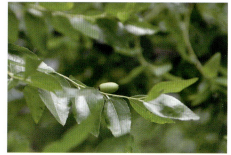
クロウメモドキ科　サネブトナツメ
八ヶ岳薬用植物園（8月）

―― 薬草メモ ――

中国原産のサネブトナツメはナツメの原種で枝にトゲが多く、葉や果実はナツメより小さい。果実は核が大きく、果肉が少ないのでナツメのように食べられない。核はかたくて、大きいので、打ち砕いて割ると、中から扁平の種子が出てくる。中国名「酸棗」は酸味が強いことからつけられた。また、種子が大きいという意味でサネブトと名づけられた。享保のころに、小石川御薬園で苗が栽培された記録がある。酸棗の名の由来について陶弘景は「今は東山地方に産する。即ち山棗（酸棗の別名）樹の子だという。武昌棗に似て味が極めて酸し。東部地方ではこれを噉ひ、それで睡を醒ます。経の文に"眠り得ぬを療ず"とあると正反対である。」と言っている。

【薬効と使い方】　種子を日干しにし酸棗仁として用いる。不眠・神経衰弱に酸棗仁酒（酸棗仁100g 氷砂糖150g、ホワイトリカー720ml）を作り就寝前に20ccを服用するとよい。

【漢方】　①安心②鎮静③止汗の作用を持ち不眠・神経衰弱・寝汗などを改善する薬方に用いる。

薬方としては、酸棗仁湯（金匱要略《不眠症・神経衰弱》）、温胆湯（千金方《不眠・神経症・貧血》）、加味温胆湯（万病回春《不眠・神経症》）、帰脾湯（済世全書《貧血・不眠・精神不安》）、加味帰脾湯（済生方《不安・不眠・動悸・気鬱》）、天王補心丹（世医得効方《不眠症・自律神経失調症》）、茯苓補心湯（万病回春《心汗、憂思》）などの薬方に配合されている。荒木性次は用法として必ずこうばしき香りの生ずる迄よく炒りて用ふべしと云っている。

被子植物(真正双子葉類)
コア真正双子葉類　バラ類　マメ群

バラ目
クロウメモドキ科　ナツメ属

[大棗(たいそう)]

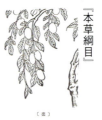
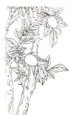

『本草綱目』

『植物名実図考』棗

『神農本草経』　原文　　　　　　上薬
大棗．味甘平．生平澤．治心腹邪氣．
安中養脾．助十二經．平胃氣．通九竅．
補少氣少津．身中不足．大驚．四肢重．
和百藥．久服輕身長年．葉覆麻黄能出
汗．

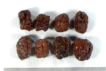

生薬見本　大棗　　　大棗の果実

【よみ】
「心腹邪気を治す。中を安んじ、脾を養い、十二経を助け、胃気を平らかにし、九竅を通じ、少気、少津、身中不足を補い、大驚、四肢重き（を療す）。百薬を和す。久服せば、身を軽くし、年を長ず。葉　麻黄を覆い、能く汗を出す。」

【『名医別録』の主治】
「無毒。中を補い、気を益す。力を強め、煩悶を除く。心下懸・腸澼を療す。（久服せば）飢えず。神仙。三歳　陳核中の仁　これを燔す。味苦。腹痛・邪気を主る。生棗　味甘辛　多食せば、人をして多く寒熱せしむ。羸痩の者食うべからず。」

【基原植物に関する各家論述】
『意釈神農本草経』：ナツメ　棗 Zizyphus jujuba Mill. の果実。
『神農本草経中薬彩色図譜』：棗樹 Z. jujuba Mill. var. inermis (Bge.) Rehd. の果実。
『本草の植物』：ナツメ Z. jujuba Miller とし、「万里長城の八達嶺でも刺の多いナツメが多く、野生状である。今は西アジアでも野生化している。栽培の刺の少ないものを var. inermis [※1] (Bunge) Rehder として区別することもある」などとしている。

※1 変種名の inermis はラテン語 in-（否定）と ermis（武器、武装）の合成語である。したがって inermis は武器を持たない、武装していない、植物では刺針の

ないことをいう。
これに対し、酸棗仁の原植物サネブトナツメの変種名 spinosa はとげのある、とげの多いということをいう。

『日本薬局方』：ナツメ Z. jujuba Miller var. inermis Rehder の果実としている。

『中華人民共和国薬典』：棗 Z. jujuba Mill. の果実と規定し、秋季に果実が成熟したときに採集し、日干しする、としている。

以上により大棗はナツメの果実とする。

【現在の流通と使用状況】
大棗は漢方薬方の基本生薬として繁用され、殆ど中国産大棗が流通している。

【同属近縁植物（Zizyphus 属植物）】
①ナツメ　棗　Zizyphus jujuba var. inermis
　主産地中国（河北、河南、山東、四川、貴州）
②サネブトナツメ 酸棗 Zizyphus jujuba var. inermis
　主産地中国（河北、陝西、遼寧、河南）

大棗は加工の違いにより紅棗、黒棗がある。
紅棗：採取後、湯通しして夜露にあて日干し乾燥したもの。
黒棗：紅棗を低温で燻製にしたもの。皮が黒味を帯び、そのまま食べることができる。自然な甘みがあり口にしやすい。
大棗の果実　薬用に使われるのは主に紅棗である。

クロウメモドキ科　ナツメ属

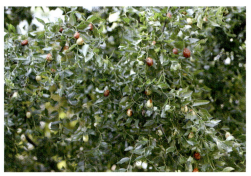
クロウメモドキ科　ナツメ
静岡県立大学薬草園（9月）

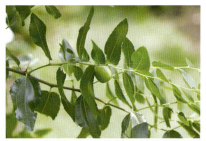
クロウメモドキ科　ナツメ
高崎染料植物園（8月）

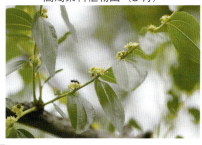
クロウメモドキ科　ナツメ
小石川植物園（6月）

薬草メモ

　ナツメは古来より中国では子供の誕生にこの樹を植える風習があるほど重要な果実の一つである。果実を食用、おやつ、薬用によく利用されてきた。我が国にも奈良時代に渡来し、万葉集に「玉掃く　刈り来　鎌麻呂　室の樹と　棗が本と　かき掃かむため」（巻16－3830　玉掃：キク科コウヤボウキ）と一緒に詠まれるほど、古くからよく庭に植えられてきた。童謡「あの子はだあれ」でおなじみの♪あの子はだあれ、誰でしょね　なんなんナツメの花の下　おにんぎょさんと遊んでる　かわいい美代ちゃんじゃないでしょうか♪と口ずさまれるほど親しまれた果実である。初夏に芽を出すのでナツメと名づけられたという説と、お茶に使う抹茶入れの"なつめ"に、果実が似ているからという説がある。大棗の名の由来について李時珍は「大なるを棗といい、小なるを棘という。棘は酸棗である。棗は性の高いものだから束を重ね、棘は性の低いものだから束を並べたものだ。束の字の音は次（シ）であって、棗、棘いずれも刺があるからの會意の文字である」と言っている。

【薬効と使い方】　果実を日干して乾燥してから蒸して、再び日干しにしたものを、生薬「大棗」とする。ヒステリー、小児の夜泣き、神経衰弱、不眠症、健忘症、体の弱りに用いる。滋養強壮・神経安定の目的で大棗酒（大棗300g 氷砂糖150g ホワイトリカー1.8l）を1日10mlを朝夕または就寝直前に服用する。

【漢方】　①緩和②滋養、強壮③鎮静④鎮痙の作用を持ち強壮および緊張による痛み、急迫症状、知覚過敏などを改善する薬方や、薬物の過激な作用等を緩和するのに用いる。薬方としては、甘麦大棗湯（金匱要略《ヒステリー・夜泣き・不安・不眠》）、苓桂甘棗湯（傷寒・金匱《めまい・動悸・神経のたかぶり》）。その他桂枝湯類・四君子湯類・瀉心湯類など甘草とともに最も多くの処方に配合されている生薬の一つである。

被子植物(真正双子葉類)
コア真正双子葉類　バラ類　マメ群

バラ目
クロウメモドキ科　ナツメ属

[白棘]（はつきょく）

『神農本草経』　原文　　　　　　　　中薬
白棘．一名棘鍼．味辛寒．生川谷．治心腹痛．癰腫．潰膿止痛．

【よみ】
「心腹痛、癰腫を治す。潰膿痛みを止める。」

【『名医別録』の主治】
「無毒。刺結を決し、丈夫虚損、陰痿、精自ずから出るを療す。腎気を補い、精髄を益す。」

【基原植物に関する各家論述】
『図説東洋医学　用語編』・『意釈神農本草経』・『神農本草経中薬彩色図譜』：ともにナツメ　棗※1（酸棗）Ziziphus jujuba Mill. の幹や枝に出る刺（棘刺）としている。
『本草の植物』北村四郎著：ナツメ※の刺とし、「刺は托葉の変形」と説明している。

※1 出典の各書が示すナツメ Z. jujuba Mill. は広義のナツメ（サネブトナツメ）であると考えられる（『北村』はここでは学名を明示していない）。現在ナツメ（狭義）は var. inermis である。もっとも、前述のように「刺針のない」変種という意味ではあるが、刺がまったく生じないわけではない。サネブトナツメ (var. spinosa) ほど多くはないが、末端の若い枝には刺が見られることもある。
〈参考〉棘、棗（酸棗）の区別について、『本草綱目』［白棘］の釈名に時珍は「独生して高きものを棗といい、列生して低きものを棘という。故に束を重ねたものが棗であり、束を並べたものが棘である」などとしている。（この説は、陸佃の『埤雅』からの引用であると『本草綱目』［棗］条の釈名に明示している。

『日本薬局方』・『中華人民共和国薬典』：非収載。
『中薬大辞典』：「棘針」の名で収載。酸棗（サネブトナツメ）Z. jujuba Mill. の棘刺としている。

以上により白棘はサネブトナツメの棘刺とする。

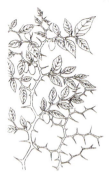

『植物名実図考』酸棗

【現在の流通と使用状況】
白棘は日本では漢方処方集に記載なく、漢方薬方として使われることもない。生薬としての流通もない。

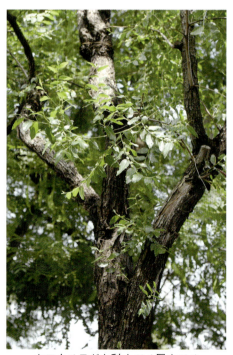

クロウメモドキ科ナツメ属ナツメ
東京都薬用植物園（6月）

クロウメモドキ科　ナツメ属

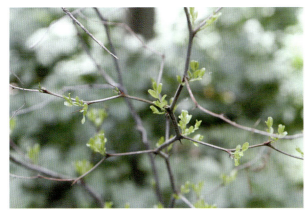

クロウメモドキ科
サネブトナツメ若枝の刺
東京都薬用植物園
（5月）

クロウメモドキ科
サネブトナツメ
小石川植物園（4月）

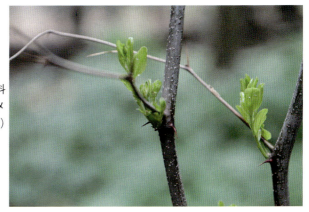

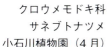

白棘、（別名：棘鍼(きょくしん)・棘針・棘刺）はサネブトナツメの刺とされる。白棘の名の由来について　宗奭は「棘が肥盛にして紫色なる枝に、自らある皺(しわ)んで薄い白膜を先づ剥き起したもののことだ。故に白棘とは白きを取るの意味なので、これ以外にはないのである。」と言っている。

【薬効と使い方】　サネブトナツメの刺を生薬「白棘」と呼び、中国では1～2銭を煎じて服用するか、丸剤、散剤として用いる。膿をもつ悪腫や小児の喉痺には棘針を焼いて灰にし、水で服用する。疔腫には棘刺400本、橘皮3両を水で煮て服用する。

【漢方】①消腫②潰膿③止痛の作用があり、膿のある癰腫、心腹痛、尿血、喉痺、陰痿、遺精に用いる。

被子植物(真正双子葉類)
コア真正双子葉類　バラ類　マメ群

バラ目
クロウメモドキ科　クロウメモドキ属

[鼠李(そり)]

『神農本草経』　原文　　　　　　　下薬
鼠李　「寒熱、瘰癧瘡」

【よみ】
「寒熱、瘰癧瘡」

神農本草経の本文には収載されていない。本文の中の参考として記載する。

【基原植物に関する各家論述】
『意釈神農本草経』：クロツバとする。
『神農本草経中薬彩色図譜』：鼠李、小葉鼠李 R. parvifolia Bge. および近縁種の果実とする。
『本草の植物』：シーボルトノキ※ R. utilis Decaisne とし、陝西、甘粛、河南、湖北、湖南、江西、福建、江蘇、浙江、四川、雲南、貴州、朝鮮に分布、日本には長崎付近でまれに栽培される、としている。
※　長崎のシーボルト旧宅の庭に植えてあったことが命名の由来という。
さらに『北村』は、「『啓蒙』にはクロウメモドキ R. japonica Maxim. var. decipiens Maxim.（北海道、本州、四国、九州）にあて、『植物名彙』前編にもこの説を紹介しているが、中国に分布しないのであたらない。『国訳本草綱目』にはトウクロウメモドキ R. virgata Roxb.（ヒマラヤから中国南部）かとしている。これは中国北部にないので、あたらない。」「『別録』に［鼠李は田野に生ずる］とし、蘇頌（『図経本草』）は［今は蜀川に多くある］という。宗奭（寇宗奭『本草衍義』）は［木は高さ七八尺、葉は李のようで、但だ狭くして沢(つや)がない。子は条上の四辺になり、生の時は青く、熟すると紫黒色になり、秋になって葉が落ちても子は枝に在る。何処にもあるが、今は関陝（陝西省）、及び湖南、

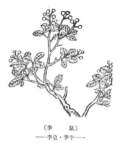
『本草綱目』

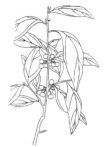
『植物名実図考』鼠李

江の南北に甚だ多い］という。」「『中国高等植物図鑑』『中薬大辞典』などはクロツバラ（本州中部地方以北、朝鮮、蒙古、内蒙古、中国東北部、河北、山西、河南）とする。ところが、蘇頌の［蜀川（四川省）に多くある］と宗奭の［関陝（陝西省）、及び湖南、江の南北に甚だ多い］などの分布が合わない」と指摘し、「（『本草綱目』の）釈名に時珍は［鼠李は緑色に物を染め得る］という。現にシーボルトノキは果実と葉で緑に染める。分布は蘇頌や宗奭のいうのに合う。葉の形も李に似て細い。それで鼠李はこれにあてた。『中国高等植物図鑑』『中薬大辞典』鹿蹄根の原植物 凍緑はシーボルトノキである」と説明している。
〈参考〉　クロウメモドキ科を中国語では「鼠李科」という。

『日本薬局方』・『中華人民共和国薬典』：非収載。
『中薬大辞典』は鼠李 R. davurica Pall. の果実。

以上により鼠李はクロツバラ及びクロウメモドキのなかまの果実とする。

【現在の流通と使用状況】　日本では漢方処集に記載なく、漢方処方に使われることもない。生薬としての流通もない。

クロウメモドキ科　クロウメモドキ属

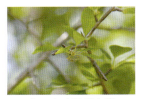

クロウメモドキ科
クロウメモドキ
筑波実験植物園(5月)

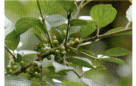

クロウメモドキ科
クロウメモドキ
小石川植物園(6月)

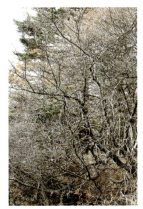

クロウメモドキ科
クロツバラ
山梨三つ峠(10月)

クロウメモドキ科
クロツバラ
富士吉田(10月)

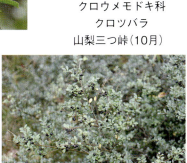

クロウメモドキ科
クロウメモドキ
八甲田山(10月)

―― 薬草メモ ――

クロツバラは丘陵地の明るい林に生える落葉低木である。小枝の先に鋭いトゲがあり、営林署の職員などからは誤って刺されると痛みが激しく嫌われものであるが、ヤマキチョウ、ミヤマカラスシジミなどの蝶の食樹で蝶愛好家からは保護を訴えている。

クロウメモドキは山地、それも石灰岩地滞に多く見かける落葉低木で枝端は鋭い刺状になっているので、採取の時には要注意。名前の由来は赤い実を結ぶモチノキ科ウメモドキ「梅擬」に似て黒い実を結ぶことかクロウメモドキの名がある。実が黒いからか、あまり目立たず、幹や枝にとげが多いせいか、人に好かれない。

【薬効と使い方】 9月ごろに果実を採取（鼠李子）、新鮮なものを服用すると嘔吐を催すので、採取後1年以上経ったものを使用する。日本の民間療法ではもっぱら鼠李子を緩下剤として用いる。鼠李子5gを1回量として煎じ、服用する。クロウメモドキと同類の北米産のカスカラサグラダは19世紀後半からアメリカやヨーロッパで緩下薬として広く用いられている。日本でも便秘薬として市販の家庭薬にしばしば配合されている。

【漢方】クロウメモドキは、かっては緩下薬として日本薬局方にも収載されていた。鼠李子は①通便②清熱③消癥の作用があり、水腫や腹部張満、腹部腫塊、虫歯の痛みなどに用いる。

被子植物(真正双子葉類)
コア真正双子葉類　バラ類　マメ群
バラ目　ニレ科
上薬　楡皮
中薬　蕪荑

バラ目
ニレ科　ニレ属

[楡皮(ゆひ)]

『神農本草経』原文　　　　　　　　上薬
楡皮．一名零楡．味甘平．生山谷．治
大小便不通．利水道．除邪氣．久服輕
身不飢．其實尤良．

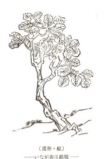
『本草綱目』

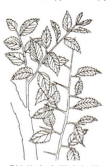
『植物名実図考』楡

【よみ】
「大小便、通ぜざるを治す。水道を利し、邪
気を除く。久服せば、身を軽くし、飢えず。
其の実　尤も良。」

【『名医別録』の主治】
「なし」

【基原植物に関する各家論述】
『意釈神農本草経』・『神農本草経中薬彩色図
譜』：ノニレ　楡樹 Ulmus pumila L. の樹皮
根皮としている。
『本草の植物』：『啓蒙』にニレとする。『国
訳本草綱目』にニレ（ハルニレ）U. davidiana
Planchon var. japonica（Rehder）とするは
誤り。
『日本薬局方』・『中華人民共和国薬典』：非
収載。
『中薬大辞典』：[楡白皮]の名で収載。楡樹
の樹皮あるいは根皮と規定。

以上により楡皮はノニレの樹皮とする。

【現在の流通と使用状況】
漢方薬方になく流通もみられない。

【楡の部位による薬効と主治】
① 葉　[楡葉]：小便不利・石淋・水腫
② 花　[楡花]：小児の癇・小便不利・やけど
③ 果実・種子　[楡莢仁(ゆきょうじん)]：湿熱・殺虫・婦人の白帯・小児の癇熱・羸瘦

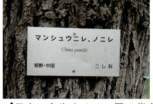
ノニレの樹皮

【日本に自生するニレ属の代表植物】
ハルニレ

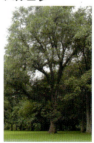

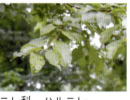
ニレ科　ハルニレ
北海道大学植物園（9月）

北海道を主として北日本に分布。エルムとも呼ばれ北海道を代表する大樹である。

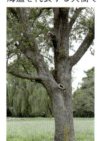

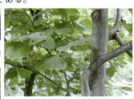
ニレ科　オヒョウ
北海道大学植物園（9月）

ニレ科　アキニレ　都立水元公園（7月）
日本全国に分布　日本のニレ科植物中で一番小さな葉をつける木。

ニレ科　ニレ属

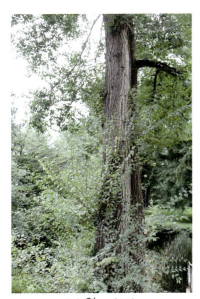

ニレ科　ノニレ
北海道大学植物園(9月)

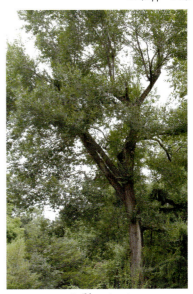

ニレ科　ノニレ
北海道大学植物園(9月)

薬草メモ

ノニレ（マンシュウニレ）は中国東北部、朝鮮、シベリアに分布する満州原産の落葉高木である。日本には北海道で公園樹、街路樹として植栽されている。ハルニレに比べ葉がかなり小さい。ニレの名の由来は樹液がネバネバしていて「ぬれの木」から訛ってニレとなったとか、朝鮮語ヌルムが訛ってニレとなったとか、諸説ある。楡の名の由来について李時珍は「楡は瀋が愈柔だからこれを楡という」と言っている。中国では普通に見られる樹木で樹皮を粉にして楡麺を作って食べるなど古代から利用されていた。

ハルニレは北海道、本州、四国、九州、朝鮮、中国に分布するニレを代表する落葉高木である。ノニレ、チョウセンニレ、ハルニレ、コブニレともに樹皮は灰褐色で縦に不正の裂け目がある。葉は倒卵形で先端は突尖し縁に鋸歯・二重鋸歯がある。実は全周囲に翼があり、羽の真ん中にタネがある。参考に翼が片側だけあるもの（ヤチダモ）、両側にあるもの（シラカバ）、プロペラの様な翼のあるもの（カエデ）がある。3月の初め花が咲き、果実は5月に実る。ハルニレは北海道を代表する大樹であり、アイヌと縁が深く、多く伝説が残されている。美貌のハルニレ姫の上に足を滑らせた雷神が落ちて、人間の祖先のアイヌラックが生まれたという。アイヌは内皮から繊維を取り、衣類の主要な原料とした。樹皮を剥がすとぬるぬるしている。コルク層が発達し柔らかく剥がしやすいので冬季のシカの餌になり樹木の中で一番被害が大きい。

【薬効と使い方】　春または夏に、老枝を切り取り、周皮を剥いで日干したものを生薬「楡白皮」とよぶ。煎じて服用するか、粉末にして内服する。また外用として塗布する。

【漢方】　①利水②通淋③消腫の作用を持ち小便不利、淋濁、水腫、癰疽、丹毒、疥癬などに用いる。

被子植物(真正双子葉類)
コア真正双子葉類　バラ類　マメ群

［無荑］※1
※1 森立之本意外の版本は［蕪荑］

バラ目
ニレ科　ニレ属
『本草綱目』

『神農本草経』　原文　　　　　中薬
無荑．一名無姑．一名蕨瑭．味辛平．
生川谷．治五内邪氣．散皮膚骨節中淫
淫行毒．去三蟲．化食．

【よみ】
「五内邪気（五臓の邪気）皮膚骨節中淫淫行毒（皮膚や関節内に動く邪気を散ずる）三蟲を去り、食を化す。（消化する）」

【『名医別録』の主治】
「平　無毒、寸白を逐い、腸中唱唱と喘息するを散らす。」

【基原植物に関する各家論述】
『図説東洋医学　用語編』：ニレ類
『意釈神農本草経』：チョウセンニレ　大果楡 Ulmus macrocarpa Hance の種子。
『神農本草経中薬彩色図譜』：大果楡の果実の加工品。
『日本薬局方』・『中華人民共和国薬典』：ともに非収載。
『中薬大辞典』：大果楡と規定。

以上により無荑はチョウセンニレの果実とする。

【現在の流通と使用状況】
生薬［蕪荑］の主産地は中国（山西、河北、東北各地）である。中国では駆虫剤等に使われるが、日本では漢方薬方になく流通もみられない。

【チョウセンニレとコブニレ】
①チョウセンニレ　Ulmus macrocarpa
　中国（遼寧、吉林、黒竜江、内モンゴル、

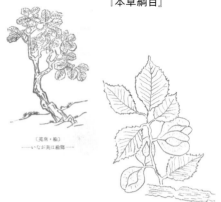

チョウセンニレの果実（大果楡）と翼

河北、山西、陝西）、朝鮮半島の山地、岩石地に生える。

高さ15～30m、葉は広い倒卵形、長さ5～9cm、翼果、長さ2.5cm～3.5cm、全体に毛がある。

②コブニレ　Ulmus davidiana
　ハルニレの変種
　北海道、本州、四国、九州の山地や湿原のやや湿った所に群生する。
　大きいものは30mに達する、葉は倒卵形、長さ3～8cm。小枝にコルク質の翼　翼果、長さ5mm～1.5cm、両面無毛である。

【蕪荑の修治】
『中薬大辞典』によれば中国市場では「蕪荑」は夏。チョウセンニレの大果楡の果実が成熟したら採取乾燥し、揉んで翼を除き、種子を採り出す。種子を水に浸し、発酵したら樹皮末、紅土、菊花末を加え、さらに適量の温湯を加え平均に混合して糊状にする。これを平らな板の上で延ばし、四角く切って日干しにして製品「蕪荑」とする。製品は黒褐色で小孔が多数あり、特有の臭気がある。

ニレ科　ニレ属

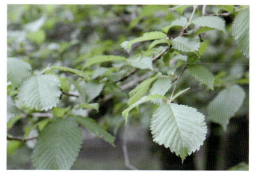

ニレ科　コブニレ　京都府立植物園(5月)

コブニレはチョウセンニレに樹形、枝にコルク質の翼を持ち、似ているのでここに掲載した。

相異点は	チョウセンニレ	コブニレ
葉	広倒卵形	倒卵形
	先端は突尖	
翼果	大型	

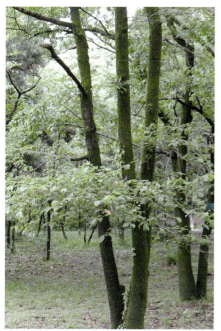

ニレ科　コブニレ　京都府立植物園(5月)

薬草メモ

チョウセンニレは中国北東部吉林省、朝鮮北部、アムール、ウスリーに分布し、日本にはない。乾燥と極寒に強い15m～30mの落葉高木である。小枝はしばしば発達したコルクの翼がある。葉は5～9cmの倒卵形で先端は突尖し縁に鋸歯がある。翼果は大形で倒卵形である。

蕪荑の名の由来について李時珍は「按ずるに説文に「梗は山枌楡なり。刺あり。実を蕪荑という」とあり。爾雅に「無姑、その実は荑」又「蕪荑は殺(草冠に作る)薔(土辺に作る)なり」とある。即ちこの物は荎樹の荑だからかく名けたのだ。」と言っている。

コブニレは北海道、本州、四国、九州および亜寒帯に分布し、北海道に多く、山地や湿地に群生するハルニレの変種。寒地の公園、街路樹として植栽されている。コブニレ Ulmus davidiana f.suberosa Nakai はチョウセンニレに似て、枝にニシキギの様に発達したコルク質が見られる。果実も扁平で膜質の広い翼がある。葉は倒卵形で9cm未満である点、樹形もチョウセンニレに似ている。

【薬効と使い方】　チョウセンニレの果実を発酵加工したものを生薬「蕪荑」と呼ぶ。回虫・条虫による腹痛3～9gを煎じ服用する。粉末にして服用したほうが効力が大きい。

【漢方】　①殺虫②消積の作用を持ち回虫・条虫による腹痛、小児の疳積(栄養不良または寄生虫による幼児貧血症の下痢)、冷痢、疥癬、悪瘡などに用いるが、わが国ではほとんど用いられない。

被子植物(真正双子葉類)

コア真正双子葉類　バラ類　マメ群
バラ目　アサ科※1
上薬　麻蕡※2　落石

※1 新エングラー分類ではクワ科
※2『図譜』は中薬（中品）とする

バラ目
アサ科　アサ属

[麻蕡]
（まふん）

『神農本草経』　原文　　　　　　上薬
麻蕡．一名麻勃．味辛平．生川谷．治
七傷．利五藏．下血寒氣．多食令人見
鬼狂走．久服通神明輕身．麻子．補中
益氣．久服肥健不老．

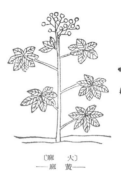
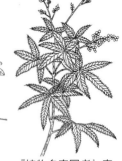

〔原　大〕
麻　蕡

『本草綱目』　　　『植物名実図考』麻

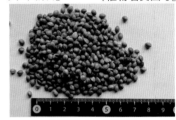

生薬見本　麻子仁

【よみ】
「七傷を治す。五臓を利し、血　寒気を下す。
多く食せば、人をして鬼を見て、狂い走らせ
しむ。久服せば、神明に通じ、身を軽くす。
麻子　中を補い、気を益す。久服せば、肥え
健やかにし老いず。」

【『名医別録』の主治】
「有毒　積を破り、痺を止め、膿を散ず。麻
子　無毒、中風汗出で、水を逐い、小便を利
す。積血を破り、血脈を復し、乳婦産後の余
疾（を治す。）髪を長ず。沐薬と為すべし。（久
服）神仙」

【基原植物に関する各家論述】
『意釈神農本草経』：アサ Cannabis sativa L.
の花。
『神農本草経中薬彩色図譜』：アサ C. sativa
L. の未成熟果穂。
『日本薬局方』・『中華人民共和国薬典』：［麻
蕡］に相当する生薬の収載はない。
『局方』［麻子仁］：アサ C. sativa L. の果実。
『薬典』［火麻仁］：大麻 C. sativa L. の成熟
果実。
※ 日本では昭和23年に制定された「大麻取締法」
の対象となっている。
大麻取締法における「大麻」とは、大麻草（カンナビ
ス・サティバ・エル）及びその製品を言う。ただし、

大麻草の成熟した茎及びその製品（樹脂を除く。）並
びに大麻草の種子及びその製品は除く。
また、大麻取扱者（都道府県知事の免許）でなければ
大麻を所持し、栽培し、譲り受け、譲り渡し、又は研
究のため使用してはならない、などとされている。
大麻の全草を乾燥し切り刻んだ混合物はマリファナと
称し、点火して煙を吸うほか、食物に混ぜ、あるいは
茶の代用として飲食もされる。なお、成分を濃縮して
樹脂状にしたものはハシッシュと称する。
　大麻の使用によりその主な作用を示す化学物質は
THC（δ-9-テトラヒドロカンナビノール）である。
摂取量により作用に違いが見られ、鎮静作用は少量で、
幻覚作用は多量で見られる。依存性などの危険度は、
アルコール、タバコよりも低いとの説もある。
なお、THCは花、茎、種子、葉などに一様の濃度で
分布するわけではなく、茎や種子はTHCの濃度が低
く、未受粉の雌株の花蕾に最も高濃度に存在する。

以上により麻蕡はアサの花（未成熟花穂）で
ある。殻のままの果実を麻子とするが、殻を
除いた仁が麻子仁として使われる。

【現在の流通と使用状況】
麻蕡はないが、漢方薬方として多く使われる
麻子仁が中国から輸入され販売されている。
発芽しないよう熱処理されたものが流通して
いる。

アサ科　アサ属

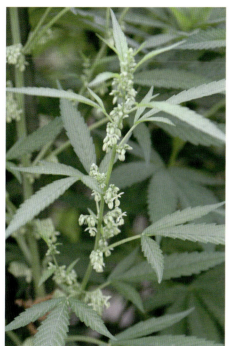
アサ科　アサ　東京都薬用植物園(6月)

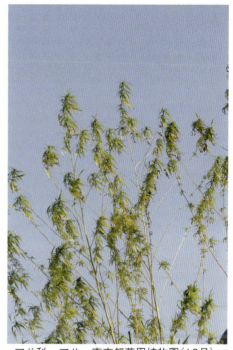
アサ科　アサ　東京都薬用植物園(10月)

薬草メモ

アサは中央アジア原産の1年草、大麻または大麻草である。日本には紀元前に渡来し繊維をとるために栽培され、実は食用として利用されてきた。古代から暮らしに密接し、身近な植物として万葉集にも「庭に立つ　麻手刈り干し　布さらす　東　女を忘れたまふな」(巻4-0521)と詠われ、多く掲載されている植物の一つである。古語で繊維を「ソ」と言い、青い皮からの繊維「アオソ」が転訛したものと言われている。麻の名の由来について李時珍は「麻の字は両の疒に従い广(乾燥小屋)の下に在く、屋下にて麻を派(繊維を分派)する形を形容した」と言っている。麻の実は七味唐辛子、発芽抑制処理済みの種が鳥の餌として売られている。

【薬効と使い方】　アサの果実を乾燥したものを生薬「麻子仁」と呼ぶ。老人、虚弱者、大病後の便秘などで、強い下剤の用いられない時、アサの実10gを煎服する。また、実のつぶしたものを、かゆの中にまぜて食べてもよい。民間では利尿、通経の効があるとして用いられたが、今はほとんど用いられない。その他健康食品としてお菓子の材料として使われている。

【漢方】麻子仁は①潤腸②通便の作用を持ち瀉下作用は穏やかで、高齢者や病後などで、便が硬く乾燥し、慢性化した便秘などを改善する薬方に用いる。薬方としては、炙甘草湯（傷寒・金匱《動悸・息切れ》）、麻子仁丸（傷寒・金匱《老人性常習便秘》）、潤腸湯（万病回春《老人性常習便秘》）などの薬方に配合されている。

被子植物(真正双子葉類)
コア真正双子葉類　バラ類　マメ群
バラ目　クワ科
上薬　落石
中薬　桑根白皮

[落石]※1
らくせき
※1 森立之本以外は〔絡石〕と表記する

バラ目
クワ科　イチジク属

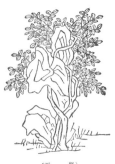
『植物名実図考』

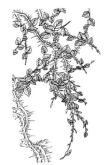
『植物名実図考』絡石

『神農本草経』　原文　　　　　　　　上薬
落石．一名石鯪．味苦温．生川谷．治
風熱死肌．癰傷．口乾舌焦．癰腫不消．
喉舌腫．水漿不下．久服輕身明目．潤
澤好顔色．不老延年．

【よみ】
「風熱、死肌、癰傷で口乾き、舌焦するもの。
癰腫が消せず。喉舌が腫閉し、水漿の下らざ
るを治す」

【『名医別録』の主治】
「久服せば身を軽くし、目を明らかにす、潤
沢し顔色を好くす。老いず年を延ぶ」

【基原植物に関する各家論述】
『意釈神農本草経』：オオイタビ　薜荔
Ficus pumila L. または、キョウチクトウ科
の絡石 Trachelospermum jasminoides
（Lindl.）Lemaire の茎と葉。
『神農本草経中薬彩色図譜』：薜荔または絡
石の葉をつけた藤茎。クワ科由来のものを「薜
荔絡石藤」、キョウチクトウ科由来のものを
「白花絡石藤」と称している。
『本草の植物』：弘景は「わからない」とし
ているが、蘇恭は「実は黒くして円い」とし
ているので、牧野は『国訳本草綱目』にオオ
イタビとした。」
『本草綱目啓蒙』では「テイカカズラ T.
asiaticum （Sieb. et Zucc.）Nakai にしてい
るが、中国にないので不適当である。『中国
高等植物図鑑』では絡石をトウテイカカズラ
T. jasminoides（Lindl.）Lem. にあてる。『植
物名実図考』の絡石の図は牧野の同定のよう
にオオイタビであろう。」としている。

『中華人民共和国薬典』：〔絡石藤〕の名で収
載。キョウチクトウ科の絡石 T. jasminoides
（Lindl.）Lem. の葉をつけた藤茎と規定。
『日本薬局方』：非収載。

以上により落石はキョウチクトウ科の絡石の
茎葉の可能性が高いが、『新修本草』の絡石
はオオイタビの可能性もある。

【現在の流通と使用状況】
中国では下記の落石（絡石）が流通している
が、日本では薬方になく流通も見られない。

【絡石藤の中国における流通】
①オオイタビ
②トウテイカズラ
　キョウチクトウ科落石を参照。
③シラタマカズラ
　香港・広東市場ではアカネ科のシラタマ
　カズラ Psychotria serpens の茎や葉が
　絡石藤として流通している。

クワ科　イチジク属

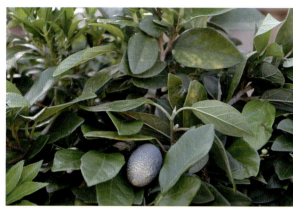

クワ科　オオイタビ
屋久島麦生（5月）

クワ科　オオイタビ
鹿児島　城山（5月）

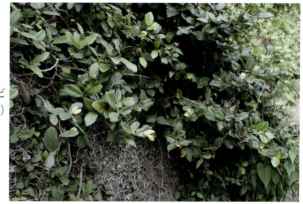

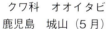

オオイタビは関東以西、四国、九州、沖縄、中国南部、台湾、インドシナに分布する、つる性常緑木本である。海岸の岩場や海岸近くの傾斜地や道端、塀などに自生している。イタビは犬琵琶のことで、大きな犬琵琶を意味する。絡石の名の由来について蘇敬は「俗に耐冬と名づける。この草は石や木を包み絡って生えるものだから絡石と名づけたものである」と言っている。イチジクの仲間でイチジクに似た実を結び、花嚢と呼ばれる花序で食用可能である。折った枝からは乳白色の汁が出る。絡石の基原に諸説あるが李時珍は絡石は石に貼り付いて生え、その蔓は折れば白汁が出るとし、オオイタビ説にしている。
『中医臨床のための中医学』もオオイタビの幼枝を正品としている。またオオイタビの果皮は王不留行としても流通している。
【薬効と使い方】　オオイタビの幼枝を採って日干乾燥し、生薬「絡石藤」と呼ぶ。民間療法では葉茎枝をリウマチによるしびれと、痛み、下痢、淋病、打撲傷に用いる。沖縄では高血圧、糖尿病に全草の乾燥物1日量15gを煎じ服用している。
【漢方】　①祛風②通絡③涼血④退熱の作用を持ち膝腰疼痛、関節痛、筋肉のこわばり、癰疽腫痛、咽喉の腫脹などに用いる。

被子植物(真正双子葉類)
コア真正双子葉類　バラ類　マメ群

バラ目
クワ科　クワ属

[桑根白皮]
（そうこんはくひ）

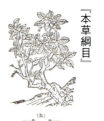
『本草綱目』

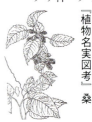
『植物名実図考』桑

『神農本草経』　原文　　　　　　　中薬
桑根白皮．味甘寒．生山谷．治傷中五勞六極羸痩．崩中脉絶．補虚益氣．葉．除寒熱．出汗．桑耳．黒者．治女子漏下．赤白汁血病．癥瘕積聚腹痛．陰陽寒熱．無子．五木耳名檽．益氣不飢．輕身強志．

【よみ】
「傷中五労六極羸痩崩中脈絶を治す。虚を補い、気を益す。葉　寒熱を除き、汗を出す。桑耳　黒きは女子の漏下、赤白汁血病、癥瘕、積聚腹痛、陰陽寒熱、子無きを治す。五木耳檽と名づく。気を益し、飢えず、身を軽くし、志を強める。」

【『名医別録』の主治】
「無毒　肺中水気、唾血熱渇、水腫腹満臚脹を去り、水道を利す。寸白を去る。以て金蒼を縫うべし。葉　汁蜈蚣の毒を解す。桑耳　甘　有毒　月水不調を療す。その黄熟し、陳白の者は久泄を止め、気を益し、飢えず。其の金色の者は癖飲積聚、腹痛、金瘡を治す。」

【基原植物に関する各家論述】
『意釈神農本草経』・『神農本草経中薬彩色図譜』：ともに　桑 Morus alba L. の根皮。
『日本薬局方』・『中華人民共和国薬典』：［桑白皮］の名で収載し、基原、薬用部分は前記に同じである。ただし『局方』は和名をマグワとする。また『薬典』は、葉、嫩枝、果穂をそれぞれ「桑葉」、「桑枝」、「桑椹の名で別条として収載する。

以上により桑根白皮はマグワの根皮とする。

【現在の流通と使用状況】
漢方薬方に多く使われるる。生薬「桑白皮」は主産地中国（安徽、江南、浙江、江蘇、湖南）から輸入される。他、日本（長野、香川、

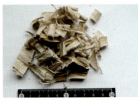
生薬見本
桑白皮

徳島）、韓国などで産する。また「桑の葉」は茶として国産桑の葉茶が広く健康食品として流通している。

【同属近縁植物】
①マグワ（トウグワ・カラグワ）Morus alba L.
②ヤマグワ　Morus bombycis
《ヤマグワとマグワの区別》
ヤマグワ：落葉低木　高さ8メートルに達する。葉はマグワより小形で鋸歯は粗く、葉の先端は長く尾状に尖る。小枝は赤褐色でざらつく。花柱が長く、果実にも長い花柱が残る。
マグワ：落葉高木　高さ十数メートルに達する。葉はヤマグワより大きくつやがある。鋸歯はヤマグワほど鋭くない。小枝は灰色ないし灰褐色。

【桑の部位による薬効と主治】
①根皮　［桑白皮］：鎮咳、利水作用があり、喘咳・水腫・脚気を治す。
②葉　［桑葉］：去風、清熱、涼血、明目作用があり、頭痛・目赤・咳嗽他を治す。

【桑耳】
神農本草経の桑根白皮の本文中にある桑耳はキクラゲ科キクラゲ Auricularia polytricha. Pat 異名ミミタケのことである。キクラゲは朽木に発生するきのこで、桑に発現するキクラゲを桑耳と称し、五木耳は何の木が指定はない。

クワ科　クワ属

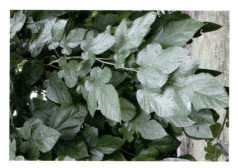
クワ科　マグワ　東京都薬用植物園（9月）

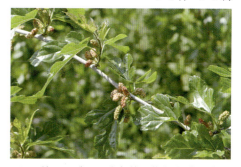
クワ科　マグワ　渡良瀬川遊水池（5月）
マグワの実

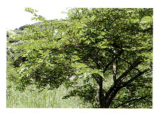
クワ科　ヤマグワ　鎌倉広町
（4月）

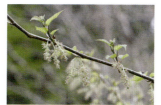
（4月）
マグワの花

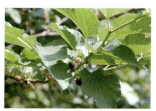
（5月）
マグワの実

薬草メモ

　クワは日本各地、朝鮮、中国に分布するヤマグワ。中国原産のマグワは古代にカイコとともに日本へ渡来し、奈良時代にはすでに養蚕用に植えられていて、野生のヤマグワと区別するため、真グワ、唐グワと呼ぶようになった。ヤマグワは落葉低木、マグワは落葉高木である。万葉集にも「たらちねの　母がそのなる　桑すらに　願へば衣に着るとふものを」（巻7-1357）と詠われている。クワの名は一説には蚕の食う葉の「くうは」から転訛したものと言われている。桑の由来について李時珍は「その字は象形として、蚕が葉を食うところの神木で、故に葉象形の叒の下に木を加へて桑の字とした」と言っている。
　【薬効と使い方】　桑の根皮を乾燥したものが生薬「桑白皮」として漢方処方に利用される。葉は日干乾燥し、補血、強壮、中風、高血圧の予防に、1日量20gを煎じてお茶代わりに飲むと良い。実は桑椹と呼び強壮、鎮痛薬として、また桑椹酒として愛飲される。
　【漢方】　①鎮咳②解熱③利尿④消腫の作用を持ち肺の炎症を取り、咳をしずめ、水を利するとして気管支炎や喘咳、浮腫、脚気、喀血、排尿減少などを改善する薬方に用いる。薬方としては、五虎湯（万病回春《咳・気管支炎・喘息》）、清肺湯（万病回春《咳嗽》）、杏蘇散（直指方《咳痰》）、分心気飲（和剤局方《神経衰弱・浮腫》）、麻黄連翹赤小豆湯（傷寒論《黄疸・ネフローゼ》）その他多くの薬方に配合されている。

被子植物(真正双子葉類)
コア真正双子葉類　バラ類　マメ群
マメ目　マメ科
上薬　甘草　槐實　雲實※1
※1『図譜』は中薬(中品)。
中薬　黃耆※2　決明子※3　葛根　苦參
　　　合歡　大豆黄卷※4
※2『意釈』『顧輯本』『図譜』『孫輯本』は中薬(中品)。
※3『意釈』『顧輯本』『図譜』『孫輯本』は「決明子」、中薬(中品)。
※4『意釈』『顧輯本』『図譜』は下薬(下品)。
下薬　皂莢　黃環　鹿藿　腐婢

［甘草］(かんぞう)

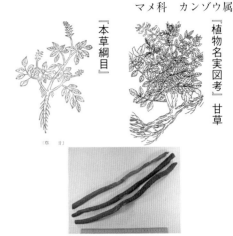

マメ目
マメ科　カンゾウ属
『植物名実図考』甘草
『本草綱目』
生薬見本　甘草(ゆうようざっそ)

『神農本草經』原文　　　　　　　　上薬
甘草．味甘平．生川谷．治五藏六府寒熱邪氣．堅筋骨．長肌肉倍力．金創．尰．解毒．久服輕身延年．

【よみ】
「五臓六腑寒熱邪気を治す。筋骨を堅くし、肌肉を長じ、力を倍す。金創、尰（脛の腫れる病気）毒を解す。久服せば、身を軽くし、年を延ぶ。」

【『名医別録』の主治】
「無毒、中を温め、気を下し、煩満短気、傷臓咳嗽を（療す。）渇を止め、経脈を通じ、血気を利し、百薬の毒を解す。九土の精たり。七十二種石・壱千弐百種草を安和す。」

【基原植物に関する各家論述】
『意釈神農本草経』：カンゾウ　甘草 Glycyrrhiza uralensis Fischer やスペインカンゾウ　欧甘草 G. glabra L. などの根。
『神農本草経中薬彩色図譜』：甘草 G. uralensis の一種のみをあげ、薬用部分は根および根茎としている。
『本草の植物』：G. uralensis の和名をウラルカンゾウとし、「スペインカンゾウは外国産で、中国のカンゾウはウラルカンゾウである」としている。

さらに、唐代の『西陽雑俎』に収載されている「蜜草」をロシアカンゾウ G. glabra L. var. glandulifera Regel et Herder にあてている。

『中華人民共和国薬典』：甘草 G. uralensis Fischer、脹果甘草 G. inflata Batal. あるいは光果甘草 G. glabra L. の根および根茎と規定している。

『日本薬局方』※5：G. uralensis Fischer 又は G. glabra L. の根およびストロンと規定している。

※5『局方解説書』によると、日本では主として G. uralensis を基原とするものを東北甘草、G. glabra L. は西北甘草と称し薬用とする。（西北甘草の一部は G. uralensis を基原とする。）また、同属の G. inflata は新疆甘草の主な基原植物と考えられ、グリチルリチン酸製剤原料に用いられる、としている。

以上により甘草はカンゾウ（G. uralensis、G. glabra など）の根および根茎（ストロン）とする。

【現在の流通と使用状況】
漢方では最も基本的な生薬で、あらゆる薬の中心として「国老」とも称され70％の漢方薬方に配合され、欠かすことができない要薬である。甘草の主生産地は中国東北、内蒙古、甘粛、新疆、寧夏などであるが日本での生産はまだない。

マメ科　カンゾウ属

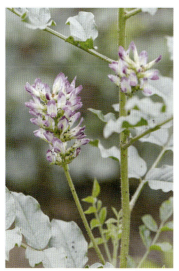

マメ科　ウラルカンゾウ
東京都薬用植物園（6月）

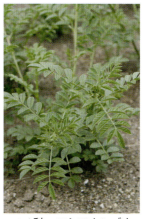

マメ科　ロシアカンゾウ
北海道医療大学薬草園（6月）

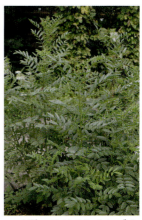

マメ科　スペインカンゾウ
東京薬科大学薬草園（6月）

薬草メモ

カンゾウは中国西北部、中央アジア、シベリア乾燥地帯に自生するマメ科の多年草。甘みが強いことから甘草と呼ばれる。古くから輸入され、正倉院に保存されている。江戸時代に甲州で栽培され、甘草を幕府に納めていた塩山駅前にある「甘草屋敷」は資料館として公開されている。野生の甘草の採取は植生が壊され砂漠化すると言われ、中国政府は10年前から採取、輸出を規制している。最近、中国との共同研究による人工栽培やバイオ技術による水耕栽培成功からも、国内で生産できる体勢の整備が期待される。根には砂糖の150〜200倍の甘みと言われることから、日本で輸入する甘草の用途は大部分は甘味料として醤油、味噌、菓子、飲料などに大量に消費されている。

【薬効と使い方】　根及び根茎を用いる。西洋ではリコリスと呼ばれ、薬用ハーブとして広く用いられている。民間療法として煎じた液を痔疾の痛み痒みに外用。扁桃炎、声嗄、咽頭痛にうがい薬として用いられる。多量の長期服用は低カリウム血症や血圧上昇、浮腫（偽アルドステロン症）などの副作用があらわれるので注意が必要である。

【漢方】　①補気②緩和③鎮咳・袪痰④消炎⑤鎮痛・鎮痙⑥止渇の作用を持つ。筋肉の急激な緊張などの急迫状態を緩和することから胃痙攣、胃痛、咽喉痛、胃潰瘍に用いる。グリチルリチンによるステロイド様作用から肝機能改善に用いる。「百薬の毒を解す」「諸薬を調和する」とし多くの薬方に配合される。

薬方としては、炙甘草湯（傷寒・金匱《動悸・息切れ》）、四君子湯（和剤局方《胃腸虚弱》）、麻杏甘石湯（傷寒論《喘・咳》）、桔梗湯（傷寒論《咽痛》）、排膿散及湯（華岡青洲《化膿性皮膚疾患》）、芍薬甘草湯（傷寒論《疼痛・痙攣》）その他多くの薬方に配合されている。

被子植物(真正双子葉類)
コア真正双子葉類　バラ類　マメ群

マメ目
マメ科　ゲンゲ属

[黄耆（おうぎ）]

『神農本草経』　原文　　　　　　　中薬
黄耆．一名戴糁．味甘微温．生山谷．
治癰疽久敗瘡．排膿止痛．大風癩疾．
五痔鼠瘻．補虚．小児百病．

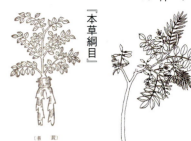
『本草綱目』
『植物名実図考』黄耆
（耆黄）

【よみ】
「癰疽、久敗瘡（には）、膿を排し、痛みを止む。大風癩疾、五痔鼠瘻（には）、虚を補う、小児百病を治す。」

【『名医別録』の主治】
「無毒、婦人子臓風邪気、五臓間の悪血を逐う。丈夫虚損・五労羸痩を補う。渇・腹痛・泄痢を止め、気を益し、陰気を利す。白水に生ずるものは冷、補。其の茎葉　渇及び筋攣・癰腫疽瘡を療す。」

【基原植物に関する各家論述】
『意釈神農本草経』・『神農本草経中薬彩色図譜』：ともにタイツリオウギ※1　黄芪（膜莢黄芪）※2 *Astragalus membranceus*(Fisch.) Bunge およびモウコオウギ※3　内蒙古黄芪（内蒙黄芪）*A. mongholicus* Bunge の根としている。
『日本薬局方』：キバナオウギ *A. membranceus* Bunge 又は *A. mongholicus* Bunge の根と規定している。
『中華人民共和国薬典』：「黄芪」の名で収載。蒙古黄芪 *A. membranceus*（Fisch.）Bge. var. *mongholicus*（Bge.）Hsiao あるいは膜莢黄芪 *A. membranceus*（Fisch.）Bge. の根と規定している。※4

※1 日本に分布するタイツリオウギを *A. membranceus* Bunge var. *obtusus* Makino として分ける説もある。『本草の植物』は *A. membranceus* の和名としてタイツリオウギ、キバナオウギを併記している。
※2 『意釈』は「黄芪」としているが、日本では「耆」の字が用いられる。現代中国では「芪」の字が用いられる。

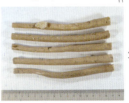
生薬見本　黄耆

※3 最近はナイモウオウギ（内蒙黄耆）と呼ばれる。
※4 以前の『薬典』はこれら二種のほかに、同じマメ科の多序岩黄芪 *Hedysarum polybotrys* Hand.-Mazz. も基原の一種に含めていたが、2005年版以降の『薬典』では「紅芪」として別の条としている。日本では、かつて「和黄耆」として、多序岩黄芪と同属のイワオウギ *H. ussuriensis* Schischkin et Komar. の根を黄耆の代用品として用いていたことがあり、『局方』黄耆では純度試験の項でこれを規制している。多序岩黄耆の根（『薬典』の「紅芪」に相当）『日本薬局方外生薬規格』には「晋耆」の名で収載。さらに『日本薬局方』には第17改正で新たに「晋耆（紅芪）」として収載。*Hedysarum polybotrys* Hand.-Mazzetti の根と規定。

以上により黄耆はキバナオウギ又はナイモウオウギの根とする。

【現在の流通と使用状況】
重要生薬とし繁用され、需要が多い生薬である。晋耆と黄耆は同様の効果があり、疾患によって使い分けている漢方臨床医がいる。

【同属近縁植物】
①キバナオウギ　*Astragals membranceus*
　中国（東北、河北）、韓国、北朝鮮に分布。
②ナイモウオウギ　*Astragals mongholicus*
　中国（山西、内モンゴル）に分布。
【晋耆】
マメ科多序岩黄芪(紅耆)*Hedysarum polybotrys*
　中国（甘粛省南部に多産）に分布。

マメ科　ゲンゲ属

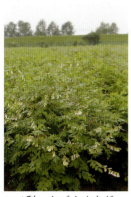
マメ科　キバナオウギ
北海道名寄薬用植物資源研究センター（9月）

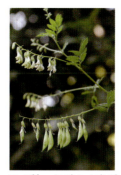
マメ科　キバナオウギ
東京都薬用植物園（8月）

マメ科　ナイモウオウギ
北海道名寄
薬用植物資源研究センター

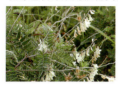
マメ科　イワオウギ(タテヤマオウギ)
白馬五竜高山植物園（8月）
黄耆が入手困難な時に黄耆の代用として
晋耆に近いイワオウギがかつて代用として用いられた。

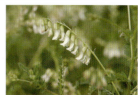
マメ科　ナイモウオウギ
名寄（6月）

薬草メモ

　黄耆は中国の東北、華北地方、朝鮮半島などに分布するキバナオウギと中国東北から蒙古にかけて分布するナイモウオウギとがあるが、日本では両者とも自生していない。またイワオウギの近縁植物である晋耆は品質良好とされるが、日本薬局方では除外されている。黄耆は朝鮮人参と並んで元気をつける代表的な二大補気薬として有名である。人参は体内の気を補うのに対して黄耆は体表の気を補うので両者を配合すると補益の作用が増強されることから、参耆剤（益気湯類）と称されるように人参・黄耆を共に使われることが多い。16世紀の朝鮮王朝では非常に高価な薬で、『宮廷女官チャングムの誓い』で、チャングムがキバナオウギの栽培に成功するエピソードがある。黄耆の名の由来について李時珍は「耆とは長の意味があり、黄耆は黄色のもので補薬としての長だから、かく名けたものである」と言っている。

【薬効と使い方】秋に、根茎を日干しにして乾燥したものを生薬「黄耆」といい、多くの薬方に用いられる。韓国では黄耆を煎じてお茶とし、蜂蜜を入れ飲まれている。

【漢方】①補気②利水③消腫④止汗⑤排膿の作用を持ち、疲労倦怠、胃腸虚弱、内臓下垂、浮腫、盗汗、自汗、皮膚化膿症などを改善する薬方に用いられる。薬方としては、帰脾湯（済世全書《虚弱体質・健忘・不眠・貧血》）、十全大補湯（和剤局方《疲労倦怠・食欲不振・貧血》）、補中益気湯（弁惑論《虚弱体質・倦怠感》）、防已茯苓湯（金匱要略《腎炎・ネフローゼ》）、防已黄耆湯（金匱要略《関節痛・むくみ》）、桂枝加黄耆湯（金匱要略《寝汗・あせも》）、黄耆建中湯（金匱要略《盗汗・慢性皮膚炎》）、玉屏風散（世医得効方《多汗症》）、千金内托散（万病回春《疔（フルンクロージス）》）、托裏消毒飲（外科正宗《化膿症》）。その他多くの薬方に配合されている。

被子植物（真正双子葉類）
コア真正双子葉類　バラ類　マメ群

マメ目
マメ科　フジ属

[黄環]
おうかん

『神農本草経』　原文　　　　　　　下薬
黄環．一名陵泉．一名大就．味苦平．
生山谷．治蠱毒鬼注鬼魅．邪氣在藏中．
除欬逆寒熱．

【よみ】
「蠱毒、鬼疰、鬼魅、邪氣臓中にあるを治す。
欬逆寒熱を除く。」

【『名医別録』の主治】
狼跋子「悪瘡、蝸疥、蟲魚を殺す。」

【基原植物に関する各家論述】
『意釈神農本草経』・『神農本草経中薬彩色図譜』：不明としている。
『本草の植物』：「よくわからない」とした上で、『別録』の産地は四川省である。『啓蒙』はわからないとし、漢渡もなしとする。……（中略）……『植物名実図考』の図を、陳嶸『中国樹木分類学』ではシナフジ　紫藤 *Wisteria sinensis* Sweet に同定している。しかし弘景や時珍の防已に似るとか、葉は黄色で円いとあるのに一致しない。『中薬大辞典』には黄環はない。弘景は「薬に用いることは甚だ稀なもので、薬種商でも識るものが少ない」としている」と述べている。

『日本薬局方』・『中華人民共和国薬典』：非収載。

以上により黄環はシナフジの根とする説もあるが不明とする。

【現在の流通と使用状況】
日本では漢方処方集に記載なく、漢方処方に使われることもない。生薬としての流通もない。

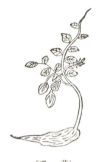
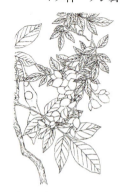

『本草綱目』　　『植物名実図考』　黄環

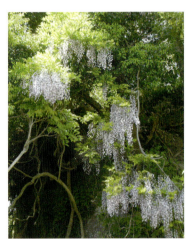

マメ科　フジ　鎌倉（4月）

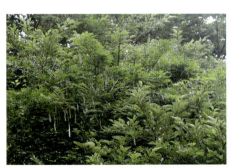

マメ科　フジ　鎌倉（6月）

マメ科　フジ属

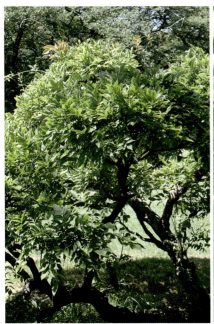

マメ科　シナフジ　小石川植物園
（10月）

マメ科　シナフジ　小石川植物園　実
（10月）

薬草メモ

　黄環は本文にあるように基原植物について諸説があるが、不明と結論づけられる。国訳本草綱目から諸説を抜粋すると①産地：蜀郡（四川省）。②葉は黄色く正円で大きく日を経ると黄白色の汁が出る。（葉は黄色で円いから黄環と呼ぶ）。③根は黄色で縦の理があって車輻のようである。根は葛根の根に似ていて、葛根の根とまちがえ食うと吐、利して止まぬとある。また防已に似ているともある。④開花、結実の時期は葛と同じ。葛に似ていることから別名を就葛（唐本草）ともいう。⑤果実は皂莢に似て莢が狼の足に似ているところから実を狼跋子（しなふじ）と呼ぶ。かように全体として支那藤に似たものである。シナフジは昭和の初期に渡来したが日本の藤（ふじ）がきれいなこともあってわが国ではあまり普及していない。唐宋の時代以降は薬として使われることは稀で黄環の資料は乏しい。

【薬効と使い方】　黄環は根を用い、甄権（ケンケン）は「上気で急するもの、及びあらゆる邪を治す」とか李時珍は「痰嗽を治し、水腫を消し、小便を利す」とし附方には（儒門事親）に水腫「黄環の根を晒し乾し、五銭づつ水で煎じて服す。小便が利して奏功する」また狼跋子の主治として「悪瘡、蝸疥、蟲魚を殺す」（別録）、「苦酒で磨つて塗れば瘡疥に効がある」（陶弘景）と記載されている。

被子植物(真正双子葉類) マメ目
コア真正双子葉類　バラ類　マメ群　　　　　マメ科　ダイズ属

[大豆黄卷]
（だいずおうけん）

『神農本草経』原文　　　　　　　　中薬
大豆黄巻．味甘平．生平澤．治濕痺筋攣膝痛．生大豆．塗癰腫．煮飲汁殺鬼毒．止痛．赤小豆．下水．排癰腫膿血．

【よみ】
「湿痺、筋攣、膝痛を治す。生大豆　癰腫に塗る。煮て　汁を飲む。鬼毒を殺し、痛みを止める。赤小豆　水を下す。癰腫膿血を排す。」

【『名医別録』の主治】
「無毒、五臓胃気結積、気を益し、毒を止め、黒皯を去り、皮毛を潤沢する。」

【基原植物に関する各家論述】
『図説東洋医学 用語編』：黒大豆のもやし
『意釈神農本草経』：ダイズ　大豆 Glycine max（L.）Merr.の種子、つまり大豆のもやしを乾燥したもの、としている。
『神農本草経中薬彩色図譜』：大豆（主に黒大豆を用いる）の種子、すなわち大豆を水に浸し容器内で発芽させ、0.5〜1cmになったとき乾燥したもの、としている。
『本草の植物』：クロマメのもやしとし、「弘景」は［黒大豆を蘖（もやし）にし、5〜6寸の長さに生えたとき乾したものを黄卷と名ける］という」としている。また、「(『本草綱目』大豆の条で)時珍は［大豆には黒、白、黄、褐、青、斑の数色あって、黒いものは烏豆と名けて薬に入れ、また食料にし、豉を作るに用い。黄なるものは豆腐に作り、油を搾り、醤を造るに用いる］という。」としている。
『日本薬局方』・『中華人民共和国薬典』：非収載。

※なお、本条中に「生大豆」「赤小豆」が併せて記載されているが、赤小豆については、「腐婢」の項で詳述する。

以上により大豆黄卷は大豆のもやしを乾燥したものとする。

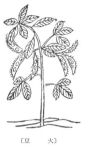
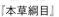
〔豆　大〕
『本草綱目』

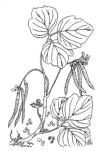
『植物名実図考』大豆

生薬見本　香豉

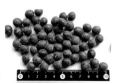
生薬見本　黒豆

【現在の流通と使用状況】
漢方薬方にはなく、流通もみられない。大豆黄卷ではなく、ダイズの成熟種子を蒸して発酵加工した香豉が大手生薬取り扱い業者から販売されている。

【ダイズの部位と加工による薬効と主治】
（Ⅰ）種子［黒大豆］ダイズと言えば黄大豆のことであるが、薬用には黒大豆が使われる。
　①［大豆］活血、利水、去風、解熱、解毒
　②［大豆皮］大豆の種皮　主治　生で用いて痘瘡目翳（もくえい）を療ず。(李時珍)
　③［大豆黄卷］モヤシのように発芽させたもの。　解表、解暑、利水、消腫
　④［豆豉（香豉・淡豉）］納豆にして乾燥させたもの。　解表、除煩

※陳蔵器は「大豆は生で平、炒って食えば極めて熱、煮て食えば甚だ寒である。豉にすれば極めて冷である。醤に造ったもの、及び生黄卷では平である。牛が食って温であり、馬が食って冷である。一体の中に用いるように依って数種の変化がある。」と言っている。

（Ⅱ）葉［豆葉］主治　搗いて蛇咬に伝け、頻りに易へて瘥を取る（李時珍）
（Ⅲ）花　主治　目盲、翳膜に主効がある。(李時珍)

マメ科　ダイズ属

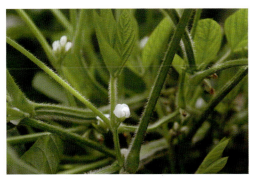

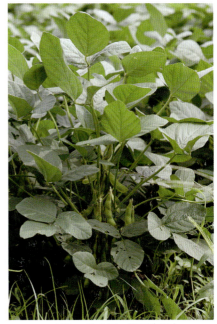

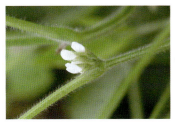
マメ科　ダイズ

マメ科　ダイズ　静岡(6月)

薬草メモ

ダイズは中国原産で日本に古く渡来している。「古事記」にでてくる神話に天の岩戸が開いた後、空腹を覚えた神々が食べ物の神、おほけつ姫（大宣都比売）に、おいしい料理を作ってくれるように頼み、おほけつ姫は、鼻、口、尻から食べ物を取り出してごちそうを作り始め、これを見た須佐之男が汚いことをするやつだと殺してしまう。死体の頭から蚕が、目からは稲が、耳からは粟が、鼻に小豆、ほど（女陰）に麦、尻に大豆が生じた。と記載さているように、縄文時代に渡来していたものと思われる。昔は大豆（おおまめ）と呼んでいた。ダイズの種皮の色で、黄豆、青豆、黒豆との区別がある。薬用には主に黒豆が使われる。若い果実はエダマメとよんでビールのお供にされる。

【薬効と使い方】　実（黒豆）を解毒（毒消し）、ふつか酔い、食あたり、かぜ、せき、声のかれ、乳汁不足、吐血などに黒豆5～10gを1回量として煎じて服用する。また甘草を入れて、一緒に煎じると効力が倍加する。

【漢方】　大豆を発芽させ、もやしにして乾かしたものを「大豆黄巻」と名付けられ、①解熱②利湿③鎮痛の作用を持ち、水腫、便秘、リウマチ、小便不利、膝痛などを改善する薬方に用いる。黒豆を発酵させ乾燥したものを「香豉」または「豆豉」という。①解表②除煩の作用をもち熱性疾患や熱病後の不眠、煩躁などに用いる。
香豉の薬方としては、梔子豉湯（傷寒・金匱《虚煩・不眠・煩熱》）、瓜蒂散（傷寒論《吐剤》）、銀翹散（温病条弁《感冒》）、天津感冒片（天津中薬製薬廠《感冒》）等の薬方に配合されている。

被子植物(真正双子葉類)
コア真正双子葉類　バラ類　マメ群

マメ目
マメ科　クズ属

[葛根]
（かっこん）

『神農本草経』　原文　　　　　　　中薬
葛根．一名雞齊根．味甘平．生川谷．
治消渴．身大熱．嘔吐諸痺．起陰氣．
解諸毒．葛穀治下利十歲已上．

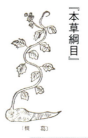
『本草綱目』

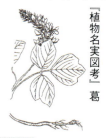
『植物名実図考』葛

【よみ】
「消渴、身大熱、嘔吐、諸痺を治す。陰気を起こし、諸毒を解す。葛穀　下痢十歳以上を治す。」

【『名医別録』の主治】
「無毒、傷寒中風頭痛を療す。肌を解し、表を発し、汗を出し、腠理を開く。金瘡を療す。痛み〈脇風痛〉を止める。生根汁　大寒　消渇・傷寒壮熱を療す。葉　金瘡、止血を主る。花　酒を消すを主る。」

【基原植物に関する各家論述】
『意釈神農本草経』・『神農本草経中薬彩色図譜』：クズ　野葛 Pueraria lobata（Willd.）Ohwi の根。

『神農本草経中薬彩色図譜』：塊根のほか藤茎、葉、花、種子※1 をみな薬用とする、としている。

※1『本経』条文中にある「葛穀」はクズの種子である。

『中薬大辞典』：「葛根」、「葛穀」のほか、「葛葉」、「葛花」、「葛粉」（塊根より得た澱粉）、「葛蔓」（藤茎）をそれぞれ別に収載している。

『日本薬局方』：クズ Pueraria lobata Ohwi の周皮を除いた根と規定。

『中華人民共和国薬典』：野葛 Pueraria lobata Ohwi の根とし、通称「野葛」としている。※2

※2 以前の『薬典』は野葛および甘葛藤 P. thomsonii Benth. の根としていたが、2005年版の『薬典』では、甘葛藤の根を「粉葛」として「葛根」とは別に収載している。

『本草の植物』：「現代の中国ではクズに「野葛」の名を活用しているが、別に毒草のコマントウ※3 鉤吻にも「野葛」、「冶葛」の名が

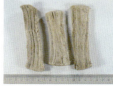
生薬見本　葛根

ある。「葛」の名を活用するのが適当と思う」としている。

※3 ゲルセミウム科(新エングラーではマチン科)植物

以上により葛根はクズの塊根とする。

【現在の流通と使用状況】
葛根は漢方薬方の中でも繁用される重要生薬の一つである。日本産は食品に用いられ、生薬としては中国からの輸入品が主流を占める。

【同属近縁植物】
①クズ　Pueraria lobata
　主産地　中国（河南、湖南、浙江、四川）
　　　　　日本（長野、岐阜）　韓国
②食用葛藤　Pueraria edulisi　中国
③峨眉葛藤　Pueraria omeiensis　中国
④甘葛藤（シナクズ）　Pueraria thomsonii
　　　　　中国
⑤タイワンクズ　Pueraria montana　台湾

【クズの部位による薬効と主治】
（Ⅰ）塊根［葛粉］…塊根のデンプン沈殿物
　　　　　　　　　止渇、清熱
（Ⅱ）藤茎［葛蔓］…癰腫、喉痺を治す。
（Ⅲ）葉［葛葉］…切り傷の出血を止める。
（Ⅳ）花［葛花］…酒を消す、発熱煩渇、食欲不振など。
（Ⅴ）種子［葛穀］…下痢、酒毒を解く。

マメ科　クズ属

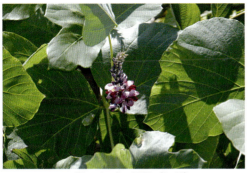
マメ科　クズ　新潟（8月）

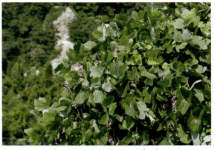
マメ科　クズ　近江八幡（9月）

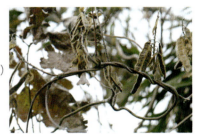
マメ科　クズ　鎌倉（12月）

薬草メモ

クズは日本全国の林のへりや土手にどこにでもみられ、繁殖力旺盛で樹木にからみつくなど雑草としてはこれほどやっかいなものはない。秋の七草の一つで　万葉集にも「真葛原(まくずはら)なびく秋風吹くごとに阿太(あだ)の大野の萩の花散る」（巻10-2096）と詠われており、日本人にはなじみ深い植物である。クズの名は昔、奈良県吉野川上流の住民を国栖(くず)と呼んでおり、国栖の地名が残ってる。国栖人がクズの根から澱粉（葛粉）をつくり、里に出て売ったことから、いつしかクズとよぶようになったと言われている。葛粉はクズの根から作られるデンプン粉である。葛湯(くずゆ)、葛切(くずきり)、葛餅など菓子の材料に使われる。クズの根の掘り起こしは大変な作業であり高価であることから、現在では市販品の多くは馬鈴薯澱粉が葛粉として売られている。

【薬効と使い方】　根を日干しにしたものを生薬「葛根」と呼ぶ。筋肉の緊張をゆるめ、腸の運動を調節して、下痢をとめ、しぶり腹をなおし、口渇を止め、また発汗、解熱の効がある。一日量5〜10gを煎じて服用する。民間では葛粉に10倍の水を加え、とろ火で温め少量の砂糖を加えてゼリー状にしたものを、かぜのひき始めにくず湯として熱いうちに飲む。

【漢方】①発汗②解熱③鎮痙④止渇⑤止瀉の作用を持ち頭痛や肩こりなどの感冒症状、麻疹・筋肉緊張・口渇・下痢などを改善する薬方に用いる。

薬方としては、葛根湯（傷寒・金匱《感冒・肩こり》）、参蘇飲（和剤局方《感冒・咳》）、升麻葛根湯（万病回春《発疹しにくい初期の痘疹・麻疹》）、葛根湯加川芎辛夷（本朝経験《感冒・はなずまり・鼻炎》）、独活葛根湯（外台《肩こり・五十肩》）、葛根黄連黄芩湯（傷寒論《胃腸炎》）。その他多くの薬方に配合されている。

被子植物(真正双子葉類)
コア真正双子葉類　バラ類　マメ群

マメ目
マメ科　タンキリマメ属

［鹿藿］
ろっかく

『神農本草経』　原文　　　　　　　　下薬
鹿藿．味苦平．生山谷．治蠱毒．女子腰腹痛不樂．腸癰瘰癧瘍氣．

【よみ】
「蠱毒、女子腰腹痛み、楽ならず、腸癰、瘰癧、瘍気（腫れもの）を治す。」

【『名医別録』の主治】
「無毒。」

【基原植物に関する各家論述】
『図説東洋医学　用語編』・『意釈神農本草経』・『神農本草経中薬彩色図譜』：タンキリマメ　鹿藿 Rhynchosia volubilis Lour. とする。薬用部位は『意釈』は全草、『図譜』は茎葉としている。
『本草の植物』：『国訳本草綱目』に鹿藿をタンキリマメとしているのは誤りであるとし、ツルマメ Glycine soja Sieb. et Zucc. にあてている。さらに「『啓蒙』の鹿藿は花が浅紫色としてあり、現在のタンキリマメは花が黄色であるので違う。［後莢を結ぶ。長さ5分許、濶さ3分許、熟して赤黒色］とあるのはタンキリマメにあう。和名はノマメ　ツルマメ　タンキリマメ　キツネマメ　ヤブマメ　シラミマメ　ベニカワとならべてあり、ツルマメ　タンキリマメその他を混同しているようである。」と指摘している。
『中薬大辞典』：鹿藿 R. volubilis Lour. である。
『日本薬局方』・『中華人民共和国薬典』：非収載。

以上により鹿藿はタンキリマメの全草又は茎葉とする。

【現在の流通と使用状況】

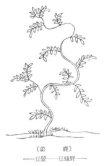
『本草綱目』

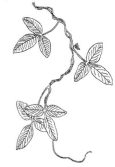
『植物名実図考』鹿藿

漢方薬方になく、流通もない。
【主な同属植物】
①タンキリマメ　Rhynchosia volubilis
　中国（四川、浙江、江西、江蘇、安徽、広西、福建、湖南、湖北）、台湾、日本、朝鮮、フィリピンに分布。
②トキリマメ（吐切豆・オオバタンキリマメ）
　Rhynchosia acuminatifolia
　宮城～九州の山野に自生。
③ヒメノアズキ（姫野小豆）
　Rhynchosia minima
　九州～沖縄　道端、畑、原野に自生
【各家論述の詳述】
『国訳本草綱目』の「集解」
①陶弘景曰く、方薬には用いない。一般に識るものがない。ただし葛苗（クズ）を一名鹿藿といふ。
②蘇恭（『唐本草』）曰く、この草は所在にある。苗は豌豆に似て蔓を引き、長く粗い。一般に采って菜にするが、やはり微に豆の気がある。山間の住民はこれを鹿豆と呼ぶ。
③李時珍曰く、鹿豆とは野緑豆である。多く麦畑、田野中に生じ、苗、葉は緑豆に似て小さく、蔓を引いて生え、生でも熟しても食へる。三月淡い粉紫色の花を開いて小さな莢を結ぶ。その子の大きさは椒子ほどで黒色だ、煮て食へ、或いは磨って粉にして蒸して食う。

マメ科　タンキリマメ属

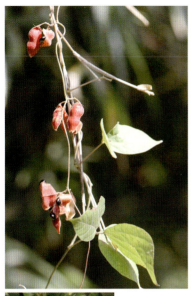

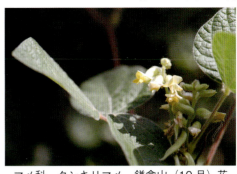

マメ科　タンキリマメ　鎌倉山（10月）花

マメ科
タンキリマメ
鎌倉山（11月）
果実

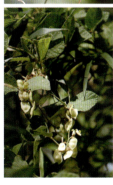

マメ科　タンキリマメ
鎌倉山（10月）果実

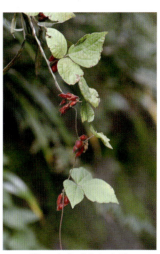

マメ科　オオバタンキリマメ
大雄山（11月）果実

薬草メモ

タンキリマメ（痰切豆）は別名キツネマメと云い　関東以西〜琉球、朝鮮、中国、フィリピンに分布するツル性多年草。海岸近くの草地や山林の縁などに自生する。花は7月〜10月にかけて咲き、秋に豆果は赤く熟し、中に2個の黒色の種子をもつ。この種子を食べると痰を止めるということから痰切豆の名がついたと云われる。漢名を鹿藿（ろっかく）、鹿豆（ろくず）、野緑豆（りょくず）といい、鹿藿の名の由来は豆の葉を藿といい、鹿が好んで食べることからつけられたと言われる。

【薬効と使い方】　民間では乾燥した種子をせき（咳嗽）に1日量15〜30gを煎じて飲むと痰の切れがよくなって、せきが止む。また、食あたりで腹が痛むものに、種子30粒を、かみ砕きながら飲むと、もたれたものを吐くか、下すかしてなおる。

【漢方】　茎葉を①涼血②解毒③鎮痛剤の作用を持ち、頭痛、腹痛、腰痛、産褥熱、瘰癧、腫れ物などに用いる。また根は小児の疳積、月経痛、瘰癧などに用いる。

被子植物(真正双子葉類)
コア真正双子葉類　バラ類　マメ群

バラ目
マメ科　ササゲ属

［腐婢(ふひ)］

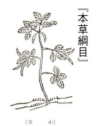『本草綱目』
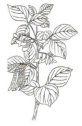『植物名実図考』赤小豆

『神農本草経』　原文　　　　　　　下薬
腐婢．味辛平．治痎逆寒熱．邪氣泄利．
陰不起．病酒頭痛．

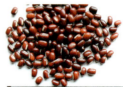
生薬見本　赤小豆

【よみ】
「痎逆寒熱、邪気泄利、陰起きず、病酒頭痛
（飲酒によって生じた頭痛）を治す。」

【『名医別録』の主治】
「無毒　消渇を止める　即小豆華なり」

【基原植物に関する各家論述】
『意釈神農本草経』：アズキ　赤豆（紅豆）
Phaseolus angularis（Willd.）W. F. Wight
の花とする。
『神農本草経中薬彩色図譜』※1：諸説あると
し、小豆（赤小豆）の花のほか、クマツヅラ
科※2の豆腐木 *Premna microphylla* Turcz.
の茎葉とする説を採用している。

※1『図譜』は、前述の［大豆黄巻］条を［大豆黄巻］
［赤小豆］の二条に分けており、下薬（下品）の［腐
婢］条の直前に置いている。［赤小豆］については『意
釈』の解説に、アズキおよびツルアズキ 赤小豆 *P.
calcaratus* Roxb.の種子である、としている。

『本草の植物』：『別録』によりアズキの花と
した上で、陶弘景に記述のみえる「腐婢」と
呼ばれる腐臭のある木について「『啓蒙』に
ハマクサギ *Premna microphylla* Turcz.（ク
マツヅラ科※2）にあてた」などとしている。
『中薬大辞典』：［赤小豆］として、赤小豆
P. calcaratus Roxb.および赤豆 *P.angularis*
Wight の種子とする。［腐婢］はクマツヅラ
科※2のハマクサギ（豆腐木）*Premna
microphylla* Turcz.の茎葉とする。

『薬典』は［赤小豆］のみ収載。赤小豆およ
び赤豆の種子と規定している。
『日本薬局方』：非収載。

以上により腐婢はアズキの花またはクマツヅ
ラ科※2のハマクサギの茎葉とする。
※ APG分類ではシソ科に移された。

【現在の流通と使用状況】
腐婢はアズキの花で日本では漢方処方集に記
載なく漢方薬方に使われることもない。生薬
としての流通もない。種子は生薬「赤小豆」
と呼ぶ。赤小豆は食品として流通している。

【腐婢の基原とされる植物】
①マメ科アズキ　*Phaseolus angularis*
　中国、朝鮮半島、日本
②クマツヅラ科ハマクサギ（豆腐木）
　中国（安徽、浙江、江蘇、江西、湖北、湖
　南、四川、貴州、福建、広東、広西）日
　本（東海、近畿以西）に分布。

【主な同属植物】
①アズキ　vigna *angularis*
　（= *Phaseolus angularis*）
②ツルアズキ　vigna *umbellats*
　（= *Phaseolus calcaratus*）
　インド東部原産、中国南部
②ハマアズキ　vigna *marina*
③ヒメツルアズキ　vigna *minima*
④ササゲ　vigna *unguiculata*

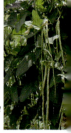

マメ科　ササゲ属

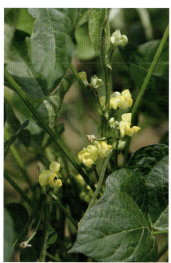

マメ科　アズキ　筑波(8月)

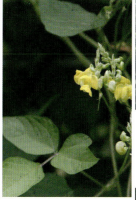

マメ科　ツルアズキ
昭和薬科大学薬草園
(8月)

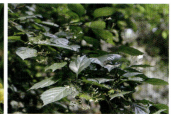

クマツヅラ科　ハマクサギ
目黒自然教育園（6月）

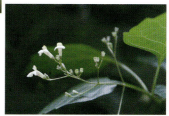

クマツヅラ科　ハマクサギ
目黒自然教育園（6月）

薬草メモ

　アズキ（小豆）は熱帯アジアの原産。中国では赤豆、赤小豆と呼ばれ、美しい赤色が呪術的意味を持ち、魔除けなどに用いられた。日本でも正月の十五日や季節の区切りに、厄除けとして小豆粥や赤飯を食べる習慣がある。アズキは古く弥生時代に伝来したといわれる。『古事記』に、死んだ大気都比売の鼻に小豆が生える記事がある。名前の由来は赤小豆と書いてアズキと呼んでいたが、小豆だけでアズキと読むようになった。アズキは日本人に好まれ投機の対象として赤いダイヤと呼ばれることがあった。赤飯・小豆粥・あん・お菓子の原料として広く用いられ、北海道が主産地となっている。
【薬効と使い方】　アズキの完熟種子を生薬「赤小豆」と称する。古来、中国ではアズキを解毒、利尿、催吐、排膿剤として利用されてきた。民間では消炎、利尿、便秘、二日酔い、脚気、催乳に1日量20〜30gを煎じて服用する。悪い物を食べたときに吐かす目的には1回量6〜10gを煎じて服用する。
【漢方】　赤小豆は①消炎②利尿③解毒④排膿⑤催吐の作用を持ち浮腫、下痢、下血、黄疸、癰腫などを改善する薬方に用いる。
方剤としては、麻黄連軺赤小豆湯（傷寒論《黄疸、皮膚病、ネフローゼ》）、赤小豆湯（山脇東洋《腎炎、浮腫》）、瓜蒂散（傷寒論《吐剤》）等の処方に配合されている。
　『中薬大辞典』では「腐婢」をハマクサギの茎葉とし、①清熱②消腫の作用を持ち、マラリア、下痢、癰、疔、腫毒、瘡傷出血などを改善する薬方に用いるとしている。

被子植物（真正双子葉類）
コア真正双子葉類　バラ類　マメ群

バラ目
マメ科　クララ属

［苦参（くじん）］

『神農本草経』　原文　　　　　　中薬
苦参. 一名水槐. 一名苦蘵. 味苦寒.
生山谷. 治心腹結氣. 癥瘕積聚. 黄疸.
溺有餘瀝. 逐水. 除癰腫. 補中. 明目
止涙.

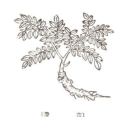

『本草綱目』

【よみ】
「心腹結気、癥瘕積聚、黄疸、溺余瀝有るを治す。水を逐い、癰腫を除き、中を補い、目を明らかにし、涙を止む。」

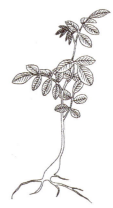

『植物名実図考』
苦参

【『名医別録』の主治】
「無毒、肝胆の気を養う。五臓を安んじ、志を定め、精を益す。九竅を利し、伏熱・腸澼を除き、渇を止め、酒を醒ます。小便黄赤. 悪瘡・下部を療す。胃気を平らかにする。人をして食を嗜みせしむ。身を軽くす。」

【基原植物に関する各家論述】
『意釈神農本草経』・『神農本草経中薬彩色図譜』：クララ　苦参 *Sophora flaveescens* Ait. の根。
『日本薬局方』・『中華人民共和国薬典』：クララ（苦参）の根と規定[※1]。『局方』は「しばしば周皮を除いたもの」としている。

[※1] 中国産の *S. flaveescens* Ait. をヒロハクララとし、日本産のクララは変種の var. *angustifolia* (Sieb. et Zucc.) Kitag. とする説もあるが、『局方』は両者を区別しない説に従っている。
なお、和名のクララは「眩草（くららぐさ）」の略であるという。

以上により苦参はクララの根とする。

【現在の流通と使用状況】
苦参は漢方薬方の中ではよく使われる生薬である。家庭薬原料としての需要も多い。日本では長野、奈良県で採取されるが、流通しているのは殆ど中国産苦参である。

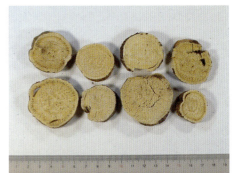

生薬見本　苦参

【同属近縁植物】
①クララ　*Sophora flaveescens* Ait.
　主産地　中国（山西、湖北、河南、河北）
　日本（長野、奈良）
②ヒロハクララ　*Sophora flaveescens* Ait.
　（= *Sophora angustifolia* Sleb. et. Zucc.）
　中国原産で苦参の基原植物として知られる。在来種のクララより葉が大きいことからヒロハクララと呼ばれる。

マメ科　クララ属

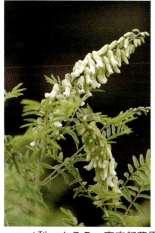
マメ科　クララ　東京都薬用植物園（6月）

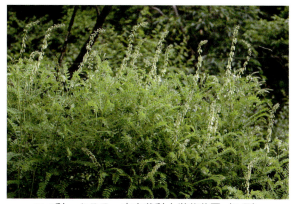
マメ科　クララ　東京薬科大学薬草園（6月）

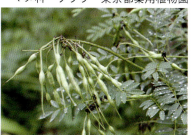
マメ科　クララ
横浜児童植物園（7月）

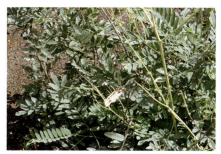
マメ科　ヒロハクララ
東京都薬用植物園（9月）

薬草メモ

　クララは日本各地、朝鮮、中国、シベリアなどに分布している。中国にも同じ種があり、苦参と名づけている。日当たりのよい山地の草地や河原などでよく見かける。エンジュに似て、草であることからクサエンジュの別名もある。クララは根を噛むと苦さのために目がクラクラする眩草（くららぐさ）に由来する。苦参の名の由来について李時珍は「苦とは味から、参とは功力から、槐とは葉の形から名けたものである」と言っている。

【薬効と使い方】　根を日干しにしたものが生薬「苦参」である。根の煎じ汁をあせも、痒み、たむし、床づれ、毛じらみ駆除、水虫などに外用する。全草の煎汁は、農業用の殺虫剤や家畜の皮膚寄生虫駆除薬に用いられる。有毒であり、誤飲すれば痙攣などが発現する。素人が安易に手を出すのは非常に危険である。現在日本では漢方薬に配合される他、健胃、止瀉を目的とする生薬製剤の原料としても用いられている。

【漢方】　①消炎②止痒③利水③苦味健胃の作用を持ち、炎症や細菌性の下痢、排尿障害、湿疹や皮膚掻痒症などを改善する薬方に用いる。薬方としては、三物黄芩湯（金匱要略《手足ほてり・湿疹》）、消風散（外科正宗《湿疹性皮膚疾患》）、苦参湯（金匱要略《かゆみのある皮膚病》）、当帰貝母苦参丸（金匱要略《排尿困難》）などに配合されている。

被子植物(真正双子葉類)
コア真正双子葉類　バラ類　マメ群

マメ目
マメ科　エンジュ属

[槐實]
（かいじつ）

『神農本草経』　原文　　　　　　　　　上薬
槐實．味苦寒．生平澤．治五内邪氣熱．
止涎唾．補絶傷．五痔火瘡．婦人乳瘕．
子藏急痛．

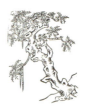
『本草綱目』

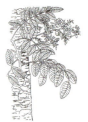
『植物名実図考』 槐

【よみ】
「五内邪気、熱を治す。涎唾を止め、絶傷を補う。五痔火瘡、婦人乳瘕、子臓急痛」
【『名医別録』の主治】
「酸鹹　無毒、七月七日を以て之を取り、搗いて汁を取る。銅器に之を盛り、日に煎じ、丸に作るべく、大は鼠屎の如くせしむ。内竅中、三易、乃ち癒える。また、堕胎。久服せば、目を明らかにし、気を益し、頭白くならず、年を延ぶ。枝　主として、瘡及び陰嚢下湿痒を洗ふ。皮　爛れた蒼を主る。根　喉痺、寒熱を主る。」
【基原植物に関する各家論述】
『図説東洋医学　用語編』・『意釈神農本草経』・『神農本草経中薬彩色図譜』：ともにエンジュ　槐 *Sophora japonica* L.の果実としている。
『神農本草経中薬彩色図譜』：薬用部位として、果実の他に花蕾（槐米）、花（槐花）を列挙している。
『中華人民共和国薬典』：「槐角」の名で収載。槐の成熟果実と規定している。このほか槐の花および花蕾を「槐花」として収載し、花を槐花、花蕾を槐米と称する、としている。
『日本薬局方』：非収載。

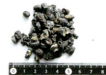
槐の種子　写真1

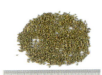
生薬見本　槐花

槐実は上の写真1のように種子を含む果実の乾燥したものを用いる。

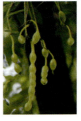

【エンジュに似たマメ科の植物】
①イヌエンジュ属イヌエンジュ
②エンジュ属シダレエンジュ

以上により槐実はエンジュの果実とする。
【現在の流通と使用状況】
現在、日本で槐実、槐花は漢方処方集に記載はなく、漢方薬方に使われない。槐実の流通はみられないが、槐花は民間療法に用いられることから大手生薬取り扱い業者で販売されている。

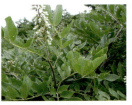
イヌエンジュ属
イヌエンジュ
安達太良山（8月）

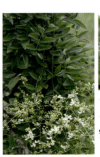
エンジュ属
シダレエンジュ
大和市泉の森（7月）

マメ科　エンジュ属

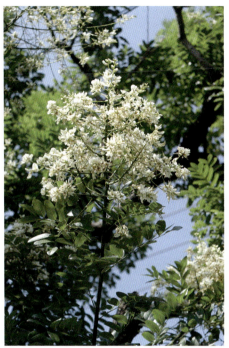

マメ科　エンジュ　辻堂（8月）

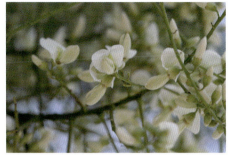

マメ科　エンジュ　辻堂（8月）

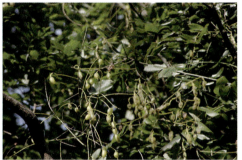

マメ科　エンジュ　中目黒（11月）

薬草メモ

エンジュは中国北部原産で日本には仏教伝来と同時期に渡来したと考えられる。公害に強いため街路樹としてよく見かける。中国では尊貴の木、縁起のよい木とされ、古代中国の宮廷の庭に植えられていた。蕾を乾燥したものが「槐花」、果実が「槐実」と呼ばれる生薬である。槐は呉音読みで「エ」。槐実のことを本草和名では恵乃実（エノミ）。医心方では恵尓須之木之実（エニスノキノミ）と和訓されている。槐樹（エノジュ）がエンジュになったのではなかろうか。戦後ルチンが毛細血管のもろさを回復する作用があり、脳卒中後遺症や動脈硬化の予防に良いとされ、ルチンの需要が高まった。それまでルチン原料はソバの花であったが、槐花が数倍高い含量であることがわかり、槐花を原料にするようになって、大量に中国から輸入された。大量でなければ効果がないとする向きもある。

【薬効と使い方】「槐花」は止血薬として血便、痔出血、血尿、鼻出血、赤白痢、目の充血などに煎じて服用する。また歯茎の出血・口内の出血に粉末にして患部にすり込む。「槐実」の止血作用は槐花とほぼ同じで、おもに痔や血便などに用いる。中国では種子を茶剤として利用する習慣がある。

【漢方】　槐実（槐角）は①涼血②止血③明目の作用を持ち、血便、痔出血、不正性器出血、帯下、目の充血に用いる。槐実と槐花はよく似ているが、涼血止血は槐花がすぐれ、瀉熱下降の力は槐実がすぐれている。

被子植物（真正双子葉類）
コア真正双子葉類　バラ類　マメ群

マメ目
マメ科　ジャケツイバラ属

［雲實］
うんじつ

『神農本草経』　原文　　　　　　　　　　上薬
雲實．味辛温．生川谷．治泄利腸澼．
殺蟲蠱毒．去邪惡結氣．止痛．除寒熱．
華．見鬼精物．多食令人狂走．久服輕
身．通神明．

【よみ】
「泄利腸澼を治す。蟲蠱毒を殺す。邪悪、結気を去り、痛みを止む。寒熱を除く。華 鬼精物を見る。多食せば、人をして狂い走らせしむ。久服せば、身を軽くし、神明に通ず。」

【『名医別録』の主治】
「華　苦　無毒　消渇　精物を殺す。水を下す。これを焼くと、鬼に致す。〈久服〉寿を益す。」

【基原植物に関する各家論述】
『図説東洋医学　用語編』・『意釈神農本草経』・『神農本草経中薬彩色図譜』：ともにシナジャケツイバラ※1　雲実 Caesalpinia sepiaria Roxb. の種子としている。
※1『本草の植物』は和名をジャケツイバラとしている。
『本草の植物』：「『本草綱目啓蒙』はジャケツイバラとした。牧野は『国訳本草綱目』にシナジャケツイバラとするが、日本の莢果は無毛であるが、茎や莢果に短褐色毛を密生するものとしないものとがある。これらの毛は変異が多いので特に区別しないのが適当であろう」などとしている。
『日本薬局方』・『中華人民共和国薬典』：非収載。

以上により雲実はシナジャケツイバラの種子とする。

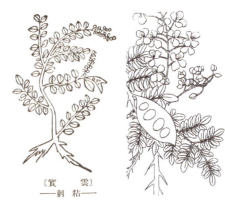

『本草綱目』　　　『植物名実図考』雲實

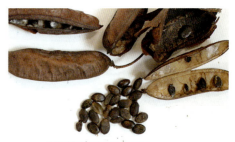

生薬見本　ジャケツイバラノ種子

【現在の流通と使用状況】
日本では漢方処方集に記載なく、漢方薬方に使われていない。生薬としての流通もない。

【同属近縁植物】
①シナジャケツイバラ
　Caesalpinia sepiaria Roxb
　　中国（広東、広西、湖南、湖北、雲南、貴州、四川、福建、浙江、江蘇、安徽、江西など）に分布。
②ジャケツイバラ
　Caesalpinia decapetala var. japonica
　　日本に分布。

マメ科　ジャケツイバラ属

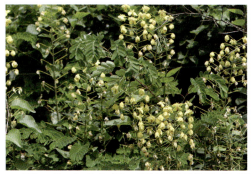

マメ科　ジャケツイバラ　筑波実験植物園（5月）

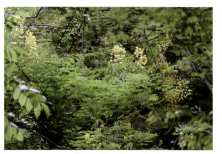

マメ科　ジャケツイバラ
東京・高尾山（6月）

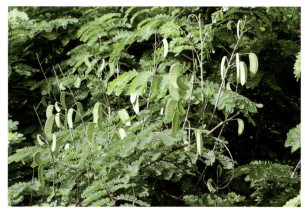

マメ科　ジャケツイバラ　筑波実験植物園（6月）

薬草メモ

ジャケツイバラは宮城、山形県以南の日本各地に自生する蔓性の鋭いカギ状の刺がある落葉低木である。急傾斜地や陽光の当たる河原などに見られる。雲実の基原植物シナジャケツイバラの変種であるが、シナジャケツイバラには豆果に毛ががある。シナジャケツイバラの帰化植物との説もあるが、万葉の頃シナジャケツイバラは「かわらふぢ」と呼ばれ、万葉集には「皀莢（かわらふぢ）に延ひおほとれ　屎葛絶ゆることなく宮仕えせむ」（巻16－3855）と詠われていることから古来から自生したと思われる。ジャケツイバラの名の由来は、枝がもつれてヘビがからみ合っているいばらのことから「蛇結茨」と名付けられた云われている。また皀莢サイカチの説もある。

【薬効と使い方】　6～7月ごろ、豆果を採り、日干しにしておくと殻が裂け、種子が出てくる。これをよく日干しにして乾燥させる。これを生薬「雲実」と呼ぶ。「雲実」は排泄を良くし、虫下し作用がある。また解毒、鎮痛作用もある。下痢止め、マラリアの解熱に雲実12gを1日量として煎じて服用する。

被子植物(真正双子葉類)　　　　　　　　　　　　　　　　　　　　バラ目
コア真正双子葉類　バラ類　マメ群　　　　　　　　　　　　　マメ科　エンジュ属

［皂莢(そうきょう)］

『神農本草経』原文　　　　　　下薬
皂莢．味辛温．生川谷．治風痺死肌．
邪氣風頭淚出．下水利九竅．殺鬼精物．

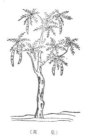
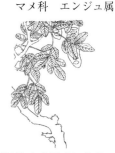

【よみ】
「風痺死肌、邪気風頭淚出るを治す。水を下し、九竅を利し、鬼精物を殺す。」

『本草綱目』　　　『植物名実図考』皂莢

【『名医別録』の主治】
「小毒あり。腹脹満を療す。穀を消し、咳嗽
囊結　婦人胞落ちざるを除く。目を明らかにし、精を益す。沐浴に為すべし。湯に入れず。
猪牙の如き者良し」

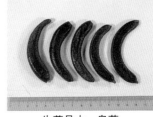

生薬見本　皂莢

【基原植物に関する各家論述】
『意釈神農本草経』：猪牙皂 *Gleditsia officinalis* Hemsl.（ホソミサイカチ）の果実。
『神農本草経中薬彩色図譜』：皂莢樹 *G. sinensis* Lam.（トウサイカチ）の果実および枝刺とし、果実を「皂莢」、不育果実を「猪牙皂」としている。
『中華人民共和国薬典』：皂莢 *G. sinensis* Lam. の不育果実を［猪牙皂］、棘刺を「皂角刺」の名でそれぞれ収載している。※1
『日本薬局方』：非収載。※2

※1　1977年版の『薬典』は皂莢の成熟果実を「大皂角」の名で収載していた。
※2　『第二改正日本医薬品集』には「サイカチ」の名でサイカチ *G. japonica* Miquel の成熟果実を収載していた。

以上により皂莢はトウサイカチの果実とする。

【現在の流通と使用状況】
皂莢（猪牙皂莢）・皂角子・皂角刺は漢方薬方として使われ、それぞれ食品分類で中国から輸入され大手生薬取り扱い業者から販売されている。

【同属近縁植物】
① トウサイカチ（皂莢樹）*Gleditsia sinensis*
　主産地中国（河北、山西、河南、山東）。
② ホソミサイカチ（猪牙皂）
　Gleditsia officinalis
　中国（山東、四川、雲南、貴州、陝西、河南）に分布。
　トウサイカチに比し果実が小さい。上記と同一種との説あり。
③ サイカチ　*Gleditsia japonica*
　日本（本州、四国、九州）市場性はないが民間薬として使われる。

【皂莢の部位による薬効と主治】
（Ⅰ）根皮［皂莢根皮］…風熱痰気を治す。
　　　　　　　　　　　　解毒、止痛。
（Ⅱ）葉［皂莢葉］…風瘡（風疹）を洗う、
　　　　　　　　　　注ぎかけるように用いる。
（Ⅲ）棘刺［皂角刺］…消腫、排膿、解毒。
（Ⅳ）種子［皂角子］…解毒、潤和薬として
　　　　　　　　　　便秘、皮膚疾患に用いる。
（Ⅴ）果実［皂莢］…去淡、利尿など

『中薬大辞典』より

マメ科　エンジュ属

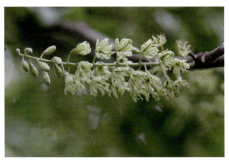

マメ科　トウサイカチ
東京都薬用植物園（5月）

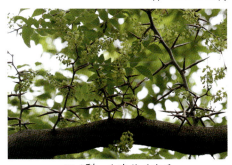

マメ科　トウサイカチ
東京都薬用植物園（5月）

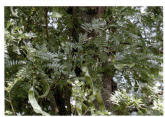

マメ科　サイカチ
東京都薬用植物園（8月）

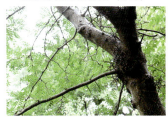

マメ科　サイカチ
東京都薬用植物園（8月）

薬草メモ

サイカチは本州中南部、四国、九州の山野に自生し、川原などに多くみられることからカワラフジ（河原藤）の別名もある。古名は西海子（さいかいし）とよばれ、これが転訛してサイカチと名づけられたという。皂莢（ソウキョウ）の名の由来について李時珍は「莢の樹が皂（くろ）いからかく名けたのである」と言っている。皂莢は別種の中国産トウサイカチであり、サイカチに似ているが、果実がやや短く厚みがあり、よじれないで垂れ下がるのに対しサイカチの果実はよじれている。万葉集にも「皂莢（かわらふじ）に延ひ（は）おほどれる屎葛（くそかずら）絶ゆることなく　宮仕（みやづかえ）せむ」（巻16-3855）とサイカチの木にからみつくヘクソカズラのようにあなたにお仕えしますと詠われている。果皮にはサポニンが多く含まれ、「万葉集」にサナカズラ、サイカチが洗浄剤として記載されている。

【薬効と使い方】よく熟したさやを日干しにしたものを生薬「皂莢」。とげを乾燥したものを生薬「皂角刺」。種子は熱湯を通して日干しにして皂角子と称する。祛痰に皂莢1～1.5gを煎じ服用する。はれものに皂角刺3～10g、または皂角子4.5～9gを煎じ内服する。民間では皮膚病に対する浴湯料や、さやを細かく砕いて洗剤に用いる。

【漢方】皂莢は①祛痰②排膿③利尿④消炎の作用を持ち、腫れ物、扁桃腺炎、皮膚疾患などを改善する薬方に用いる。
薬方としては、皂莢丸（金匱要略《咳・痰》）、桂枝去芍薬加皂莢湯（金匱要略《咳・痰》）。
皂角刺には①消腫②解毒③排膿の作用を持ち、腫れ物、でき物、皮膚化膿症の初期などに用いる。薬方としては、托裏消毒飲（万病回春・外科正宗《炎症・化膿症》）などの薬方に配合されている。

被子植物(真正双子葉類)
コア真正双子葉類　バラ類　マメ群

[決明]
けつめい

マメ目
マメ科　センナ属

生薬見本　決明子

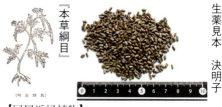

『本草綱目』

『神農本草経』原文　　　　　　　中薬
決明．味鹹平．生川澤．治青盲．目淫
膚赤白膜．眼赤痛涙出．久服益精光輕
身．

【よみ】
「青盲（緑内障）、目淫膚、赤白膜、眼赤痛（以上は結膜炎様の症状）、涙出るを治す。久服せば、精光を益し、身を軽くする。」

【『名医別録』の主治】
「苦甘微寒　無毒、唇口青を療す。」

【基原植物に関する各家論述】
『意釈神農本草経』：決明[※1]Cassia tora L. の種子とする。
『神農本草経中薬彩色図譜』：決明 C. obtusifolia L. の種子としている。
※1　現在の漢名は小決明。

『日本薬局方』：「決明子」の名で収載。エビスグサ C. obtusifolia L. 又は C. tora L. の種子[※2]と規定している。
※2 エビスグサの種子を、民間では焙じて「ハブ茶」と称し飲用する。この呼称は、以前はハブソウ C. occidentalis L.（= C. torosa Cav.）の種子（望江南）が用いられていたことに由来する。

『中華人民共和国薬典』：「決明子」の名で収載。決明 C. obtusifolia L. あるいは小決明 C. tora L. の種子と規定している。

以上により決明はコエビスグサの種子であるが、エビスグサも決明子として流通している。

【現在の流通と使用状況】
ケツメイシは漢方薬方よりも民間療法、お茶としての需要が多い。収穫率の良いエビスグサが主流であり、殆ど中国産が占め、大量に流通している。

【同属近縁植物】
最近 Cassia 属は Senna 属とも記載される。すなわちエビスグサ（決明）Senna obtusifolia (L.) H.S.Irwin et Barneby、ホソミエビスグサまたはコエビスグサ（小決明）S. tora (L.) Roxb. そしてハブソウ（望江南）S. occidentalis (L.) Link である。
瀉下剤で繁用されるセンナも同属植物である。Cassi 属は前述の雲実および後述の皂莢と共にマメ科ジャケツイバラ亜科に属する。他にネムノキ亜科、マメ亜科がある。各亜科は花の形状に大きな違いがある。ジャケツイバラ亜科は左右相称の五枚の花弁であり、マメ亜科のような蝶形花ではなく、5枚の花弁の大きさの差は小さい。

①コエビスグサ　[小決明子] Cassia tora
　熱帯アジア原産、インド、タイ、ラオス、ベトナム、中国（安徽、広西、四川、浙江、広東）、台湾、
　日本（沖縄）種子は比較的小粒である。
②エビスグサ　[大決明子]
　Cassia obtusifolia
　アメリカ原産で熱帯アジア、中国に広く伝わる。
　ハブ茶は本来ハブソウの種子であるが今は市販のハブ茶は収量の多いエビスグサの種子がハブ茶として流通している。
③ハブソウ（望江南）[望江南子]
　Cassia occidentalis
　中国（河北、山東、江蘇、安徽、徽江、福建、広東、広西、雲南）、台湾。種子が羊腎形を呈す。
　市場では[土決明]と称す。
④ホソバハブソウ　Cassia sophera

マメ科　センナ属

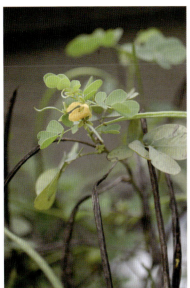
マメ科　コエビスグサ
東京都薬用植物園（9月）

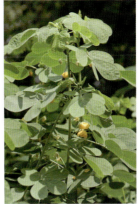
エビスグサ
小石川植物園（8）

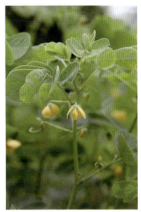
エビスグサ
東京都薬用植物園（7）

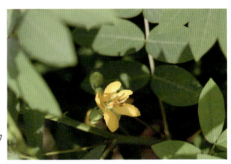
マメ科　ハブソウ
東京都薬用植物園（6）

薬草メモ

　中国でいう決明子は熱帯アジア原産のコエビスグサの種子である。日本では沖縄でしか栽培できない。日本でおもに栽培されている決明子は北米原産のエビスグサである。エビスグサは熱帯アジアから中国を経由し江戸時代に渡来した。異国からきたという意味で夷（えびす）の草と名づけられたという。エビスグサは日本でも発芽率がよく、土質は選ばなく日当のよい所であれば、家庭でも直接畑にまいて間引いて育てることができる。決明の名の由来は目を明らかにする効力を表した名称である。

【薬効と使い方】　成熟種子を乾燥したものを生薬「決明子」と称し、便秘、口内炎、眼病、胃腸病、高血圧予防・神経痛・健康増進に1回量5～30gを煎じ服用する。日本の民間で愛用されたハブ茶はエビスグサの近縁植物ハブソウ（望江南）の茶という意味である。現在では収穫量の多いエビスグサが決明子と同じエモジン（緩下作用のある成分）を含むので業者によりハブ茶として売られたことらエビスグサがハブ茶の原料として使われるようになった。

【漢方】　①緩下②消炎の作用を持ち便秘、目の充血などを改善する薬方に用いる。薬方としては、洗肝明目湯（万病回春《充血性眼病》）等に配合されている。

被子植物(真正双子葉類)
コア真正双子葉類　バラ類　マメ群

マメ目
マメ科　ネムノキ属

[合歓(ごうかん)]

『神農本草経』 原文　　　　　　　中薬
合歡. 味甘平. 生川谷. 安五藏. 和心志. 令人歡樂無憂. 久服輕身明目. 得所欲.

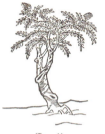

『本草綱目』

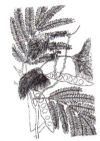
『植物名実図考』合歓

【よみ】
「五臓を安んじ、心志を和らぎ、人をして歓楽し、憂い無からしむ。久服せば、身を軽くし、目を明らかにし、欲するところを得ん。」

【『名医別録』の主治】
「無毒。」

【基原植物に関する各家論述】
『図説東洋医学 用語編』・『意釈神農本草経』・『神農本草経中薬彩色図譜』：ネムノキ 合歓 Albizia julibrissin Durazzini とする。薬用部位を『意釈』は樹皮、『図譜』は樹皮および花としている。
『中華人民共和国薬典』は合歓の樹皮を「合歓皮」、花序を「合歓花」の名でそれぞれ収載している。
『日本薬局方』は非収載。
〔参考〕本種の属するネムノキ亜科の花は放射相称(花弁は同形)で、雄芯(おしべ)が花外に伸びるのが特徴である。

以上により合歓はネムノキの樹皮および花とする。

【現在の流通と使用状況】
漢方薬方として使われる。頻度は少ないが、大手生薬取り扱い業者から食品分類で国産と中国産の合歓が販売されている。合歓花の流通はみられない。

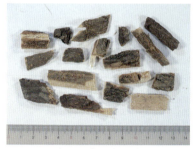
生薬見本　合歓皮

【マメ科の植物】
マメ亜科
ジャケツイバラ亜科
ネムノキ亜科
 (1) アカシア連　Acaciene
　　《アカシア属》アカシア Acacia
 (2) オジギソウ連　Mimoseae
　　① 《アメリカゴウカン属》Desmanthus
　　② 《モダマ属》Entada
　　③ 《ギンネム属》Leucaena
　　④ 《オジギソウ属》Mimosa
 (3) ネムノキ連　Ingeae
　　① 《ネムノキ属》
　　　　ネムノキ Albizia
　　② 《ベニゴウカン属》
　　　　ベニゴウカン Calliandra

マメ科　ネムノキ属

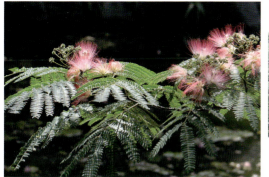
マメ科　ネムノキ
神奈川県金沢自然公園（7月）

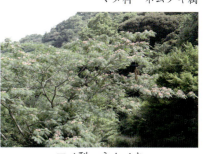
マメ科　ネムノキ
神奈川県金沢自然公園（7月）

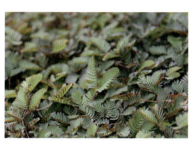
マメ科　オジギソウ
箱根湿生花園（8月）

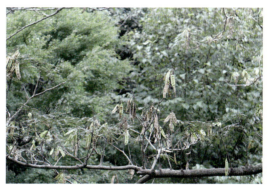
マメ科　ネムノキ
神奈川県金沢自然公園（9月）

薬草メモ

　ネムノキは中国、朝鮮半島、日本各地の山野、野原、川端に自生。漢名で合歓木と呼ばれる。日本でもなじみ深い落葉樹木で、「昼は咲き夜は寝る合歓木の花君のみ見ぬや戯奴（わけ）さえに見よ」（巻8-1461）と万葉集にも詠われている。ネムノキの葉は夜になると閉じる。それが木の眠りのように見え、「眠りの木」から「ねむの木」に変化していった。合歓の名の由来について陳蔵器は「その葉は暮れになると合する。故に合昏という」と言っている。夜葉が重なるさまから夫婦円満の象徴とされ、付けられたものである。

【薬効と使い方】　春から秋に、葉と小枝をとって日干しにし、水虫、手のひらの荒れに、40～50gに焼き塩約5gを加えて煎じ、1日数回患部を洗う。樹皮を乾燥させたものを生薬「合歓皮」とよぶ。

【漢方】　①解鬱②消腫③止痛の作用を持ち、気憂鬱感・怒り・不眠・不安・焦燥などを改善する薬方に用いる。また打撲による腫脹・疼痛に湿布などで外用にする。花を合歓花といい、合歓皮と効能がほぼ同じである。理気解鬱・和中開胃にすぐれている。両者とも緩和で薬力が弱いので、大量に長期間服用しなければ効果があらわれない。

被子植物(真正双子葉類)
コア真正双子葉類　バラ類　マメ群
マメ目　ヒメハギ科
上薬　遠志

マメ目
ヒメハギ科　ヒメハギ属

[遠志(おんじ)]

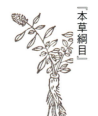
『本草綱目』

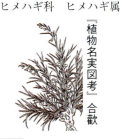
『植物名実図考』合歓

『神農本草経』原文　　　　　　上薬
遠志. 一名棘菀. 一名葽繞. 一名細草.
味苦温. 生川谷. 治欬逆傷中. 補不足.
除邪氣. 利九竅. 益智慧. 耳目聰明.
不忘. 強志倍力. 久服輕身不老. 葉名
小草.

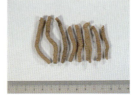
生薬見本　遠志

【よみ】
「咳逆傷中を治す。不足を補い、邪気を除き、九竅を利し、智慧を益し、耳目聰明にし、忘れず、志を強くし、力を倍す。久服せば、身を軽くし、老いず。葉　小草と名づく。」

【『名医別録』の主治】
「無毒、丈夫を利し、心気を定め、惊悸を止め、精を益し、心下膈気、皮膚中熱、面目黄を去る。(久服せば)顔色を好くし、年を延ぶ。葉　精を益し、陰気を補い、虛損、夢洩を止める。」

【基原植物に関する各家論述】
『意釈神農本草経』：イトヒメハギ　遠志 Polygala tenuifolia Willd. および寛葉遠志(卵葉遠志) P. sibirica L. の根。
『神農本草経中薬彩色図譜』：遠志(細葉遠志) P. tenuifolia Willd. および寛葉遠志(西伯利亜遠志) P. sibirica L. の根皮とする。
『本草の植物』：イトヒメハギ P. tenuifolia Willd. のみをあげている。
『日本薬局方』[※1]：イトヒメハギ P. tenuifolia Willd. の根[※2]と規定している。

[※1] かつては寛葉遠志 P. sibirica L. も原植物とされていた。
[※2] 開花期の根を掘り出し陽乾する。通常、木部を抜き去って皮部のみとしたもの(肉遠志、遠志筒)を製し、良品とする。(『局方解説書』)

〈参考〉遠志は『局方』には第四改正から、同属植物セネガ P. senega の同効薬(去痰薬)として収載されたが、現在では専ら漢薬として利用されている。(『局方解説書』による)

『中華人民共和国薬典』：遠志 P. tenuifolia Willd. および卵葉遠志 P. sibirica L. の根と規定している。

以上により遠志はイトヒメハギの根とする。

【現在の流通と使用状況】　遠志は漢方薬方で多用され、すべて中国から輸入され販売されている。

【主な同属植物】
①イトヒメハギ(細葉遠志)[遠志]
　Polygala tenuifolia
　主産地中国(山西、陝西、河北、河南、山東、内モンゴル、安徽、湖北、吉林、遼寧)
②オヒメハギ(オオバヒメハギ)
　(寛葉遠志・西伯利　亜遠志)[土遠志]
　Polygala sibirica
　中国(東北、西北、河北各地)、朝鮮半島北部、シベリア、ウスリー、蒙古、ヨーロッパに分布。
③ヒメハギ(瓜子金)　Polygala japonica
　日本原産、日本各地、台湾、朝鮮半島、中国に分布

ヒメハギ科　ヒメハギ属

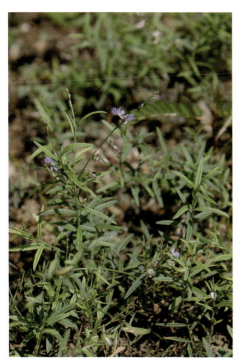

ヒメハギ科　イトヒメハギ
静岡県立大学薬草園（9月）

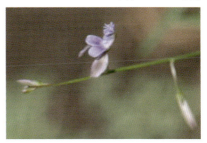

ヒメハギ科　イトヒメハギ
東京都薬用植物園（8月）

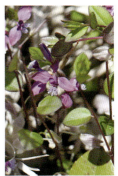

ヒメハギ科　ヒメハギ
城ヶ島（4月）

薬草メモ

イトヒメハギは朝鮮半島北部、中国北部、シベリアに分布する多年草である。中国では「小草」と呼び、根を乾燥したものを遠志と云う。遠志の名の由来について李時珍は「この草は服すれば能く智を益し、志を強くする。それで遠志なる名称があるのだ」と言っている。イトヒメハギ「糸姫萩」は日本に自生するヒメハギに似て葉が細かいことによる。ヒメハギは日当たりの良い場所に生えるが、小さい植物なので花が咲いていないと見落としてしまう。紅紫色の花はマメ科の萩に似ていて、全草が小さいためヒメハギ（姫萩）と呼ばれる。古くは和遠志（わおんじ）と称し薬用として、虚弱体質の改善、疲労回復、病後の回復に用いられた。

【薬効と使い方】　秋にイトヒメハギの根を取り日干乾燥し、中心の木部を抜き去ったものを生薬「遠志」と呼び、漢方薬方に用いられる。

【漢方】　①強壮②去淡③鎮静の作用を持ち動悸、健忘、不眠、咳嗽、出血、貧血、病後衰弱などを改善する薬方に用いる。
薬方としては、加味温胆湯（万病回春《不眠・神経症》）、竜骨湯（外台《神経衰弱の驚悸、失忘》）、天王補心丹（世医得効方《不眠・神経衰弱》）、人参養栄湯（和剤局方《疲労倦怠・食欲不振・病後衰弱》）、帰脾湯（済世全書《抑鬱・貧血・不安》）、加味帰脾湯（済生方《不安・不眠・動悸・気鬱》）に配合されている。

被子植物(真正双子葉類)
　コア真正双子葉類　バラ類　マメ群
　ニシキギ目　ニシキギ科
　中薬　衛矛

[衛矛（えいぼう）]

ニシキギ目
ニシキギ科　ニシキギ属

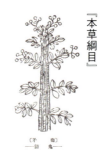
『本草綱目』

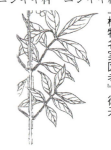
『植物名実図考』衛矛

『神農本草経』原文　　　　　　中薬
衞矛．一名鬼箭．味苦寒．生山谷．治女子崩中下血．腹満汗出．除邪．殺鬼毒蠱注．

【よみ】
「女子崩中下血、腹満汗出づるを治す。邪を除き、鬼毒、蠱注を殺す。」

【『名医別録』の主治】
「中悪、腹痛。白蟲を去り、皮膚の風毒腫を消し、陰中を解せしめる。」

【基原植物に関する各家論述】
『図説東洋医学　用語編』・『意釈神農本草経』・『神農本草経中薬彩色図譜』：ニシキギ衛矛 Euonymus alatus (Thunb.) Sieb. とする。薬用部位について『意釈』は「枝に出るコルク質の翼」としている。
『図譜』は薬用部位を明記しないが、薬剤特徴として「枝の四面に灰褐色の片状翅（＝翼）が生えていて、形は箭羽（矢の羽）に似ている」としている。
『本草の植物』：ニシキギとし、「時珍は劉煕の釈名に［斉人は箭羽を衛という。このものは幹に直羽があって箭羽、矛刃で自ら衛る状態のようだから名づけたものだ］とあるのを引用している。一名鬼箭、神箭。」『本草和名』には衛矛　和名加波久末都々良一名久曽末由美乃加波（カハクマツヅラ/ミノカハ）とする。『啓蒙』にはニシキギとするなどとしている。
『日本薬局方』・『中華人民共和国薬典』：非収載。
『中薬大辞典』：［鬼箭羽］の名で収載。衛矛（ニシキギ）の翼状物のをもつ枝あるいは翅

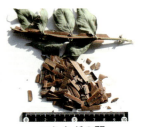
ニシキギの翼

状（翼状）の付属物と規定。

以上により衛矛はニシキギの枝に出るコルク質の翼とする。

【現在の流通と使用状況】
日本では漢方処方集に記載なく、一般に使われることもない。生薬としての流通もない。中国では、ほぼ全域で生産されている。

【日本に自生する主な同属植物】
ニシキギ属は世界で約220種、日本には18種ある。
①ニシキギ　［衛矛］　Euonymus alatus
②マサキ　　　　　　Euonymus japonics
③ツルマサキ　　　　Euonymus fortunei
③マユミ　　　　　　Euonymus sieboldiamus
④ツリバナ　　　　　Euonymus oxyphyllus

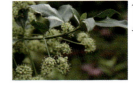
ニシキギ科　ツルマサキ　筑波実験植物園（5月）

ニシキギ科　ニシキギ属

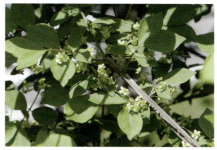
ニシキギ科　ニシキギ　筑波（5月）

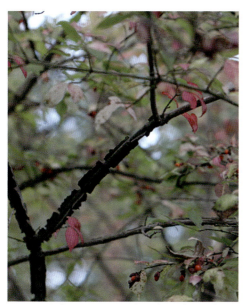

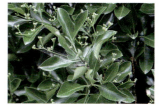
ニシキギ科　マサキ　筑波実験植物園(5月)

ニシキギ科　ニシキギ　富士吉田（10月）

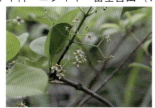
ニシキギ科　マユミ
目黒自然教育園（5月）

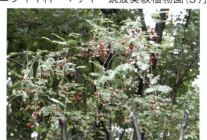
ニシキギ科　ツリバナ
北海道大学植物園（9月）

薬草メモ

ニシキギは日本各地の山野に自生し、庭木、公園でよく見られる落葉低木である。枝にコルク層の翼状物が2～4枚つくのが特徴である。中国ではこれを矛や矢羽にみたてて衛矛、鬼箭羽という。紅葉がみごとで世界三大紅葉樹に数えられる。紅葉を錦にたとえ錦木と呼ばれる。

【薬効と使い方】　コルク状の翼を採取し、日干しにして乾燥したものが生薬「衛矛」である。種子は有毒のため、食さないよう注意する。生理不順には、乾燥した枝の翼状部を1日量15～20gを煎じて服用する。糖尿病には根を煎じて服用する。日本の民間では昔からトゲ抜きの妙薬として知られている。葉枝を黒焼きにしたものを米飯と練って、紙にのばしてトゲの部分に貼り、1～2時間後に紙をはぐと、とげが頭を出しているので引き抜く。秩父地方では頭髪にシラミのわいたときには、実をすりつぶして油でねってシラミ駆除に用いたことからニシキギをシラミコロシと呼ぶ。

【漢方】　①活血②通経の作用をもち、無月経や産後の腹痛などに用いる。

被子植物(真正双子葉類)
コア真正双子葉類　バラ類　マメ群
キントラノオ目　ヤナギ科
下薬　柳華※1

※1『図譜』は中薬（中品）

キントラノオ目
ヤナギ科　ヤナギ属

[柳華]（りゅうか）

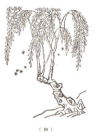
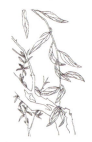

『本草綱目』　　　『植物名実図考』柳

『神農本草経』　原文　　　　　　　下薬
柳華．一名柳絮．味苦寒．生川澤．治
風水．黄疸面熱黒．葉．治馬疥痂瘡．實．
潰癰逐膿血．子汁．療渇．

【よみ】
「風水（急性腎炎様の疾患）黄疸面熱し黒き
（顔面が黒く焼けたような状態になる）を治
す。葉　馬疥痂瘡（馬の皮膚病）を治す。実
癰（化膿性皮膚疾患）を潰し、膿血を逐う。
子汁　渇を療す。」

【『名医別録』の主治】
「無毒　痂疥悪瘡、金瘡　葉　煎煮を取り、
以て馬疥を洗う。たちどころに癒える。また、
心腹内血を療し、痛みを止める。」

【基原植物に関する各家論述】
『意釈神農本草経』：シダレヤナギ　垂柳
Salix babylonica L.の花。
『神農本草経中薬彩色図譜』：垂柳の花ある
いは花蕾。ときに花序を用いる。
『本草の植物』：シダレヤナギは日本に好ま
れて、到る処に植えられているが、多くは雄
木で種子ができないので、柳絮（種子の基部
にある毛）は見られない、と指摘している。
『中薬大辞典』：[柳花]として花を収載する
ほか、葉を[柳葉]、枝条を[柳枝]、毛の付
いた種子を[柳絮]、樹皮或いは根を[柳
白皮]としてそれぞれ収載している。
『日本薬局方』『中華人民共和国薬典』：とも
に非収載。

以上により柳華はシダレヤナギの花とする。

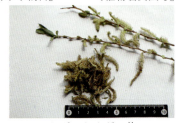

シダレヤナギの花

【現在の流通と使用状況】
漢方薬方になく、流通もみられない。

【シダレヤナギの部位による薬効と主治】
（Ⅰ）花　[柳花]（りゅうか）：シダレヤナギの花
　〈薬効〉　去風、利湿、止血、散瘀。
　〈主治〉　風水、黄疸、咳血、血便、血淋、
　　　　　無月経歯痛を治す。
（Ⅱ）葉　[柳葉]（りゅうよう）：シダレヤナギの葉
　〈薬効〉　清熱、透疹、利尿。
　〈主治〉　はしか、白濁、疔瘡癤腫、乳
　　　　　腺炎、甲状腺腫、丹毒、やけど、
　　　　　歯痛。
（Ⅲ）皮　[柳白皮]（りゅうはくひ）：樹枝または根の靭皮
　〈薬効〉　去風、利湿、消腫、止痛する。
　〈主治〉　リウマチの深部痛、瘙痒、黄
　　　　　疸、淋濁、乳腺炎、歯痛、や
　　　　　けど。
（Ⅳ）種子　[柳絮]（りゅうじょ）：毛のついた種子
　〈薬効〉　止血、去湿、癰潰
　〈主治〉　吐血、湿痺四肢攣急、膝痛、
　　　　　癰疽、膿成張痛不潰、創傷出血。
　　　　　　　　　　　『中薬大辞典』より

ヤナギ科　ヤナギ属

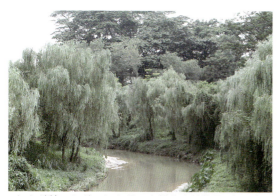

ヤナギ科　シダレヤナギ　広州華南植物園（8月）

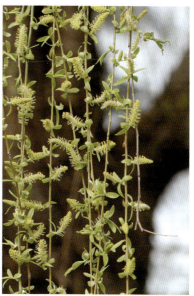

ヤナギ科　シダレヤナギ
京王フローラルガーデン（4月）

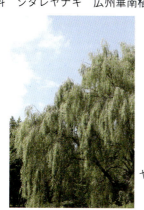

ヤナギ科　シダレヤナギ　八ヶ岳薬用植物園（8月）

薬草メモ

シダレヤナギは中国原産で湿地・川辺に自生する落葉高木である。日本には古く奈良時代以前に中国から渡来し、奈伎良(なぎら)とも呼ばれた。万葉集にも「春雨に萌えし　柳か梅の花ともに後れぬ常の物かも」（巻17-3903）と詠われ、他18首と多く収載されている。柳の名の由来は魚を捕る道具「梁」の材料にヤナギが多く用いられたことによる。シダレヤナギは川や池の周りの堤防に植えられ水害防止に役立ってきた。時代劇にでてくる堀端のしだれ柳は風情のあるものである。中国では一般にシダレヤナギに代表されるヤナギ属のネコヤナギ・カワヤナギを柳とし、ドロノキ・ヤマナラシ（ハコヤナギ）などハコヤナギ属を楊と呼んでいる。

シダレヤナギは雄雌異株であるが日本では雌株は少ないので種子を見ることは少ない。

【薬効と使い方】　シダレヤナギの花を突き汁にするか、研って粉末にして服用する。シダレヤナギの枝、葉にはサリチル酸が含まれ、日本の民間では枝が歯痛止めや、爪楊枝の材料として用いられている。

【漢方】　①去風②利湿③止血④駆瘀血の作用を持ち黄疸、咳血、血便、血淋、婦女の無月経、歯痛などに用いる。

被子植物(真正双子葉類)
コア真正双子葉類　バラ類　マメ群
キントラノオ目　オトギリソウ科
下薬　連翹　翹根

キントラノオ目
オトギリソウ科　オトギリソウ属

[連翹]（れんぎょう）

『神農本草経』原文　　　　　　　下薬
連翹．一名異翹．一名蘭華．一名折根．
一名軹．一名三廉．味苦平．生山谷．
治寒熱鼠瘻．瘰癧癰腫．悪瘡癭瘤．結
熱蠱毒．

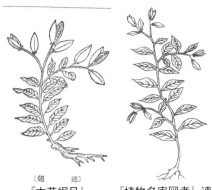

〔翹　述〕
『本草綱目』　　『植物名実図考』連翹

【よみ】
「寒熱鼠瘻（そうろう）、瘰癧（ともに頸部のリンパ節結核）、癰腫（おでき）、悪瘡（難治性の皮膚病）、癭（えい・小さいこぶ）瘤（りゅう・大きいこぶ）、結熱（熱の邪気が集まって生ずる病気）、蠱毒を治す。」

【『名医別録』の主治】
「無毒　白蟲を去る。」

【基原植物に関する各家論述】
『図説東洋医学用語編』・『意釈神農本草経』・『神農本草経中薬彩色図譜』：モクセイ科レンギョウ　連翹　*Forsythia suspensa* (Thunb.) Vahl の果実としている。しかし、『意釈神農本草経』の解説に「連翹の原植物は、本来は、オトギリソウ科の多年草、トモエソウ黄海棠（湖南連翹）*Hypericum ascyron* L. であるともいわれる。中国では全草を薬用にする」としている。
『本草の植物』：「よくわからない」とし、「『本草綱目啓蒙』では連翹（モクセイ科）にあてた。白井光太郎は『国訳本草綱目』にこの説をとる」としたうえで、「岩崎灌園は『本草図譜』にトモエソウ　オオオトギリ *H.ascyron* L. にあてた。
牧野は『国訳本草綱目』にこの説に従った。
灌園は「蘇頌の説に大翹は高さ三尺獨茎という是なり。先輩木本のレンギョウをあつるは穏ならず」としている。

蘇恭の「大翹は下湿の地に生え、葉は狭く長く水蘇（イヌゴマ）のようだ。花は黄色で風情がある。子は椿（チャンチン）の実のまだ開かぬもののようで房になる。多くの草に翹（高く）出すものだ」とあるのはトモエソウのようである。『中薬志』には、連翹として薬品となっているのはレンギョウの果実で、トモエソウは旱蓮草（かんれんそう）※1として用いるという」などとしている。

※1 現在、「旱蓮草」の名で流通するものは、主としてキク科のタカサブロウ（鱧腸）*Eclipta prostrate* L. の全草である。『中薬大辞典』ではこれを「墨旱蓮」の名で収載し、オトギリソウ科の黄海棠（トモエソウ）の全草は「紅旱蓮」の名で収載している。『中薬大辞典』『薬典』で「連翹」の名で収載するのはいずれもモクセイ科の連翹（レンギョウ）の果実である。

『日本薬局方』：原植物にレンギョウ　*F. suspensa* Vahl 又はシナレンギョウ　*F. virdissima* Lindley の2種をあげている。『局方解説書』には「連翹又は小連翹としてオトギリソウ *H. erectum* Thunb、トモエソウ *H. ascyron* L. を当てる（全草類生薬）説があるが、本条では果実類生薬であるレンギョウ（連翹）を規定している」と解説している。

オトギリソウ科　オトギリソウ属

オトギリソウ科　*Hypericum* 属植物を基原とする生薬を以下に列記する。『中薬大辞典』では「小連翹」の名で小連翹（オトギリソウ）*H. erectum* Thunb. の全草、「紅旱蓮」の名で黄海棠（トモエソウ）*H. ascyron* L. の全草、「金糸桃」の名で金糸桃 *H. chinense* L. の全草、「赶山鞭」の名で赶山鞭（シナオトギリ）*H. attenuatum* Choisy の全草が収載されている。

『中華人民共和国薬典』では「貫葉金糸桃」の名で貫葉金糸桃（セイヨウオトギソウ）*H. perforatum* L. の全草が収載されている。

以上により連翹はモクセイ科のレンギョウとするがオトギリソウ科の植物とする説も否定できない。
モクセイ科連翹の項参照

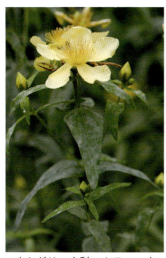
オトギリソウ科　トモエソウ
東京薬科大学薬草園（7月）

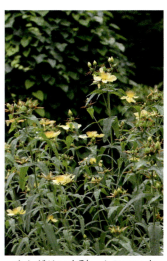
オトギリソウ科　トモエソウ
東京薬科大学薬草園（7月）

薬草メモ

トモエソウは日本各地、朝鮮半島、中国、シベリアに分布。日当たりのよい草地に自生する。オトギリソウ属の中では、花が大型な点が特徴である。漢名は黄海棠のほか、湖南連翹、紅旱蓮と呼ばれる。名前の由来は黄色の花弁がねじれて巴状にゆがんだ形をしていることが和名の由来となっている。「ともえ」とは、卍のような形をした、うずまき模様のことである。

【薬効と使い方】　7～8月、果実のある全草を日干しにする。腫れ物・止血に1日量5～10gを煎じて服用。また、約100gをホワイトリカーに漬けて薬用酒にして、腫れ物・止血に1回量約20ccを服用してもよい。

【植物療法】　近年、ヨーロッパでは近縁植物であるセイヨーオトギリソウ（セントジョーズ・ワート）がセロトニン濃度を増加させることから、抗うつ効果が注目され、不眠、不安に応用され、日本でも市販されているが薬物相互作用があることが指摘され、相互作用には注意を要する。

[翹根(ぎょうこん)]

『神農本草経』 原文　　　　　下薬
翹根．味甘寒．生平澤．下熱氣．益陰精．令人面悦好．明目．久服輕身耐老．

【よみ】
「熱気を下し、陰精を益し、人をして面悦好せしむ。目を明かにす。久服せば、身を軽くし、老に耐ゆ。」

【『名医別録』の主治】
「小毒あり。以て蒸して作り酒病の人に飲ます。」

【基原植物に関する各家論述】
連翹の根である。連翹の基原については前項参照。なお、「翹根」は『新修本草』において有名未用品に移されていたが、『本草綱目』において「連翹」（草部第十六巻）の項に併入されている。

以上により翹根はモクセイ科のレンギョウの根とするが、オトギリソウ科の植物とする説も否定できない。

【現在の流通と使用状況】
日本において連翹・翹根としてオトギリソウ科の植物を漢方処方に使うことはないが、オトギリソウの全草が民間薬として使われ、現在大手生薬取り扱い業者から流通している。

【同属近縁植物】
①トモエソウ（黄海棠・紅旱蓮）
　Hypericum ascyron
　日本、朝鮮半島、中国、シベリアに分布。『中薬大辞典』によると全草を平肝・止血・解毒・消腫として頭痛・吐血・打撲傷・瘡癤に用いる。
②オトギリソウ（小連翹）
　Hypericum erectum

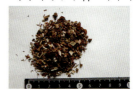

オトギリソウ科　オトギリソウ属

生薬見本　弟切草

日本、朝鮮半島、中国に分布。
『中薬大辞典』によると全草を活血・止血・調経・通乳・消腫・止痛として吐血、鼻出血・子宮出血・月経不順・乳汁不通・癰腫・打撲・創傷出血に用いる。

③ビヨウヤナギ（金糸桃(きんしとう)）
　Hypericum chinense
　中国南北各地に分布。
　『中薬大辞典』によると全草に清熱・解毒・去風湿・消腫の作用がある。

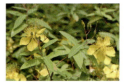

オトギリソウ科
ビヨウヤナギ（6月）
鎌倉

④シナオトギリ　（赶山鞭(かんざんべん)）
　Hypericum attenuatum
　中国（江蘇、安徽、江西、広東など）
　『中薬大辞典』によると全草に止血・鎮痛・通乳作用があり、喀血・吐血・子宮出血・リウマチ性関節痛・打撲傷・乳汁欠乏・乳腺炎・創傷出血・疔瘡腫毒に用いる。

⑤セイヨウオトギリソウ（セント・ジョーンズ・ワート）
　Hypericum perforatum

⑥キンシバイ
　Hypericum patulum
　オトギリソウ科　キンシバイ
　東京薬科大学薬草園（7月）

【モクセイ科の連翹】
レンギョウ　（連翹）　*Forsythia suspensa*
モクセイ科　連翹を参照
キク科　タカサブロウ
東京都薬用植物園
　　　　　　　　（9月）

オトギリソウ科　オトギリソウ属

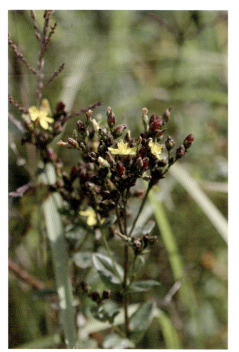

オトギリソウ科　オトギリソウ
成東食虫植物園（10月）

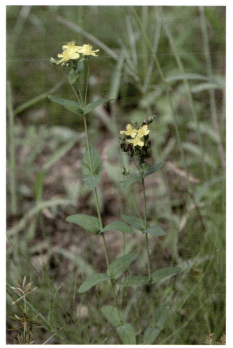

オトギリソウ科　オトギリソウ
富士吉田（8月）

薬草メモ

オトギリソウは日本各地、朝鮮半島、中国などに分布する。漢名は小連翹と呼ばれる。日の当たる山野に自生している。名前の由来、花山天皇（984〜986）のころ晴頼という鷹匠がいた。鷹の傷をたちどころに治す秘薬を秘伝としていた。或日弟が恋人であるライバルの鷹匠の娘にたのまれ、この秘密をもらしたのを知って、大いに怒り、弟を切ったという物語に由来し、その葉にある斑点は、切られた弟の血汐の名残であるといわれている。

【薬効と使い方】　秋、花が果実を付けた地上部を根ぎわから刈り取り、日干しにして生薬「小連翹」として利用する。日本では民間薬として有名で、おもに外用薬として利用される。煎液が止血、鎮痛、収斂、含そう薬として内服されるほか、新鮮な搾り汁を塗布薬とし、創傷や打撲傷に外用される。神経痛や痛風には浴湯料とすると鎮痛に効果が期待できる。又中風、リウマチ、神経痛の予防に薬用酒として飲用するとよい。

【漢方】　翹根について、連翹の根を用いる。国訳本草綱目の発明によれば能く熱気を下す、傷寒の瘀熱の裏に在るものを治する。麻黄連軺赤小豆湯にこれを用いるとある。

被子植物（真正双子葉類）
コア真正双子葉類　バラ類　マメ群
キントラノオ目　トウダイグサ科
下薬※1　巴豆、甘遂、大戟、澤漆、
　　　　狼毒、蜀茹

※1 トウダイグサ科植物は作用の激しい成分を含むものが多く、収載されるトウダイグサ科植物由来の生薬はすべて下薬に属している。

キントラノオ目
トウダイグサ科　ハズ属

[巴豆（はず）]

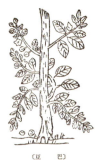
『本草綱目』

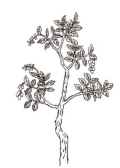
『植物名実図考』巴豆

『神農本草経』原文　　　　　　下薬
巴豆．一名巴椒．味辛温．生川谷．治傷寒温瘧寒熱．破癥瘕結堅積聚．留飲淡癖．大腹水脹．蕩練五藏六府．開通閉塞．利水穀道．去惡肉．除鬼蠱毒注邪物．殺蟲魚．

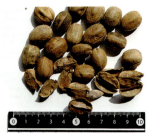
生薬見本　巴豆

【よみ】
「傷寒温瘧寒熱を治す。癥瘕、結堅、積聚、留飲、淡癖、大腹水腫を破り、五臓六腑を蕩練し、閉塞を開通し、水穀の道を利し、悪肉を去り、鬼蠱毒注邪物を除き、蟲魚を殺す。」

【『名医別録』の主治】
「生温、熟寒　大毒あり。女子月閉、爛胎、金瘡膿血、丈夫の陰利せざるを療す。班猫毒を殺す。練り、これを餌とすべし。血脈を益し、人をして色を好ませしむ。変化して鬼神と通ず。」

【基原植物に関する各家論述】
『意釈神農本草経』：ハズ　巴豆 Croton tiglium L. の種子。
『神農本草経中薬彩色図譜』：巴豆 C. tiglium L. の果実。
『本草の植物』：古くから日本に渡り、正倉院御物にもある、としていいる。
『中華人民共和国薬典』：『図譜』と同様に、巴豆の果実。
『日本薬局方』：非収載。

以上により巴豆はハズの種子とする。

【現在の流通と使用状況】
巴豆は昔、日本国内でも流通していたが作用の激しさから現在では使われることもなく、流通もほとんどない。

トウダイグサ科　ハズ属

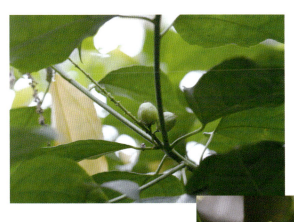

トウダイグサ科　ハズ
東京都薬用植物園（6月）

薬草メモ

東南アジア、インド、中国南部に分布する常緑小高木。葉は卵形、雌雄同株で3〜5月に淡黄色の小さい雄花と雌花を総状につける。実は楕円形で3個の種子をつける。種子は猛毒である。巴豆の名の由来について李時珍は「この物は巴蜀（四川省）に産して形が菽豆のようだ。故に名となったのである」と言っている。

【薬効と使い方】　種子を生薬巴豆として用いる。35〜60%は脂肪油で、これを巴豆油あるいはクロトン油Croton oilという。巴豆油を内服すると口腔内に灼熱感があり、嘔気や嘔吐、激しい下痢が出現し、ときに死亡することもある。生薬として殻及び内皮を去り仁のみを用いる。また巴豆の毒性を緩和するため、巴豆を挽き砕き、何度か吸油紙で圧搾して油を除き、細かくしたものを巴豆霜と称して用いることもある。クロトン油を皮膚に塗ると発癌を誘発するとの研究発表が多く報告されている。

【漢方】　①峻下②逐水の作用を持ち、吐剤、強烈な下剤として便秘や腹痛、腹水などを改善する薬方に用いる。

薬方としては、走馬湯（金匱要略《急性中毒・卒中・脚気衝心・尿毒症・破傷風・打撲ショック》）、備急円（金匱要略《急性中毒　至急に腹内の宿食、宿便を一掃しなければならない時》）、紫円（千金方《食餌性中毒・急性胃腸炎》）等の薬方に配合されている。

被子植物(真正双子葉類) キントラノオ目
　コア真正双子葉類　バラ類　マメ群　　　　　トウダイグサ科　トウダイグサ属

[甘遂]
かんずい

『神農本草経』原文　　　　　　　　下薬
甘遂. 一名主田. 味苦寒. 生川谷. 治大腹疝瘕腹満. 面目浮腫. 留飲宿食. 破癥堅積聚. 利水穀道.

【よみ】
「大腹、疝瘕、腹満、面目浮腫、留飲宿食を治す。癥堅積聚を破り、水穀道を利す。」

【『名医別録』の主治】
「甘大寒　有毒、五水を下す。膀胱留熱、皮中の痞、熱気腫満を散らす。

【基原植物に関する各家論述】
『意釈神農本草経』：カンズイ　甘遂 E. kansui Liou の根。
『神農本草経中薬彩色図譜』：甘遂 Euphorbia kansui Liou の塊根。
『中華人民共和国薬典』：甘遂 E. kansui T. N. Liou ex T. P. Wang の塊根。
『日本薬局方』：非収載。

以上により甘遂はトウダイグサ科 Euphorbia kansui の塊根とする。

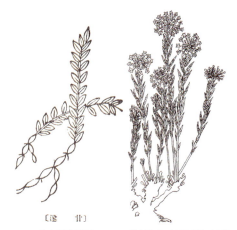

『本草綱目』　　『植物名実図考』甘遂

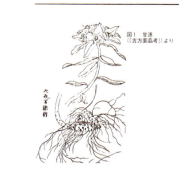

『古方薬品考』

【現在の流通と使用状況】
昔、甘遂は日本国内では手に入らず、タカトウダイを代用した漢方家もいたが、現在は使用する臨床家もいない。流通もない。

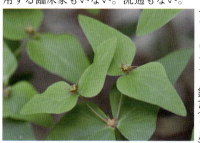

トウダイグサ科　ナツトウダイ　鎌倉（4月）

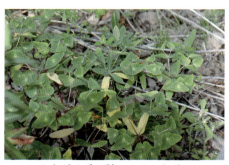

トウダイグサ科　ナツトウダイ
静岡県立大学薬草園（6月）

トウダイグサ科　トウダイグサ属

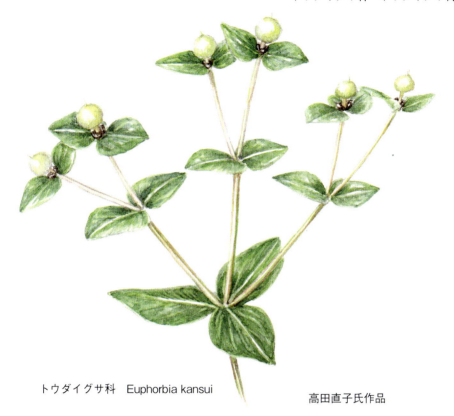

トウダイグサ科　Euphorbia kansui

高田直子氏作品

薬草メモ

甘遂は中国の陝西、山西、甘粛省などに分布するトウダイグサ科の多年草 Euphorbia kansui の根で、日本では産しない。荒木性次は新古方薬嚢にナツトウダイの根として、又大塚敬節も臨床ではナツトウダイの根を使用していた。

甘遂の名の由来について李時珍は「諸名称の意義は多く詳でない」と言っている。

【薬効と使い方】　激しい下剤で、利尿の効もある。峻烈で有害であるから体の強健な人でないと用いてはならない。滲出性肋膜炎による胸水、腎炎の浮腫、肝硬変症の腹水に用いて効がある。

【漢方】　①通便②逐水の作用を持ち便秘、浮腫、胸水、腹水などを改善する薬方に用いる。

薬方としては、　大陥胸湯（傷寒論《結胸（胸満、呼吸促迫、心中懊憹、上衝、喘、喀痰、便秘）》）、大陥胸丸（傷寒論《結胸・咳嗽・凝り》）、大黄甘遂湯（金匱要略《排尿痛・排尿困難・下腹膨満》）、十棗湯（傷寒・金匱《腹水、胸水、浮腫》）等に配合されている。

被子植物(真正双子葉類)　　　　　　　　　　　　　　　キントラノオ目
　コア真正双子葉類　バラ類　マメ群　　　　　　　　トウダイグサ科　トウダイグサ属

[大戟(たいげき)]

『神農本草経』　原文　　　　　　　下薬
大戟．一名邛鉅．味苦寒．治蠱毒十二
水．腹満急痛．積聚中風．皮膚疼痛．
吐逆．

【よみ】
「蠱毒、十二水（多くの水毒の病気）、腹満
急痛、積聚、中風、皮膚疼痛、吐逆を治す。」

【『名医別録』の主治】
「甘大寒　小毒有り。頸腋癰腫、頭痛（を主
る）。汗を発し、大小腸を利す。」

【基原植物に関する各家論述】
『図説東洋医学　用語編』：タカトウダイ。
『意釈神農本草経』：シナタカトウダイ　京
大戟（大戟）Euphorbia pekinensis Rupr. や
アカネ科の紅芽大戟 Knoxia corymbosa
Willd. の根または根皮とする。
『神農本草経中薬彩色図譜』：大戟 E.
pekinensis Rupr. の根およびアカネ科の紅芽
大戟 K. valerianoides Thorel et Pitard の塊
根としている。
※『意釈』『図譜』の二書は、基原としてトウダイグ
サ科、アカネ科の植物を一種ずつ挙げているが、その
薬用部位や種小名に若干差異がみられる。

『中薬大辞典』：大戟 E. pekinensis Rupr. お
よびアカネ科の紅芽大戟 K. valerianoides
Thorel の二種とし、前者の根を「京大戟」、
後者の根を「紅大戟」としている。
『中華人民共和国薬典』：「京大戟」の名で大
戟の根を、「紅大戟」の名でアカネ科の紅大
戟（＝紅芽大戟）の塊根を、それぞれ別の条
として収載している。
『日本薬局方』：非収載。

以上により大戟はタカトウダイの根とする。

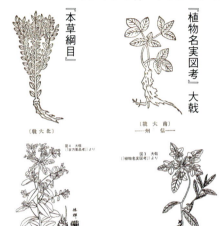

『本草綱目』　　『植物名実図考』　大戟
〔戟大北〕　　　〔戟大南〕──州信──
図4　大戟　　　　図3　大戟
（『古方薬品考』より）（『植物名実図考』より）
『植物名実図考』　　『古方薬品考』

【現在の流通と使用状況】
日本では現在、大戟は使われず、流通もない。

【中国で流通している大戟】
①トウダイグサ科　タカトウダイ［京大戟］
　Euphorbia pekinensis
　主産地中国（江蘇、四川、江西、広西）
②アカネ科　紅芽大戟［紅大戟、南大戟］
　Knoxia valerianoides
　主産地中国（広西、広東、雲南、貴州）
　紅大戟は現在の大戟の薬材中最も広く使用
　されている。

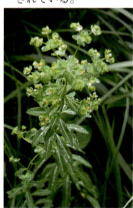

トウダイグサ科
タカトウダイ
自然教育園
（7月）

トウダイグサ科　トウダイグサ属

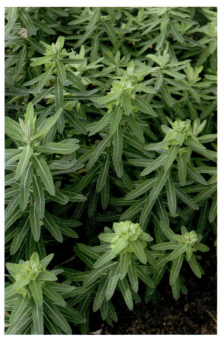

トウダイグサ科　イワタイゲキ
静岡県立大学薬草園（6月）

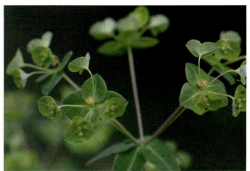

トウダイグサ科　タカトウダイ
静岡県立大学薬草園（6月）

薬草メモ

大戟は中国江蘇省に産するトウダイグサ科タカトウダイ、京大戟 *Euphorbia pekinensis* が基原植物とされているが、市場ではカンボジア、ベトナム、中国南西部に分布するアカネ科の多年草、紅牙大戟 *Knoxia valerianoides* が広く使用されている。本州以南の日当たりのよい草地、道端に見かけるタカトウダイは京大戟の変種で根を和大戟として京大戟の代用として使われたが現在は流通しない。タカトウダイの名の由来は、トウダイグサの仲間に比し草丈が高いことからタカトウダイ（高燈台）の名になった。また、根を漢方薬の大戟として用いることから近縁種には信濃大戟、岩大戟、富士大戟のごとく大戟の名前を持つものが多い。大戟の名の由来について李時珍は「その根が辛く苦く、人の咽喉を鋭く刺戟するから名づけたものだ」と言っている。

【薬効と使い方】　乾燥した根茎を使う。峻下逐水薬として知られ、瀉下作用と逐水作用を有している。腎炎の浮腫、肋膜炎の胸水、肝硬変の腹水などに用いられる。有毒なので素人は内服を用いない方が良い。腫れ物の痛み、腫脹に乾燥した根茎を煎じた冷液をガーゼに浸し患部にあてる。

【漢方】　①逐水②峻下②消腫③軟堅の作用を持ち水腫、胸満、胸痛、痰飲などを改善する薬方に用いる。

薬方としては、十棗湯（傷寒・金匱《腹水、胸水、浮腫》）等の薬方に配合されている。

被子植物(真正双子葉類)
コア真正双子葉類　バラ類　マメ群

キントラノオ目
トウダイグサ科　トウダイグサ属

[澤漆(たくしつ)]

『神農本草経』　原文　　　　　　下薬
澤漆．味苦微寒．生川澤．治皮膚熱．大腹水氣．四肢面目浮腫．丈夫陰気不足．

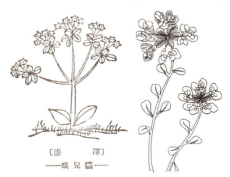

『本草綱目』　　『植物名実図考』沢漆

【よみ】
「皮膚熱、大腹水気、四肢面目浮腫、丈夫陰気不足を治す。」

【『名医別録』の主治】
「辛　無毒。大小腸を利す。目を明らかにし、身を軽くす。大戟の苗也。」

【基原植物に関する各家論述】
『意釈神農本草経』：トウダイグサ　沢漆 *Euphorbia helioscopia* L.の茎葉。　『神農本草経中薬彩色図譜』：トウダイグサ　沢漆 *E. helioscopia* L.の全草としている。
『本草の植物』：「『別録』では［沢漆とは大戟の苗だ］とあるように、陶弘景も『神農本草経』編集の時に混同した。」「(『本草綱目』で) 時珍の引用する記文はトウダイグサのようである」などとしている。
『中薬大辞典』：沢漆（トウダイグサ）の全草とする。
『日本薬局方』・『中華人民共和国薬典』：非収載。

以上により沢漆はトウダイグサの全草とする。

【現在の流通と使用状況】
日本では現在、沢漆を配合する薬方は使われることは少なく、流通もない。

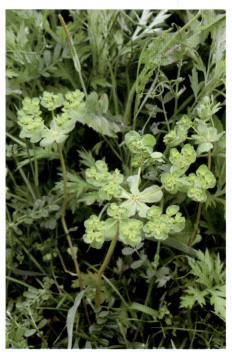

トウダイグサ科　トウダイグサ　鎌倉(4月)

トウダイグサ科　トウダイグサ属

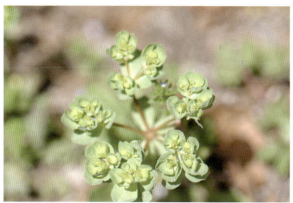

トウダイグサ科　トウダイグサ
鎌倉（4月）

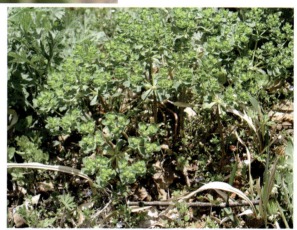

トウダイグサ科　トウダイグサ　山梨県須玉（4月）

薬草メモ

トウダイグサは日本各地の路傍や草むらなどに自生し、アジア、ヨーロッパにも分布する。トウダイグサの名前は上に伸びた草の先に椀状の葉があり、その中に黄色の花が咲く。その姿が海上を照らす灯台でなく、昔菜種油を明かりとしていた頃の灯明をおく燈台に似ていたことからトウダイグサの名がついた。澤漆の名の由来について陶弘景は「これは大戟の苗で、初生時に葉を摘むと白汁が出るから澤漆と名けたのだ。と言っている。

【薬効と使い方】　全草を用いる。逐水消腫作用から腹水、腹満、全身浮腫などに使われるが、有毒なので素人は内服しない方が良い。日本の民間では乳汁をイボに塗り、イボ取りに使われる。乳汁を飲んでは危険である。

【漢方】　①逐水②消腫の作用があり浮腫や腹水、瘰癧などを改善する薬方に用いる。効能は大戟とほぼ同じであるが、作用は緩和であり、毒性も大戟より弱い。
薬方としては、沢漆湯（千金方《全身のむくみ、手足脱力、喘息不安》）、赤小豆湯（済世方《腎炎、浮腫》）等に配合されている。

被子植物(真正双子葉類)
コア真正双子葉類　バラ類　マメ群

キントラノオ目
トウダイグサ科　トウダイグサ属

[狼毒]
（ろうどく）

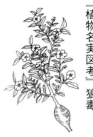
『本草綱目』
『植物名実図考』狼毒

『神農本草経』原文　　　　　　　　下薬
狼毒．一名續毒．味辛平．生山谷．治欬逆上氣．破積聚飲食．寒熱水氣．惡瘡鼠瘻疽蝕．鬼精蠱毒．殺飛鳥走獸．

【よみ】
「咳逆上気を治す。積聚飲食，寒熱水気、悪瘡、鼠瘻、疽蝕、鬼精、蠱毒を破る。飛ぶ鳥・走る獣を殺す。」

【『名医別録』の主治】
「大毒あり　脇下積癖。陳にして水に沈む者良し。」

【基原植物に関する各家論述】
『意釈神農本草経』：ヒロハタイゲキ　狼毒大戟 Euphorbia fischeriana Steud.、ナツトウダイ 鈎腺大戟 E. sieboldiana Morr. et Decne. の根。

『神農本草経中薬彩色図譜』：狼毒大戟およびジンチョウゲ科の瑞香狼毒 Stellera chamaejasme L. を挙げている。

『本草の植物』：「古代のはよくわからない。現代はヒロハタカトウダイ E. pallasii Turcz.（= E. fischeriana Steud.）」およびマルミノウルシ、ベニタイゲキ　月腺大戟 E. ebracteolata Hayata、ナツトウダイ　鈎腺大戟 E. sieboldiana Morr. et Decne. が薬品として売られている。なお、青海、甘粛ではクサナニワズ、イモガンピ Stellera chamaejasme L.（瑞香狼毒：ジンチョウゲ科）の根を狼毒とするという。」などとしている。

『中薬大辞典』：ジンチョウゲ科の瑞香狼毒あるいはトウダイグサ科の狼毒大戟、月腺大戟の根とし、瑞香狼毒の根を「狼毒」、月腺大戟の根を「白狼毒」と称するという。

また、「本草書に記載されている狼毒はジンチョウゲ科の瑞香狼毒であり、これを正品とすべきであるが、現在多くの地区で用いられている狼毒は、トウダイグサ科植物由来の白狼毒である」としている。

『日本薬局方』・『中華人民共和国薬典』[※1]：非収載。

※1　1977年版の『薬典』には収載されており、基原植物として月腺大戟および狼毒大戟の二種を挙げていた。

以上により狼毒の基原植物はジンチョウゲ科、サトイモ科の根と諸説あり、いずれか確定できずクワズイモを除く下記植物のいずれかの根とする。

【現在の流通と使用状況】（中国で流通している植物）狼毒の基原について諸説あるが中国市場では以下の狼毒が流通している。狼毒の日本での流通はない。

① - 1 白狼毒：トウダイグサ科
　ヒロハタカトウダイ（狼毒大戟）…内蒙古、河北省 Euphorbia pallasii Turcz（E. fischeriana Steud.）
　マルミノウルシ（月腺大戟）…安徽河南省 E. ebracteolata Hayata の根を乾燥したもの。
　ナツトウダイ（鈎腺大戟）E. sieboldiana Morr. et Decne. の根とする。

① - 2　東北産白狼毒：ナデシコ科 Gypsophila oldhamiana Miq（土銀柴胡）の根を乾燥したもの。

② 西北狼毒（紅狼毒・綿大戟）：ジンチョウゲ科　クサナニワズ、イモガンピ…青海、甘粛、四川省　Stellera chamaejasme L. 瑞香狼毒の根を乾燥したもの。

③ 広狼毒(海芋)：サトイモ科　クワズイモ…広東省 Alocasia odora C. Koch（A.macrorhiza）の根茎を輪切りにして乾燥したもの。

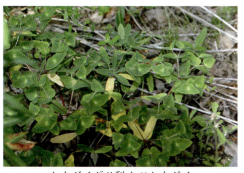
トウダイグサ科ナツトウダイ
県立静岡大学薬草園

トウダイグサ科　トウダイグサ属

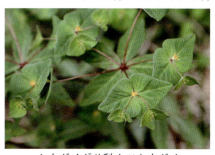
トウダイグサ科ナツトウダイ
日光寂光の滝

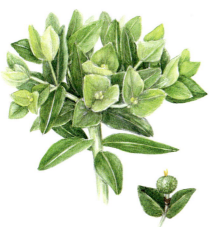
ヒロハタイゲキ　高田直子氏作品

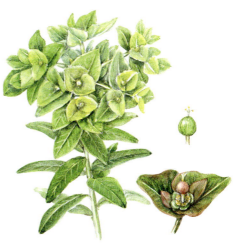
マルミノウルシ　高田直子氏作品

薬草メモ

ナツトウダイは日本各地、朝鮮半島、中国、サハリンの南部、千島の南部の山地に生える多年草。ナツトウダイは狼毒大戟がナツトウダイに似ていることから日本では、ナツトウダイの根を狼毒とした時代もあった。ナツトウダイは他に甘遂として使用した時代もあった。中国にも分布し、鉤腺大戟と書いて、根を下剤に用いている。中国で狼毒として一番多く流通しているのは内蒙古、河北に自生する狼毒大戟である。他に瑞香狼毒（ジンチョウゲ科のクサナニワズ）広狼毒（サトイモ科のクワズイモ）が流通している。

【薬効と使い方】　根を乾燥したものを狼毒として、煎じて、殺虫剤や疥癬に外用する。大毒であり素人は内服を用いない方が良い。

【漢方】　漢方では①逐水②祛痰③消積④殺虫の効能を持ち腹水や積滞、咳嗽、喘息、瘰癧に、外用として頑癬の掻痒に用いられる。最近では瑞香狼毒の抗癌作用の研究がおこなわれている。

被子植物(真正双子葉類)
コア真正双子葉類　バラ類　マメ群

キントラノオ目
トウダイグサ科　トウダイグサ属

［䕡茹（ろじょ）］

『神農本草経』 原文　　　　　　　下薬
䕡茹. 味辛寒. 生川谷. 治蝕惡肉敗瘡.
死肌. 殺疥蟲. 排膿惡血. 除大風熱氣.
善忘不樂.

【よみ】
「蝕惡肉、敗瘡、死肌を治し、疥蟲を殺し、膿、
惡血を排し、大風熱氣、よく忘れ、楽しまざ
るを除く」

【『名医別録』の主治】
「酸　微寒　消毒あり。熱痺を去り、癰痤を
破り、息肉を除く。黒頭の者良し。」

【基原植物に関する各家論述】
『意釈神農本草経』：トウダイグサ属の草本
らしいが不明。
『神農本草経中薬彩色図譜』：は釣泉大戟※1
Euphorbia ebracteolata Hayata およびその
近縁種の根としている。
※1『北村』は釣泉大戟をナツトウダイ E. sieboldiana
Morr. et Dcne. とし、Euphorbia ebracteolata Hayata
は月腺大戟（マルミノウルシ）としている。

『本草の植物』：よくわからない。『啓蒙』に
は草䕡茹と漆頭䕡茹の二腫ありとし、草䕡茹
にノウルシをあて、漆頭䕡茹にヒロハタカト
ウダイ（狼毒の項参照）をあてた。ノウルシ
は朝鮮、中国にないので不適当である。ヒロ
ハタカトウダイは享保に中国から狼毒の名で
入った。中国では現在䕡茹の名は活用されて
いない。」などとしている。
『日本薬局方』・『中華人民共和国薬典』：非
収載。
『中薬大辞典』：非収載。

以上により䕡茹はトウダイグサ属植物の根で
あるが不明とする。

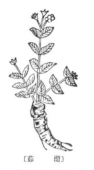

『本草綱目』

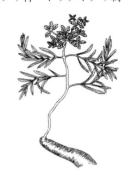

『植物名実図考』䕡茹

【現在の流通と使用状況】
日本では漢方処方集に記載なく、漢方処方に
使われることはない。生薬としての流通もな
い。

【日本に自生する主なトウダイグサ属の植
物】
トウダイグサ類
①トウダイグサ　　　*Euphorbia helioscopia*
②イワタイゲキ　　　*Euphorbia jolkinii*
③タカトウダイ　　　*Euphorbia pekinensis*
④ナツトウダイ　　　*Euphorbia sieboldiana*
⑤ノウルシ　　　　　*Euphorbia adenochlora*
⑥ハクサンタイゲキ
　　　　　　　　　Euphorbia togakusensis
⑦センダイタイゲキ
　　　　　　　　　Euphorbia sendaica Makino
⑧マルミノウルシ　　*Euphorbia ebrateolata*

ニシキソウ類
①ニシキソウ　　　　*Euphorbia humifusa*
②コニシキソウ　　　*Euphorbia supina*
③オオニシキソウ　　*Euphorbia maculata*
④スナジタイゲキ　　*Euphorbia chamissonis*

トウダイグサ科　トウダイグサ属

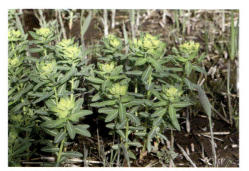

トウダイグサ科　ノウルシ　深大寺植物園(4月)

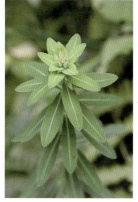

トウダイグサ科
ノウルシ　鎌倉
(6月)

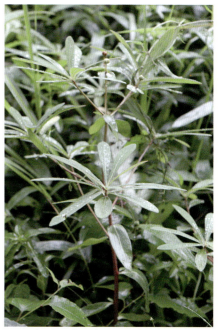

トウダイグサ科　センダイタイゲキ
日光東大植物園（6月）

薬草メモ

　䕡茹はトウダイグサ属の草本らしいが不明とされている。䕡茹の名の由来について李時珍は「䕡茹は本来は蘆茹(ろじょ)と書く。その根の牽引する状態の形容だ。」と言っている。ここではトウダイグサ科の植物についてふれたい。トウダイグサ科は約335属、7500種あり、特にトウダイグサ属が多い。この仲間は茎や葉を傷つけると粘りけのある白い乳液が出る。茎中の乳液が肌に触れると皮膚や粘膜を強く刺激し、赤くはれたり、ただれたりする。これはユーフオルビンなどアルカロイドが含まれていることによる。主に根茎の乾燥したものが峻下逐水薬として甘遂、大戟、巴豆、狼毒を。利水滲湿薬として澤漆など、いずれもトウダイグサ科の植物が使われている。有毒で峻下逐水作用は作用の強さを別にすればトウダイグサ属に共通して有している。トウゴマの種子から取れるひまし油もトウダイグサ科の植物である。昔勇気ある漢方研究家があつまり巴豆を試しに服用し、ひどい下痢で便所から一晩中でることができず、冷水を服用してことなきを得たとの話を聞く。かって小児科では高熱が出た時は浣腸を良くやったと聞く。昔は病原菌に対する治療は急を要する対策が必要であり、現代に比べ体力もあり、峻下剤の需要は多かったと思われる。トウダイグサ属に共通した作用があるため、実際の臨床では地域で取れるトウダイグサ属の薬草が甘遂、大戟、狼毒、䕡茹にあてられたことが基原植物の多種にわたることとなったと思われる。

被子植物(真正双子葉類)
コア真正双子葉類　バラ類　マメ群
ハマビシ目　ハマビシ科
上薬　蒺藜子

ハマビシ目
ハマビシ科　ハマビシ属

[蒺藜子]
しつりりし

『神農本草経』　原文　　　　　　　上薬
蒺藜子．一名旁通．一名屈人．一名止行．一名豺羽．一名升推．味苦温．生平澤．治悪血．破癥結積聚．喉痺乳難．久服長肌肉．明目輕身．

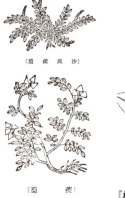

[蒺藜蔓沙]

[藜　蒺]
『本草綱目』

『植物名実図考』蒺藜

【よみ】
「悪血を治す。癥結、積聚、喉痺、乳難を破る。久服せば、肌肉を長じ、目を明らかにし、身を軽くする。」

【『名医別録』の主治】
「辛微寒　無毒、身体風痒　頭痛　咳逆肺を傷つく、肺痿を（主る。）煩、気を下し、小児頭瘡、癰腫陰癀を止める。摩粉を作るべし。その葉　風痒を主る。煮るべし。以て浴す。」

【基原植物に関する各家論述】
『意釈神農本草経』・『神農本草経中薬彩色図譜』：ハマビシ　蒺藜 Tribulus terrestris L.の果実とする。
『日本薬局方』：「蒺藜子」の名で収載。ハマビシ　蒺藜 T. terrestris L.の果実と規定している。
『中華人民共和国薬典』：「蒺藜」の名で収載。ハマビシ蒺藜 T. terrestris L.の果実と規定している。

以上により蒺藜子はハマビシの果実とする。

【現在の流通と使用状況】
蒺藜子は漢方薬方によく用いられる生薬で特に掻痒によく配合される。中国の大部分に分布するが主産地（河南、河北、山東、安徽など）から輸入し、大手生薬取り扱い業者から

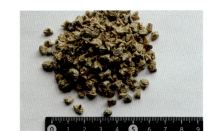

生薬見本　蒺藜子

販売されている。
【蒺藜の部位による薬効と主治】
（Ⅰ）果実［蒺藜子］　去風、明目、降気、
　　　　　　　　　　　　　　　行血
　　　頭痛、目眩、掻痒、目の充血、流涙、胸脇痛、乳難
（Ⅱ）茎葉［蒺藜苗］
しつりびょう
　　　癰腫、疥癬、かゆみ、鼻閉塞
　　　インドでは果実または全草を利尿に。
（Ⅲ）花［蒺藜花］
　　　白癜（しろなまず）粉末にし、1回1～2銭を酒で調え服用する。
（Ⅳ）根［蒺藜根］
　　　ひどい腰痛の治療に粉末にしたもので毎日こする。
　　　　　　　　　　　　『中薬大辞典』より

ハマビシ科　ハマビシ属

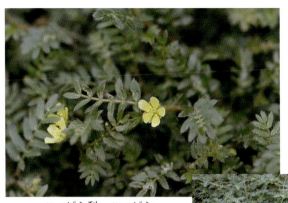

ハマビシ科　ハマビシ
東京都薬用植物園（6月）

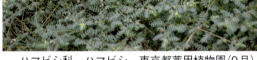

ハマビシ科　ハマビシ　東京都薬用植物園(9月)

― 薬草メモ ―

南アジアから東欧にかけての海岸砂丘に分布する多年草。乾燥地帯では内陸にも自生する。日本では関東以西の海岸砂丘に自生する。ハマビシの名は果実に刺があり、菱（ヒシ）の実に似ていることからついた。漢名蒺藜の名の由来は、李時珍によれば、「実が人を刺し、傷つけることが疾ようで、利ことから蒺藜と呼ばれる」とある。果実の刺が鋭く、はだしで歩く熱帯住民ではやっかいな植物である。このことから、鉄で果実の形に鋳造してばらまき、敵の歩行を困難にする戦闘用具、「鉄蒺藜」が作られたと云われる。又は忍者が使用したマキビシと云われる。

【薬効と使い方】　秋に果実が熟すころ、果実だけを採取して日干しにしたのが生薬「蒺藜子」である。かぜ・頭痛・眼疾で目やになどが出るときに1日量5〜10gを煎じ服用する。欧米では「ハマビシ」を「トリプラス」と呼び、男性ホルモンのテストステロンを増加させる作用があるとして筋肉増強、媚薬としてのハーブ、サプリメントとして人気がある。またインドの民間では利尿薬として用いている。

【漢方】　①浄血②止痒③止痛④利尿⑤鎮静の作用を持ち、めまい、眼科疾患、皮膚掻痒、腹痛などを改善する薬方に用いる。
薬方としては、当帰飲子（済生方《痒疹・慢性湿疹》）、洗肝明目湯（万病回春《充血性眼病》）等の薬方に配合されている。

被子植物(真正双子葉類)
コア真正双子葉類　バラ類　アオイ群
アオイ目　アオイ科
上薬　冬葵子

アオイ目
アオイ科　ゼニアオイ属

[冬葵子(とうきし)]

『神農本草経』　原文　　　　　　上薬
冬葵子. 味甘寒. 治五藏六府. 寒熱羸
痩. 五癃. 利小便. 久服堅骨. 長肌肉.
輕身延年.

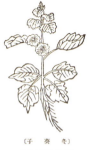

『本草綱目』

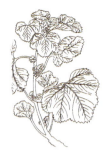
『植物名実図考』蕺菜

【よみ】
「五臓、六腑、寒熱羸痩、五癃を治す。小便
を利す。久服せば、骨を堅くし、肌肉を長じ、
身を軽くし、年を延ぶ。」

【『名医別録』の主治】
「無毒、婦人乳難、内閉を療す。」

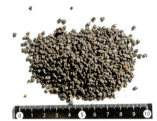
生薬見本　蕺菜子

【基源植物に関する各家論述】
『図説東洋医学　用語編』・『意釈神農本草経』：フユアオイ　冬葵 Malva verticillata L. の種子とする。
『神農本草経中薬彩色図譜』：原植物は主に冬葵であるが、最近は同じアオイ科のイチビ 苘麻(けい)※1 Abutilon theophrastii Medic. の種子も用いる。としている。

※1『意釈』［解説］の項ではイチビの漢名を苘麻(ぼう)とし、さらに、苘麻の種子、つまり苘麻子の薬効から鑑み、これを冬葵子の代用とするのは問題があると指摘している。

『中華人民共和国薬典』：冬葵 M. verticillata L. を基原とするのは［冬葵果］のみである。一九七七年版に「蒙古族の慣用生薬で、冬葵の成熟果実である」と収載され、現在に至っている。別に苘麻(けい) A. theophrastii Medic. の種子を［苘麻子(けい)］※2 の名で収載している。

※2 一九七七年版は［苘麻子（冬葵子）］としていたが、二〇〇五年版では単に［苘麻子］としている。

『局方』は非収載。

『中薬大辞典』：［冬葵子］の名で収載し、冬葵 M. verticillata L. の種子と規定している。他に根（［冬葵根］）、嫩苗あるいは葉（［冬葵葉］）も収載しているが、「最近商品として流通する冬葵子の多くは、同じアオイ科の苘麻 Abutilon theophrastii Medic. の種子である。しかし［冬葵子］と［苘麻子］※3 は諸家の本草書ではみなそれぞれ別に条をたてており、両者の効能も異なる」としている。

※3『中薬大辞典』は苘麻の全草あるいは葉を［苘麻］、種子を［苘実］の名でそれぞれ収載している。

以上により冬葵子はフユアオイの種子とする。

【現在の流通と使用状況】　現在日本では漢方薬方にあまり用いられず、民間薬としての使用が多い。また健康食品として冬葵子茶が便秘、ダイエットに良いとして販売されている。現在冬葵子として市場に流通しているものの多くはアオイ科イチビの種子である。

アオイ科　ゼニアオイ属

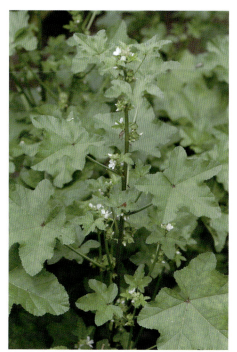

アオイ科　フユアオイ
東京都薬用植物園（6月）

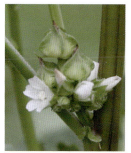

アオイ科　フユアオイ
東京都薬用植物園（6月）花

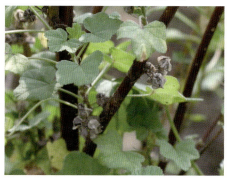

アオイ科　フユアオイ
東京都薬用植物園（9月）種子

薬草メモ

フユアオイはアジア亜熱帯原産。中国では古くから食用にしてたアオイはフユアオイである。蔬菜（葉を野菜）として、また薬として利用していた。日本では上古に蔬菜として渡来した。「万葉集」に「梨棗黍に粟嗣ぎ　延ふ葛の　後も逢はむと　葵花咲く」（巻16－3834）。と「葵」と「逢ふ日」とを掛けている。また、清少納言「枕草子」「からあふひ、日の影にしたがひてかたぶくこそ、草木といふべくもあらぬ心なれ」と歌われているが葵（あふひ）はフユアオイ、タチアオイなど諸説がある。枕草子の唐葵（からあふひ）は中国からきた葵、フユアオイのことを言ったのかもしれない。フユアオイの名前は冬に葉が青いことからとも、花が春から冬までほぼ一年中見られるからともいう。江戸時代に食用にするのに栽培され、現在は海岸などに野生化している。

冬葵子の名の由来について陶弘景は「秋季に葵を種え、かこひをして冬を越せば春になって子が成る。これを冬葵といふ。薬用としては性が至って滑利するものだ。春葵子も滑するが薬用には堪えない」と言っている。

【漢方】　種子を冬葵子と称し、①利尿、②緩下、③催乳の作用を持ち、小便不利、便秘、水腫、淋疾、乳汁の分泌促進などの症状を改善する薬方に用いる。
薬方としては、葵子茯苓散（金匱要略《妊娠中のむくみ》）に配合されている。

アオイ科　ゼニアオイ属

【アオイ科の主な植物】
主な属
Ⅰ）トロロアオイ属　*Abelmoschus*
　　リュウキュウトロロアオイ、オクラ
Ⅱ）イチビ属　*Abutilon*
　イチビ　*Abutilon theophrastii*
　　別名　桐麻・ボウマ（茵麻）
インド原産の一年草。茎から繊維をとるために日本に渡来、現在では野生化して侵略的外来種ワースト100に選定されている。
利水、通便、排尿障害、浮腫、催乳、乳腺が腫れて痛む時に1日量10〜20g煎服する。

Ⅲ）ゼニアオイ属　*Malva*
　①ゼニアオイ　*Malva sylvestris*
　②フユアオイ　*Malva verticillata*
　③ジャコウアオイ　*Malva moschata*
Ⅳ）タチアオイ属　*Althaea*
　①タチアオイ　*Althaea rosea*
　②ウスベニアオイ　*Althaea officnalis*

Ⅴ）フヨウ属　*Hibiscus*（ハイビスカス属）
　　フヨウ、ムクゲ
Ⅵ）ワタ属　*Gossypium*

他にハナアオイ・エノキアオイ・ヒメフヨウ・キンゴジカ・サキシマハマボウ・ボンテンカ属などがある。

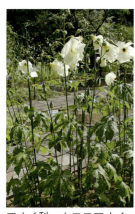

アオイ科　トロロアオイ
東京薬科大学（8月）
（用途：緩和・粘滑薬・鎮欬・利尿・催尿・緩下）

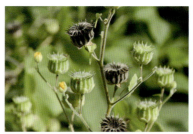

アオイ科　イチビ
木場緑化公園（8月）

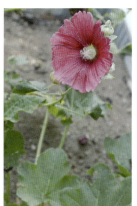

アオイ科　タチアオイ　静岡県立大学野草園（7月）

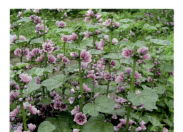

アオイ科　ゼニアオイ
官の倉山（5月）

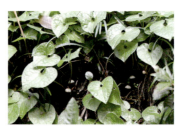

ウマノスズクサ科　フタバアオイ
高尾野草園（4月）

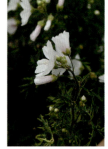

アオイ科
ジャコウアオイ
利尻（7月）

【日本に自生するジンチョウゲ科の主な植物】
《ジンコウ属》 Aquilgaria 沈香
《ジンチョウゲ属》 Daphne ジンチョウゲ、オニシバリ
《シャクナンガンピ属》 Daphnimorpha
　　シャクナンガンピ
《ガンピ属》 Diplomorpha
　　ガンピ、コガンピ、キガンピ
《ミツマタ属》 Edgeworthia ミツマタ
《アオガンピ属》 Wikstroemia アオガンピ

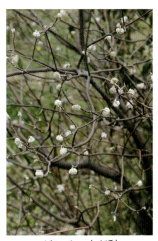

ジンチョウゲ科　ガンピ属

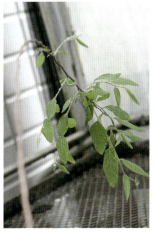

ジンチョウゲ科　ガンピ
日本新薬植物園（5月）

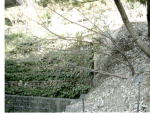

ガンピ　高知県牧野植物園
（11月）

ジンチョウゲ科
ミツマタ属　ミツマタ
小石川植物園（4月）

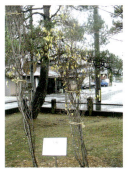

ガンピ　越前武生（11月）

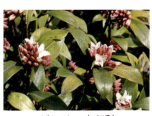

ジンチョウゲ科
ジンチョウゲ
東京薬科大学（3月）

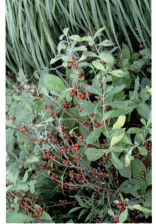

ジンチョウゲ科　オニシバリ
神奈川県金沢自然公園（6月）

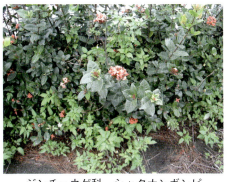

ジンチョウゲ科　シャクナンガンピ
石垣島（1月）

被子植物(真正双子葉類)
コア真正双子葉類　バラ類　アオイ群
ジンチョウゲ目　ジンチョウゲ科
下薬　芫華　蕘華　狼毒

アオイ目
ジンチョウゲ科　ガンピ属

[蕘華(じょうか)]

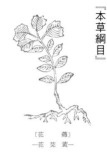
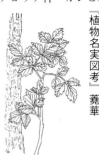

『神農本草経』　原文　　　　　下薬
蕘華．味苦寒．生川谷．治傷寒温瘧．
下十二水．破積聚大堅癥瘕．蕩滌腸胃
中留癖飲食．寒熱邪氣．利水道．

【よみ】
「傷寒温瘧を治す。十二水を下し、積聚大堅癥瘕を破り、腸胃中の留癖飲食、寒熱邪気を蕩滌し、水道を利す。」

【『名医別録』の主治】
「辛微寒　有毒、痰飲咳嗽を療す。」

【基源植物に関する各家論述】
『意釈神農本草経』：黄芫花 Wikstroemia chamaedaphne Meissn. の花蕾とする。
『神農本草経中薬彩色図譜』：黄芫花および蕘花 W. canescens Meissn. の花蕾とし、ほかに葉・枝も用いるとしている。
『日本薬局方』・『中華人民共和国薬典』※1：非収載。

※1『薬典』(一九七七年版)は[黄芫花]の名で収載。河朔蕘花 W.chamaedaphne Meissn. の花蕾と規定していた。現行(二〇〇五年版)は非収載。

『本草の植物』は黄芫花　河朔蕘花(かさくじょうか) W. chamaedaphne Meissn.(分布　河北、山西、河南、陝西、甘粛、四川、湖北)としたうえで、「『中国高等植物図鑑』『中薬大辞典』では蕘花に W. canescens Meissn.(分布　湖南、湖北、陝西、江西、雲南、インド、アフガニスタン)をあてる。ともに花は黄色で葉は対生、薬用にしているので、蕘花は両種を含むとも考えられる」としている。
また、『『啓蒙』では蕘花をガンピ W. sikokiana Fr. et Sav.(本州静岡県以西、四国、九州)にあてた。中国に分布しないので蕘花にあたらない。樹皮の繊維で雁皮紙を作る。葉は互生する。」としている。

〈参考〉ガンピはもと「芫皮」(すなわち芫花の皮の意)と書かれていたものが「雁皮」に変化したもの。ジンチョウゲ科植物には繊維の強靭なものが多く、現在紙の原料に汎用されるミツマタもジンチョウゲ科に属する。

以上により蕘華は黄芫花であるが、ガンピのなかまの花蕾とも考えられる。

【現在の流通と使用状況】
日本では漢方処方集に記載なく、漢方処方に使われることもない、生薬としての流通もない。

【同属近縁植物】
①カンズイ　[黄芫花(河朔蕘花)]
　Wikstroemia chamaedaphne
　中国(山西、陝西、甘粛、内モンゴル)
②(中薬大辞典では植物名を蕘花と掲載)
　Wikstroemia canescens
　中国(湖南、湖北、陝西、江西、雲南)に分布
③キコガンピ(キガンピ)
　Wikstroemia trichotoma
　日本(近畿以西)、朝鮮半島南部に分布
④ガンピ　Wikstroemia sikokiana
　日本(静岡県以西)に分布
⑤コガンピ(イヌガンピ)
　Wikstroemia ganpi
　日本(関東以西)に分布

ジンチョウゲ科　ガンピ属

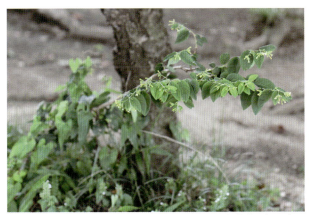
ジンチョウゲ科　キガンピ　那須塩原大山小学校（8月）

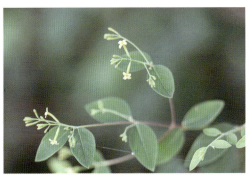
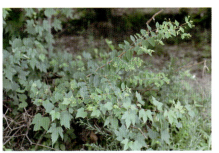
ジンチョウゲ科　キガンピ　那須塩原大山小学校（8月）

薬草メモ

キガンピ：本州近畿地方以西から九州の丘などに生える落葉低木で夏から秋にかけてごく小さな筒状の黄色い花をつける。樹皮は和紙の材料になる。
コガンピ（別名イヌガンピ）：白色〜淡紅色の花をつける。名の由来は草のように小さいガンピという意味である。イヌガンピとは樹皮が紙の原料とならないためである。
ガンピ（雁皮）：奈良時代から紙原料として用いられている。別名はカミノキ。西日本に繁茂。遣唐使と共に唐に渡った最澄が、わざわざ土産として筑紫の斐紙（雁皮紙）を200張り持参している。中国に土産として持参できるほど高い評価を得ていたことになる。平安期、かな文字を書くのに愛用され、「鳥の子紙」の名で紙の王としてその名を知られている。ガンピの名の由来は、カニヒ（伽尼斐）という植物の古名から転化したという説とカミヒ（紙斐）が訛ったと云われている。蕘華の名の由来について李時珍は「蕘は饒である。その華が繁饒なるをいう」と言っている。
【漢方】①利水②消腫の作用を持ち留飲、咳逆上気、水腫、瘰癧、疥癬などに用いる。

被子植物(真正双子葉類)　　　　　　　　　　　　　　　アオイ目
コア真正双子葉類　バラ類　アオイ群　　　　　　ジンチョウゲ科　ジンチョウゲ属

［芫華(げんか)］

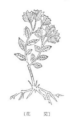
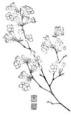
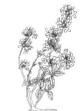

『本草綱目』　　『古方薬品考』　『植物名実図考』

『神農本草経』　原文　　　　　　　　下薬
芫華. 一名去水. 味辛温. 生川谷. 治
欬逆上氣. 喉鳴喘. 咽腫氣短. 蠱毒鬼
瘧. 疝瘕癰腫. 殺蟲魚.

【よみ】
「咳逆上気、喉鳴喘、咽腫、気短かく、蠱毒、鬼瘧、疝瘕、癰腫を治す。蟲魚を殺す。」

【『名医別録』の主治】
「苦微温　小毒有り。胸中の痰水、喜唾、水腫、五水　五臓の皮膚に在り。及び腰痛を消す。寒毒肉毒を下す。久服せば、人をして虚せしむ。其の根　蜀桑根と名づく。疥瘡を療す。毒魚を用うべし。」

【基原植物に関する各家論述】
『図説東洋医学　用語編』・『意釈神農本草経』・『神農本草経中薬彩色図譜』：フジモドキ　芫花 Daphne genkwa Sieb. et Zucc.の花蕾。
『中薬大辞典』：［芫花］として芫花 D. genkwa Sieb. et Zucc.の花蕾と規定し、さらに同条中に「この他に［黄芫花］があり、同科植物の河朔蕘花(かさくじょうか) Wikstroemia chamaedaphne Meissn.の花蕾である。芫花に似ているがやや小さい。同等に使用される」としている。
『中華人民共和国薬典』：［芫花］の名で収載。芫花 D. genkwa Sieb. et Zucc.の花蕾のみ規定しており、［黄芫花］を含まない[※1]。
※1 一九七七年版の『薬典』では、［芫花］と別に［黄芫花］条があり、河朔蕘花 W. chamaedaphne Meissn.の花蕾と規定していたが、一九八五年版以後、Wikstroemia属植物を基原とする正条品の収載はない。
『日本薬局方』：非収載。

以上により芫花はフジモドキの花蕾とする。

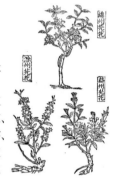

【現在の流通と使用状況】
主産地中国（安徽、江蘇、浙江、四川、山東、福建、湖北）であるが、日本では漢方薬方で使われることもなく、流通もみられない。

【［黄芫花］について】
［黄芫花］は、『証類本草』に蘇頌が［今絳州[※2]に出づる者、花黄。之を黄芫花と謂う］としているものである（図1［絳州芫花］）。しかし、『啓蒙』集解の項で小野蘭山は「頌（蘇頌）の曰う［黄芫花］は、次条の［蕘花］なり」といっている。（［蕘華］の項参照）
※2 絳州は現在の山西省新絳県。なお、河朔とは古代中国で黄河以北の地方をいったもの。現在の山西、河北、山東省あたりを指す。（『説文解字』に［朔、凡始之称］とある。古代中国では北方を万物の始とみなしていた。よって北方を朔方と称した。）

ジンチョウゲ科　ジンチョウゲ属

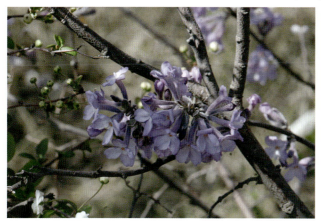

ジンチョウゲ科　フジモドキ　調布フローラルガーデン(4月)

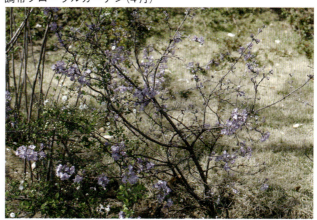

ジンチョウゲ科　フジモドキ　調布フローラルガーデン(4月)

薬草メモ

フジモドキは中国・台湾・朝鮮半島原産。江戸初期に薬草として中国から渡来した。シーボルトの図版にも出ている。姿がたいへん美しいことから、鑑賞用に植栽されてきた。盆栽としても人気がある。花色がフジによく似ていることから「藤擬」と呼ばれた。芫花の名の由来について李時珍は「芫の字は或いは杬と書く、意味は詳でない」と言っている。

【薬効と使い方】　春、つぼみを採取し洗って日干しにする。花は有毒であるが、薬草として古くから用いられている。利尿、鎮咳、祛痰、心臓性喘息、腰痛、疥癬などに1日量3gを3分ほど沸騰させ火を止め、しばらく蒸らす。あたたかいうちに茶こしでこし、3回に分け服む。疥癬には、煎汁にガーゼを浸し、患部をぬぐうように洗う

【漢方】　①峻下②利尿③祛痰の作用をもち逐水の要薬とされている。
薬方としては、十棗湯（傷寒・金匱《腹水、胸水、浮腫》）などに配合されている。
甘遂、芫花、大戟は激しい瀉下作用があるため妊婦体力の低下した人には使用しない。

被子植物（真正双子葉類）
コア真正双子葉類　バラ類　アオイ群

アオイ目
ジンチョウゲ科　stellera属

［狼毒（ろうどく）］

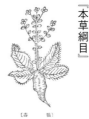
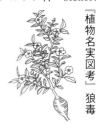

『神農本草経』原文　　　　　　　　下薬
狼毒．一名續毒．味辛平．生山谷．治欬逆上氣．破積聚飲食．寒熱水氣．惡瘡鼠瘻疽蝕．鬼精蠱毒．殺飛鳥走獸．

【よみ】
「咳逆上気を治す。積聚飲食，寒熱水気、悪瘡、鼠瘻、疽蝕、鬼精、蠱毒を破る。飛ぶ鳥・走る獣を殺す。」

【『名医別録』の主治】
「大毒あり。脇下積癖。陳にして、水に沈む者良し」

【基原植物に関する各家論述】
『意釈神農本草経』トウダイグサ科のヒロハタイゲキ狼毒大戟 Euphorbia fischeriana Stend.、ナツトウダイ E. sieboldiana Morr. et Decne の根。

『神農本草経中薬彩色図譜』：狼毒大戟および ジンチョウゲ科の瑞香狼毒 Stellera chamaejasme L. を挙げている。

『本草の植物』：「古代のはよくわからない。現代のヒロハタカトウダイ E. pallasii Turcz.（= E. fischeriana Stend.）」およびマルミノウルシ ベニタイゲキ 月腺大戟 E. ebracteolata Hayata、ナツトウダイ 鈎腺大戟 E. sieboldiana Morr. et Decne. が薬品として売られている。なお、青海、甘粛ではクサナニワズ、イモガンピ 瑞香狼毒 Stellera chamaejasme L.（瑞香狼毒：ジンチョウゲ科）の根を狼毒とするという。」などとしている。

『中薬大辞典』：ジンチョウゲ科の瑞香狼毒あるいはトウダイグサ科の狼毒大戟、月腺大戟の根とし、瑞香狼毒の根を「狼毒」、月腺大戟の根を「白狼毒」と称するという。また、「本草書に記載されている狼毒はジンチョウゲ科の瑞香狼毒であり、これを正品とすべきであるが、現在多くの地区で用いられている狼毒は、トウダイグサ科由来の白狼毒である」としている。

『日本薬局方』『中華人民共和国薬典』：非収載

以上により狼毒の基原植物は確定できず瑞香狼毒またはトウダイグサ科狼毒大戟などの根とする。

【現在の流通と使用状況】
狼毒の基原について諸説あるが中国市場では以下　狼毒が流通している。

① 白狼毒：トウダイグサ科
　ヒロハタカトウダイ（狼毒大戟）Euphorbia pallasii Turcz（E. fischeriana Steud.）
　　産地…内蒙古、河北省
　マルミノウルシ（月腺大戟）E. ebracteolata Hayata の根を乾燥したもの。
　　産地…安徽河南省
　ナツトウダイ（鈎腺大戟）E. sieboldiana Morr. et Decne. の根とする。

①-2　東北産白狼毒：ナデシコ科
　Gypsophila oldhamiana Miq（土銀柴胡）の根を乾燥したもの。

② 西北狼毒（紅狼毒・綿大戟）：ジンチョウゲ科　クサナニワズ、イモガンピ
　瑞香狼毒 Stellera chamaejasme L. の根を乾燥したもの。
　　産地…青海、甘粛、四川省

③ 広狼毒（海芋）：サトイモ科　クワズイモ Alocasia odora C. Koch（A.macrorhiza）の根茎を輪切りにして乾燥したもの。
　　産地…広東省

ジンチョウゲ科　stellera 属

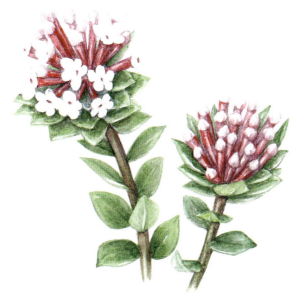

ジンチョウゲ科　クサナニワズ
（瑞香狼毒）

高田直子氏作品

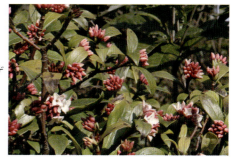

参考　ジンチョウゲ科　ジンチョウゲ
　　　東京薬科大学（3月）

―　薬草メモ　―

クサナニワズ（瑞香狼毒）は中国の青海、甘粛、四川省、モンゴルに分布し高山や草原に生える多年生草本である。中国では瑞香狼毒、別名断腸草、打腕花、山丹花、悶頭花、一把香と呼ばれる。高さ約20～40cm。根は円柱形。茎は叢生し、葉と葉の間は密で葉身は狭い。

5～6月に赤褐色を帯びた白色か黄色の萼筒の細い管状の花を咲かせる。

狼毒の名の由来について李時珍は「名称を観ただけで毒なることが明瞭だ」といっている。

【薬効と使い方】　瑞香狼毒の根を乾燥し用いる。本品は有毒であり、内服するときは注意しなければならない。

【漢方】　①逐水②祛痰③消積④殺虫の作用を持ち腹水や積滞、咳嗽、喘息、瘰癧などに用いる。外用として頑癬の掻痒に用いられる。最近では瑞香狼毒の抗癌作用の研究がおこなわれている。

被子植物(真正双子葉類)
コア真正双子葉類　バラ類　アオイ群
アブラナ目　アブラナ科
上薬　析蓂子※1
※1『意釈神農本草経』、顧観光本は「菥蓂子」に作る。
下薬　亭歴※2
※2『意釈神農本草経』、顧観光本は「葶藶」に作る。

アブラナ目
アブラナ科　グンバイナズナ属

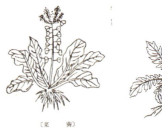
〔菜　斉〕
『本草綱目』

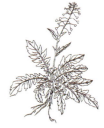
『植物名実図考』菥蓂

［析蓂子］
（せきめいし）

『神農本草経』原文　　　　　　上薬
析蓂子．一名蔑薪．一名大蕺．一名馬辛．味辛微温．生川澤．明目．目痛涙出．除痺．補五藏．益精光．久服輕身不老．

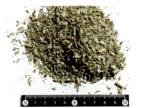
生薬見本　ナズナの全草

【よみ】
「目を明らかにする。目痛みなみだ出る。痺を除く。五臓を補う。精光を益す。久服せば、身を軽くし、老わず。」

【現在の流通と使用状況】
漢方処方にはあまり使われないが民間薬としての需要がある。析蓂子はナズナとして国産品が食品分類として現在大手生薬取り扱い業者から販売されている。

【『名医別録』の主治】
「心腹腰痛を療す。」

【基原植物に関する各家論述】
『図説東洋医学　用語編』：オオナズナ。
『意釈神農本草経』：ナズナ　薺 Capsella bursa-pastoris（L.）Medic. の種子。
『神農本草経中薬彩色図譜』：菥蓂（＝遏藍菜　グンバイナズナ）Thlaspi arvense L. の種子。
『本草の植物』：「『本草図譜』（岩崎灌園）で菥蓂をグンバイナズナにあてた。」「『救荒本草』では遏藍菜である。」などとしている。
『中薬大辞典』・『中華人民共和国薬典』（1977年版）：いずれもグンバイナズナとしている。
『日本薬局方』・『中華人民共和国薬典』（2005年版）※3：非収載。
※3『薬典』では［菥蓂］の名で収載。菥蓂の地上部分と規定。

以上により析蓂子はグンバイナズナまたはナズナの種子とする。

【菥蓂とされるアブラナ科の植物】
《ナズナ属》
　ナズナ
　Capsella bursa-pastoris
《グンバイナズナ属》
　グンバイナズナ
　Thlaspi arvense

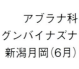
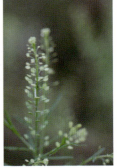
アブラナ科
グンバイナズナ
新潟月岡（6月）

アブラナ科　グンバイナズナ属

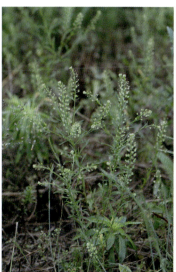

アブラナ科　グンバイナズナ
新潟月岡（6月）

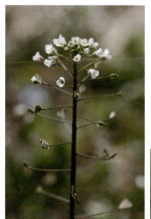

アブラナ科　ナズナ
鎌倉（3月）

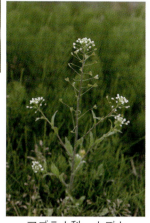

アブラナ科　ナズナ
新潟弥彦（4月）

薬草メモ

グンバイナズナはヨーロッパ原産の帰化植物で北半球に広く分布する。ナズナより少し大きく、果実の形が軍配の形に似ていることからグンバイナズナと名付けられた。ナズナ（イヌナズナ、マメグンバイナズナ）はグンバイナズナ同様に北半球に広く分布し、路傍や野原のどこにも見られる。花後の実の形が三味線のバチに似ているのでペンペン草、バチ草、三味線草ともいわれる。春の七草として正月七日の七草がゆの一つとして親しまれているが、万葉集や古事記にはない。ナズナの語源は諸説あるが撫づ菜（撫でたくなる程優しい）より転化したとされている。日本最古の医学書『医心方』、同時代の『本草和名』には漢名薺、和名ナズナをあて、奈都奈としている。漢名の薺は薺々と生えることに由来する。オオナズナは日本各地で普通に見られるが。ナズナより大きいわけでなく、ナズナとの区別が難しい。オオナズナは全体に薄く荒い毛をかぶる。根生葉は束生し、長柄があり、先太りで羽状に深裂、側裂片は長楕円形か披針形である。

【薬効と使い方】　全草を採取し、日干しにして用いる。高血圧、下痢、毒消し（解毒）、利尿、止血などには、1日量10～20gを煎じて服用する。目の充血には、10gを煎液として洗眼する。また種子は薺葜子といい、目の痛みや流涙症に用いる。

被子植物(真正双子葉類)
コア真正双子葉類　バラ類　アオイ群

アブラナ目
アブラナ科　マメグンバイナズナ属

[亭歴]（ていれき）

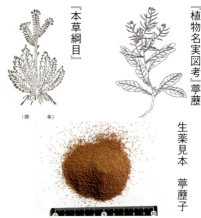

『本草綱目』　『植物名実図考』葶藶

生薬見本　葶藶子

『神農本草経』 原文　　　　　　　下薬
亭歴．一名大室．一名大適．味辛寒．
生平澤．治癥瘕積聚結氣．飲食寒熱．
破堅逐邪．通利水道．

【よみ】
「癥瘕積聚結気、飲食寒熱を治す。堅きを破
り、邪を逐う。水道を通利す。」
【『名医別録』の主治】
「苦大寒　無毒、膀胱水　伏留熱気　皮間の
邪水上にでて　面目浮腫　身に暴かな中風熱
痱癢を下し、小腹を利す。久服せば、人をし
て虚せしむ。」
【基原植物に関する各家論述】
『意釈神農本草経』：クジラグサ　播娘藁（ばじょうこう）
Descurainia sophia（L.）Webb ex Prantl、
ヒメグンバイナズナ　独行菜　*Lepidioum
apetalum* Willd.、マメグンバイナズナ北美独
行菜（ごうさい）　*L.virginicum* L. などの種子。
『神農本草経中薬彩色図譜』：独行菜および
播娘藁の2種をあげ、前者の種子を北葶藶子
（苦葶藶子）、後者を南葶藶子（甜葶藶子）
としている。ただし、甜苦の二種に分化した
のは李時珍である、と考証している。
『本草の植物』：古代のものはよくわからな
い。『植物名実図考』はイヌガラシ[※1]
Rorippa indica（L.）Hiern である。牧野は『国
訳本草綱目』にこれにあてた。
[※1] イヌガラシは『中華人民共和国薬典』（1977年版）に〔葶菜〕の名で収載。

『本草綱目啓蒙』はイヌナズナ *Draba
nemorosa* L. にあてている。
中国では現代は『中薬志』にクジラグサ、ヒ
メグンバイナズナ、マメグンバイナズナ、イ
ヌナズナなどをあげている。
『中華人民共和国薬典』：「葶藶子」の名で収
載。『神農本草経中薬彩色図譜』と同様に北
葶藶子、後者を南葶藶子）と規定している。
『日本薬局方』：非収載。

以上により葶藶はクジラグサ、ヒメグンバイ
ナズナ、マメグンバイナズナ、イヌナズナ、
イヌガラシの種子とする。
【現在の流通と使用状況】
漢方処方に用いられ、日本産はイヌナズナの
種子を用いるが、現在流通しているのはほと
んど中国からの輸入品である。
【葶藶とされるアブラナ科の植物】
《マメグンバイナズナ属》
①ヒメグンバイナズナ（独行菜）*Lepidium
apetalum*
　北葶藶子（苦葶藶子）中国（東北、河北、
山東、山西など。）
②マメグンバイナズナ *Lepidium virginicum*
　中国（吉林、遼寧、河北、安徽、浙江、江
蘇、河南、福建など。）
《*Descurainia* 属》
　クジラグサ（播娘藁）*Descurainia sophia*
　南葶藶子（甜葶藶子）中国（杭州、西安、
吉林、河北など。）
《イヌナズナ属》
　イヌナズナ　*Draba nemorosa*
《イヌガラシ属》
　イヌガラシ　*Rorippa indica*

アブラナ科　マメグンバイナズナ属

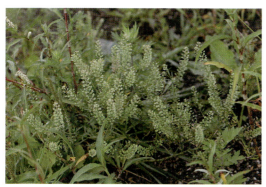

アブラナ科　マメグンバイナズナ　山中湖（8月）

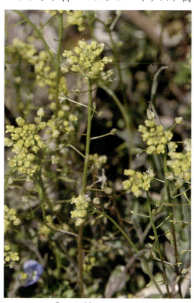

アブラナ科　イヌナズナ
山梨県御坂（4月）

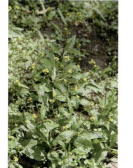

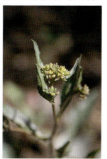

アブラナ科　イヌガラシ
東京薬科大学薬草園（5月）

アブラナ科　イヌガラシ
北海道大学植物園（6月）

薬草メモ

イヌナズナは北半球に広く分布し、日本各地の道端や畑、荒れ地に生育する。種子を葶藶子という。ナズナと違うところは、花の色が黄色であること、種子の莢が楕円体であることである。ナズナに似て食用にならないというところからこの名がある。マメグンバイナズナは北アメリカ原産の帰化植物で日本では道端や公園などに普通に見られる。ヒメグンバイナズナも北アメリカ原産の帰化植物でヨーロッパからアジアにかけて分布し、日本でも荒れ地・グランドなどで見られる。葶藶の種子を生薬「葶藶子」と呼ぶ。葶藶の名の由来について李時珍は「名称の意義は強いて解すべくもない」と言い、甜と苦の二種があると言っている。

【薬効と使い方】　日本の民間ではイヌナズナの種子を利尿、鎮咳に煎じて服用する。

【漢方】　①逐水②止咳③消腫の作用をもち、肺に滞った水分を除き、胸水や肺水腫、多量の痰などの状態を改善するとし、喘息や浮腫などを改善する薬方に用いる。また④通便作用がある。

薬方としては、葶藶大棗瀉肺湯（金匱要略《咳嗽・喀痰・肺水腫、胸水》）、大陥胸丸（傷寒論《結胸・咳嗽》）、已椒藶黄丸（金匱要略《胸水・腹水、呼吸困難、顔面や四肢の浮腫》）などに配合されている。

被子植物(真正双子葉類)
コア真正双子葉類　バラ類　アオイ群
ムクロジ目　ウルシ科
上薬　乾漆
　（下薬　鉤吻）

ムクロジ目
ウルシ科　ウルシ属

[乾漆]（かんしつ）

『神農本草経』原文　　　　　　　上薬
乾漆．味辛温．無毒．生川谷．治絶傷．
補中．續筋骨．填髓脳．安五藏．五緩
六急．風寒濕痺．生漆．去長蟲．久服
輕身耐老．

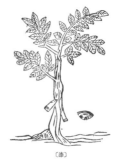
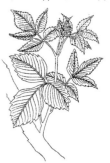

『本草綱目』　　『植物名実図考』漆

【よみ】
「絶傷を治す。中を補い、筋骨を続ぎ、髓脳を填め、五臓の五緩六急、風寒湿痺を安んず。生漆　長虫を去る。久服せば身を軽くし老に耐ゆ」

『日本薬局方』：非収載。

『中華人民共和国薬典』：漆樹 *Toxicodendron vernicifluum* (Stokes) F. A. Barkley [1] の樹脂を加工し乾燥したもの、と規定。

※1 ウルシ属 *Toxicodendron* は、かつてはヌルデ属 *Rhus* に含まれていた。
　［参考］『中薬大辞典』は［乾漆］のほかに、根（［漆樹根］）、根皮および漆皮（［漆樹皮］）、心材（［漆樹木心］）、樹脂（［生漆］）、葉（［漆葉］）、種子（［漆樹子］）なども薬用にされる。とし、いずれも原植物を漆樹 *R. vernicifula* としている。

【『名医別録』の主治】
「無毒。中悪腹痛。白蟲を去り、皮膚風毒腫を消し、陰中をして解せしむ。」

【基原植物に関する各家論述】
『意釈神農本草経』・『神農本草経中薬彩色図譜』：ウルシ　漆樹 *Rhus vernicifula* Stokes の樹脂とする。
『本草の植物』：『斉民要術』『本草綱目』に［漆］の名で収載されるものをウルシ *R. vernicifula* としている。「日本では古く朝鮮から伝来し、7世紀には栽培されていた。」「中国北部では2500年前の『詩経』にうたわれており、『爾雅』にも出ているから、その利用は古く、中国に始まるものである。2000年前の『史記』の貨殖列伝には漆を植えることが書いてある。中国北部の文化の代表的なものである。『要術』では［漆器はお客のあとでよく洗って牀箔の上に置き、半日ほど日に曝して乾かし、夕方に蔵うと堅牢で、長持ちする］など使用法が書いてあるが、漆の栽培や漆器の作り方は書いてない」としている。

以上により乾漆はウルシの樹脂とする。

【現在の流通と使用状況】　乾漆は漢方薬方ではあまり用いられず、生薬としての流通はみられない。必要な場合は工芸用ウルシ樹脂を入手して使用しているようである。

【日本に自生する主な同属植物】
①ウルシ　　*Toxicodendron vernicifluum*
　　　　　　（= *Rhus vernicifula* Stokes）
②ヤマウルシ　*Toxicodendron trichocarpum*
③ *Toxicodendron radicams*
　タイワンウルシ *T. radicams* subsp. *hispidum*
　ツタウルシ　*T. radicams* subsp. *orientale*
④ハゼノキ　*Toxicodendron succedaneum*
⑤ヤマハゼ　*Toxicodendron sylvestre*

ウルシ科　ウルシ属

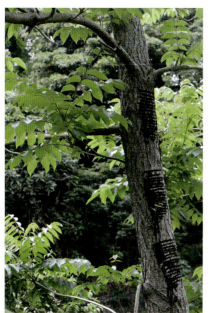
ウルシ科　ウルシ　鎌倉(5月)

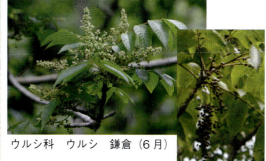
ウルシ科　ウルシ　鎌倉（6月）

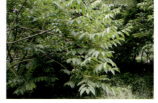
ウルシ科　ハゼノキ　鎌倉（5月）

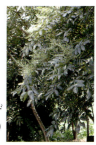
ウルシ科　ウルシ　鎌倉（8月）

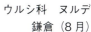
ウルシ科　ヌルデ　鎌倉（8月）

薬草メモ

ウルシはアジア原産で奈良時代以前に伝来したと云われるが、縄文時代の遺跡から漆を使った漆器が発掘され、世界で最も古くに漆を利用されたと思われる。漆は樹皮を傷つけ生漆を採取する。ウルシの木1本あたり200グラム程度なので国産ウルシは非常に高価である。江戸時代中期には各藩で漆器生産が奨励され、藩の重要な財源となった。日本の漆器は上質で陶器のことをチャイナ、漆器のことをジャパンと呼ばれる。漆器では輪島塗、会津塗、飛騨春慶が有名であるがウルシ生産は岩手県浄法寺町で約日本の6割が生産される。今では9割が台湾、中国から輸入されている。樹液にウルシオールを含んでいるため強いかぶれを起こす。漆の名の由来は「うるわし」「うるおす」から転訛したとの説がある。果実は木蝋としてロウソクの材料となる。ウルシの仲間にはツタウルシ、ハゼノキ、ヤマハゼ、ヌルデ等があるがヌルデ以外はいずれも触るとかぶれることがある。なかでもツタウルシは強力である。樹液は傷つけられた時、身を守るための成分が分泌されるもので、同じウルシ科でギリシャ・ビオス島でのみ産出されるマスティハという木から取れる樹液は「キリストの涙」とも云われ、殺菌、抗菌作用がありミイラの保存にも使われた。様々な病気を治す作用があることから古代ギリシャで金と同等に珍重された。

【薬効と使い方】　樹脂を乾燥したものが生薬「乾漆」である。
【漢方】　①駆瘀血②消癥③駆虫の作用を持ち無月経、腹部腫瘤、寄生虫症などに用いる。薬方としては、大黄䗪虫丸（金匱要略《月経不順・腹満》）に配合されている。

被子植物(真正双子葉類)
コア真正双子葉類　バラ類　アオイ群

ムクロジ目
ウルシ科　ウルシ属

[鈎吻(こうふん)]

『神農本草経』原文　　　　　下薬
鈎吻. 一名野葛. 味辛温. 生山谷. 治金瘡乳痓. 中惡風. 欬逆上氣水腫. 殺鬼注蠱毒.

【よみ】
「金瘡、乳痓(にゅうち)（妊娠分娩時期の痙攣性疾患）、中悪風、欬逆上気、水腫を治す。鬼疰、蠱毒を殺す」

【『名医別録』の主治】
「大毒あり　癥積を破り、脚膝の痺痛、四肢の拘攣、悪瘡。疥蟲を除き、鳥獣を殺す。汁に搗いて膏中に入れる。湯、飲には入れぬ」

【基原植物に関する各家論述】
『意釈神農本草経』・『神農本草経中薬彩色図譜』：ともに、フジウツギ科※1の鈎吻（胡蔓藤）Gelsemium elegans Benth.の根（『図譜』は全草）。
しかし、『意釈』の解説の項に「日本では、鈎吻にウルシ科のツタウルシ Rhus ambigua Lavalleé ex Dippel をあてている」とある。これに関して『本草の植物』は「『啓蒙』にはツタウルシ R. ambigua にあて、『植物名彙』前編にツタウルシ R. toxicodendron var. radicans Miquel とし、『国訳本草綱目』にこれに従った。これらは誤りである」とし、はフジウツギ科※1のコマントウ 胡蔓藤 G. elegans をあてている。

『日本薬局方』・『中華人民共和国薬典』：非収載。
『中薬大辞典』：フジウツギ科※1の胡蔓藤（＝鈎吻）の全草としている。

※1 旧来のフジウツギ科（Loganiaceae）は、新エングラー分類において、マチン科（Loganiaceae）とフ

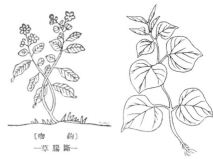

『本草綱目』　　　『植物名実図考』鈎吻

ジウツギ科（Buddlejaceae）に分離された。ゲルセミウム属（Gelsemium）はマチン科に属すことになった。さらに APG ではゲルセミウム科として独立した。
（ゲルセミウム科参照）

以上により鈎吻はゲルセミウム科コマントウの根とする。

【現在の流通と使用状況】
日本では漢方処方集に記載なく、漢方処方に使われることもない。生薬としての流通もない。

【同属近縁植物】
ツタウルシ Toxicodendron radicans
（＝ Rhus ambigua）には以下の亜種がある。
　①ツタウルシ
　　Toxicodendron radican subsp. orientale
　　（Rhus ambigua Lavall.）
　　日本各地に分布
　②タイワンツタウルシ
　　Toxicodendron radican subsp. orientale
　　台湾に分布
　③ポイズンアイビー
　　Toxicodendron radican subsp. radicans
　　北米に分布

ウルシ科　ウルシ属

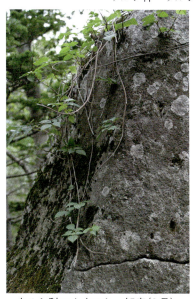

ウルシ科ツタウルシ　知床(9月)

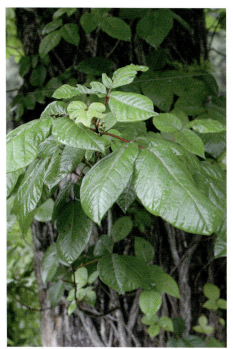

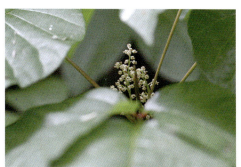

ウルシ科ツタウルシ　日光東大植物園(6月)

ウルシ科ツタウルシ　旭川北方植物園(6月)

薬草メモ

ツタウルシは北海道〜九州、樺太、南千島、中国などに分布し、気根を出して山地の他樹木や岩に絡みつき生えるつる性落葉木本である。うっかりさわるとかぶれるので要注意。日本山地にどこにでも見られるので他つる性の植物との見分け方が重要である。つる性で葉が3枚、葉脈が凹んでいてシワが見え、光沢があるので見分けやすい。

若葉がツタとそっくりであるのでツタとの鑑別も大事である。鑑別法はツタの葉は鋸葉の先に、赤みがかった針状のものが出るがツタウルシにはこれがない。ツタウルシは秋に最も早く紅葉する。はげしい炎症を起こすホンウルシ（漆）は栽培品のみでわが国の山地に自生するヤマウルシはツタウルシやウルシほど強い炎症は起こさない。ツタウルシは漆器類に使う生漆にはならない。

【薬効と使い方】　鉤吻（コウフン）としての使い方はない。

被子植物(真正双子葉類)
コア真正双子葉類　バラ類　アオイ群
ムクロジ目　ムクロジ科
中薬　龍眼
下薬　欒華

ムクロジ目
ムクロジ科　リュウガン属

[龍眼] りゅうがん

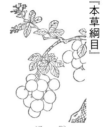
『本草綱目』

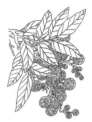
『植物名実図考』龍眼

『神農本草経』原文　　　　　　中薬
龍眼．一名益智．味甘平．生山谷．治五藏邪氣．安志厭食．久服強魂魄．聰察．輕身不老．通神明．

【よみ】
「五臓の邪氣を治め志を安んじ、食に厭く。（食に満足する。）蠱毒を除き、三蟲を去る。久服せば魂魄を強め、聰察し、身を軽くし、老いず、神明に通ず」

【『名医別録』の主治】
「なし」

【基原植物に関する各家論述】
『意釈神農本草経』・『神農本草経中薬彩色図譜』：リュウガン　龍眼 Euphoria longana (Lour.) Steud.※1 とする。薬用部位を『意釈』は仮種皮とし、『図譜』は仮種皮のほかに花、果皮、種子を挙げている。
『中華人民共和国薬典』：[竜眼肉]の名で収載。竜眼 Dimocarpus longan Lour.※1 の仮種皮と規定している。
『日本薬局方』：[竜眼肉]の名で収載され、リュウガン Euphoria longana Lamarck※ の仮種皮と規定。
※1 各文献の学名に異同があるが、現在の標準名は Dimocarpus longan Lour. とされる。
[参考]『中薬大辞典』は[竜眼肉]のほかに花（[竜眼花]）、果皮（[竜眼皮]）、種子（[竜眼核]）、根あるいは根皮の靭皮（[竜眼根]）、樹皮の靭皮（[竜眼樹皮]）、葉または若芽（[竜眼葉]）を分けて収載している。いずれも原植物は竜眼 Euphoria longan (Lour.) Steud. としている。

以上により龍眼はリュウガンの仮種皮とする。

生薬見本　龍眼

【現在の流通と市場】　龍眼は漢方薬方で比較的多用され、主産地は中国（広西、福建、広東、四川）、台湾。すべて中国から輸入され販売されている。

【一般に知られてる主なムクロジ科の植物】
ムクロジ科は世界で約140属2000種からなる。亜熱帯～熱帯に多く分布する。日本に自生する植物は
ムクロジ、モクゲンジなどがある。
①ムクロジ属　ムクロジ Sapindus mukorossi
　果皮 石鹸の代用、羽つきの黒い玉
②モクゲンジ属　[欒華]
　モクゲンジ　Koelreuteria paniculata
③リュウガン属　[龍眼]
　リュウガン　Dimocarpus longana
④レイシ属　レイシ(ライチ) Litchi chinensis
　タイワン語ライチの名で果実がスーパー等で販売されている。
⑤フウセンカズラ属
　フウセンカズラ
　　　　　　　Cardiospermum halicacabum
　観賞用として園芸店で販売されている。

ムクロジ科　リュウガン属

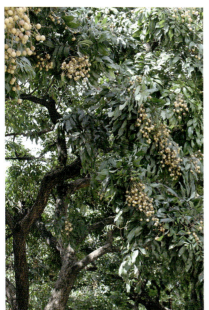
ムクロジ科　リュウガン
中国広州（8月）

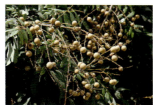
ムクロジ科
リュウガン
中国広州（8月）

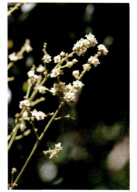
ムクロジ科　リュウガン
屋久島（5月）

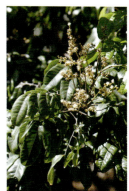
ムクロジ科　リュウガン
屋久島（5月）

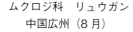

リュウガンはインド原産といわれる常緑高木で同じムクロジ科の仲間であるレイシ（ライチ）と同じく東南アジアで広く栽培されるフルーツである。レイシは中国南部原産で広東語の荔枝の読みを表すものである。上品な甘さと香りから、楊貴妃が華南から都長安（みやこ）まで早馬で運ばせたほどに珍重された。最近はスーパーマーケットでも入手できる果物である。また竜眼はレイシ（荔枝）に似た丸い果実の中に大きな黒い種子があり、竜の目にたとえて竜眼という。

芥川龍之介の小説『杜子春』の主人公が夢に見た王侯貴族だけが口することができた果実「竜眼」を大金を投じて手に入れたとある。滋養強壮果実である竜眼は、台湾や中国の比較的暖かい地域では街路樹として植えられている。秋になるとイチョウのように果実が道路に四散して異臭を放つ光景が見られるほど、一般的であるという。戦前には東京の果物店などに、台湾産のものが売られていた。現在でも、鹿児島大隅半島や沖縄県などで食べられる果実である。

【薬効と使い方】　果実の仮種皮をはいで、果肉を乾燥したものが生薬「竜眼肉」である。滋養強壮剤として、健忘（物忘れ）、不眠をなおし、神経の興奮を静める効果がある。

【漢方】①鎮静②健胃③滋養の作用を持ち驚悸、健忘、不眠、血虚の症状などを改善する薬方に用いる。

薬方としては、帰脾湯（済世全書《貧血・精神不安、不眠、動悸》）、加味帰脾湯（済生方《不安・不眠・動悸・気鬱》）などに配合されている。

被子植物(真正双子葉類)
　　コア真正双子葉類　バラ類　アオイ群

［欒華（らんか）］

『神農本草経』　原文　　　　　　下薬
欒華．味苦寒．生川谷．治目痛泣出傷
眥．消目腫．

【よみ】
「目痛、泣出（しょうしゅつ）、傷眥（はい）を治し、目の腫（はれ）を消す。」

【『名医別録』の主治】
「無毒」

【基原植物に関する各家論述】
『図説東洋医学 用語編』・『意釈神農本草
経』・『神農本草経中薬彩色図譜』：モクゲン
ジ※1 欒樹 *Koelreuteria paniculata* Laxm. の
花。
※1 和名モクゲンジは、ムクロジ *Sapindus mukorossi* Gaertn. の漢名「木患子」（呉音読みで「モクゲンジ」）が誤用されたものである。逆に、欒樹の別名「木欒子」の呉音読み「モクレンジ」が訛って「ムクロジ」になったという説がある。

『日本薬局方』・『中華人民共和国薬典』：非
収載。
『中薬大辞典』：欒樹（モクゲンジ）の花。

以上により欒花はモクゲンジの花とする。

【現在の流通と使用状況】　欒花は日本では
漢方処方集に記載なく、漢方処方に使われる
こともない。生薬としての流通もない。

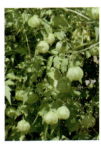
フウセンカズラ
静岡県立大学
（7月）

ムクロジ目
ムクロジ科　モクゲンジ属

モクゲンジの果実

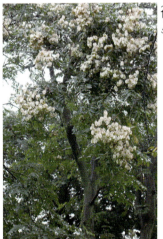
フクロミモクゲンジ
小石川植物園
（11月）
中国雲南省原産

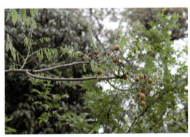
ムクロジ　日本新薬植物園（5月）

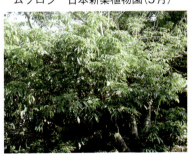
ライチ　屋久島（5月）

ムクロジ科　モクゲンジ属

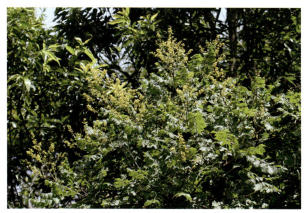

ムクロジ科　モクゲンジ　神奈川県金沢自然公園（7月）

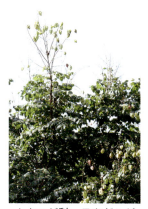

ムクロジ科　モクゲンジ
静岡県立大学薬草園（8月）

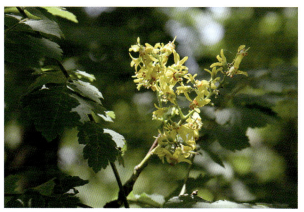

ムクロジ科　モクゲンジ　神奈川県金沢自然公園（7月）

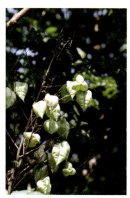

ムクロジ科　リュウガン
屋久島（5月）

薬草メモ

　中国原産の落葉高木で中国では古くから墓地の木として寺院の境内に植えられている。日本では対馬海流の関係か本州日本海側に稀に分布する。葉がセンダンに似ていて、種子が菩提樹のように「数珠」に利用されることから仏教に関連深い菩提樹を連想し、別名、栴檀菩提樹（せんだんぼだいじゅ）と呼ばれる。遣唐使の僧によって寺院の境内に植えられ、インド菩提樹の代用として広く植栽されている。モクゲンジの実はホウズキ状で、袋の中に堅い黒い球状の種子が数個入っていてこの種子で数珠を作る。モクゲンジの英名 golden rain tree の名のとおり、夏に黄金色の小花を雨のように降らすさまは見事である。

　【薬効と使い方】　花を目薬として、主に目の痛み、流涙、目の腫れに使用される。『唐本草』蘇恭は「黄連と合わせて煎に作れば、目赤爛を療ずる」と国訳本草綱目に記載されている。

被子植物(真正双子葉類)
コア真正双子葉類　バラ類　アオイ群
ムクロジ目　センダン科
下薬　練實※1

※1 森立之本では「練」の字を用いるが、『新修本草』など後代の本草書の多くは「楝」としている。

ムクロジ目
センダン科　センダン属

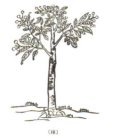
『本草綱目』

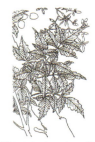
『植物名実図考』楝

［練實］
れんじつ

『神農本草経』原文　　　　　　　下薬
練實．味苦寒．生山谷．治温疾傷寒．
大熱煩狂．殺三蟲．疥瘍．利小便水道．

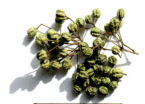
センダンの実

【よみ】
「温疾、傷寒、大熱、煩狂（非常にいらいらする）を治す。三蟲を殺し、疥（ひぜん、皮膚湿疹）瘍（できもの）小便水道を利す。」

【『名医別録』の主治】
「小毒有り。根　微寒　回虫を療す。大腸を利す。」

【基原植物に関する各家論述】
『意釈神農本草経』：トウセンダン　川楝
Melia azedarach L. var. *toosendan*（Sieb. et Zucc.) Makino の果実。
『神農本草経中薬彩色図譜』：川楝 *M. toosendan* Sieb. et Zucc.の果実とし、樹皮、根皮も薬用にする、としている。
『本草の植物』：『本草綱目』の楝（『本経』下品）をトウセンダン *M. toosendan* Sieb. et Zucc. にあて、「分布は甘粛・河南・湖北・湖南・貴州・四川・雲南にあり、日本でも江戸時代の末から栽培する。センダン※2 に比し、果実は大きく長さ 2.5cm、径 2cmに達し、6〜8室ある。小葉身は大きく 6〜8cm」などとしている。

※2 センダン *M. azedarach* L. var. *subtripinnata* Miq.：九州、四国、沖縄、センダン、ヒマラヤなどに分布。果実は楕円形、長さおよそ 1.7cm、5室。小葉は卵形から卵状長楕円形、長さ 3〜6cm、ふちにふぞろいな鈍鋸歯がある。

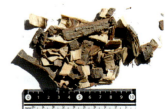
生薬　苦楝皮　広州薬局にて購入

※2 タイワンセンダン *M. azedarach* L. var. *azedarach*
小葉は卵形から広卵形でふちは深く切れ込んでいる。果実はセンダンと同様である。樹皮と根皮を陽乾し、苦楝皮として用いる。

『中華人民共和国薬典』：「川楝子」の名で川楝の果実を、「苦楝皮」の名で川楝あるいは楝 *M. azedarach* L.の樹皮および根皮を、それぞれ収載している。
『日本薬局方』：非収載。

以上により練實はトウセンダンの果実とする。

【現在の流通と市場】　主産地中国（江西、浙江、四川、広西）。日本では漢方薬方になく、流通もない。

センダン科　センダン属

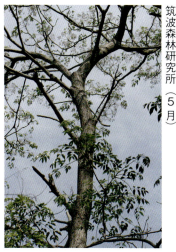

センダン科　トウセンダン
筑波森林研究所（5月）

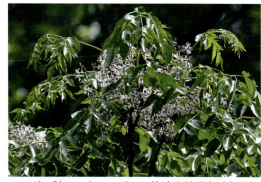

センダン科　トウセンダン　筑波森林研究所（6月）

センダン科　センダン
昭和薬科大学（6月）

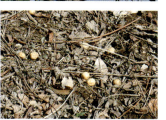

トウセンダン　実（3月）

センダン科　センダン
高知（12月）

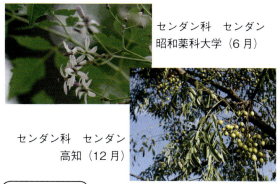

薬草メモ

センダン（栴檀）は比較的暖かい地域に自生する樹木で、日本では四国や九州以南に多く見られる。「万葉集」に"妹が見し　棟（あふち）の花は　散りぬべし　わが泣く涙　いまだ干なくに"（巻4－0798）と詠われ、棟は4首登場している。果実が数珠（じゅじゅ）のようであることから「センダマ」（千珠）の意で命名された。棟の名の由来について李時珍は「棟葉は物を練り得るものだ。故にこれを棟という」と言っている。「栴檀は双葉より芳し」の有名な諺は栴檀は発芽した頃から芳香を放つことから優れた人物は幼い時から他と違って優れているの意で、香木「白檀」のことでセンダンとは違う。材は家具、木魚、下駄などに用いられる。

【薬効と使い方】　果実は、秋に黄熟した果肉を生のまま用いる。幹皮はこまかく刻んで日干しにする。ひび、あかぎれ、しもやけに果実の果肉の部分だけをすりつぶして患部に塗る。虫下し、条虫駆除に幹皮1日量6〜10gを煎じて服用する。大量に用いると顔面が紅潮したり眠気をもようしたりする副作用があるので注意を要する。実も中毒事故が報告されている。

【漢方】　①理気②止痛③駆虫の作用を持ち腹痛に用いる。トウセンダンの果実を川棟子（せんだん）と呼んで鎮痛薬に用いられる。皮は殺虫の力が強く、果実は鎮痛の力が強い。センダンもトウセンダンも幹の皮を苦棟皮（かんぱ）の名で「日本薬局方」に収載され、条虫に用いられたが今ははずされている。

被子植物（真正双子葉類）
コア真正双子葉類　バラ類　アオイ群
ムクロジ目　ミカン科
上薬　橘柚　秦椒
中薬　呉茱萸　枳實　蘗木　白鮮
下薬　蜀椒　茵芋　蔓椒

ムクロジ目
ミカン科　ミカン属

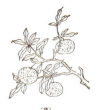
『本草綱目』

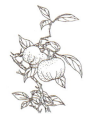
『植物名実図考』橘

[橘柚]※1

※1　森立之『本草経攷注』は、「（『説文』を引き、橘と柚は）本来は二種の木の名であった。しかし、『禹貢』において橘柚と連言して以来、古書で往々にして橘柚と併称する。しかし、単に橘を指すものである。」「陶（弘景）氏以来、注家は皆（橘と柚を）二物とみなし、寇（宗奭）氏に至っては［柚］字を衍字とする。今［一名橘皮］に証されるように、［橘柚］の二字で、即ち橘の名としていることを知るべきだ」と考案している。

『神農本草経』　原文　　　　　　　上薬
一名橘皮．味辛温．生川谷．治胸中瘕熱氣．利水穀．久服去臭下氣．通神．

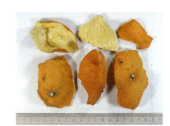
生薬見本　橘皮

【よみ】
「胸中瘕熱気を治す。水穀を利す。久服せば、臭を去り、気を下す。神に通ず。」

【『名医別録』の主治】
「無毒。気を下し、嘔咳を止める。膀胱留熱、停水、五淋を除き、小便を利す。脾　穀を消し能わず、気　胸中を衝き、吐逆、霍乱を主とする。泄を止め、寸白を去る。（久服せば）実を軽くし、年を長くする」

【基原植物に関する各家論述】
『意釈神農本草経』：大紅柑 Citrus chachiensis Hort.、オオベニミカン福橘 C. tangerina Hort. et Tanaka、
朱橘 C. erythrosora Tanaka などの果皮。
『神農本草経中薬彩色図譜』：橘 C. reticulata Blanco の果皮（橘皮）・幼果・種子（橘核）・中果皮の維管束群（橘絡）とし、葉も薬用とするとしている。※2。

※2『図譜』は『本草綱目』の諸家の説を引用し、古くから橘、柚、柑を区別しているが、橘柚は現在の橘を指す。と考証している。また、『本経』では主に橘皮を用いたが、現在は橘絡、橘核も用いられるので、これらも収載した、としている。

『日本薬局方』：［陳皮］※1の名で収載。ウンシュウミカン C. unshiu Markovich 又は C. reticulata Blanco の成熟した果皮と規定。
『中華人民共和国薬典』：［陳皮］［橘紅］［橘核］［青皮］を収載。いずれも橘 C. reticulata Blanco およびその栽培変種を基原とし、［陳皮］は成熟果皮、［橘紅］は外層果皮、［橘核］は成熟種子、［青皮］は幼果あるいは未成熟果皮、とそれぞれ規定。

以上により橘柚はミカン属の果皮とする。

【現在の流通と使用状況】
橘柚は繁用される生薬で、日本では「陳皮」「橘皮」「青皮」の3種類の生薬が販売されている。「陳皮」は国産ウンシュウミカンや中国産ウンシュウミカンの1年以上寝かした果皮、「橘皮」は Citrus reticulata 中国産ウンシュウミカンの果皮、「青皮」は中国産 Citrus reticulata や中国産ウンシュウミカンの未熟果皮が大手生薬取り扱い業者から販売されている。

ミカン科　ミカン属

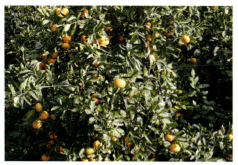

ミカン科　ウンシュウミカン
小田原大雄山（11月）

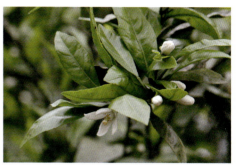

ミカン科ウンシュウミカン
東京都薬用植物園（5月）

薬草メモ

ユズ：柚は中国、揚子江上流の原産、10世紀以前に渡来したと考えられる。葉柄には幅広い翼があり、果皮は厚く、凸凹が多く香気が強い。名の起こりは、果実がすっぱいことから。果汁は果実酢として調味料に用いられる。この柚酢がユズになった。果実をゆず湯、ゆず酒に用いる。

タチバナ：橘は日本原産とされる唯一の柑橘類だが、万葉集に「橘は　実（み）さへ花さへその葉さへ　枝に霜降れど　いや常葉（とこは）の木」（巻6-1009）と詠われ。橘は古代日本の食用柑橘類の総称と思われる。古事記には垂仁天皇の命を受け田道間守（たじまもり）が不老長寿の実を求め常世の国へ赴き艱難辛苦の末、種を持ち帰ったとの伝説がある。これが紀州蜜柑の原種であるとの説もある。

柑橘類の原産地は、中国南部、東南アジアで古くから中国から渡来して、品種改良が行われ現在に至っている。ちなみに温州みかんは500年前鹿児島県長島で発見され、明治になってから全国に広がった。温州は柑橘類の特産地である中国温州の名を冠して温州みかんと呼んだものである。

【薬効と使い方】皮を日干してから干す。これが生薬「陳皮」である。かぜの初期、軽い気管支炎、健胃に陳皮を煎じ服用する。また薬酒、浴湯料として用いる。

【漢方】日本では主に温州ミカンが使われるが中国ではオオベニミカン・コベニミカンなど多種の果皮が用いられる。①健胃②鎮咳③化痰④理気の作用を持ち食欲不振、嘔吐、咳嗽、喀痰などを改善する薬方に用いる。

薬方としては、平胃散（和剤局方《胃もたれ・食欲不振・上腹部痛》）、茯苓飲（金匱要略《嘔気・胸やけ・留飲》）、六君子湯（万病回春《胃腸虚弱・貧血・胃炎・胃痛・嘔吐》）、啓脾湯（万病回春《胃腸虚弱・消化不良》）、二陳湯（和剤局方《悪心嘔吐》）、神秘湯（外台《咳嗽・喀痰》）、清肺湯（万病回春《痰の多く出る咳》）、半夏白朮天麻湯（脾胃論《頭痛・眩暈》）など多くの薬方に配合されている。

ミカン科　ミカン属

【同属近縁植物】
《橘》
オオベニミカン（福橘）Citrus tangerina
　中国（安徽、浙江、江西、湖北、四川、福建などに分布）
コベニミカン（朱橘）Citrus erythrosora
　中国（安徽、江蘇、浙江、湖北、湖南、江西などに分布）
ウンシュウミカン　Citrus unshiu
　中国（浙江省）日本植栽
Citrus reticulata　日本では[橘皮]として販売
　中国に分布
　ポンカン他栽培変種（茶枝柑・大紅袍・温州蜜柑）
キシュウミカン Citrus kinokuni
　中国（江西、浙江）日本植栽

大紅柑［広陳皮］Citrus chachiensis
　中国（広東省）
キツ Citrus sinensis（牧野は橘としている）
《柑》
コウジ（クネンボ）[柑子・橘子]
　Citrus leiocarpa（= Citrus nobilis）
《柚》
ザボン Citrus grandis（= Citrus maxima）
　中国（広東、広西、福建、浙江、四川、峡西）台湾
　栽培変種（文旦柚・沙田柚・坪山柚・四季抛・大紅柚）ユズ Citrus junos
　日本でいうユズは中国ではザボンである
《橙》
ダイダイ（臭橙・カブス）Citrus auranium

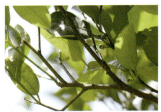

ミカン科　オオベニミカン
屋久島（5月）

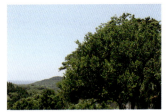

オオベニミカン　屋久島（5月）

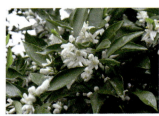

ミカン科　ユズ
日本新薬植物園（5月）

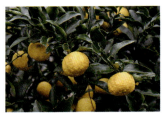

ミカン科　ユズ
横浜児童植物園（12月）

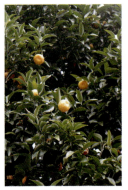

ミカン科タチバナ
深大寺植物園

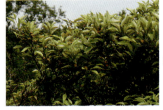

ミカン科ダイダイ
昭和薬科大学薬草園

ミカン科　ミカン属

【ダイダイの同属近縁植物】
①ダイダイ　酸橙 *Citrus aurantium*
　主産地中国（四川、江西、浙江）
※栽培変種
　黄皮酸橙　*C. aurantium* 'Huangpi'、
　代代花　*C. aurantium* 'Daidai'、
　朱欒　*C. aurantium* 'Chuluan'、
　塘橙　*C. aurantium* 'Tangcheng'
　イーチャンレモン　香円 *C. wilsonii*
　　主産地中国（江西、四川）
②カラタチ　枳（枳桍）*Poncirus trifoliata*
　主産地中国（福建、陝西、広西）
③ナツミカン　*Citrus natsudaidai*
　日本

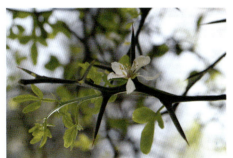
ミカン科　カラタチ　横浜児童植物園(4月)

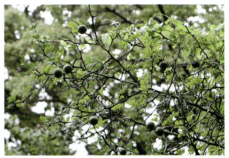
ミカン科　カラタチ　横浜児童植物園(7月)

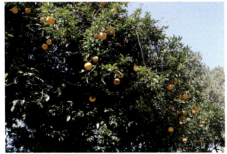
ミカン科　ナツミカン　小石川植物園(2月)

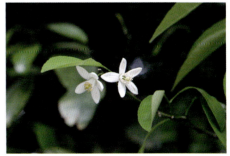
ミカン科　ナツミカン　小石川植物園(5月)

被子植物（真正双子葉類） ムクロジ目
コア真正双子葉類　バラ類　アオイ群　　　　　　　　ミカン科　ミカン属

［枳實（きじつ）］

『神農本草経』原文　　　　　　　　中薬
枳實．味苦寒．生川澤．治大風在皮膚
中如麻豆苦痒．除寒熱熱結．止利．長
肌肉．利五藏．益氣輕身．

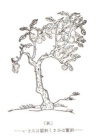

『本草綱目』　　　　『植物名実図考』枳

【よみ】
「大風　皮膚中に在り、麻豆の如き、苦痒を
治す。寒熱熱結を除き、利を止め、肌肉を長
じ、五臓を利し、気を益し、身を軽くす。」

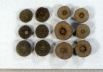

生薬見本　枳実　　　カラタチの実

【『名医別録』の主治】
「微寒　無毒　胸脇痰癖を除き、停水を逐い、
結実を破り、脹満心下急痞痛逆気、脇風痛を
消す。胃気を安んじ、溏泄を止む。目を明ら
かにす。」

【基原植物に関する各家論述】
『意釈神農本草経』：ダイダイ※1 酸橙 Citrus
aurantium L.、イーチャンレモン香円 C.
wilsonii Tanaka、カラタチ 枳（枸橘）
Poncirus trifoliata (L.) Rafin. などの未熟果実。

『神農本草経中薬彩色図譜』：酸橙 Citrus
aurantium および枸橘 P. trifoliata の未成熟
果実。

『日本薬局方』※2：「枳実」の名で、ダイダ
イ C. aurantium L. var. daidai Makino、C.
aurantium L.※1 又はナツミカン C.
natsudaidai Hayata の未熟果実をそのまま又
はそれを半分に横切したもの※2、と規定し
ている。

『中華人民共和国薬典』※3：「枳殻」「枳実」
を収載。「枳殻」は酸橙 C. aurantium L. およ
びその栽培変種の未成熟果実と規定。
七月、果皮がまだ緑色の時に採取し、横に二
つ切りにし乾燥する、としている。
栽培変種の主なものとして黄皮酸橙 C.
aurantium 'Huangpi'、代代花 C. aurantium
'Daidai'、朱欒 C. aurantium 'Chuluan'、塘橙
C. aurantium 'Tangcheng' を挙げている。
「枳実」は酸橙 C. aurantium L. およびその
栽培変種、或いは甜橙 C. sinensis Osbeck の
乾燥効果と規定。5〜6月に自然落下した果
実を収集し、二横切し（小さいものはそのま
ま）乾燥したものとする。

※1 現在、和名ダイダイは C. aurantium var. daidai に
あてられている。
※2『局方解説書』に形状により久丸枳実、小割核実、
枳殻などの名がある」とし［枳殻］も［枳實］に含ま
れるとみなしている。
※3『局方』『薬典』ともに基原植物からカラタチ（枸
橘）は除外されている。

以上により枳實はダイダイ、ナツミカンおよ
び近縁植物またはカラタチの未熟果実とする。

【現在の流通と使用状況】
枳実は薬局製剤210薬方中20薬方、枳殻を
加えると使用頻度はさらに高くなる。枳実・
枳殻は国産品が多く主としてダイダイが使わ
れ、輸入している中国産もダイダイが多い。
カラタチは韓国産が非医薬品扱いで販売され
ている。

ミカン科　ミカン属

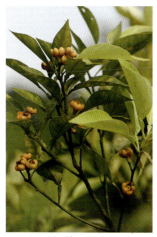

ミカン科　ダイダイ
昭和薬科大学薬草園（2月）

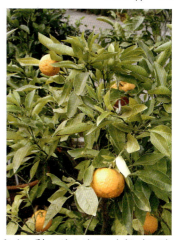

ミカン科　ダイダイ　大船（2月）

薬草メモ

カラタチ：よく生け垣などにされる。もともと中国が原産で、「万葉集」に「からたちの茨（うばら）刈り除（そ）け　倉建てむ　屎（くそ）遠くまれ　櫛造る刀自（とじ）」と詠われたごとく、きわめて古い時代に渡来したと考えられている。カラタチの名は唐の国から来た橘の意味のカラタチタチバナが縮小したもの。果実はまずくて食べられない。

ダイダイ：ヒマラヤ産。古く、中国から渡来した。果実が落ちないで、次の年も、また次の年も実がついて1本の木に3代の果実が見られることから「代々年を越す」ダイダイの名が付いたと云われる。ふけ・抜け毛防止に果肉をガーゼでしぼった汁を、地肌にすり込むようにつける。

ナツミカン：江戸時代末に山口県長門の海岸に流れついた果実の種子をまいたものが初めと云われる。秋には果実を結ぶがそのまま越年して、翌年の4〜6月のころが食べごろとなる。年を越して夏が食べ頃になることから、夏代々の別名が生まれている。

【薬効と使い方】　健胃、食欲不振、風邪などに、果肉の乾燥粉末1〜2gを1回分量として1日3回、食前服用。果皮を浴湯料として用いる。生薬「枳実」は未熟果実を乾燥したもの。さらに日を経て成熟に近づいた未熟果実を乾燥したものが「枳殻」である。

【漢方】　①健胃②去痰・化痰③排膿④緩下⑤行気の作用を持ち胸満、胸痛、腹満、腹痛、滞痰、便秘などを改善する薬方に用いる。

薬方としては、大柴胡湯（傷寒・金匱《胸脇苦満・心下急・便秘》）、四逆散（傷寒論《胃炎・胃痛・腹痛・抑うつ感》）、分消湯（万病回春《浮腫・鼓脹・腹水》）、茯苓飲（金匱要略《嘔気・胸やけ・胃炎・留飲》）、麻子仁丸（傷寒・金匱《便秘》）、小承気湯（傷寒・金匱《腹満・便秘》）、潤腸湯（万病回春《便秘》）、枳縮二陳湯（万病回春《胃内停水による胸・背痛》）、枳実薤白桂枝湯（金匱要略《肋間神経痛・心痛・狭心症》）、排膿散（金匱要略《化膿性皮膚疾患》）、清上防風湯（万病回春《にきび　頭部湿疹・顔面充血》）。その他多くの薬方に配合されている。

被子植物（真正双子葉類） ムクロジ目
コア真正双子葉類　バラ類　アオイ群 ミカン科　サンショウ属

[秦椒]
（しんしょう）

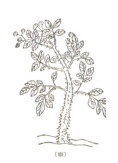
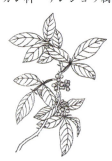

『本草綱目』　　『植物名実図考』椒

『神農本草経』　原文　　　　　　　　上薬
秦椒．味辛温．生川谷．治風邪氣．温中．除寒痺．堅齒長髪明目．久服輕身好顔色．耐老增年通神．

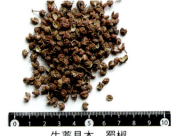

生薬見本　蜀椒

【よみ】
「風邪気を治す。中を温め、寒痺を除き、歯を堅め、髪を長じ、目を明らかにす。久服せば、身を軽くし、顔色を好くする。老いに耐え、年を増し、神に通ず。」

【『名医別録』の主治】
「生は温、熟は寒　有毒。喉痺、吐逆、疝瘕を療す。老血産後余疾、腹痛を去る。汗を出す。五臓を利す。」

【基原植物に関する各家論述】
『図説東洋医学　用語編』：サンショウ属。
『意釈神農本草経』：イヌザンショウ Fagara ※1 mantchurica (Bennett) Honda の果皮。
『神農本草経中薬彩色図譜』：花椒 Zanthoxylum bungeanum Maxim. の果皮・種子（椒目）。

※1 Fagara 属（イヌザンショウ属）と Zanthoxylum 属（サンショウ属）は、エングラー分類では別属となるが、最近は同属にまとめられることが多い。これに従えば、イヌザンショウ（青椒）は Z. schinifolium Sieb. et Zucc. となる。

『本草の植物』：カホクザンショウ Z. bungeanum Maxim. とし、「トウザンショウ Z. simulans Hance はカホクザンショウ（子房は無柄）に近いが、子房が有柄なので区別する」としている。また牧野が『日本植物図鑑』や『国訳本草綱目』で秦椒をフユザンショウ Z. planispinum Sieb. et Zucc. にあてていることについて、「これは日本にも中国にも広く野生している。従って分布上の知識からは否定できない」とし、「私（北村）は秦椒を蜀椒と同一とする見解に従ったが、『神農本草』の秦椒がなにをさしたものか時珍のいう〔秦椒は花椒である。今は処処に植えられている〕ものがなにをさしたものか、充分に検討していない。『植物名実図考』は秦椒と蜀椒を同一としている。

『中華人民共和国薬典』：「花椒」の名で収載。青椒 Z. schinifolium Sieb. et Zucc. 或いは花椒 Z. bungeanum Maxim. の成熟果皮と規定。
『日本薬局方』：「山椒」の名で、同属のサンショウを収載。（[蜀椒]の項で後述）

以上により秦椒はサンショウ属植物の果皮ないし種子とする。

【現在の流通と使用状況】
日本で山椒（日局）国産、椒目（食品分類国産）、花椒（食品分類中国産）が大手生薬取り扱い業者から販売されている。

ミカン科　サンショウ属

ミカン科　カホクサンショウ　東京都薬用植物園

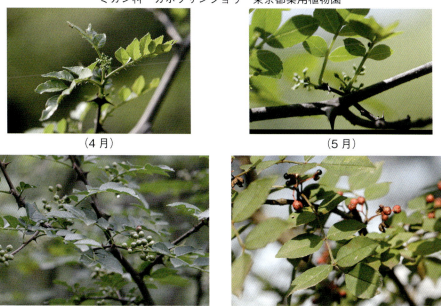

（4月）　　　　　　　　　　　　　　　（5月）

（6月）　　　　　　　　　　　　　　　（11月）

― 薬草メモ ―

サンショウ属は種類が多く、中国では基原植物、産地、使用部分によって異名が多く存在する。秦椒も蜀椒について272ページのようにも諸説があり、その区別も定かでない。主なサンショウ属の植物は 以下の通りである。
①花椒（Z. bungeanum）別名カホクザンショウ：四川省で多く取れるから川椒・蜀椒とも呼ばれる。河北省渉県のものが最高級とされている。サンショウの果実より粒が大きく果皮が赤い。
②サンショウ（Z. piperitum）：山椒。日本原産で生薬材料として流通しているが価格は花椒に比し格段に高価である。変種アサクラサンショウはさらに高価となる。青い実の仲間にはイヌザンショウ・フユザショウ・カラスザンショウがある。いずれも日本に自生している。
③イヌザンショウ（Z. schinifolium）：青花椒・青椒・秦椒・崖椒とも呼ばれる。刺が互生であり、他のリンショウは対生であることが見分ける最大の特徴である。精油は含有するが香味は少なく、芳香がなく役に立たないことからイヌとつけられているが民間療法で煎じて咳止めに用いられる。
④フユザショウ（Z. planispinum）：冬でも葉を落さないことから命名された。葉軸に翼があることが鑑別点となる。食用に使えないが漢方では痰や咳などの生薬として用いる。

椒目：果皮の中の黒い種子を「椒目」と称し、浮腫、尿量減少、咳嗽、子宮出血、おり物などに用いるられる。

被子植物(真正双子葉類)
コア真正双子葉類　バラ類　アオイ群

ムクロジ目
ミカン科　サンショウ属

[蜀椒(しょくしょう)]

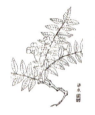

『古方薬品考』の図
（蜀椒）

『神農本草経』原文　　　　　　　下薬
蜀椒．味辛温．生川谷．治邪氣欬逆．
温中．逐骨節皮膚死肌．寒濕痺痛．下
氣．久服之頭不白．輕身増年．

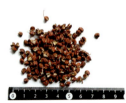

生薬見本　山椒

【よみ】
「邪気咳逆を治す。中を温め、骨節皮膚の死肌寒湿痺痛を逐う。気を下す。久服せば、頭白かざるにゆく。身を軽くし、年を増す。」

「『国訳本草綱目』に蜀椒をサンショウとするのは誤りである。サンショウは中国に産しない」と指摘している。

以上により蜀椒はサンショウ属植物の果皮とする。

【『名医別録』の主治】
「大熱　有毒。六腑寒冷、傷寒温瘧、大風汗出ず、心腹留飲宿食、腸澼下痢、泄精、女子字乳余疾を除く。風邪瘕結、水腫黄疸、鬼注蠱毒を散ず。蟲魚毒を殺す。（久服せば）腠理を開き、血脈を通じ、歯髪を堅くし、関節を調え、寒さ暑さに耐える。膏薬に作るべし。多食せば、人をして気を乏しくせしむ。口を閉じた者　人を殺す。」

【現在の流通と使用状況】
秦椒の項を参照

【同属近縁植物】
《中国に分布するサンショウ属の植物》
①花椒　カホクザンショウ Z. bungeanum
　主産地中国（河北、山西、陝西、甘粛、河南）
Zanthoxylum bungeanum Maxim.の果皮で表面は赤色濃く香味強く、貯蔵しても長く退色せず、良品とされているが、本条のサンショウと成分が多少異なる。

【基原植物に関する各家論述】
『意釈神農本草経』：トウザンショウ 花椒※1
Zanthoxylum simulans Hance の果皮とする。
『神農本草経中薬彩色図譜』：花椒 Zanthoxylum bungeanum Maxim.、青椒※2 Z. schinifolium Sieb. et Zucc.、野花椒 Z. simulans Hance 果皮と種子（椒目）。
『日本薬局方』：[山椒]の名で収載。サンショウ Z. piperitum DC.の成熟した果皮で、果皮から分離した種子をできるだけ除いたものと規定。※3
『中華人民共和国薬典』：「花椒」の名で収載。青椒 Z. schinifolium Sieb. et Zucc.或いは花椒 Z. bungeanum Maxim.の成熟果皮と規定。

②青椒（青花椒）
　イヌザンショウ Z. schinifolium
　主産地中国（遼寧、江蘇、河北）
③野花椒　トウザンショウ　Z. simulans
　主産地中国（河北、山西、陝西、甘粛、河南）
　朝鮮、日本（九州〜本州）

イヌザンショウは日本の山野に自生し、複葉はサンショウに似ているが、とげは互生、葉及び果皮に粘液を含む。果皮は暗灰色となり、香味はあまり良くない。しかし葉を犬山椒末とし、楊梅皮末及び黄柏末を配合

※1　Z. simulans の漢名は現在、通例「野花椒」。
※2　『意釈神農本草経』では、イヌザンショウ青花椒（＝青椒）は[秦椒]の基原としている。
※3　『本草の植物』：カホクザンショウ（花椒）とし、

-269-

ミカン科　サンショウ属

して卵の白味でねり、打撲症に外用する民間療法が知られている。一方、中国ではこの果皮を青椒としている。

『大観本草』　　　　　　　　　　　　　『政和本草』

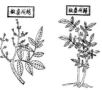

越州秦椒　　帰州秦椒　　蜀椒　　施州崖椒　　越州秦椒　　帰州秦椒　　蜀椒　　施州崖椒

薬草メモ

サンショウ（山椒）は日本全土普通に見られる落葉低木。古くはハジカミと言われ、日本固有のなじみ深い植物である。古事記の中の神武天皇東征の歌に「みつみつし　久米の子等が垣本に植ゑし　はじかみ口ひびく　吾は忘れじ撃ちて止まむ」と詠われていて、太平洋戦争当時日本国民の戦意を鼓舞するため盛んに利用された。ハジカミは辛い植物との意からその後渡来した生姜にも使われるようになった。「椒」は刺激の味がする、実小さいが辛い、芳しいの意があり、山の薫り高い実であるから山椒の名がつけられたとも言われる。食材として蒲焼きにかける粉山椒、七味唐辛子、ちりめん山椒、佃煮などに使われる。サンショウは刺、葉、果実の違いによって以下の品種がある。

アサクラサンショウ：江戸時代に兵庫県北部の朝倉山で発見された刺のない変種で、サンショウを台木として接木で栽培されてる。果実が大きく、香りも良く、種子が果皮と分離しやすい優良品種である。

ブドウサンショウ：170年前に自生していたブドウ山椒を和歌山県有田川町で栽培された。アサクラサンショウを台木としてブドウサンショウを接ぎ木して栽培される。実がぶどうの房のよになり、粒が他の品種に比べ大きい。葉には極上の芳香があり、大粒で香りの良いことから最高級品とされる。

その他、刺が僅かに残るヤマアサクラサンショウ、小葉が3～5枚のリュウジンサンショウなどがある。

【薬効と使い方】　あまり熟しない果実を摘み取り、陰干しし、果柄や種子を除いて果皮だけを集めたものが山椒で漢方薬、製薬原料に用いられる。胃腸の冷えや痛みに果皮の粉末を2gほど服用する。うるしかぶれ、ものもらい、ひび、あかぎれに果皮の煎じ汁を外用する。歯痛、犬の咬み傷、毒虫刺されに葉の絞り汁をつける。木皮は回虫予防などに使われる。授乳を終える時期に煎じ、砂糖を加えて飲むと乳の分泌が抑えられ、乳房の張りも収まるとされる。

【漢方】　①温裏②止痛③駆虫の作用を持ち消化不良、胃内停水、腹痛、嘔吐、咳嗽、関節の痛み、下痢、歯痛、回虫症、陰部掻痒症などを改善する薬方に用いる。方剤としては、大建中湯（金匱要略《腹冷痛・鼓腸・腹部膨満感》）、当帰湯（千金方《背冷・腹部膨満・腹痛》）、解急蜀椒湯（外台《寒疝・腹痛・イレウス》）、麗沢通気湯（蘭室秘蔵・万病回春《鼻不聞香臭》）、通竅湯（万病回春《鼻炎、副鼻腔蓄膿症》）、烏梅丸・烏梅円（傷寒論《駆虫腹痛・つわり》）その他多くの薬方に配合されている。

ミカン科　サンショウ属

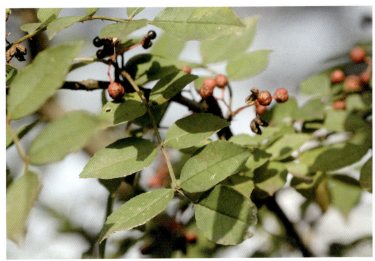
ミカン科　サンショウ　東京都薬用植物園（9月）

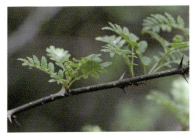
ミカン科　サンショウ
東京薬科大学（4月）

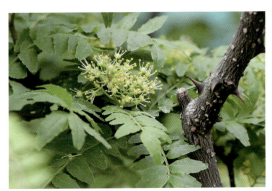
ミカン科　サンショウ　大船植物園（4月）

《日本に分布するサンショウ属の植物》
①サンショウ　Z. piperitum DC.
②アサクラザンショウ　Z. piperitum DC.
．『局方』サンショウ「その他同属植物」のアサクラザンショウはZ. piperitum DCの品種 forma. inerme Makinoであるので、母種のみが記載されている。

アサクラザンショウの果皮外面の色は橙色系で、長く貯蔵してもあまり変色しないが、サンショウは暗色に変化する。ほかのZanthoxylum属の果皮との区別は油室がくぼんだ点になっていることである。

ミカン科　サンショウ属

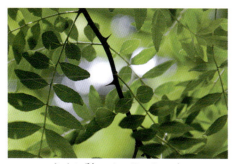
ミカン科　イヌサンショウ
筑波実験植物園（6月）

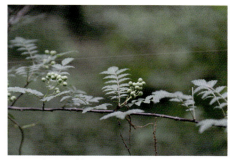
ミカン科　アサクラザンショウ
東京薬科大学（7月）

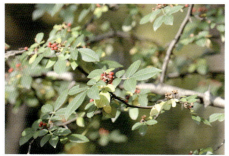
ミカン科　フユザンショウ
東京都薬用植物園（11月）

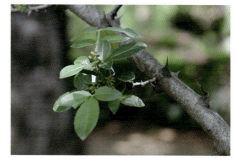
ミカン科　フユザンショウ
東京都薬用植物園（5月）

【本草書による秦椒と蜀椒の基原】

出典	秦椒	蜀椒
『別録』	秦山の山谷…に生ず。	武都の山野…に生ず。
「時珍」	花椒	
『意釈』	イヌザンショウ	トウザンショウ
『図説』	サンショウ属	サンショウ属
『図譜』	花椒	花椒
		イヌザンショウ
『啓蒙』	サンショウ	アサクラザンショウ
『北村』	カホクザンショウ	カホクザンショウ
『薬典』	イヌザンショウ・花椒	花椒
「牧野」	フユザンショウ	サンショウ

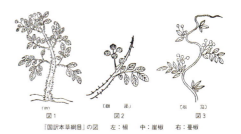

『国訳本草綱目』の図　左：椒　中：崖椒　右：蔓椒

『植物名実図考』の図　左：秦椒・蜀椒　中：崖椒　右蔓椒

被子植物(真正双子葉類)
コア真正双子葉類　バラ類　アオイ群

ムクロジ目
ミカン科　サンショウ属

[蔓椒]
まんしょう

『神農本草経』　原文　　　　　　下薬
蔓椒. 一名豕椒. 味苦温. 生川谷. 治
風寒濕痺. 歷節疼痛. 除四肢厥氣膝痛.

【よみ】
「風寒湿痺、歷節疼痛を治す。四肢厥気、膝
痛を除く。」

【『名医別録』の主治】
「無毒」

【基原植物に関する各家論述】
『意釈神農本草経』：サンショウ類を用いる
ものと思われるとしている。[解説]の項で、
「ツルザンショウ Zanthoxylum bungei
Planch. とされたことがあるが、Z. bungei は
花椒のことである。別に、現在、ツルザン
ショウとよばれる植物に、花椒筋 Fagara
cuspidata（Champ.）Engl. があり、日本で
は沖縄から、台湾、中国に分布する。本種は、
常緑の藤本である。また同じ藤本に、テリハ
ザンショウ 光葉花椒 F. nitida Roxb. があり、
日本では沖縄に、中国では、広東・広西・福
建・湖南・雲南・台湾に分布して、葉や果皮
には精油を含み、根・茎・葉などを薬用にす
る」としている。
『神農本草経中薬彩色図譜』：両面針
Zanthoxylum nitidum（Roxb.）DC. 枝葉お
よび果実とし、根も薬用とする、としている。
『本草の植物』：よくわからない、とし、「『中
薬大辞典』地金牛に異名として、蔓椒、豕椒
をあげ、植物名に両面針 Zanthoxylum
nitidum（Roxb.）DC. ＝ F. nitida Roxb. と
する。『中国高等植物図鑑』には光葉花椒、
両面針とする。『植物名実図考』に蔓椒の図
があるが、花や果実はない。『国訳本草綱目』
に和名ツルザンショウ、学名 Z. bungei

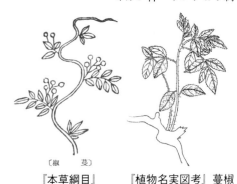

〔椒　茎〕
『本草綱目』　　　『植物名実図考』蔓椒

Planch. とするのは誤りである」などとして
いる。
『日本薬局方』：非収載。

『中華人民共和国薬典』：「両面針」の名で収
載。Z. nitidum（Roxb.）DC. の根と規定。

以上により蔓椒は両面針 Zanthoxylum
nitidum 或いはツルザンショウの根または茎
葉とする。

. 図版など、詳細は「蜀椒」の項参照。

【現在の流通と使用状況】
蔓椒は日本では漢方処方集に記載なく、漢方
処方に使われることもない。生薬としての流
通もない。

【蔓椒とされる植物】
①テリハザンショウ（光葉花椒）[両面針]
　　Zanthoxylum nitidum.
　中国（広東・広西・福建・湖南・雲南）、
　台湾、日本（沖縄）に分布
②ツルザンショウ（花椒筋（月を革に作る））
　　Zanthoxylum cuspidatum
　　（＝ Fagara cuspidata）
　日本では沖縄から、台湾、中国

ミカン科　サンショウ属

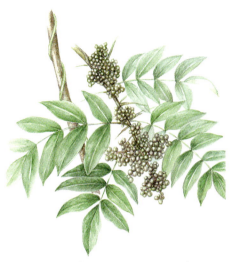

ミカン科　ツルザンショウの実
高田直子氏作品

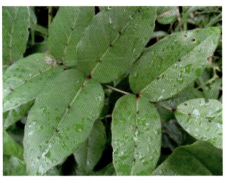

テリハザンショウの葉の表面の針

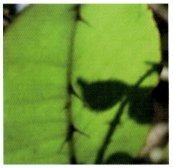

テリハザンショウの葉の裏面の針

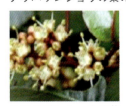

テリハザンショウの花

薬草メモ

テリハザンショウは中国南部、台湾、沖縄に分布するサンショウ属の落葉低木である。葉の中心線に沿って刺がある。中国では「両面針」と称して薬用にされる。両面針の名の由来は葉の裏と表に針があることから名付けられた。中国において「両面針」と呼ばれる生薬は大衆薬、慢性胃炎治療薬として「三九胃泰カプセル」「三九胃泰エキス」に、打撲などによるねんざ、痛みの治療薬として「中華跌打丸」に、腹腔内脹痛、腰痛、帯下、月経不調治療薬として「宮炎平カプセル」などに配合されており、いずれも神農本草経に記載されている疼痛を目的に配剤しているように推察される。
ツルザンショウはテリハザンショウと同じ地域に分布し中国語で「野山椒」・「蔓椒」と呼ばれる。

被子植物(真正双子葉類)
コア真正双子葉類　バラ類　アオイ群

ムクロジ目
ミカン科　ゴシュユ属

[呉茱萸(ごしゅゆ)]

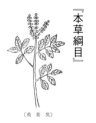
『本草綱目』
（呉茱萸）

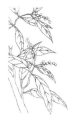
『植物名実図考』呉茱萸

『神農本草経』　原文　　　　　中薬
一名藙．味辛温．生川谷．温中下氣止痛．欬逆寒熱．除濕血痺．逐風邪．開湊理．根．殺三蟲．

生薬見本　呉茱萸

【よみ】
「中を温め、気を下す。痛み、咳逆寒熱を止める。湿血痺を除き、風邪を逐い、湊理を開く。根　三蟲を殺す。」

【『名医別録』の主治】
「大熱　小毒有り。痰冷、腹内絞り痛み、諸冷　実し、消せず。中悪、心腹痛み、逆気を去る。五臓を利す。根白皮　蟯虫を殺す。喉痺、咳逆を治す。泄注を止め、食消せず、女子経産余血を止める。白癬を療す。」

【基原植物に関する各家論述】
『意釈神農本草経』：ゴシュユ呉茱萸 Evodia rutaecarpa（Juss.）Benth. およびホンゴシュユ　石虎 var. officinalis（Dode）Huang の未熟果実。
『神農本草経中薬彩色図譜』：呉茱萸の未成熟果実。
『本草の植物』：ホンゴシュユ E. rutaecarpa（Juss.）Benth. var. officinalis（Dode）Huang に充て、「葉が鋭尖頭なのでゴシュユと区別する。ゴシュユ var. rutaecarpa は中国中・南部に分布し、葉は鈍頭で先だけ急に尖る。日本には雌木が享保年間に伝来し、栽培されている。根からよく新芽をだしてふえる。」としている。一方、『斉民要術』（賈思勰・530～550）の［茱萸］および『新修本草』の［食茱萸※1］はともにシュユ茱萸 E. danielii Hemsl. であるとし、「『神農本草経』では茱萸を呉茱萸に合一している。一名藙（樧）とあるのが茱萸である」という。

さらに「『本草綱目』もこれに従い、呉茱萸の次に食茱萸を区別し、食茱萸に樧、藙を同じとしている。これは茱萸である。」「『本草綱目』は周処の『風土記』（晋代）や呉均の『続斉諧記』（梁代）の話を引用してあり、九月九日に茱萸をとって頭にさしたり、茱萸を袋に入れて山に登り菊花酒を飲む話がある」※2 といい、この茱萸は呉茱萸を含んでいないと思う、と言っている。なお「日本の普通の辞典にはグミを茱萸としているのは全く誤り」と指摘している。グミはグミ科植物である。

※1『中薬大辞典』は食茱萸を Zanthoxylum ailanthoides Sieb. et Zucc.（カラスザンショウ）の果実としている。

〈参考〉『攷注』で森立之は「［朱臾］は畳韻である。［朱臾］の急言は［取］［聚］［椒］［樧］で、その辛味が口舌を刺激するさまを謂ったものと考えられる。
『本草衍義』［細辛］条に「嚼之習習如𧏾。」とあるが、この［習習］というのが朱臾と同義である。今俗に［比利比利］と呼ぶのがこれである」とし、「［椒］の緩呼が［茱萸］であり、おそらく椒、茱萸ともに椒類の実であろう」と考案している。
また『攷注』は「『本草和名』に［加良波之加美(カラハジカミ)］と訓ずる。［波之加美］は椒の古名であるから、此の物（呉茱萸）が舶来で、味が辛辣で椒子に似ることから名づけられたのであろう」としている。
※2 九月九日（重陽節）の話は『大和本草』も触れており、「高きに登る時に用いる所のものは食茱萸なり」としている。

ミカン科　ゴシュユ属

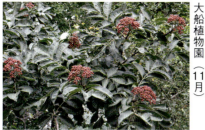

ミカン科　ゴシュユ
大船植物園（11月）

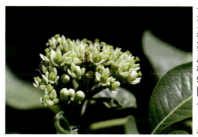

ミカン科　ゴシュユ
東京都薬用植物園（8月）

『日本薬局方』：ゴシュユ Euodia ruticarpa Hooker filius et Thomson（Evodia rutaecarpa Bentham）※3、E. officinalis Dode 又は E. bodinieri Dode の果実と規定。

※3 属名の「Euodia」が「Evodia」と誤記されていたが、訂正された。旧名も許容されている。
なお、APGでは、ゴシュユ属 Euodia から独立し、Tetradium となっている。

『中華人民共和国薬典』：呉茱萸 E. rutaecarpa (Juss.) Benth.、石虎 E. rutaecarpa (Juss.) Benth. var. officinalis (Dode) Huang 或いは疏毛呉茱萸 E. rutaecarpa (Juss.) Benth. var. bodinieri (Dode) Huang の成熟に近い果実と規定。

以上により呉茱萸はゴシュユの未成熟果実とする。

【現在の流通と使用状況】
漢方薬方として繁用される生薬である。主な産地中国（貴州、広西、湖南、雲南、陝西、浙江、四川）から輸入され販売されている。

薬草メモ

中国南部原産である。我が国の記録では「本草和名（918）」に呉茱萸の漢字で生薬名をのせ、和名を「加良波之加美（カラハジカミ）」としている。おそらく果実を乾燥した生薬のみが渡来し、その形、味が山椒（ハジカミ）に似ていることから、「唐の山椒」の意味で、「カラハジカミ」と名づけたと思われる。呉茱萸の名の由来について薬に入れるには呉の地のものが好く、李時珍は「茱萸二字の意味は判らない」と言っている。

江戸時代、小石川薬草園に栽培され、これから株分けされて、各地に広まった呉茱萸は雌雄異株の落葉低木であるが、この時雌株だけであったため、日本で栽培されているものはほとんど雌株だけで、果実はできるが種子はできない。しかし薬効は変わりない。

【薬効と使い方】　未熟果を急速に乾燥させる。新鮮な果実は服用すると嘔吐を起こすことがあり、1年以上を経過したものを用いる。民間では浴湯料として知られ、また呉茱萸は回虫などの駆虫薬に用いられている。健胃に乾燥した果実の粉末1回量0.3～0.5gを、水で服用する。

【漢方】　乾姜が上焦を温めるのに対して、呉茱萸は下焦を温めるといわれ、とくに下腹部痛や生理痛，下痢などに効果がある。①散寒②止痛②止嘔の作用を持ち、水毒の上衝による嘔吐や頭痛、虚寒による腹痛や脇痛などを改善する薬方に用いる。

薬方としては、当帰四逆加呉茱萸生姜湯（傷寒論《頭痛・悪心・嘔吐・四肢寒冷・腹痛》）、呉茱萸湯（傷寒論《頭痛・嘔吐・下痢》）、温経湯（金匱要略《下腹部・腰、脚の冷え・痛み・月経不順》）、神効湯（万病回春《疝気・腹部癒着》）、延年半夏湯（外台《牽引痛・慢性胃炎・胃潰瘍・肋間神経痛》）、変製心気飲（本朝経験《喘・浮腫・心臓疾患》）その他多くの薬方に配合されている。

被子植物(真正双子葉類)
コア真正双子葉類　バラ類　アオイ群

ムクロジ目
ミカン科　キハダ属

[蘗木]
ばくぼく

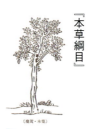
『本草綱目』

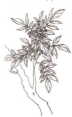
『植物名実図考』蘗

『神農本草経』　原文　　　　中薬
蘗木．一名檀桓．味苦寒．生山谷．治
五藏腸胃中結氣熱．黄疸腸痔．止泄利．
女子漏下赤白．陰陽蝕瘡．

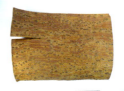
生薬見本　黄柏

【よみ】
「五臟腸胃中の結気熱、黄疸、腸痔。泄利を止め、女子赤白を漏下し、陰陽蝕瘡を治す。」

【『名医別録』の主治】
「無毒。驚気　皮間にあり、肌膚熱　赤く起き、目熱赤痛、口瘡を療す。久服せば、神に通ず。根　心腹百病を主る。魂魄を安んじ、飢え渇せず。久服せば、神に通ず。」

【基原植物に関する各家論述】
『意釈神農本草経』・『神農本草経中薬彩色図譜』：キハダ黄柏 Phellodendron amurense Rupr. および黄皮樹 P. chinense Schneid. の樹皮。
『本草の植物』：オウバク　黄皮樹 P. chinense Schneid.（分布　中国四川、雲南、湖北、陝西）とし、「従来は黄檗は中国でも日本でもキハダ Phellodendron amurense Rupr.（分布　北海道、本州、四国、九州、朝鮮、アムール、ウスリー、中国東北部、北部）とされており、『植物名彙』前編、『国訳本草綱目』、『中薬大辞典』黄柏などに見る。『中華人民共和国薬典』（1977）の黄柏は P. chinense（川黄柏）と P. amurense（関黄柏）の樹皮としている」などとしている。ただし「『名医別録』や弘景の産地（漢中…陝西省南部の南鄭県、永昌…雲南省保定県北および邵陵…湖南省宝慶県）は川黄柏であるので黄皮樹 P. chinense に同定したが、キハダも川黄柏もごく近縁のもので、両方とも変異が多い。はたして種を区別するのは適当かどうか、研究を要する」とも言っている。
『日本薬局方』：キハダ P. amurense Rupr.[1] 又は P. chinense Schneid.[2] の周皮を除いた樹皮と規定している。

『中華人民共和国薬典』（2005）：は「関黄柏」および「黄柏」の名で別条として収載。
「関黄柏」は黄檗 P. amurense Rupr. の樹皮、「黄柏」は黄皮樹 P. chinense Schneid. の樹皮（川黄柏）とそれぞれ規定している。

[1] P. amurense は分布地域で形態的な変異が見られるが、日本に自生するものに P. amurense var. sachalinese Fr. schmidt. ヒロハノキハダ、var. japonicum（Maxim.）Ohwi　オオバノキハダ、var. lavallei（Dode）Sprague　ミヤマキハダの三変種があり、これらも基原植物に含まれる。（『局方解説書』）
[2] 中国産では東北、華北、寧夏地方にキハダ P. amurense が分布し、四川、雲南、陝西、甘粛、湖北、広西の各省に P. chinense が分布する。（『局方解説書』）

以上により蘗木はキハダ又は黄皮樹の樹皮とする。

【現在の流通と使用状況】
黄柏は漢方薬方で繁用される生薬である。日本（北海道、長野、鳥取、岐阜、新潟、福井、富山、石川、福島、山形、広島、徳島県）で生産される。中国オウバク［関黄柏］の主産地（遼寧、吉林、河北）、黄皮樹［川黄柏］の主産地（四川、貴州、湖北、雲南）で、中国産黄柏も日本で販売されている。

ミカン科　キハダ属

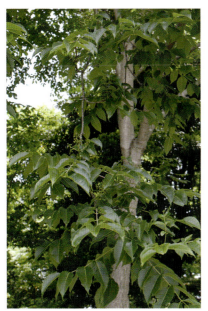

ミカン科　キハダ
筑波実験植物園（5月）

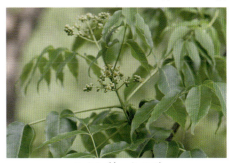

ミカン科　キハダ
北海道医療大学薬草園（6月）

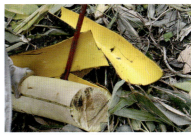

黄柏剥ぎ　新潟津川（6月）

薬草メモ

オウバクは日本全土、朝鮮半島、中国北部、アムール地方に分布するミカン科の落葉高木。樹皮をはがすと肌が鮮やかな黄色なので、黄肌（きはだ）と名づけられたという。蘗木の名の由来について李時珍は「蘗木なる名称の意義は詳でない」と言っている。昔から有名な高野山の陀羅尼助（だらにすけ）、木曾のお百草、山陰地方の燻熊は黄柏の生の皮を煮つめたもの（ねりくま）を主成分とするもので、旅・家庭用常備薬として健胃整腸に用いられてきた。日本産の黄柏は品質が優れている。

【薬効と使い方】　樹皮の内皮の黄色い部分を日干しにしたものを生薬「黄柏」とよんでいる。粉末は急性胃炎、下痢などに効果的である。打ち身、ねんざ、股ずれ、おむつかぶれ、靴ずれなどに外用薬として酢、食用油などで練って塗布する。また煎液を目薬や口内炎、扁桃炎の含嗽薬として用いる。

【漢方】　①消炎②健胃③整腸④抗菌の作用を持ち、止瀉、消炎の要薬と云われる。とくに「下焦の湿熱」の症状に対して効果があり、胃腸炎・腹痛・黄疸・下痢・湿疹・腫れ物・排尿異常、性器疾患などを改善する薬方に用いる。

薬方としては、梔子柏皮湯（傷寒論《身黄・発熱・黄疸》）、清暑益気湯（内外傷弁惑論《夏やせ・暑さまけ》）、白頭翁湯（傷寒論《下痢・腸炎》）、独活湯（医学入門《腰痛・ぎっくり腰》）、痿証方（秘方集験《下肢運動麻痺》）、黄連解毒湯（外台秘要《胃潰瘍・のぼせ・不眠》）、黄連阿膠湯（傷寒論《不眠症・心煩・口内炎・のぼせほてり》）、温清飲（万病回春《のぼせ冷え・婦人病・慢性湿疹》）、滋陰降火湯（万病回春《咳・発熱》）その他多くの薬方に配合されている。

被子植物（真正双子葉類）
コア真正双子葉類　バラ類　アオイ群

ムクロジ目
ミカン科　Dictamnus 属

［白鮮（はくせん）］

『神農本草経』　原文　　　　　　中薬
白鮮．味苦寒．生川谷．治頭風黄疸．
欬逆淋瀝．女子陰中腫痛．濕痺死肌．
不可屈伸起止行歩．

【よみ】
「頭風、黄疸、咳逆、淋瀝、女子陰中腫痛、湿痺死肌、屈伸起止行歩すべからざるを治す。」

【『名医別録』の主治】
「鹹　無毒　四肢の不安、時行の腹中大熱で水を飲み、走り大呼するを欲し。小児の驚癇、婦人産後の余痛を療ず。」

【基原植物に関する各家論述】
『図説東洋医学 用語編』：ミカン科の樹皮。
『意釈神農本草経』・『神農本草経中薬彩色図譜』：白鮮 Dictamnus dasycarpus Turcz. の根皮としている。
『中華人民共和国薬典』：「白鮮皮」の収載。
白鮮 D. dasycarpus Turcz. の根皮と規定。
『日本薬局方』：非収載。

以上により白鮮は白鮮（D. dasycarpus Turcz.）の根皮とする。

【現在の流通と使用状況】
白鮮皮は日本では漢方処方集に記載はないが、中医漢方家に使われてきた。中国から輸入され大手生薬取り扱い業者から販売されていたが、最近販売中止となった。

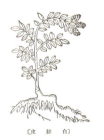
『本草綱目』

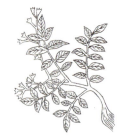
『植物名実図考』白鮮

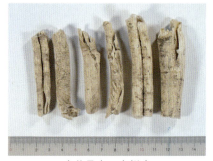
生薬見本　白鮮皮

【同属近縁植物】
①白鮮　　Dictamnus dasycarpus
主産地中国（遼寧、河北、四川、浙江、安徽）
②ヨウシュハクセン　Dictamnus albus
ヨーロッパ原産。

《亜種ヘンルーダ属》
ヘンルーダ Ruta graveolens L.
ヘンルーダは地中海沿岸原産、オランダ語が訛ったもので、英語ではルーと呼ぶ。

※ヘンルーダは漢名を「芸香（うんこう）」という。中国ではミカン科を「芸香料」という。なお、日本では「藝」の新字体として「芸」の字を用いるが、本来「ウン」と訓ずる「藝」を「蕓」（うえる。手を加えて栽培する、の意）と混同し、［ゲイ］と訓じ、同義に用いられようになったことに由来する。

ミカン科　Dictamnus 属

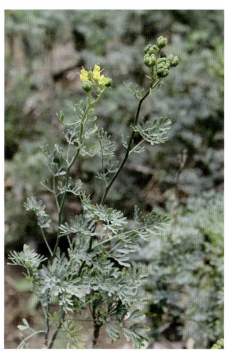

ミカン科　ヘンルーダ
東邦大学薬草園（7月）

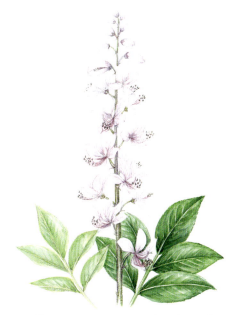

ミカン科　Dictamnus albus　高田直子氏作品

薬草メモ

Dictamnus dasycarpus は中国北部、朝鮮半島に分布するミカン科の多年草。全草にシキミに似た強烈な臭気がある。　陶弘景は「俗に白羊鮮と呼ぶのは、臭気がいかにも羊の羶（せん）気に似ているからである。また白檀ともいう」と云っている。茎は直立し、葉は奇数羽状複葉。夏に淡紅色の五弁花からなる数十輪の大きな総状花序をつける。花穂の長さは30cmくらいになる見栄えのする花であることから日本でも観賞用として栽培されるようになった。ミカン科のマツカゼ亜科のヘンルーダ科の植物ヘンルーダは英名ルーである。スパイスとし用いられる有名なハーブである。

【薬効と使い方】　Dictamnus dasycarpus の根皮を「白鮮皮」として用いる。抗菌作用や解熱作用、強心作用、子宮収縮作用などが知られている。ヨーロッパではかって同属植物のヨウシュハクセン D. albus を堕胎薬として用いた。

【漢方】①清熱②燥湿③解毒④止痒の作用を持ち、熱毒疥癬を治する主薬である。おもに湿疹や蕁麻疹などの皮膚病に用いる。他にリウマチ、神経痛、黄疸などを改善する薬方に用いる。

被子植物（真正双子葉類）
コア真正双子葉類　バラ類　アオイ群

ムクロジ目
ミカン科　ミヤマシキミ属

[茵芋（いんう）]

『神農本草経』 原文　　　　　　　下薬
茵芋．味苦温．生川谷．治五藏邪氣．
心腹寒熱羸痩．癮狀發作有時．諸關節
風濕痺痛．

【よみ】
「五臓邪気、心腹寒熱羸痩、癮状発作時あり、諸関節、風湿痺痛を治す。」

【『名医別録』の主治】
「微温　有毒、久風湿、走四肢、脚弱を療す。」

【基原植物に関する各家論述】
『意釈神農本草経』：草本らしいが不明。
［解説］の項で、「日本ではミヤマシキミ Skimmia japonica Thunb. 茎葉をあてていたし、中国でも、ミヤマシキミと同属植物の S. reevesiana Fortune の名を茵芋（黄山桂）」としている。
『神農本草経中薬彩色図譜』：茵芋 S. reevesiana Fortune の茎葉。
『本草の植物』：黄山桂 S. reevesiana Fortune とし、「『大観本草』の絳州（山西省新絳県）茵芋の図は S. reevesiana Fortune に似ている。」「『中国高等植物図鑑』『中薬大辞典』も同じである。『植物名実図考』の茵芋は転写か、悪図である」などとしている。
『中華人民共和国薬典』・『日本薬局方』：非収載
『中薬大辞典』：茵芋 S. reevesiana Fortune の茎葉とする。

以上により茵芋は黄山桂（S. reevesiana Fortune）の茎葉とする。

【現在の流通と使用状況】
日本では漢方処方集に記載なく、漢方処方に使われることもない。生薬としての流通もない。

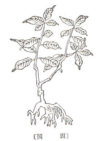
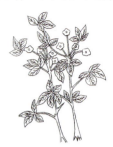
『本草綱目』　　　『植物名実図考』茵芋

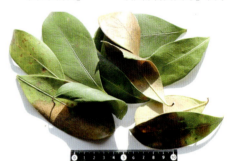
ミヤマキシミの葉

【主な同属近縁植物】
①黄山桂
　Skimmia reevesiana
　分布中国（山東、江蘇、安徽、浙江、江西、湖南、四川、貴州、福建、広西、広東、湖北）
②ミヤマシキミ
　Skimmia japonica
　本州関東地方以西の山地
③リュウキュウミヤマシキミ
　Skimmia japonica var. lutchensis
　琉球列島

ミカン科　ミヤマシキミ属

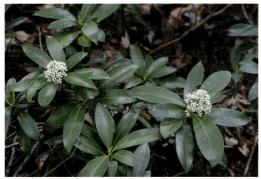

ミカン科　ミヤマシキミ　高尾山（4月）

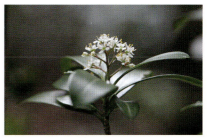

ミカン科　ミヤマシキミ
高尾山（4月）

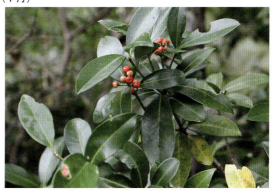

ミカン科　ミヤマシキミ　高尾山（10月）

薬草メモ

リュウキュウミヤマシキミは台湾や中国南部に分布する常緑低木。同属のミヤマシキミは福島県以南の日本各地に自生する。果実は赤く目立ち、樹陰でよく生育するので庭木として植えられる。赤くなった実が特に有毒である。葉がシキミに似るので、この名がついたが、葉が似ているだけで全く別の植物である。シキミとは果実が有毒なことから「悪しき実」のアが略されて名づけられたという。茵芋の名の由来について李時珍は「茵芋はもと因預と書いた。」と言っている。シキミは昔から墓参のとき、シキミの枝を供えてお参りする風習がある。墓の周囲に有毒植物を植えて鳥獣の害を避けたと思われる。シキミの袋果を日干しにして、煎じて牛馬の皮膚寄生虫の駆除に塗布。有毒成分はアニサチンで誤って飲食すれば痙攣を起こし、死に至るという。葉は抹香の原料になる。

【作用と使い方】　茎や葉を日干しにして用いる。適量を煎じて、園芸や農作物の殺虫に用いる。葉および茎には毒性のあるアルカロイドのスキミアニン、配糖体のスキミンなどが含まれる。日本の民間療法では頭痛、めまいなどに使われたことがあったが毒性があるため、内服には注意が必要である。

【漢方】　①祛風湿②止痛の作用を持ち、リウマチなどによる関節痛、下腹萎弱に用に用いる。

被子植物(真正双子葉類)
コア真正双子葉類　バラ類　アオイ群
フウロソウ目　フウロソウ科
下薬　牛扁

フウロソウ目
フウロソウ科　フウロソウ属

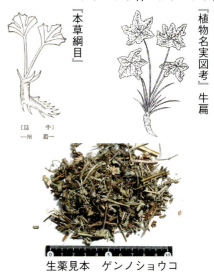

『本草綱目』
『植物名実図考』牛扁

生薬見本　ゲンノショウコ

[牛扁]（ぎゅうへん）

『神農本草経』　原文　　　　　　　下薬
牛扁．味苦微寒．生川谷．治身皮瘡熱氣．可作浴湯．殺牛蝨小蟲．又療牛病．

【よみ】
「身皮瘡熱氣を治す。浴湯を作るべし。牛虱、小蟲を殺し、又牛病を療す。」

【『名医別録』の主治】
「無毒」

【基原植物に関する各家論述】
『図説東洋医学　用語編』：未詳。
『意釈神農本草経』：不明とする。
『大和本草』：「俗にゲンノショウコウとも云う…」とあり、フウロソウ科の *Geranium* 属植物を示しているといわれている。※1
『本草綱目啓蒙』：キンポウゲ科のレイジンソウ *Aconitum loczyanum* R. Raymund に充てたうえで、「古より牛扁をゲンノショウコ」に充つるは非なり」としている。
『国訳本草綱目』：牧野は、ゲンノショウコまたはレイジンソウに充てた先人の説を、ともに「信憑するに足るの所見にあらず」とし、基原は未詳としている。
『日本薬局方』・『中華人民共和国薬典』：非収載。
『神農本草経中薬彩色図譜』・『中薬大辞典』：キンポウゲ科の牛扁 *Aconitum ochranthum* Mey. の根・茎・葉としている。（キンポウゲ科［牛扁］の項参照）※2

※1 ゲンノショウコについては、『局方』は「ゲンノショウコ」の名で収載。ゲンノショウコ *Geranium thunbergii* Siebold et Zucc. の地上部と規定している。また、『薬典』はフウロソウ科植物由来の生薬としては「老鸛草（ろうかんそう）」を収載しており、牻牛児苗（キクバフウ

ロ）*Erodium stephanianum* Willd.、老鸛草（ミツバフウロ）*Geranium wilfordii* Maxim. あるいは野老鸛草（アメリカフウロ）*Geranium carolinianum* L. の地上部と規定している。
※2 一般に Aconitum 属植物は激しい作用を有する成分を含むものが多いことから、『神農本草経』で下薬に配されている「牛扁」の基原植物はフウロソウ科ではなく、キンポウゲ科の牛扁 *A. ochranthum* Mey. であろう。

以上により牛扁はキンポウゲ科の *Aconitum ochranthum* Mey. の根・茎・葉とする。

【現在の流通と使用状況】
日本では牛扁の漢方薬方はなく、流通もない。ゲンノショウコは民間薬としての需要は多く、大手生薬取り扱い業者から販売されている。

【日本に自生する Geranium 属植物】
ゲンノショウコ　ハクサンフウロ
チシマフウロ
イブキフウロ　シコクフウロ
ヒメフウロ
コフウロ　アサマフウロ
ミツバフウロ
タチフウロ
アメリカフウロ（帰化植物）

フウロソウ科　フウロソウ属

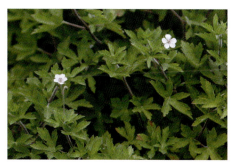

フウロソウ科　ゲンノショウコ
東京都薬用植物園（8月）

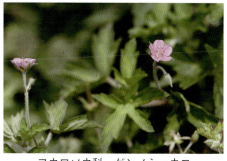

フウロソウ科　ゲンノショウコ
東京都薬用植物園（8月）

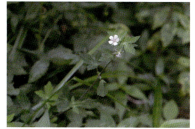

フウロソウ科　ミツバフウロ
鎌倉（8月）

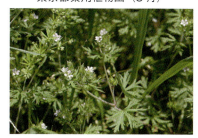

フウロソウ科　アメリカフウロ
渡良瀬遊水池（5月）

― 薬草メモ ―

ゲンノショウコは日本各地の日当たりのよい草地に生える多年草。下痢止めの薬として、日本を代表する民間薬である。東日本は白、西日本は紫紅色の花が咲く。
ゲンノショウコという名は下痢などに服用した場合、劇的によくなるため、「現の証拠」と呼ばれるようになった。また忽草（たちまちぐさ）、医者いらず、医者なかせ、種子の形からミコシ草などの別名もある。
【薬効と使い方】　葉、茎の全草を用いる。夏の開花期に全草を採取し、陰干しする。健胃・整腸・止瀉の作用があり、あらゆる下痢に応用される。急性腸炎、赤痢、食中毒などの下痢に、1日量10～40gを濃く煎じ温服する。ゲンノショウコの主作用はタンニンによるものである。便秘には短く（薄く）煎じる。その他、高血圧予防、冷え症、婦人血の道に用いられる。煎じた液が腫れ物や霜やけ、切り傷に外用される。「牛扁」に「ゲンノショウコ」を充てたのは、貝原益軒で、下痢の治療薬として無毒であると紹介している。しかし「牛扁」は名医別録では「無毒」となっているが、神農本草経では、下薬収載（有毒）、牛の虱（しらみ）退治や牛の病気の治療に用いるとされている。
中国の「救荒本草」は飢饉に備え、野草を食料の足しにすることを書いた書物である。「ゲンノショウコ」はこの本に記載されてたフウロソウ科の牻牛児苗（キクバフウロ）がゲンノショウコに似ていて、食用にされ、たまたま下痢の人がこれを食べてよくなったということを下痢止めに利用するようになった日本独自の利用法である。中国には類似植物として老鶴草（ミツバフウロ）という薬草があるが、止瀉の効能はあまり知られていない。

被子植物(真正双子葉類)
　コア真正双子葉類　バラ類
　ブドウ目　ブドウ科
　　上薬　蒲陶
　　下薬　白斂

[蒲陶]（ぶどう）

ブドウ目
ブドウ科　ブドウ属

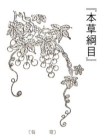
『本草綱目』

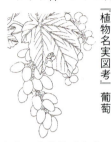
『植物名実図考』葡萄

『神農本草経』原文　　　　　　上薬
蒲陶．味甘平．生山谷．治筋骨濕痺．
益氣倍力強志．令人肥健．耐飢忍風寒．
久食輕身不老．延年．可作酒．

【よみ】
「筋骨湿痺を治す。気を益し、力を倍し、志を強くし、人をして肥え健やかにせしめ、飢えに耐え、風寒をしのぶ。久食すれば、身を軽くし、老いず、年を延ぶ。酒を作るべし。」

【『名医別録』の主治】
「無毒。水を逐い、小便を利す。」

【基原植物に関する各家論述】
『図説東洋医学　用語編』・『図説東洋医学用語編』・『神農本草経中薬彩色図譜』：ブドウ　葡萄 Vitis vinifera L. の果実。
『本草の植物』：ブドウとし、地中海沿岸地域からヨーロッパ南部、中央アジアに野生状に広がっており、原産地はよくわからない、という。
さらに「『史記』の大宛伝や『漢書』西域伝には漢の武帝時代に西域から伝来したという。」「時珍は［葡萄を『漢書』には蒲桃と書いてある。酒に醸造し得るもので、人がそれを醄飲（ほういん）すれば醄然（とうぜん）として酔うものだからこの名称が生じたのだ］というが、西域の土語 Budaw の音訳とするラウファーの説が一般に用いられている。

時珍はまた、［その円きものを草龍珠と名づけ、長きものを馬乳葡萄と名づけ、白きものを水晶葡萄と名づけ、黒きものを紫葡萄と名づける］という。そのほか、蜀中の緑葡萄、西方辺境の瑣瑣葡萄（核がない）をあげている。」「ブドウの日本への伝来は甲州葡萄が鎌倉時代のはじめに栽培がはじまったとされている」などとしている。
『日本薬局方』・『中華人民共和国薬典』：非収載。
『中薬大辞典』：葡萄 V. vinifera L. の果実。

以上により蒲陶はブドウの果実とする。

【現在の流通と使用状況】　蒲陶は日本の漢方処方集に記載なく、「生薬」としての流通はみられない。ブドウの果実は果物、干しブドウとして売られている。

【日本に自生する主な同属植物】
①ブドウ
Vitis vinifera
②ヤマブドウ
Vitis coignetiae
③エビヅル
Vitis ficifolia
④コエビヅル
Vitis adstricta
⑤サンカクヅル
Vitis flexuosa
⑥アマヅル
Vitis saccharifera

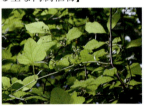
エビヅル
筑波実験植物園
（6月）

ブドウ科　ブドウ属

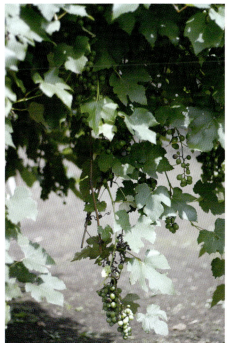

ブドウ科　ブドウ
東京都薬用植物園（9月）

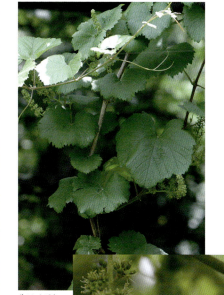

ブドウ科
ブドウ
小石川植物園
（6月）

薬草メモ

古代エジプトにすでに栽培され、ギリシャ神話のバッカスでおなじみの果物。中国では前漢のころ西域から渡来し、古代ペルシャの一部フェルガナ（大苑国(たいえんこく)）の土語に漢字をあて葡萄としたという。北アメリカ原産のブドウは"ブドウあぶら虫"に耐性を持つアメリカ系ブドウがヨーロッパに植栽され、その時、根に寄生して運び込まれた"あぶら虫"によって、耐性のないヨーロッパ固有種の殆んどが19世紀後半に壊滅的な打撃を受けた。以来、ヨーロッパブドウについては、アメリカ種およびそれを起源とする雑種の台木への接ぎ木が頻繁に行われている。　日本では平安時代に中国から渡来した。この種はヨーロッパブドウ系で野生化し、鎌倉時代初期に甲斐勝沼で栽培が始められた。甲州ブドウは野生化により絶滅をまぬがれたヨーロッパブドウである。

【薬効と使い方】　その昔ぶどうは薬用として栽培されてきた。主成分はブドウ糖・果糖で疲労回復、栄養補給に効果があり、ヨーロッパでは"畑のミルク"といわれている。カリウム、ブドウ糖、果糖、アントシアン、ポリフェノールが含まれ、疲労回復、視力改善、高血圧予防、心筋梗塞予防、脳梗塞予防、がん予防、熱中症予防に使う。また、ブドウ酒は食欲減退、低血圧、不眠症、冷え症に効果がある。

被子植物(真正双子葉類)
コア真正双子葉類　バラ類

ブドウ目
ブドウ科　ノブドウ属

[白斂]
びゃくれん

『神農本草経』　原文　　　　　下薬
白斂．一名菟核．一名白草．味苦平．生山谷．治癰腫疽瘡．散結氣．止痛除熱．目中赤．小兒驚癇．温瘧．女子陰中腫痛．

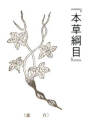

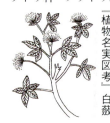

【よみ】
「癰腫疽瘡、結気を散じ、痛みを止め、熱を除く。目中赤、小児驚癇、温瘧、女子陰中腫痛を治す。」

『名医別録』の主治
「甘　微寒　無毒赤白を下す、火毒を殺す。」

【基原植物に関する各家論述】
『図説東洋医学　用語編』：カガミグサ。
『意釈神農本草経』：ビャクレン　白斂 Ampelopsis japonica（Thunb.）Makino の根。
『神農本草経中薬彩色図譜』：白斂 A. japonica（Thunb.）Makino の塊根。
『本草の植物』：和名をビャクレン、カガミグサと併記し、「分布は中国東北部、北部、中部、南部。日本には『啓蒙』によれば [漢種享保年間に渡り、今つたえ栽るもの多し、花戸にも亦多し] とあるが現在はまれである。『別録』の産地は [衡山（湖南省衡陽県）の山谷に生ずる] とある」としている。
『局方』は非収載。
『中華人民共和国薬典』：[白斂] の名で収載。白斂の塊根と規定。
『中薬大辞典』：カガミグサ Ampelopsis japonica（Thunb.）Makino の根としている。

以上により白斂はカガミグサの根とする。

【現在の流通と使用状況】　日本では漢方薬方に使われることは少なく、生薬としていの流通もない。
主産地中国（江西、浙江、四川、広西）。

【部位による薬能】
①根　　[白斂]：
　　清熱、解毒、散結、癰腫、疔瘡、マラリア、やけどなど。
②実　[白斂子]：白斂の果実
　　温瘧（マラリア）を治す、寒熱結壅熱腫を主る。
　　　　　　　　　　　　　　　　（薬性論）

【ブドウ科の主な植物とノブドウ属】
ブドウ科の植物は世界で15属約700種を数える。
《ノブドウ属》 Ampelopsis
　①ノブドウ　Ampelopsis glandulosa
　②ウドカズラ　Ampelopsis cantoniensis
　　または Ampelopsis leeoides
　③カガミグサ　Ampelopsis japonica
　　中国原産
《ヤブガラシ属》Cayratia
《セイシカズラ属》Cissus
《ツタ属》Parthenocissus
《ミツバカズラ属》Tetrastigma
《ブドウ属》Vitis

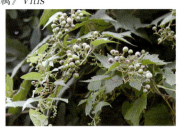

ノブドウ　南足柄（9月）

ブドウ科　ノブドウ属

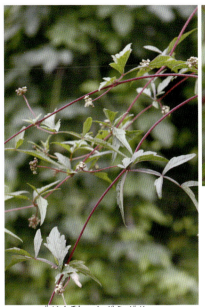

ブドウ科　カガミグサ
昭和薬科大学薬草園（6月）

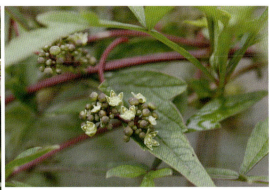

ブドウ科　カガミグサ　東京都薬用植物園（6月）

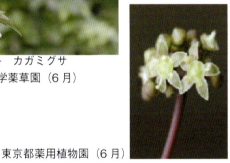

東京都薬用植物園（6月）

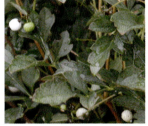

ブドウ科　カガミグサ
名寄薬用植物試験センター
（9月）

薬草メモ

　カガミグサの原産地は中国である。日本には享保の初め、徳川吉宗により薬用として栽培された。ノブドウの仲間で、秋になると色とりどりの実をつけ美しいため観賞用としても栽培されてきた。根が紡錘形に肥厚し、中が白いため白斂の名があるとの説がある。白斂の名の由来について宗奭は「白斂は服餌の方に用いることは稀だ。ただ斂瘡の方に多く用いるところから名づけたのだ。」と言っている。また白斂とは全く別種のカタバミの別名がカガミグサ（鏡草）、スモノグサ（酢物草）とも言われ、葉や茎に酸が含まれれた生葉汁で真鍮・銅鏡を磨いたことからカガミグサと呼ばれたが、これは白斂のカガミグサとは関係ない。

【薬効と使い方】　春か秋に根を掘り日干しにして用いる。解熱・解毒・鎮痛に1回3〜10gを煎じて服用する。消炎・打撲などの痛みに根の粉末を水でねって、患部に貼る。

【漢方】　①清熱②解毒③生肌④止痛の作用を持ち瘡瘍、癰疽に用いられ、皮膚化膿症や腫れ物、火傷、ただれなどを改善する薬方に用いられる。薬方としては、薯蕷丸（金匱要略《虚労による諸症状、関節や腰の痛み》）等に配合されている。

被子植物(真正双子葉類)
コア真正双子葉類
ユキノシタ目　ボタン科※1
中薬　芍薬・※2
※2 森立之以外は「芍藥」に作る
下薬　牡丹※3
※3 森立之以外は中薬（中品）

ユキノシタ目
ボタン科　ボタン属

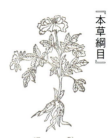
『本草綱目』

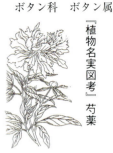
『植物名実図考』芍薬

[芍藥]（しゃくやく）

『神農本草経』原文　　　　　　　中薬
勺藥．味苦平．生川谷．治邪氣腹痛．
除血痺．破堅積寒熱疝瘕．止痛．利小
便．益氣．

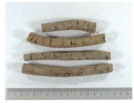
生薬見本　芍薬

【よみ】
「邪気腹痛を治す。血痺を除く。堅積寒熱疝瘕を破り、痛みを止め、小便を利す。気を益す。」

【『名医別録』の主治】
「酸微寒　小毒あり。血脈を通順し、中を緩め、悪血を散らし、賊血を逐い、水気を去り、膀胱　腹痛　腰痛を消す。」

【基原植物に関する各家論述】
『意釈神農本草経』：シャクヤク 芍薬 Paeonia lactiflora Pallas の根。
『神農本草経中薬彩色図譜』：芍薬および草芍薬 P. obovata Maxim. の二種をあげている。芍薬の栽培品の根の外皮を去り、湯通ししてから乾燥したものを白芍、芍薬の野生品や草芍薬の根そのままを乾燥したものを赤芍とする。
『本草の植物』：P. lactiflora の和名をシベリアシャクヤクとし、シャクヤク（中国名毛果芍薬）var. trichocarpa（Bunge）Stern と区別している。さらに、「日本には子房に毛のあるシャクヤクが平安時代に入って栽培され、江戸初期から多くの園芸品種が作出された」といい、「中国では現在の薬用には子房に毛のないシベリアシャクヤクの野生品を赤芍、薬用の栽培品を白芍とする。古代の芍薬は変種を区別しないのでシャクヤクでよい」としている。

『中薬大辞典』：[白芍薬][赤芍薬]の2条に分けて収載。[白芍薬]は芍薬（栽培種）の根。[赤芍薬]は芍薬（野生種）、草芍薬、川赤芍 P. veitchii Lynch などの根としている。
『中華人民共和国薬典』：[白芍][赤芍]の2条に分けて収載。[白芍]は芍薬の根を煮て外皮を去り、乾燥したもの。[赤芍]は芍薬或いは川赤芍の根を乾燥したもの。
『日本薬局方』：赤白の区別をせず[芍薬]として収載。シャクヤク P. lactiflora Pallas の根と規定している。

以上より芍薬はシャクヤクの根である。

【現在の流通と使用状況】
芍薬は漢方薬方に最も繁用される重要生薬である。多くは中国からの輸入であるが、国内でも奈良、北海道、長野県で栽培され流通している。

【同属近縁植物】
※1 ボタン科（Paeoniaceae）は、ボタン属（Paeonia）のみからなる科で、かつてはキンポウゲ科（Ranunculaceae）に含まれていた。新エングラーの分類体系ではオトギリソウ目ボタン科として『局方』（第十五改正）、薬用植物学の成書もこの分類に従っているものが多い。APG体系ではユキノシタ目となる。

ボタン科　ボタン属

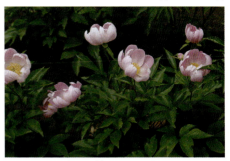
ボタン科　シャクヤク
東京都薬用植物園（5月）

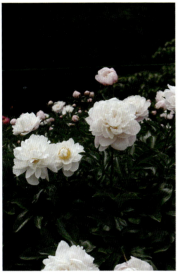

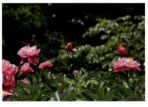
ボタン科　シャクヤク
大船植物園（5月）

ボタン科　シャクヤク
大船植物園（5月）

薬草メモ

シャクヤクは中国東北部や北朝鮮の原産で我が国へはボタンより先にはいった。万葉集には芍薬を歌ったものはないから、奈良時代以前にあまり知られなかったのであろう。平安時代の頃又それ以前に、古名をエビスグサと呼ばれたことからも、薬用を目的として導入されたものである。芍薬は江戸時代に茶花として大いに尊重され「立てば芍薬座れば牡丹」とあでやかさが賞賛された。芍薬の名の由来について李時珍は「芍薬は婥約（しゃくやく）という意味だ。婥約とは美好の形容で、この草は花の姿態が婥約たるものだからこの形容詞を名としたのだ」と言っている。和名は漢名の芍薬が音読みにされて名づけられている。

【薬効と使い方】　植え付けから4～5年栽培した後の肥大した根を用いる。外皮をつけたまま乾燥したものを赤芍、外皮を取り除いて乾燥したものを白芍というが、中国では野生種のものを赤芍ということもある。赤芍は薬局方に適合しないことが多いため、日本では白芍のみが芍薬として流通している。白芍は補、収で養血、収斂、柔肝、止痛に。赤芍は瀉、散で活血、行滞に良いとされた。芍薬は単独で用いることはない。

【漢方】　①補血②鎮痛③鎮痙④通経の作用を持ち、血虚の治療や腹痛、筋肉痛、めまい、月経不調、通経など婦人疾患などを改善する薬方に用いる。

薬方としては　当帰芍薬散（金匱要略《婦人病（貧血・冷え症》）、四物湯（和剤局方《婦人病・冷え症》）、十全大補湯（和剤局方《虚弱状態・貧血傾向》）、芎帰膠艾湯（金匱要略《諸出血・性器出血・貧血》）、当帰飲子（済生方《血燥・湿疹》）、芍薬甘草湯（傷寒論《疼痛・痙攣》）、桂枝加芍薬湯（傷寒論《腹痛・下痢》）、小建中湯（傷寒・金匱《虚弱児体質改善・腹痛》）、四逆散（傷寒論《胃炎・胃痛・不安》）、安中散（和剤局方《胃痛・胸焼け》）、桂枝湯（傷寒・金匱《感冒》）、黄芩湯（傷寒論《発熱腹痛下痢》）その他多くの薬方に配合されている。

被子植物（真正双子葉類）
コア真正双子葉類

ユキノシタ目
ボタン科　ボタン属

[牡丹(ぼたん)]

『神農本草経』　原文　　　　　　　　下薬
牡丹. 一名鹿韭. 一名鼠姑. 味辛寒. 生山谷. 治寒熱中風. 瘈瘲痙. 驚癇邪氣. 除癥堅瘀血。留舍腸胃. 安五藏. 療癰瘡.

【よみ】
「寒熱中風　瘈瘲痙、驚癇邪気を治す。癥堅、瘀血、腸胃を留舍するを除く。五臓を安んず。癰瘡を療す。」

【『名医別録』の主治】
「苦微寒　無毒、時気頭痛、客熱、五労、労気、頭腰痛、風噤、癲疾を除く。」

【基原植物に関する各家論述】
『意釈神農本草経』・『神農本草経中薬彩色図譜』：ボタン　牡丹　Paeonia suffruticosa Andr. の根皮。
『本草の植物』：「日本では『本草和名』や『倭名類聚方』などに「一名鹿韭。和名布加美久佐」などとあるのは、当時入っていた『新修本草』に基づいたもので、今の牡丹ではない。古代の牡丹は何かよくわからない」としている。その上で、現在の牡丹はボタン P. suffruticosa Andr.（= P. moutan Sims）とし、「宋代の『図経本草』の滁州牡丹は現在のボタンであり、明代の『本草綱目』の牡丹もボタンで、唐以前の牡丹も同一にしており、『中薬大辞典』でも古代の牡丹もボタンとしている」と指摘している。
『日本薬局方』『中華人民共和国薬典』：「牡丹皮」の名で収載、いずれもボタン　牡丹 Paeonia suffruticosa Andr. の根皮と規定。

以上により牡丹はボタンの根皮とするが、古代のものと同じか否か、検討を要する。

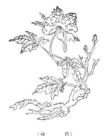
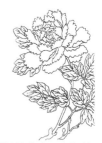
『本草綱目』　　『植物名実図考』牡丹皮

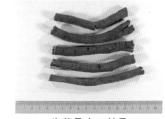
生薬見本　牡丹

【現在の流通と使用状況】
牡丹は漢方処方の重要生薬として、多くを中国から輸入している。国内では長野、奈良で生産される。芍薬、牡丹は以前は国産で十分まかなっていたが価格が倍以上することから安い中国産に凌駕された。最近の中国の値上げラッシュはすさまじいものがある。一国独占となると価格がさらに上がり、気がついた時には国産農家がいなくなり後悔しても回復するのに長い月日がかかる。今こそ漢方家は国産品を購入し、国産生薬の伝統を守るべきである。

【同属近縁植物と修治】　中国では牡丹 Paeonia suffruticosa は原丹皮、刮丹皮の二薬材があり安徽、四川、甘粛、陝西、湖北、湖南、山東、貴州ほかで生産され、ひげ根および茎芽を除いて根皮を日干し乾燥たものを原丹皮。外皮を削って日干したものを刮丹皮と言う。太くて長く、皮が厚く、粉性に富み、香り濃厚で結晶物質の多いものを良品とされる。安徽の生産量が最大、安徽省銅陵鳳凰山で生産されるものは品質最高である。

ボタン科　ボタン属

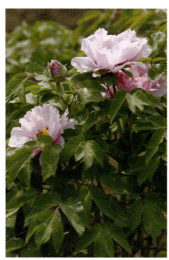

ボタン科　ボタン
東京都薬用植物園（5月）

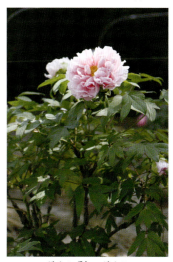

ボタン科　ボタン
大船植物園（5月）

薬草メモ

ボタンは中国原産の落葉低木、古く薬用で渡来したころは、5～8弁の単弁で、花径も小さかった。古来薬用には単弁紅花が良いとされている。ボタンの古名にモクシャクヤク（木芍薬）の名がみられることから、シャクヤクより後から渡来したものと思われる。渤海から渡来したのでフカミグサ。「詩花集」に関白太政大臣藤原忠通が詠んだ歌に「咲きしより散りはつるまで見しほどに花のものにて二十日へにけり」からハツカグサの別名が生まれたという。江戸時代にボタンの栽培が高まり、園芸品種が数多く作り出された。園芸種は、シャクヤクの根にボタンをつぎ木したものが多く、これは牡丹皮としては用いない。牡丹の名の由来について李時珍は「牡丹は色の丹（赤）なるものを以て上とする。子（種）を結ぶのであるが、新苗は根から生える。故に、これを牡（オス）丹（紅色）というのである」と云っている。

【薬効と使い方】　苗から4～5年目の秋に、根を掘りとり、木部を抜きとり根皮を日干しにする。これが生薬「牡丹皮」である。牡丹皮は、長野、奈良で生産される。牡丹皮を単味では用いない。

【漢方】　①鎮痛②鎮静③消炎性駆瘀血④通経⑤排膿の作用を持ち月経不順・月経困難・便秘・痔疾などを改善する薬方に用いる。

薬方としては桂枝茯苓丸（金匱要略《瘀血による上衝・血行障害・下腹部鬱血・月経異常》）、温経湯（金匱要略《手掌の煩熱・口唇乾燥・月経異常・女性性器出血》）、折衝飲（産論《月経不順・月経痛》）、芎帰調血飲（万病回春《産後諸症状》）、大黄牡丹皮湯（金匱要略《虫垂炎・痔核》）、腸癰湯（集験方・千金方《虫垂炎・骨盤内炎症》）、加味逍遥散（女科撮要《更年期障害・血の道症》）、加味帰脾湯（済生方《不安不眠・動悸・気鬱》）八味地黄丸（金匱要略《腎虚・夜間頻尿・腰四肢の脱力感・気力減退》）その他多くの薬方に配合されている。

被子植物（真正双子葉類）
コア真正双子葉類
ユキノシタ目　ベンケイソウ科
上薬　景天

［景天］
けいてん

ユキノシタ目
ベンケイソウ科　ムラサキベンケイソウ属※1

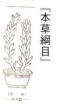
『本草綱目』

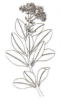
『植物名実図考』景天

『神農本草経』原文　　　　　　　　上薬
景天. 一名戒火. 一名愼火. 味苦平.
生川谷. 治大熱火瘡. 身熱煩. 邪惡氣.
華. 治女人漏下赤白. 輕身明目.

【よみ】
「大熱、火瘡、身熱煩、邪悪の気を治す。華
女人漏下赤白を治す。身を軽くし、目を明ら
かにする。」

『名医別録』の主治
「酸　無毒、諸蠱毒、痂疕、寒熱風痺、諸不
足」

【基原植物に関する各家論述】
『意釈神農本草経』：オオベンケイソウ
Sedum※1 spectabile Boreau やベンケイソウ
景天 S. erythrostictum Miq. の葉や花。
『神農本草経中薬彩色図譜』：景天 S.
erythrostictum Miq. の全草。
『本草の植物』：「『本草綱目啓蒙』ではベン
ケイソウにあてた。『植物名彙』も景天をベ
ンケイソウとし、『中薬大辞典』もこの説を
とる。『植物名実図考』の図はオオベンケイ
ソウであり、牧野は『国訳本草綱目』でそれ
に従った」などとしている。
『日本薬局方』・『中華人民共和国薬典』：非
収載。

※1 Sedum 属はかってはベンケイソウ属とされてい
たがベンケイソウ、オオベンケイソウなどがムラサキ
ベンケイソウ属（Hylotelephium）に分割され、
Sedum の和名はマンネングサ属に改められた。オオ
ベンケイソウの現学名は Hylotelephium spectabile
（Boreau) H. ohba となる。

以上により景天はベンケイソウの全草とする。

【現在の流通と使用状況】
日本の漢方処方集に記載なく、漢方薬方に使
われることもない。生薬としての流通もない。
【同属近縁植物】
①ベンケイソウ（景天) Sedum erythrostictum
　　中国（雲南、貴州、四川、湖北、陝西、
　　山西、河北、遼寧、吉林、浙江）などに
　　分布する。
②オオベンケイソウ　Sedum spectabile
　　中国東北部、朝鮮半島に分布する。
【主な日本の同属植物】
（Sedum ＝ hylotephium）
①ミツバベンケイソウ　Sedum verticillatum
②チチツバベンケイ　Sedum sordidum
③ムラサキベンケイソウ　Sedum pallescens
④ミセバヤ　Sedum sieboldii
⑤ヒダカミセバヤ　Sedum cauticola
【中国における景天の使われ方】
①小児の丹毒に景天の汁を搾って服用する。
②小児の煩熱驚風を発するものに景天を煎じ
　て洗浴する。
③疔瘡に景天1〜2把を杵でつきつぶし、焼
　酎で調え患部に塗布する。
④産後の子宮脱に陰干した景天1斤を酒5升
　で煮て温服する。
⑤吐血、喀血、咳血の治療に新鮮な景天の葉
　を氷糖を熱湯に入れ、とろ火で煮て服用す
　る。
⑥肺炎の治療に新鮮な景天の葉を1握りつぶ
　し、汁を服用する。

ベンケイソウ科
ミツバベンケイソウ
伊吹山（9月）

ベンケイソウ科　ムラサキベンケイソウ属

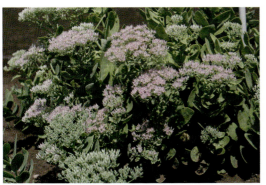

ベンケイソウ科　オオベンケイソウ
東京都薬用植物園（8月）

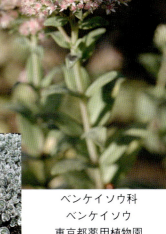

ベンケイソウ科
ベンケイソウ
東京都薬用植物園
（10月）

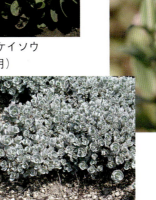

ベンケイソウ科　ヒダカミセバヤ
北海道大学植物園（6月）

ベンケイソウ科　ムラサキベンケイソウ　網走（9月）

───【 薬草メモ 】───

中国原産で、日本にも古くに渡来して本州や九州などの日当たりのよい山地に野生化している。漢名景天は別名慎火ともいう。景天の名の由来について陶弘景は「衆（おほ）の薬の名称のうちで景天ほど麗しいものはない。世人はいづれも盆に盛り屋上に置いて栽養し、火を避けるまじないになっている。それで慎火という。方に用いることは一向に稀だ。」と述べている。景天の和名は伊岐久佐（いきくさ）と呼ばれ、丈夫なことに由来する。
古名では生草（いきくさ）と呼ばれ、その後武蔵坊弁慶の出現により、強いという意味で弁慶の名がつけられた。
【薬効と使い方】　日本の民間では腫れ物、切り傷に生葉を軽く火であぶって裏の薄皮を除き患部に冷湿布する。厚い葉肉には皮膚の損傷を保護し、細菌の侵入を防ぎ、肉芽の形成をうながす作用があるので瘭疽や初期の乳腺炎、挫創、捻挫、軽度のやけど、おできの吸い出しに利用される。ハチに刺されたときは葉のしぼり汁をぬるとよい。
【漢方】　①清熱②解毒②止血の作用を持ち、腫れ物や丹毒、吐血、下血、創傷などに用いられることもある。

被子植物(真正双子葉類)
コア真正双子葉類
ビャクダン目　ビャクダン科
上薬　桑上寄生

ビャクダン目
ビャクダン科　ヤドリギ属

［桑上寄生］（そうじょうきせい）

『神農本草経』　原文　　　　　　上薬
桑上寄生. 一名寄屑. 一名寓木. 一名宛童. 味苦平. 生川谷. 治腰痛. 小児背強. 癰腫. 安胎. 充肌膚. 堅髪歯. 長鬚眉. 其實. 明目軽身通神.

【よみ】
「腰痛、小児の背の強ばり、癰腫を治す。胎を安んじ、肌膚を充たし、髪歯を堅くし、鬚眉を長ず。其の実、目を明らかにし、身を軽くし、神に通ず。」

【『名医別録』の主治】
「甘　無毒　金瘡を主る。痺、女子崩中、内傷不足、産後の余疾を去り、乳汁を下す」

【基原植物に関する各家論述】
『意釈神農本草経』：ヤドリギ 槲寄生（桷寄生）Viscum coloratum（Komar.）Nakai、桑寄生 Loranthus parasiticus（L.）Merr.、オオバヤドリギ 柿寄生 L. yadoriki Sieb. の枝茎および果実。
『神農本草経中薬彩色図譜』：桑寄生 Taxillus chinensis（DC.）Danser、桷寄生の葉の付いた茎枝。
『本草の植物』：ヤドリギは落葉樹であるクワ、クリ、ブナ、ミズナラ、ヤナギ類、エノキ、アカシデ、サクラ類などに寄生する。桑上寄生というからにはクワに寄生するヤドリギにあてるのが適当と思う。
『日本薬局方』：非収載。
『中薬大辞典』［桑寄生］：槲寄生、桑寄生、毛葉桑寄生（＝柿寄生）の枝葉。

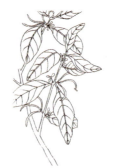

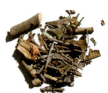

生薬見本　桑上寄生

『植物名実図考』桑寄生

『中華人民共和国薬典』：［桑寄生］桑寄生 T. chinensis（DC.）Danser の葉の付いた茎枝。［槲寄生］槲寄生 V. coloratum（Komar.）Nakai の葉の付いた茎枝。

以上により桑上寄生はヤドリギ類※の葉の付いた枝茎とする。

※新エングラー分類ではヤドリギ科であったが、APG分類において、Viscum（ヤドリギ属）はビャクダン科に、Loranthus（ホザキヤドリギ属）、Taxillus（マツグミ属）はオオバヤドリギ科に分けられている。

【現在の流通と使用状況】
現在は大手生薬取り扱い業者から発売中止となっている。輸入代行販売が見られるが入手は困難である。日本では桑寄生は独活寄生湯に主に使われている。製剤原料として中国から輸入されている。

【中国に分布する主なヤドリギ】
①ヤドリギ　［槲寄生］（かいきせい）Viscum coloratum
主産地中国（河北、遼寧、吉林、安徽、湖南、浙江など）
②桑寄生　Loranthus parasiticus
主産地中国（広東、広西など）
③オオバヤドリギ　Loranthus yadoriki
中国（長江流域以南）に分布。

桑寄生は中国市場ではヤドリギ・オオバヤドリギなどが主であるが寄生主の樹、産地により名称が非常に複雑で未だ整理がなされていない。

ビャクダン科　ヤドリギ属

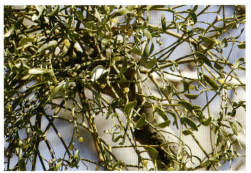

ビャクダン科　ヤドリギ　鎌倉（2月）
Viscum coloratum (Komar.) Nakai

日本のヤドリギ科（新エングラー分類）の植物にはヤドリギやアカミノヤドリギの他、マツ科に寄生するマツグミなどがある。日本でヤドリギと言えば上記ヤドリギを指す。

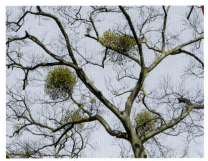

ビャクダン科　ヤドリギ　松山城（3月）

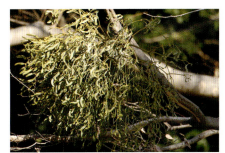

ビャクダン科　ヤドリギ　鎌倉（2月）

薬草メモ

ヤドリギは北海道から九州、朝鮮半島、中国に分布する落葉樹のエノキ、ブナ、ミズナラ、サクラなどに寄生する常緑小低木である。落葉した木に寄生した常緑のヤドリギはヨーロッパでは不思議な生命力を持つ者と神聖視されてきた。日本でも冬枯れの中にある常緑に、永遠の生命が宿ると信じて、ヤドリギの古名を「保与（ほよ）」と呼び、万葉集にも「あしひきの　山の木末（こぬれ）の保与（ほよ）取りて　挿頭（かざし）らくは　千年寿（ちとせほ）くとぞ」（巻18-4136）と長寿を祈る気持ちを詠っている。

樹木を宿のように寄生してる様子からヤドリギと呼ばれる。桑上寄生の名の由来について李時珍は「この物は他の木に寄生して生じ、鳥が上に立つようだ。故に寄生、寓木（ぐぼく）、蔦木（ちょうぼく）というのである」と言っている。ヤドリギの果実の中にトリモチのように粘るものがあり、これを好物とする小鳥により、その粘る糞が小枝に付着して繁殖する。

【薬効と使い方】　茎葉を採取して日干乾燥したものを生薬「桑寄生」と呼ぶ。腰痛・産後に5～10gを1日量として煎じ服用する。

【漢方】　①補肝腎②祛風湿③強筋骨④安胎の作用を持ち肝腎を補って筋骨を強め、風湿を除いて腰や関節の痛みを和らげるとして、神経痛、関節痛、運動障害、胎動不安や妊娠時の出血などを改善する薬方に用いる。

独活寄生湯（和剤局方《腰痛・神経痛》）等の薬方に配合されている。

被子植物（真正双子葉類）
コア真正双子葉類
ナデシコ目　ヒユ科
上薬　地膚子　牛膝　莧實
下薬　青葙

ナデシコ目
ヒユ科　ホウキギ属

［地膚子（じふし）］

『神農本草経』原文　　　　　　　　上薬
地膚子．一名地葵．味苦寒．生平澤．
治膀胱熱．利小便．補中益精氣．久服
耳目聰明．輕身耐老．

【よみ】
「膀胱熱を治す。小便を利し、中を補い、精気を益す。久服せば、耳目聡明に、身を軽くし、老いに耐ゆ。」

【『名医別録』の主治】
「無毒、皮膚中熱気を去る。悪瘡疝瘕を散らす、陽を強める。〈久服〉人をして潤沢せしむ。」

【基原植物に関する各家論述】
『図説東洋医学 用語編』・『意釈神農本草経』・『神農本草経中薬彩色図譜』：ホウキギ 地膚 Kochia scoparia（L.）Schrad.※とする。薬用部分を『図説』は種子、『意釈』は果実、『図譜』は果実・全草としている。
『日本薬局方』：非収載。
『中華人民共和国薬典』：薬用部分を果実と規定。
『中薬大辞典』：ホウキギ Kochia scoparia（L.）Schrad. の果実としている。

以上により地膚子はホウキギの果実・全草とする。
※旧・アカザ科。APG分類において、ヒユ科に統合された。

【現在の流通と使用状況】
日本では漢方薬方にないが、中医薬方に使われ、大手生薬取り扱い業者から販売されている。

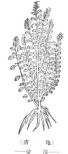
［地膚］
『本草綱目』

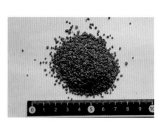
生薬見本　地膚子

【同属近縁植物】
①ホウキギ
　Kochia scoparia（L.）Schrad.
　主産地中国（河北、山西、山東、河南）。
②掃帚菜（ソウシュウサイ）
　Kochia scoparia（L.）Schrad. Schrad. f. trichophila Schinz et Thell　分布中国東北
③鹸地膚（ケンジフ）
　Kochia siversiana（Pall）C. A. Mey.
　分布中国東北、陝西。

【日本に自生する主な旧アカザ科の植物】
《アカザ属》
　（アカザ、シロザ、アリタソウ）
　華東及び湖南・湖北・山東・貴州省ではシロザの胞果を"灰菜子"と呼び地膚子として使用している。
《ホウキギ属》
　（ホウキギ）
《アッケシソウ属》
　（アッケシソウ）
《ホウレンソウ属》
　（ホウレンソウ）他

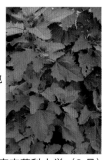
ヒユ科　アカザ　東京薬科大学（6月）

ヒユ科　ホウキギ属

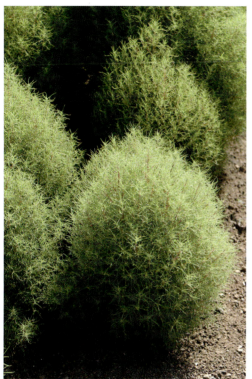

ヒユ科　ホウキギ
静岡県立大学薬草園（7月）

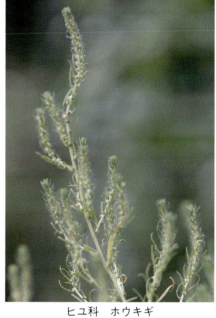

ヒユ科　ホウキギ
東京都薬用植物園（8月）

薬草メモ

ホウキギ（箒木）はヨーロッパ・中央アジア・中国に分布する一年草。万葉の時代以前に中国経由で渡来したようである。平安時代にはすでに薬用として栽培された記録がある。ハハキギとして源氏物語に登場する。ホウキギはその名の通り茎を乾燥させて「ほうき」を作ることに由来した。地膚の名の由来について李時珍は「その子の形の似たるに因る」と言っているがよくわからない。ホウキギは秋田・山形の農家で栽培されている。種子は秋田の特産品「とんぶり」の材料となり、歯ざわりがキャビアに似ていることから「畑のキャビア」と呼ばれ、和え物や酢の物に使われる。最近では園芸用に属名コキアの名で園芸店で売られている。

【薬効と使い方】　種子は生薬「地膚子」として 強壮・利尿に用いる。膀胱炎、尿利減少、浮腫に実1日量5〜10gを煎じて飲む。民間では利尿薬のほか強壮薬として有名である。

【漢方】　①清熱②利尿③止痒の作用を持つ。利尿薬の作用を強めるので、古人は利水の「道案内」として利尿の補助薬として淋病、小便不利、水腫、脚気、疥癬などを改善する薬方に用いる。

薬方としては、地膚子湯（千金要方《利水・通淋》）等に配合されている。

被子植物(真正双子葉類)
コア真正双子葉類

ナデシコ目
ヒユ科　イノコズチ属

［牛膝(こしつ)］

『神農本草経』　原文　　　　　　上薬
牛膝．一名百倍．味苦平．生川谷．治寒濕痿痺．四肢拘攣．膝痛不可屈伸．逐血氣．傷熱火爛．墮胎．久服輕身耐老．

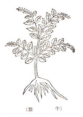
『本草綱目』

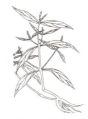
『植物名実図考』牛膝

【よみ】
「寒湿痿痺　四肢拘攣　膝痛み屈伸すべからざるを治す。血気を逐う。傷熱火爛(を治す)堕胎する。久服せば、身を軽くし、老いに耐ゆ。」

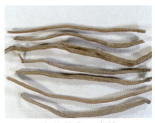
生薬見本　牛膝

【『名医別録』の主治】
「酸平　無毒、傷中少気、男子陰消、老人溺を失うを療す。中を補い、絶を続ける、骨髄を填め、脳中の痛み、及び腰脊痛み、婦人月水通ぜず、血結を除き、精を益す。陰気を利し、髪白くなるを止める。」

【現在の流通と使用状況】
牛膝は漢方薬方に繁用される生薬である。「懐(かい)牛膝(こしつ)」と「川(せん)牛膝(こしつ)」の二種類が流通している。懐牛膝は医薬品分類、川牛膝は食品分類で、いずれも中国から輸入され販売されている。

【基原植物に関する各家論述】
『意釈神農本草経』・『神農本草経中薬彩色図譜』：ともに牛膝 Achyranthes bidentata Blume の根とする。さらに『図譜』は川牛膝 Cyathula officinalis Kuan を挙げている。
『日本薬局方』：ヒナタイノコズチ A. fauriei Leveille et Vaniot 又は A. bidentata Blume (牛膝) の根と規定している。
『中華人民共和国薬典』：［牛膝］の名で牛膝 A. bidentata Blume の根を収載し、これとは別に［川牛膝］の名で川牛膝 C. officinalis Kuan の根も収載している。なお、生薬の牛膝は、川牛膝と区別するために、産地名に因み「懐牛膝」の名で流通することがある。

以上により牛膝はヒナタイノコズチとその近縁植物の根とする。

【牛膝として使用される主な植物】
《ヒユ科イノコズチ属》
①牛膝　［懐牛膝］
　Achyranthes bidentata Blume
　主産地中国（河南）。
②ヒナタイノコズチ
　Achyranthes bidentata. var. fauriei
　日本産牛膝［和牛膝・常陸牛膝］
③ヤナギイノコズチ
　Achyranthes longifolia
④ヒカゲノイノコズチ　Achyranthes japonica　根部は小さく市場性はない。
《ヒユ科 Cyathula 属》
①川牛膝［川牛膝］　Cyathula officinalis
　主産地中国（四川）。
②頭花葱草［麻牛膝］　Cyathula capitata
　主産地中国（四川）。

ヒユ科　イノコズチ属

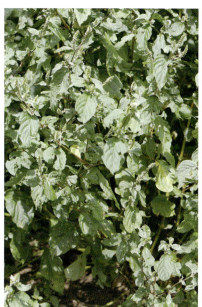

ヒユ科　ヒナタイノコズチ
東京都薬用植物園（9月）

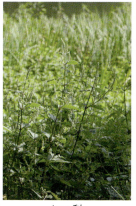

ヒユ科
ヒカゲイノコズチ
豊田市昭和の森
（9月）

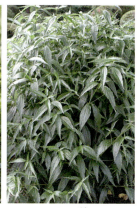

ヒユ科
ヤナギイノコズチ
東京都薬用植物園
（6月）

薬草メモ

ヒナタイノコズチは日本の本州以南、中国に分布するヒユ科の多年草。北海道以外なら日当たりの良い草むらで、どこでも見かける雑草である。イノコズチの名はイノシシの膝頭に見立てたものと言われている。牛膝の名の由来についても陶弘景は「茎に牛の膝に似た節があるところから名づけた」と言っている。イノコズチの実は衣服につきやすいので「トビツキグサ」とも呼ばれた。山野の木陰に生えるイノコズチは別名ヒカゲイノコズチといいヒナタイノコズチに比しヒカゲイノコズチは比較的①全草に毛が少ない②根茎は肥厚していない③花がまばらにつくことから区別できる。その他ヤナギイノコズチ等がある。同種の中でヒナタイノコズチ以外は根部は小さく市場性はない。イノコズチに昆虫の変態ホルモンと同じ成分が含まれるとの報告がある。

【薬効と使い方】　夏に根を掘り取り乾燥させたものを生薬「牛膝」と呼び、利尿、通経、浄血、強壮に用いる。単味で用いず、漢方薬方の中に取り入れて使う。

【漢方】　①活血②通経③止痛④強筋骨の作用を持ち、婦人の月経不調、瘀血を治す要薬とされる。また利尿、止痛作用があり腰痛、関節痛、打撲、神経痛、麻痺、水腫、尿不利などを改善する薬方に用いる。

薬方としては、折衝飲（産論《月経困難・月経不順・月経痛》）、牛膝散（婦人良方《月経困難・月経不順・月経痛》）、芎帰調血飲第一加減（一貫堂方《産後の調理》）、独活寄生湯（和剤局方《腰痛・神経痛》）、疎経活血湯（万病回春《関節痛神経痛》）、牛車腎気丸（済生方《腰痛・かすみ目・排尿困難》）その他多くの薬方に配合されている。

被子植物(真正双子葉類)　　　　　　　　　　　ナデシコ目
　コア真正双子葉類　　　　　　　　　　ヒユ科　ヒユ属

［莧實］(かんじつ)

『神農本草経』原文　　　　　　上薬
莧實．一名馬莧．味甘寒．生川澤．治青盲明目．除邪利大小便．去寒熱．久服益氣力．不飢輕身．

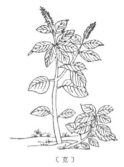
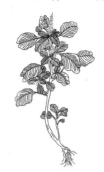

『本草綱目』　　　『植物名実図考』莧

【よみ】
「青盲を治し、目を明らかにする。邪を除き、大小便を利し、寒熱を去る。久服せば、気力を益し、飢えず、身を軽くする。」

【『名医別録』の主治】
「大寒　無毒。」

【基原植物に関する各家論述】
『図説東洋医学　用語編』・『意釈神農本草経』・『神農本草経中薬彩色図譜』：ヒユ　莧 Amaranthus mangostanus L. の種子とする。
『中薬大辞典』：莧の種子。
『日本薬局方』・『中華人民共和国薬典』：非収載。

以上により莧實はヒユの種子とする。

【現在の流通と使用状況】
日本では漢方処方集に記載なく、漢方処方に使われることもない。生薬としての流通もない。

【莧の部位による薬効と主治】
①根　［莧根］：
　陰嚢腫痛、痔瘡、歯痛、崩漏、帯下を治す。
②種子　［莧實］：
　肝を清め目を明らかにする、二便を通じ利す効能を持ち、青盲翳障、目霧不明白濁尿、血尿、二便不通を治す。
　　　　　　　　　　　　『中薬大辞典』より

【日本に自生する主なヒユ科の植物】
《イノコズチ属》　Achyranthes
　①ヒナタイノコズチ［牛膝］
　　Achyranthes bidentata.
　②ヒカゲノイノコズチ
　　Achyranthes japonica
《ツルノゲイトウ属》　Alternanthera
　①ツルゲイトウ
　　Alternanthera sessilis 帰化植物
　②モヨウビユ
　　Alternanthera ficoidea 帰化植物
《ヒユ属》　Amaranthus
　①ヒユ［莧實］Amaranthus mangostanus
　②イヌビユ　Amaranthus lovidus
《ケイトウ属》　Celosia
　①ケイトウ　Celosia argentea vsr. cristata
　②ノゲイトウ［青葙］
　　Celosia argentea vsr. argentea
《インドヒモカズラ属》　Deeringia
　①インドヒモカズラ
　　Deeringia polyspema
　　宮古島以南
《センニチソウ属》　Gomphorea
　①センニチソウ　Gomphorea globsa
　②キバナセンニチソウ
　　Gomphorea haagena
《イソフサギ属》　Philoxerus
　①イソフサギ　Philoxerus wrightii

ヒユ科　ヒユ属

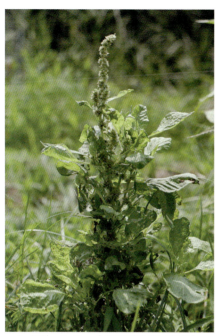

ヒユ科　ヒユ　小石川植物園（8月）

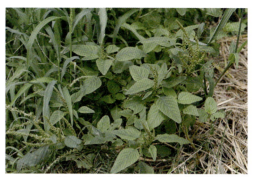

ヒユ科　イヌビユ　鎌倉手広（8月）

薬草メモ

ヒユ（莧）はインド原産で日本にはかなり古い時代に若菜を食べるため、野菜として渡来した一年草。暖地の畑で栽培され、時に野生化が見られる。ヒユの名の由来について「冷ゆ」からとか、「小さいかわいい草」の意味というが定かでない。莧（けん）について李時珍は「莧は茎、葉がいづれも高く大きくして見易い。故にその文字は見るに従ったので、指事文字である」と言っている。野莧は和名をイヌビユと言ってヨロッパ、アジア温帯に広く分布する一年草である。江戸時代に帰化した植物で日本各地の日当たりのよい道端、畑などに生え雑草化している。繁殖力が強く畑の害草となっている。イヌビユの名の由来は「犬（非似）ビユ」のことであって、栽培されるヒユに似ているが、役には立たないヒユという意味である。

【薬効と使い方】　秋に全草を採取し日干しにして、利尿に1日量5～10gを煎じ服用する。ヒユの種子を乾燥させたものを生薬「莧実」と呼び眼疾に用いる。また全草を解毒に用いた記載もある。

『本草綱目』には莧實の主治として「目を明らかにし、邪を除き、大、小便を利し、寒熱を去る。久しく服すれば、気力を益し、餓えず、身を軽くする」と記載している。薬方例はない。

被子植物(真正双子葉類)
コア真正双子葉類

ナデシコ目
ヒユ科　ケイトウ属

[青葙_{せいそう}]※1

※1 森立之本以外は（青葙子）と表記する。

【『神農本草経』原文　　　　　下薬】
青葙. 一名草蒿. 一名萋蒿. 味苦微寒.
生平谷. 治邪氣皮膚中熱. 風瘙身痒.
殺三蟲. 子. 名草決明. 療脣口青.

【よみ】
「邪気皮膚中熱、風瘙身痒を治す。三蟲を殺す。子　草決明と名づく。脣口青を療す。」

【『名医別録』の主治】
「無毒、悪瘡、疥虱、痔蝕、下部𧏾瘡。」

【基原植物に関する各家論述】
『図説東洋医学 用語編』：ヒユ科、とのみ記載されている。
『意釈神農本草経』：ノゲイトウ　青葙 Celosia argentea L. およびケイトウ　鶏冠花 C. cristata L. の種子。
『神農本草経中薬彩色図譜』：青葙 C. argentea L. の種子。
『日本薬局方』：非収載。
『中華人民共和国薬典』：［青葙子］の名で収載。青葙の種子と規定。
『中薬大辞典』：ノゲイトウ C. argentea L. の茎葉および根とし、［青葙子］をノゲイトウの種子としている。

以上により青葙はノゲイトウおよびケイトウの種子とする。

【現在の流通と使用状況】
日本では漢方処方集に記載なく、漢方処方に使われることもない。生薬としての流通もない。

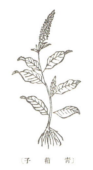

『本草綱目』　　『植物名実図考』青葙子

【青葙の部位による薬効と主治】
①葉・根　［青葙］：
　燥湿、殺虫、止血の効能があり、かゆみ、瘡疥、痔瘡、金瘡出血を治す。
②種子　［青葙子］：
　去風熱、清肝火の効能があり、結膜炎の腫痛、障翳、高血圧、かゆみ、疥癬を治す。
　　　　　　　　　　　　　『中薬大辞典』より

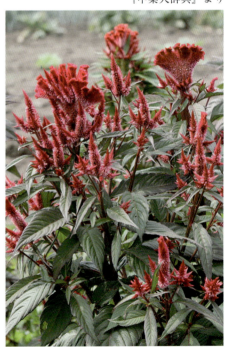

ヒユ科　ケイトウ　那須塩原（7月）

ヒユ科　ケイトウ属

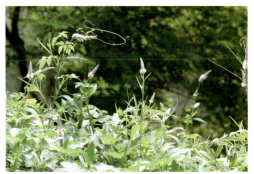
ヒユ科　ノゲイトウ
中国広州華南植物園（8月）

中国の大部分の地域に野生または栽培されている。

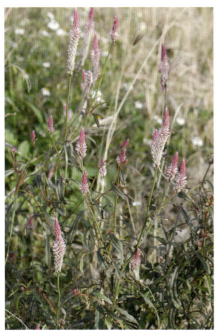
ヒユ科　ノゲイトウ　宮古島（1月）

薬草メモ

ノゲイトウは熱帯地方の荒れ地に広く分布する1年草。日本でも古くに渡来し西日本、沖縄などに自生している。また切花用にも栽培されている。ノゲイトウは園芸植物ケイトウの原種とも考えられる。ケイトウはインド原産で中国、朝鮮半島を経て古く渡来した。万葉集にも韓藍《大陸渡来の藍》の名で呼ばれ、「我が屋戸に韓藍蒔き生ほし枯れぬれど懲りずてまたも蒔かむとぞ思ふ」（巻3-384）他3首詠われている。この歌の意味は育てた韓藍が枯れてしまった。再び美しい色を見たい。懲りずにまた種を蒔こうということで、熱帯原産のため冬を越せず毎年種を蒔いて育てねばならないとしている。藍は染料になる草の意で花汁を紅染めに用いていたが、廃れて韓藍の名が忘れられ、花が鶏のトサカ状に見えることからケイトウ（鶏頭）の名に取って変わられた。ノゲイトウは野原に生えるケイトウから付けられた。青葙について李時珍は「名称の意義は判らない…」と言っている。別名を野鶏冠とも呼ぶ。

【薬効と使い方】　種子を乾燥させたものを生薬「青葙子」といい、ケイトウの種子も青葙子として市場に出ている。目の充血に1回量6～10gを煎じて服用する。鼻血には青葙子の汁を点鼻する。

【漢方】　①降圧②明目③止痒の作用を持ち、目の充血や疼痛・飛蚊症などの眼科疾患、高血圧、鼻血、皮膚掻痒症などに用いる。

被子植物(真正双子葉類)
コア真正双子葉類
ナデシコ目　ナデシコ科
上薬　王不留行
中薬　瞿麦

ナデシコ目
ナデシコ科　ドウカンソウ属

[王不留行]
（おうふるぎょう）

『神農本草経』　原文　　　　　　　上薬
王不留行．味苦平．生山谷．治金創．
止血逐痛．出刺．除風痺内寒．久服輕
身耐老増壽．

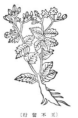
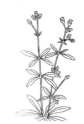

『本草綱目』　　『植物名実図考』王不留行

【よみ】
「金創を治す。血を止め、痛みを逐い、刺を
出し、風痺内寒を除く。久服せば、身を軽く
し、老いに耐え、寿を増す。」

【『名医別録』の主治】
「甘平、無毒、心煩、鼻衄、癰疽、悪瘡、痩
乳、婦人難産を止める。」

【基原植物に関する各家論述】
『意釈神農本草経』：ドウカンソウ　麦藍菜
Vaccaria pyramidata Medik.※の種子とする。
『神農本草経中薬彩色図譜』：麦藍菜の学名
を *V. segetalis*（Neck.）Garcke としている。
※北村は *V. pyramidata* は *V. segetalis* の異名としている。なお、現在の標準名は *V. hispanica*（Mill）Rausch. で、前２者は異名。

『意釈神農本草経』：「中国で王不留行と呼ば
れるものはかなり混乱しているが、その中
の一つにコフシグロ女婁菜 *Melandrium apicum*（Turcz.）Rohrb. の全草がある」と
解説している。
『本草の植物』：「古代のものはよくわからな
い。時珍はドウカンソウ」としている。また
「牧野は『植物名実図考』の図に基づき、コ
フシグロにあてた」と指摘している。
『日本薬局方』：非収載。
『中華人民共和国薬典』：麦藍菜 *V. segetalis*
（Neck.）Garcke の種子と規定。

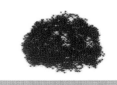

生薬見本　王不留行

『中葯大辞典』：ドウカンソウ *V. segetalis*
（Neck.）Garcke の種子としている。

以上により王不留行はドウカンソウの種子と
する。またコフシグロも否定できない。

【現在の流通と使用状況】
中国産ドウカンソウの種子とオオイタビの果
皮が王不留行として大手生薬取り扱い業者か
ら食品分類で販売されている。

【王不留行として使われるナデシコ科の植
物】
《ドウカンソウ属》　*Vaccaria*
ドウカンソウ
Vaccaria segetalis（= *Vaccaria Pyramidata*）
　主産地中国（河北、山東、遼寧、黒竜江）。
《マンテマ属》　*Silene* の一部をフシグロ属
　Melandrium に細分
①コフシグロ（ヒメケフシグロ）
　Melandrium apicum
　中国、朝鮮、日本では西日本に分布し絶滅
　危惧種に指定している県もある。
②フシグロ　*Silene firma*
　日本全土の山野に自生

ナデシコ科　ドウカンソウ属

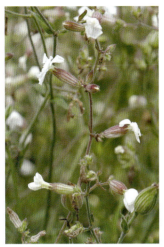

ナデシコ科　ドウカンソウ
東邦大学薬草園（6月）

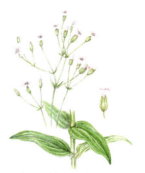

ナデシコ科　ドウカンソウ
高田直子氏作品

中薬大辞典の図（ドウカンソウ）、
『植物名実図考』の図はフシグロ
に似ている。

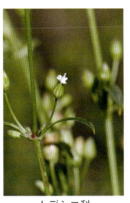

ナデシコ科
フシグロ
東京都薬用植物園
（8月）

上写真のドウカンソウは園芸店、公園などに植栽されているが、現在日本でドウカンソウとされているものは花を大型に改良した園芸種と思われる。

薬草メモ

ドウカンソウはヨーロッパ南部、西アジア、中国に広く分布するナデシコ科の1年草。江戸時代に中国から渡来し、西日暮里の道灌山にあった御薬園で栽培されたことから道灌草と呼ばれた。中国名を麦藍菜といい、麦の収穫のころ採取することや、麦畑によく生えていることからこの名が付いたといわれる。王不留行の名について李時珍は「この物は性が走って住まらぬもので、たとえ王の命でもそれが留まらぬということから名付けたものだ」と言っている。王不留行は金元代以前はヒメケフシグロを、以後はドウカンソウの全草を用い、明代以降はドウカンソウの種子が用いられた。フシグロ属植物の全草が正品と考えられるが、現代中国ではドウカンソウの種子が多く使用されている他、クワ科のオオイタビの果実、マメ科のカスマグサ、スズメノエンドウの種子、オトギリソウ科のトモエソウ、ノボタン科のノボタンの果実などが流通していて、実際に基原は混乱している。また荒木性次は韓国産王不留行を日本にあるフシグロにそっくりであることと、同じナデシコ科であることからドウカンソウの代用に8月8日に採取したフシグロの全草を用い臨床上効果をあげている。

【薬効と使い方】　5月下旬採取、種子を乾燥させたものを生薬「王不留行」と呼び催乳、神経痛、月経不順に用いる。生のままでは煎じ難いため、鍋で炊いてはじかせてから使用する。催乳、神経痛・腰痛には1日量5gを、月経不順には5～10gを1日量として煎服する。

【漢方】　①通乳②通経③止血④鎮痛の作用を持ち乳汁不足や乳腺炎、月経不順、難産、腫れ物、外傷などを改善する薬方に用いる。
薬方としては、王不留行散（金匱要略《外傷の後の腫れ痛み》）等の薬方に配合れている。

被子植物(真正双子葉類)
コア真正双子葉類

ナデシコ目
ナデシコ科　ナデシコ属

[瞿麥]（くばく）

『神農本草経』　原文　　　　　　　　中薬
瞿麥．一名巨句麥．味苦寒．生川谷．
治關格諸癃結．小便不通．出刺決癰腫．
明目去翳．破胎墮子．下閉血．

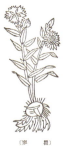

『本草綱目』

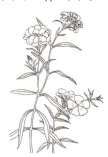
『植物名実図考』瞿麥

【よみ】
「關格、諸癃結（しょりゅうけつ）、小便不通を治す。刺を出し、癰腫を決し、目を明かにし、翳を去り、胎を破り、子を墮し、閉血を下す。」

【『名医別録』の主治】
「腎気を養ひ、膀胱の邪逆を逐ひ、霍乱を止め、毛髪を長くする。」

【基原植物に関する各家論述】
『図説』はナデシコ。
『図説東洋医学　用語編』・『神農本草経中薬彩色図譜』：エゾカワラナデシコ　瞿麦 Dianthus superbus L. あるいはセキチク　石竹 D. chinensis L. を充てている。薬用部分を、『意釈』は茎葉、『図譜』は全草としている。
『本草の植物』：セキチク（カラナデシコ）D. chinensis L. を充て、カワラナデシコとは違う、と指摘している。また、「日本では『本草和名』に瞿麦をナデシコとしており、『啓蒙』や『本草図譜』、『植物名彙』前篇、『中国高等植物図鑑』、『中薬大辞典』もこの説と同じ」としている。
『日本薬局方』：非収載。
『中華人民共和国薬典』：瞿麦あるいは石竹の地上部分と規定。

以上により瞿麦はナデシコとその近縁植物の全草とする。

【現在の流通と使用状況】
漢方薬方に使われることは少ないが、中医薬

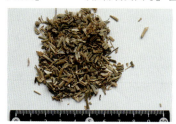
生薬見本　瞿麦

方や製薬原料として使われ、食品分類で大手生薬取り扱い業者から販売されている。

【主な同属近縁植物】
①カワラナデシコ
　Dianthus superbus L. var. longicalycinus
　日本、朝鮮、中国に分布。
②エゾカワラナデシコ
　Dianthus superbus L.var. superbus
　中国全土、本州中部以北、ユーラシアの中北部に分布。
　カワラナデシコの基本変種
②セキチク　Dianthus chinensis
　中国全土に分布。
　エゾカワラナデシコ・セキチクの主産地（河南、遼寧、湖北、江蘇）。
その他中国では
　東北石竹　Dianthus amurensis
　糸葉石竹　Dianthus subulifolius
　興安石竹　Dianthus versicolor
などの全草が瞿麦として用いられる。

ナデシコ科　ナデシコ属

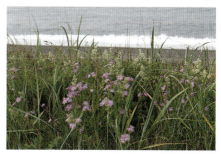

ナデシコ科エゾカワラナデシコ
北海道ベニヤ原生花園（7月）

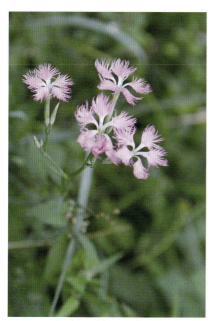

ナデシコ科　ナデシコ
富士山須走（7月）

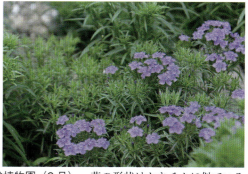

ナデシコ科　シナノナデシコ　筑波実験植物園（6月）　花の形状はセキチクに似ている
セキチクは赤ないしピンクの花

薬草メモ

カワラナデシコは日本、朝鮮、中国に分布する。日当たりの良い草原、川原、山地の斜面、海岸に自生する秋の七草の一つである。日本では本州中部以南に自生するカワラナデシコと中部以北のエゾカワラナデシコがある。平安時代に渡来した中国原産のセキチク（カラナデシコ唐撫子）に対して、古来からのヤマトナデシコ（大和撫子）を区別している。万葉集には「秋さらば見つつ偲へと妹が植えし屋前の石竹花咲きにけるかも」と詠まれ、他25首に登場する。

ナデシコ（撫子）は「なでるようにして大切にしてあつかう子」に由来、カワラナデシコは川原に多く見られることによる。瞿麥は陶弘景によれば「子が頷る麦に似たものだから瞿麥と名付けた」と言っている。

【薬効と使い方】　9月頃に果実ごと全草を採取し乾燥させたものを生薬「瞿麥」として利尿、通経に用いる。中国では全草が、日本では種子（瞿麦子）が好んで用いられる。瞿麦子には利尿作用のほか通絡作用があり、民間薬として浮腫や月経不順に1日量3〜6gを煎じ服用する。ただし瞿麦子を多量に用いると流産のおそれがある。

【漢方】　①清熱②利水③通淋の作用を持ち、水腫、尿不利、淋疾などを改善する薬方に用いる。薬方としては、栝呂瞿麦丸（金匱要略《排尿障害》）、八正散（和剤局方《膀胱炎・排尿痛》）等に配合されている。

被子植物(真正双子葉類)
　コア真正双子葉類
　　ナデシコ目　ヤマゴボウ科
　　下薬　商陸

[商陸] (しょうりく)

ナデシコ目
ヤマゴボウ科　ヤマゴボウ属

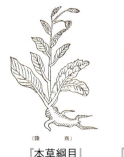
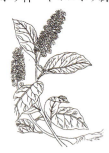

『本草綱目』　　『植物名実図考』商陸

『神農本草経』　原文　　　　　下薬
商陸．一名葛根．一名夜呼．味辛平．
生川谷．治水脹．疝瘕痺．熨除癰腫．
殺鬼精物．

【よみ】
「水脹、疝瘕痺を治す。熨して癰腫を除き、鬼精物を殺す。」

【『名医別録』の主治】
「酸　有毒　胸中邪気、水腫、痿痺、腹満洪直を療し、五臓を疏し、水気を散ず。人形の如きは神あり。」

【基原植物に関する各家論述】
『意釈神農本草経』・『神農本草経中薬彩色図譜』：ヤマゴボウ *Phytolacca esculenta* Van Houtte の根。
『神農本草経中薬彩色図譜』：商陸 *P. actinosa* Roxb. の根とする。
『本草の植物』：ヤマゴボウを充て、学名を *P. actinosa* Roxb. var. *esculenta* (Van Houtt.) Maxim. とし、ヒマラヤの var. acinosa は違う、と指摘している。
『日本薬局方』：非収載。
『中華人民共和国薬典』：商陸 *P. actinosa* Roxb. あるいは垂序商陸（ヨウシュヤマゴボウ）*P. americana* Roxb. の根と規定。

以上により商陸はヤマゴボウの根とする。

【現在の流通と使用状況】
日本では漢方薬方にはなく、流通もない。

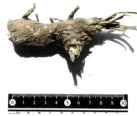
ヨウシュヤマゴボウの根

【主な同属近縁植物】
①ヤマゴボウ *Phytolacca actinosa*
　主産地中国（河南、安徽、湖北）
②日本産のヤマゴボウ *Phytolacca esculenta*
　中国原産、古い時代の帰化植物
③ヨウシュヤマゴボウ
　Phytolacca americana
　北米原産　日本でも帰化植物として繁殖

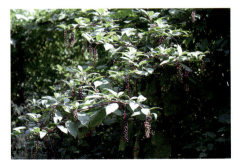

ヤマゴボウ科　ヨウシュヤマゴボウ
筑波（9月）

ヤマゴボウ科　ヤマゴボウ属

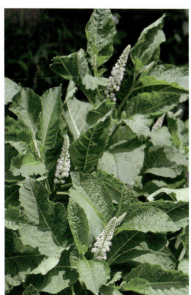

ヤマゴボウ科　ヤマゴボウ
北海道大学農学部薬草園（9月）

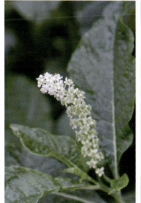
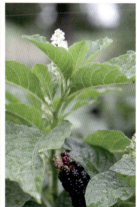

ヤマゴボウ科　ヤマゴボウ
　　花　　　　　　　実
北海道名寄　薬用植物資源研究センター（9月）

薬草メモ

ヤマゴボウ（中国植物名　商陸）は中国原産で薬草として渡来し野生化した。古い時代の帰化植物である。明治初期に渡来した北米原産ヨウシュヤマゴボウが最近、雑草のように繁殖しているので、古く伝来したヤマゴボウの姿はあまり見かけない。ヤマゴボウは根が地中深く這っているゴボウの根に似ていることからこの名が付けられた。商陸について別名を逐蕩(ちくとう)と言って、李時珍は「この物はよく水気を逐蕩(ちくとう)するものだ。故に逐蕩といふ。それを訛って商陸という」と言っている。味噌漬けなどで売られている山菜「山ごぼう」はキク科のモリアザミまたはゴボウの根であり、全く別の植物である。ヤマゴボウ、ヨウシュヤマゴボウの根を食べると中毒症状を起こす危険性がある。また米国ではかって安価な赤ワインの着色料として用いられたが、毒性があるため禁止された。

【薬効と使い方】　ヤマゴボウの根を乾燥したものを生薬「商陸」と呼び、浮腫に用いる。むくみに1日量10gを煎じて飲むと書かれているが、有毒植物とされているから一般に用いない方が良い。外用として新鮮な商陸に塩を加えてつきつぶしたものを頑固な腫れ物に用いる。米国ではヨウシュヤマゴボウの根を扁桃炎や耳下腺炎、乳腺炎、水腫などの治療に用いていたといわれる。

【漢方】　①利水②消腫の作用を持ち水腫、腹水、脚気、腫れ物などに用いる。ただし毒性が強いため、慎重に投与する必要がある。

被子植物（真正双子葉類）
コア真正双子葉類
ナデシコ目　　タデ科※1
上薬　藍實
中薬　蓼實
下薬　大黄　萹蓄　紫參　羊蹄
※1 森立之本以外は中薬（中品）とする。

[藍實]（らんじつ）

『神農本草経』原文　　　　　　　上薬
藍實. 味苦寒. 生平澤. 解諸毒. 殺蠱
蚑注鬼螫毒. 久服頭不白輕身.

【よみ】
「諸毒を解し、蠱・蚑・注鬼・螫毒を殺す。
久服せば、頭白からず。身を軽くす。」

【『名医別録』の主治】
「無毒、その葉汁　百薬の毒を殺す。狼毒、
射罔の毒を解す。その茎葉　以て青に染める
べし。」

【基原植物に関する各家論述】
『図説東洋医学　用語編』・『意釈神農本草
経』・『神農本草経中薬彩色図譜』：アイ　蓼
藍　Polygonum tinctorium Aiton の果実と
している。
『日本薬局方』・『中華人民共和国薬典』：非
収載。
『中薬大辞典』：蓼藍の果実。

以上により藍實はアイの果実とする。

【現在の流通と使用状況】
日本では漢方処方集に記載なく、薬方薬方に
使われることもない。生薬「藍実」の流通も
みられない。

【中国で藍として流通する各種藍】
藍と称する植物は古来より非常に混乱してお
り、中国では葉形が異なる別種の植物が藍と

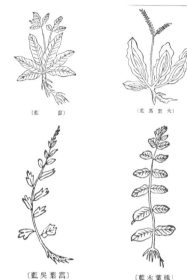

ナデシコ目
タデ科　イヌタデ属

〔藍〕　〔藍馬蓼大〕

〔藍呉葉蒿〕　〔藍木葉槐〕

『本草綱目』

言われ、蘇敬は藍に3種あるとし、李時珍は
5種あるとしている。
5種の藍ははは以下の通りである。
①蓼藍（りょうらん）　タデ科　Polygonum tinctorium
　Aiton　神農本草経収載の藍実は各本草書
　とも蓼藍であろうとしている。
②馬藍　リュウキュウアイ　キツネノマゴ科
　Strobilanthes cuia（Nees）O. Kuntze　根
　茎は板藍根と呼ばれ清熱解毒薬として風邪
　に用いられる。
③呉藍　馬藍に類した白花品
④木藍・槐藍　マメ科　キアイ、タイワンコ
　マツ　Indigofera tinctoria
⑤菘藍（しょうらん）　アブラナ科　ターチン（大青）
　Isatis indigotica Fortuune
中国市場での青黛は以上の藍類から製したも
のである。大部分は①・②の種類の植物を原
料としている。特に品質の良い福建省産の「建
青黛」は馬藍と木藍から製造されたものであ
る。（『和漢薬百科図鑑』より）。また蓼藍、
馬藍、菘藍の葉は生薬「大青葉」清熱解毒、
涼血化斑として流通している。

タデ科　イヌタデ属

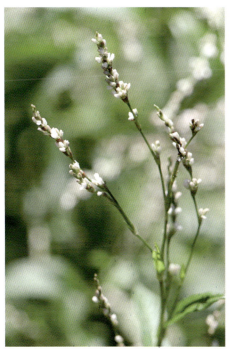

タデ科　アイ　東京都薬用植物園（9月）

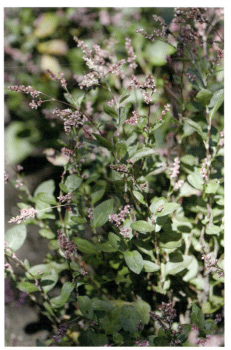

タデ科　アイ　東京都薬用植物園（9月）

薬草メモ

アイはベトナム南部を原産とする1年草で、日本には飛鳥時代以前に中国から渡来し、古くから藍色の染料として用いられた。万葉集には山藍として「級照る　片足羽河 のさ丹塗りの　大橋の上ゆ紅の赤裳裾引き　山藍もち　摺れる衣着てただ独り　い渡らす児は若草の　夫かあるらむ　橿の実の　独りか寝らむ　問はまく　の欲しき吾妹が　家の知らなく」（巻9-1742）ただ一首詠われているが、この山藍はトウダイグサ科のヤマアイである。

アイの名の由来は「青は藍より出て藍より青し」と言われるように、「青い」が転訛したとも言われる。漢名「藍」は李時珍によれば「上古の統治者は藍を刈って染むるこの統制を設けてあったので、文字を監に従って書く」と言っている。「韓藍」がケイトウの花であったがケイトウの藍がすたれ、タデ科の蓼藍が藍を代表するものとなった。700年頃は播磨、その後は摂津で江戸中期以降は徳島での栽培が盛となって藍染に用いられた。

【薬効と使い方】　葉を藍葉、全草を大青葉、発酵させたものを蒅、粉末を青黛、これをつき固めたものが藍玉・藍澱、果実を藍実と呼び、虫さされ、熱さまし、切り傷、痔疾に用いる。民間では虫さされに藍葉をもんでつける、痔疾、切り傷。灸のあとに蒅、藍澱、青黛を外用としている。熱さまし・解毒に藍実を1日量3～10gを煎じ服用する。

【漢方】　①清熱②解毒の作用を持ち咽喉痛や腫れ物などに用いる。

被子植物（真正双子葉類）
　　コア真正双子葉類

　　　　　　　　　　　　　　　　　　　　　　　ナデシコ目
　　　　　　　　　　　　　　　　　　　タデ科　イヌタデ属

[蓼實]
りょうじつ

『神農本草経』 原文　　　　　　　　中薬
蓼實．味辛温．生川澤．明目温中．耐
風寒．下水氣．面目浮腫．癰瘍．
馬蓼．去腸中蛭蟲．輕身．

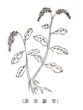

『本草綱目』青蓼赤蓼　　『本草綱目』馬蓼

【よみ】
「目を明らかにし、中を温め、風寒に耐ゆ。
水気・面目浮腫・癰瘍を下す。
馬蓼　腸中の蛭虫を去り、身を軽くす。」

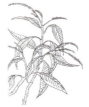 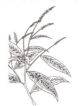

『植物名実図考』蓼　　『植物名実図考』馬蓼

【『名医別録』の主治】
「無毒、葉　舌に帰る。大小腸の邪気を除き、
中を利し、志を益す。」

【基原植物に関する各家論述】
『意釈神農本草経』：ヤナギタデ　水蓼
Polygonum hydropiper L. の果実。
『神農本草経中薬彩色図譜』：柳葉蓼
P. sapathifolium L. var. *salicifolium* Sibth. の
果実・全草としている。
『中華人民共和国薬典』・『日本薬局方』：非
収載。
『中薬大辞典』：水蓼の果実。

【日本に自生する主なイヌタデ属の植物】
イヌタデ属に属する植物は多く二十～三十数
種類に及ぶ。代表的ものを上げると以下の植
物がある。

①ヤノネグサ　　　*Polygonum nipponese*
②ミゾソバ　　　　*Polygonum thunbergii*
③ツルソバ　　　　*Polygonum chinense*
④ヤナギタデ［蓼實］*Polygonum hydropiper*
⑤イヌタデ　　　　*Polygonum longisetum*
⑥サクラタデ　　　*Polygonum conspicume*
⑦ハナタデ　　　　*Polygonum posumbu*
⑧ヌカボタデ　　　*Polygonum taquetii*
⑨ハルタデ［馬蓼］ *Polygonum persicaria*
⑩アイ［藍実］　　 *Polygonum tinctorium*
⑪タニソバ　　　　*Polygonum nepalense*
⑫ウナギズル　　　*Polygonum aestivum*

以上により蓼實はヤナギタデの果実とする。

【現在の流通と使用状況】
日本では漢方薬方になく、流通も見られない。

【神農本草経にある馬蓼】
馬蓼ついて『国訳本草綱目』ではハルタデ※
Polygonum persicaria, L. としている。頭註
で牧野も同じくハルタデとしている。

※ハルタデは　稲作とともに中国から帰化した植物で
日本各地の水田や畑、荒れ地に生えてる。５月頃から
秋にかけ咲くのでハルタデと呼ばれる。

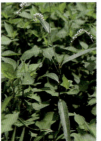 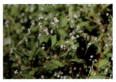

ミゾソバ　網走(8月)

シロバナサクラタデ
鎌倉（8月）

タデ科　イヌタデ属

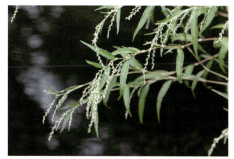

タデ科　ヤナギタデ
東京都薬用植物園（9月）

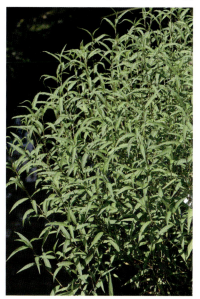

タデ科　ヤナギタデ
東京都薬用植物園（8月）

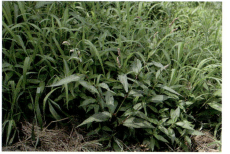

タデ科　イヌタデ　筑波（8月）

薬草メモ

ヤナギタデは日本各地をはじめ台湾、中国、北半球の温帯の水湿地、水辺にに広く分布する1年草でごく普通に見られる。ヤナギタデの葉は辛味が強く奈良時代より香辛料として用いられた。万葉集には「我が宿の　穂蓼古幹（ふるから）　摘み生（は）し　実になるまでに君をし待つたむ」（巻11－2759）と詠われ、穂蓼、水蓼、八穂蓼の名で3首掲載されている。名の由来も、「蓼食う虫も好き好き」の名のように、葉が辛く口の中が爛（ただ）れるということから転訛してタデ、葉がヤナギに似ていることからこの名がある。別名もこの辛さに関係して、辛くなく役に立たない「イヌタデ」に対して本物の意味から「ホンタデ」「マタデ」。辛さから「カクラングサ」、「ウマノコショウ」などの別名がある。蓼の名の由来について李時珍は「蓼類の草は皆高く揚るものだ。故に文字は翏に従う。音はリョウである。高く飛ぶ有様の形容だ」と言っている。アオタデの葉をすりつぶして酢と合わせたものが「たで酢」、深紅色のベニタデの芽を「芽たで」といい、さしみのつまとして用いている。

【薬効と使い方】　秋に茎葉を日干乾燥して用いる。生葉は必要時採取する。果実は生薬「蓼実」と呼ぶ。民間療法として暑気あたりで吐き下しするとき、生の葉としょうがをすりつぶしたものを茶さじ一杯ほど飲むか、乾燥した葉茎を1日量4～8gを煎じ服用する。また虫さされや腫れ物、打撲傷に生の葉の汁や、煎じた液で外用とする。毒虫に刺されたときに生の葉を少量の塩でもみ、患部にすり込む。

【漢方】　①祛風湿②止瀉③消腫の作用を持ち脚気、リウマチ、下痢、打撲傷などに用いる。

被子植物（真正双子葉類）
コア真正双子葉類

［大黄（だいおう）］

ナデシコ目
タデ科　ダイオウ属

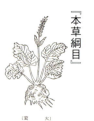
『本草綱目』

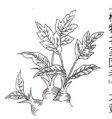
『植物名実図考』 大黄

『神農本草経』　原文　　　　　　　下薬
大黄．味苦寒．生山谷．下瘀血血閉．
寒熱．破癥瘕積聚．留飲宿食．蕩滌腸
胃．推陳致新．通利水穀．調中化食．
安和五藏．

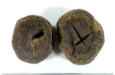
生薬見本　大黄

【よみ】
「瘀血血閉、寒熱を下し、癥瘕積聚、留飲宿
食を破り、腸胃を蕩滌す。陳きを推し、新し
きに至る。水穀を通利し、中を調え食を化し、
五臓を安す。」

【『名医別録』の主治】
「大寒　無毒、胃下の気を平らげ、痰実、腸
間結熱、心腹脹満、女子寒血閉脹、小腹痛、
諸老血留結を除く。」

【基原植物に関する各家論述】
『意釈神農本草経』・『神農本草経中薬彩色図
譜』：ともに掌葉大黄 Rheum palmatum L.、
唐古特大黄 R.tanguticum Maxim. ex Balf.、
薬用大黄 R.officinale Baillon の三種を規定す
る。薬用部分については『意釈』は根茎、『図
譜』は根及び根茎としている。

『中華人民共和国薬典』：『図譜』と同様に規
定している。

『日本薬局方』：前三種に R. coreanum
Nakai を加えた四種、又はそれらの種間雑種
の根茎と規定している。

日本では古来、断面が黄色で放射状の紋様を
有する、重質の「錦紋大黄」（R. tanguticum
系）が重要視されてきた。しかし近年は、作
用が比較的緩和な、軽質の「雅黄」も多く輸
入されている。なお、Rheum 属植物は容易
に種間雑種を生じることから、実際に流通し
ている「大黄」の基原を種小名まで特定する
ことは難しいと言われている。

『本草の植物』：北村は、「日本では江戸時代
にカラダイオウ R. rhabarbarum. L. が栽培さ
れた。この種は栽培しやすいが、薬用には効
き目が少ない。現在はチョウセンダイオウ
R. coreanum Nakai と掌葉大黄との交配によ
って薬効のすぐれた品種を作出し、栽培して
いる」としている。「信州大黄」がこれに相
当し、北海道などで栽培されている。

以上により大黄は Rheum 属の根茎とする。
【現在の流通と使用状況】
ダイオウは漢方薬方の中で最も繁用される重
要生薬である。多くは中国からの輸入である
が、国内では信州大黄が北海道で栽培され流
通している。
【同属近縁植物】
①掌葉大黄　Rheum palmatum
　中国（四川、甘粛、青海、チベット）に分布
　軽質「雅黄」の基原は palmatum が主である。
②唐古特大黄　Rheum tanguticm
　中国（青海、甘粛、四川、チベット）に分布
③薬用大黄　Rheum officinale
　中国（湖北、四川、雲南、貴州）に分布
④朝鮮大黄　Rheum coreanum　北朝鮮高山
　に分布
⑤カラダイオウ（和大黄）
　Rheum undulatum　下級品
⑥マルバダイオウ　Rheum rhaponticum
　ヨーロッパ産
⑦信州大黄　朝鮮大黄と掌葉大黄の交配

タデ科　ダイオウ属

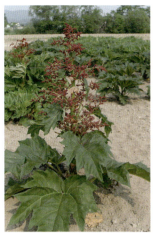

タデ科　大黄　掌葉大黄
（R.Palmatum）
名寄薬用植物資源研究センター
（6月）

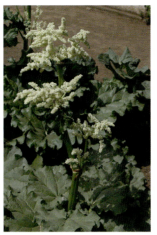

薬用大黄（R. officinale）
東京都薬用植物園（5月）

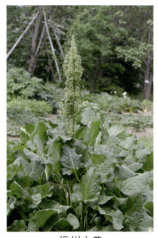

信州大黄
北大薬学部付属植物園（6月）

薬草メモ

ダイオウは中国西北部の海抜2000～4000mの高山、朝鮮半島北部に自生するギシギシとよく似た植物であり、茎は直立して高さ2メートルほどになる多年草である。大黄は古くから世界中で用いられた下剤であり、インド「チャラカ本草」、欧州の「ギリシャ本草」にも記載されている。中国産の大黄は紀元前2世紀ころにはヨーロッパに伝えらたようである。日本へも古くに渡来し正倉院に生薬「大黄」が残されている。江戸享保年間にシベリア原産の唐大黄（からだいおう）の種子や苗が渡来し、奈良県で栽培されてきた。大黄の名の由来について陶弘景は「大黄はその色である。将軍なる号は、その峻烈なるを表示したものだ」と肥大した根茎の内部が　鮮黄色であることから名づけられた、と言っている。

【薬効と使い方】根茎を日干乾燥したものを生薬「大黄」と呼び、瀉下、解毒、駆瘀血薬として用いられる。

【漢方】①通便②清熱③駆瘀血の作用を持ち常習便秘、腹痛、腹満、宿便、熱性疾患、潮熱、譫語、興奮症状、瘀血、腹部腫瘤、無月経などを改善する薬方に用いる。
薬力としては、大承気湯（傷寒・金匱《便秘・潮熱・興奮・譫語》）、小承気湯（傷寒・金匱《便秘》）、大黄甘草湯（金匱要略《常習便秘》）、三黄瀉心湯（金匱要略《顔面紅潮・のぼせ・イライラ・不眠》）、大黄牡丹皮湯（金匱要略《虫垂炎・月経諸疾患》）、大柴胡湯（傷寒・金匱《胸脇苦満を伴う諸疾患》）。駆瘀血作用：桃核承気湯（傷寒論《婦人諸疾患》）、女神散（《のぼせ・血の道症》）、通導散（万病回春《瘀血症・打撲症》）その他多くの薬方に配合されている。
大黄の瀉下成分は熱に不安定であるため30分以上煎じるとその効果は著しく減弱する。一方、清熱・活血薬として用いるときには長時間煎じるほうが効果が強く、瀉下作用が緩和される。

タデ科　ダイオウ属

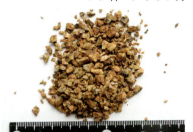

生薬見本　錦紋大黄

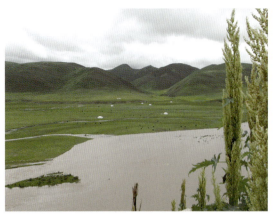

タングートダイオウ　Rheum tanguticum
青海省班馬県達峠（7月）

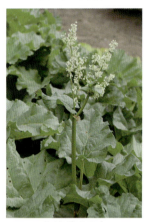

カラダイオウ
北海道医療大学薬草園（6月）

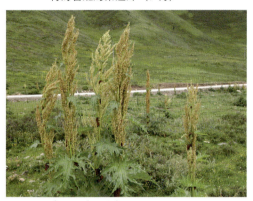

タングートダイオウ　Rheum tanguticum
青海省班馬県達峠（7月）

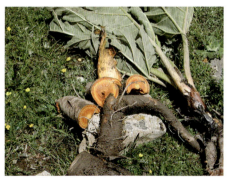

タングートダイオウ　Rheum tanguticum
青海省班馬県達峠（7月）
緒方勝行氏提供

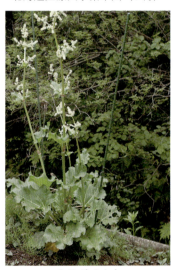

カラダイオウ
東京薬科大学薬草園（5月）

タデ科　ダイオウ属

【各家論述に関する詳述】
和名については『本草和名』に「於保之(オホシ)」とある。

『啓蒙』(小野蘭山。一八〇二)は「オホシ(『啓蒙』〔シ〕は羊蹄の古名なり。形似て大なる故にオホシと云ふ)」とし、「舶来に二品あり。古渡は薬舗にて〔ソギ大黄〕と呼ぶ。斜に薄く切片にし乾したるも也。今は渡らず。陳蔵器謂ゆる〔牛舌片〕是なり。今渡るものは薬舗にて〔ツナギ大黄〕と呼ぶ。縦に薄く切片にし穴を穿ち縄を以てつなぎ乾たるものなり。蘇恭〔穿眼〕と云是なり。今漢種を伝て城州長池、和州(ウヱ)に多く栽、薬肆にこれ〔真の大黄〕と呼ぶ。切口に紫の筋あり。即〔錦紋大黄〕なり。形色は舶来に異ならざれども本邦の土地に応ぜざる故か舶来の者に及ばず。一説に年を経れば唐に同じと云。その葉は白桐葉に似て濶大、鋸歯なく光あり。長さ二尺許、濶さも亦同じ。上に一尖あり、この葉根上に叢生す。夏月 中心に円茎を抽、長さ六七尺 其葉互生す。上の葉は漸を以て小なり。茎頂及梢葉の間ごとに小花を開き穂をなす。其の穂長じて枝あり、緑色。花実とも羊蹄に異ならず。冬に至て苗枯る」。子を下して生じ難し。根を切て分ち栽れば、皆活す。虫 その葉を食へば、其痕紫色に変ず。」としている。

『本草図譜』(岩崎灌園。一八二八)は、「享保年中 漢種渡り処々にして培養す。春月宿根より生ず。葉は桐に似て厚く、夏月円茎を抽じて高さ四五尺、茎紫色を帯ぶ。梢穂をなし形羊蹄(ぎしぎし)に似て小砕の黄緑花を開き、後三稜ある実を結ぶ。形蕎麦に似たり。花茎を去るべし。然らざれば根軽虚なり。二月頃蘆頭をかけて切裂いて栽べし。根の形商陸に似て皮赤黒色、肉黄赤色にして黄汁あり。数年を経るもの十月に掘採切片にし大釜を以て蒸すこと三五時、日に乾 中頃火上に瓦を置 上に載焼て 又日に晒し数年貯れば渋味去て能く腸胃を利す。」「漢種大黄は蘇頌の説に秦隴より来る者 土番大黄と謂ふ。正月の内青葉を生ず、蓖麻(たうごま)に似たり。大なる者 扇の如く、根芋の如く 大なる者盆の如く 長さ一二尺(中略)赤青紅蕎麦花に似たる者有り。茎青紫色、形竹の如く薬舗にて牛舌大黄又そぎ大黄と呼ぶ。又縄にて眼を穿ち乾かすと言ふは、つなぎ大黄と呼ぶ」などとしている。

『古方薬品考』(内藤尚賢。一八四一)は「大黄、舶来 新旧甲乙の別有り。大抵肥大にして充実 深黄、或は黄紫の斑紋なる者を錦紋と称す。之を劈て黄色なる者を上品と為す。或は色黒、或は白色を帯び、軽虚なる者は下品なり。又紅毛(オランダ)大黄有り。形漢産に似て色黄黒、亦用ゆべし。旧舶に穿眼(ツナギ)大黄有り、良品なり。亦牛舌片有り、次と為す。此の二品、近年載せ来たらず。又邦産形舶来の如くにして色黄黒、気厚くして蕩瀉の能薄し。此を種大黄と呼ぶ。今和州に出づ。是れ享保中 漢種を伝ふる者なり。而れども土地に応ぜざるを以て、漢産と同じからず。又土大黄有り。形状相似して葉微しく狭し。此を真大黄と呼ぶ。又羊蹄大黄有り。葉長く根黄色。上の二種は用ゆるに堪へず。或は外薬と為すのみ。」としている。

被子植物（真正双子葉類）
コア真正双子葉類

ナデシコ目
タデ科　ミチヤナギ属

[萹蓄（へんちく）]

『神農本草経』　原文　　　　　　　下薬
萹蓄．味苦平．生山谷．治浸淫疥瘙疽
痔．殺三蟲．

【よみ】
「浸淫、疥瘙、疽痔を治す。三蟲を殺す。」

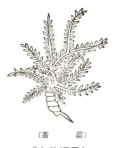
〔萹蓄〕
『本草綱目』

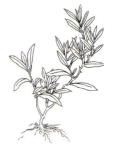
『植物名実図考』萹蓄

【『名医別録』の主治】
「無毒、女子陰蝕を療す。」

【基原植物に関する各家論述】
『図説東洋医学　用語編』：ニワヤナギ。
『意釈神農本草経』・『神農本草経中薬彩色図譜』：ミチヤナギ　萹蓄 Polygonum aviculare L. の全草としている。
『日本薬局方』：非収載。
『中華人民共和国薬典』：萹蓄の地上部と規定。

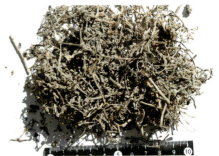
生薬見本　萹蓄（中国広州薬局で購入）

以上により萹蓄はミチヤナギの全草とする。

【現在の流通と使用状況】
日本では漢方薬方にないが、中医薬方に使われ、非医薬品分類で大手生薬取り扱い業者から販売されている。

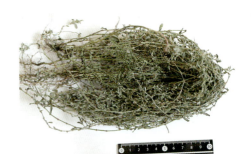
生薬見本　萹蓄（ミチヤナギ日干乾燥品）

【日本自生する主な同属植物】
①ミチヤナギ［萹蓄］Polygonum aviculare
　主産地中国（河南、四川、浙江、山東、吉林、河北）
②アキノミチヤナギ
　Polygonum polyneuron
③ヤンバルミチヤナギ　Polygonum piebium
④ハイミチヤナギ　Polygonum arenastrum
⑤ヌカボミチヤナギ
　Polygonum argycocoleon

タデ科　ミチヤナギ属

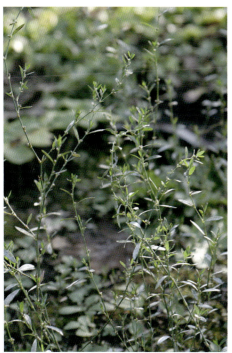
タデ科　ミチヤナギ　北海道大学植物園(9月)

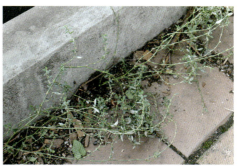
タデ科　ミチヤナギ　北海道札幌市（9月）

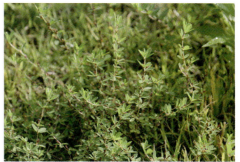
タデ科　ミチヤナギ　新潟胎内（9月）

薬草メモ

ミチヤナギ（別名ニワヤナギ）は日本各地および北半球の温帯に広く分布する、日当たりの良い道端や野原に普通に見られる1年草である。庭や道によく生えて葉が柳に似ていることからこの名がある。萹蓄について李時珍は「扁筑と書いて、筑は竹と同音としてある。節間に粉があり、道旁に多く生える。故に方士は粉飾草、道生草などと呼ぶ」と言っている。

【薬効と使い方】　夏に全草を採取し日干乾燥したものを、生薬「萹蓄」とよび利尿・通淋・殺虫に用いる。民間療法の利尿・黄疸・腹痛には1日量10～20gを煎じ服用する。丹毒には生の葉茎のしぼり汁を飲むとよい。回虫駆除に葉茎を煎じて飲む。はれものに生の葉茎のしぼり汁をつける。

【漢方】　①利尿②通淋③殺虫④止痒の作用を持ち膀胱炎、淋病、排尿障害、黄疸、帯下、皮膚湿瘡、陰部掻痒症などを改善する薬方に用い、回虫駆除にも用いる。
薬方としては、八正散（衛生宝鑑《熱淋・排尿痛・排尿困難》）等の薬方に配合されている。

被子植物(真正双子葉類)
　コア真正双子葉類

ナデシコ目
タデ科　イブキトラノオ属

[紫參]

『神農本草経』　原文　　　　　　下薬
紫參．一名牡蒙．味苦寒．生山谷．治心腹積聚．寒熱邪氣．通九竅．利大小便．

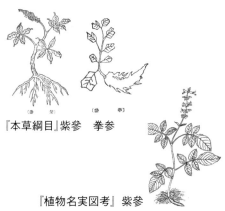

『本草綱目』紫參　拳參

【よみ】
「心腹積聚、寒熱邪気を治す。九竅を通じ、大小便を利す。」

【『名医別録』の主治】
「辛微寒　無毒、腸胃大熱、唾血、衄血、腸中聚血、癰腫、諸瘡を療す。渇を止め、精を益す。」

【基原植物に関する各家論述】
『図説東洋医学　用語編』：未詳としている。
『意釈神農本草経』・『神農本草経中薬彩色図譜』：イブキトラノオ　拳參 Polygonum bistorta L. の根茎としている。
『本草の植物』：不明とした上で、『国訳本草綱目』では「紫參」にシソ科のアキノタムラソウ Salvia chinensis Benth.（正しくはアキノタムラソウの学名は S. japonica Thunb. である）をあて、『中国高等植物図鑑』も S. chinensis とした、と指摘する。さらに、「中国の生薬では紫參は拳參と同じでイブキトラノオであるという。紫參の古代の産地は甘粛、山東、陝西などをあげており、アキノタムラソウや S. chinensis の分布と一致しないところがあるので再検討を要する。」としている。
『中薬大辞典』：「拳參」の名で Polygonum bistorta L. の根茎としている。
『日本薬局方』：非収載。
『中華人民共和国薬典』：［拳參］の名で収載。拳參 P. bistorta L. の根茎と規定する。

以上により紫參はイブキトラノオの根茎とす

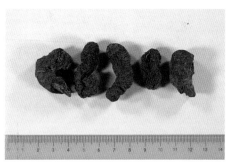

『植物名実図考』紫參

生薬見本　拳參

る。

【現在の流通と使用状況】
日本ではイブキトラノオを「拳參」として中国から輸入し、現在大手生薬取り扱い業者により食品分類で販売されている。
中国では拳參と蚤休を「草河車」とも称し、両者は違った植物で、効能もやや異なる。（ユリ科蚤休を参照）

【日本に自生する主な同属植物】
①イブキトラノオ　　［紫參］［拳參］［草河車］
　　Polygonum bistorta
　　主産地中国（河北、河南、山西、陝西、山東、江蘇、湖北、吉林、遼寧）
②ムカゴトラノオ　　Polygonum viviparum
③ハルトラノオ　　　Polygonum tenuicaule
④クリンユキフデ　　Polygonum suffultum

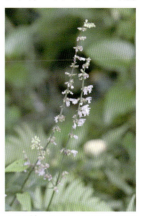

タデ科　イブキトラノオ属

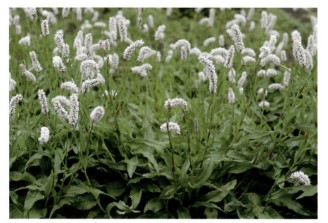

タデ科　イブキトラノオ　東京都薬用植物園（6月）

シソ科　アキノタムラソウ
東京薬科大学薬草園
（8月）

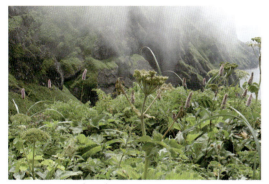

タデ科　エゾイブキトラノオ　礼文島（7月）

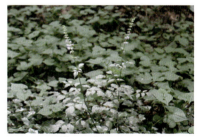

シソ科　アキノタムラソウ
大和市泉の森（7月）

薬草メモ

イブキトラノオは日本各地をはじめ広く北半球の温帯から寒滞に分布し、山地や高山の日の当たる草原に生えている多年草である。イブキトラノオの名は伊吹山に多く自生し、花穂を虎の尾に似ていることからこの名がついた。イブキトラノオは「紫参」「拳参」「草河車」の別名がある。「紫参」にはイブキトラノオの他シソ科のアキノタムラソウを指すとする説もあるが、アキノタムラソウに関する薬草としての情報はほとんどない。

【薬効と使い方】　イブキトラノオの根茎を日干乾燥したものを生薬「拳参」と呼び解毒、消腫、収斂薬として使用する。下痢止めに1日量6〜10gを煎じ服用する。また口内炎、咽喉炎、扁桃炎に同様に煎じた液を冷まし、うがいをし、痔や腫れ物に外用する。欧米では収斂薬として下痢や痔などに用いるほか、ヨーロッパ北部では昔から葉を煮て食用にしている。

【漢方】　①清熱②収斂③止血④消腫の作用を持ち癰腫瘡毒、咽喉腫痛、吐血、痔出血、性器出血、婦女の熱性帯下、赤痢、熱病による痙攣や細菌性下痢などに用いる。

被子植物(真正双子葉類)
コア真正双子葉類

ナデシコ目
タデ科　ギシギシ属

［羊蹄^{ようてい}］

『神農本草経』　原文　　　　　　　下薬
一名東方宿．一名連蟲陸．一名鬼目．
味苦寒．生川澤．治頭禿疥瘙．除熱．
女子陰蝕．

【よみ】
「頭禿疥瘙。熱を除き女子陰蝕を治す。」

【『名医別録』の主治】
「無毒、浸淫疽、痔、虫を殺す。」

【基原植物に関する各家論述】
『意釈神農本草経』・『神農本草経中薬彩色図譜』：ギシギシ 羊蹄 Rumex crispus L. subsp. japonicus (Houtt.) Kitamura の根としている。
『図譜』は学名を R. japonicus Houtt. とする。
『日本薬局方』・『中華人民共和国薬典』：非収載
『中薬大辞典』：羊蹄　R. japonicus Houtt. あるいは尼泊尔羊蹄 R. nepalensis Spr. の根と規定している。

以上により羊蹄はギシギシの根とする。

【現在の流通と使用状況】
漢方薬方にはなく、流通もない。

【日本に自生する近縁同属植物】
① ギシギシ　Rumex japonicus
　在来のギシギシで茎は太い。根生葉は長い柄をつけ細長く基部はハート形。葉はナガハギシギシより明るい緑色で、ちぢみ方が少なく、上部の葉は平坦。長い穂を作り果実の隙間がないようになる。
② ナガハギシギシ　Rumex crispus
　ヨーロッパ原産帰化植物　葉は深緑色で、根生葉は長楕円形で、へりが著しく、ちぢ

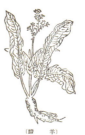

『本草綱目』

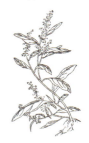
『植物名実図考』羊蹄

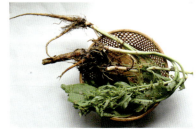
生薬見本　スイバの全草

れて波打つ。茎葉も縁が波打ち上部ほど幅が狭い。花穂は後に紅く染まることが多い。
③ エゾノギシギシ　Rumex obtusifolius
別名ヒロハギシギシ　ヨーロッパ原産帰化植物で、果実の中心にある球体が赤みを帯び、球体の数は一つで、果実の卵形の翼にギザギザした突起がある。
④ アレチギシギシ　Rumex conglomeratus
ヨーロッパ原産の帰化植物　茎は暗紫色で他のギシギシ類に比べ細い。花は階段状に輪生し、段と段の間がかなり離れる。
⑤ スイバ　Rumex acetosa
噛むと酸っぱいのでこの和名がある。葉身の基部が矢じり形。茎葉は長楕円形で茎を抱く。ギシギシに比べ質は薄くあまり光沢がない。雌雄異株。雌花は朱紅色で目立つ。小花を花軸のまわりに多数輪生する。
⑥ ノダイオウ　Rumex longifolius
ギシギシに似るが全体に大型。ギシギシはそう果の中央に米粒のような盛り上がりがない。人のあまり入らないやや涼しい気候の原野に生える準絶滅危惧種。

タデ科　ギシギシ属

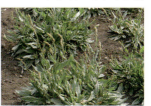

タデ科スイバ
東京都薬用植物園

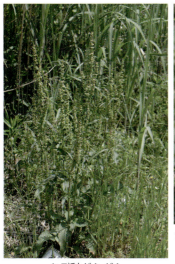

タデ科ギシギシ
渡瀬遊水池（5月）

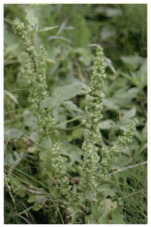

タデ科ギシギシ　鎌倉(7月)

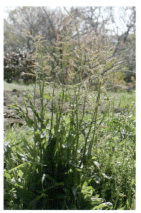

タデ科スイバ　鎌倉(4月)

薬草メモ

ギシギシは日本全土、朝鮮半島、中国などに分布し、たんぼのあぜ道、道端や野原などによく見られる、雑草でやや湿った所に好んで生える多年草である。ギシギシの名の由来について、夏ごろ種がギッシリつくからとか、葉、茎をこするとギシギシ音がするとか、実を付けたものが揺らすとギシギシ音がするとかの諸説がある。羊蹄の名の由来について李時珍は「羊蹄とは根を以て名づけたもの」と言っている。同属植物でナガハギシギシはヨーロッパ原産で、明治時代に日本に帰化した植物である。ダイオウに似て弱い緩下作用があり、馬の便秘などの治療に用いたためウマダイオウの別名もある。丸くまいた若芽は食べられるが食べ過ぎると、修酸が含まれているため尿路結石の原因になる。同じく同属のスイバは根を生薬名「酸模根」と呼び、たむしなどの寄生皮膚病に根をすりおろし患部に塗布する。

【薬効と使い方】　10月ころに根を掘り上げ日干乾燥したものを生薬「羊蹄根」とよび便秘、出血、皮膚病に用いる。民間療法ではギシギシの根をすりおろし、酢を少し加えて練り、いんきん、たむし、しらくも、水虫などにつけるとよい。便秘には羊蹄根1日量10gを煎じ服用する。欧米でもナガハギシギシの根を緩下薬や利胆薬として内服。湿疹、疥癬に外用薬として利用している。

【漢方】　①通便②利尿③止血の作用を持ち、諸出血、痔出血、便秘、膀胱炎、皮膚疾患などに用いる。

被子植物(真正双子葉類)
　コア真正双子葉類　キク類
　ミズキ目　アジサイ科
　下薬　恆山※1　蜀漆
※1『意釈』、顧観光本は「常山」に作る。

ミズキ目
アジサイ科　Dichroa 属

[恆山]※2
こうざん

『神農本草経』原文　　　　　　下薬
恆山．一名互草．味苦寒．生川谷．治
傷寒寒熱．熱發温瘧．鬼毒．胸中痰結．
吐逆．

【よみ】
「傷寒寒熱、熱発温瘧、鬼毒、胸中痰結、吐
逆を治す。」

【『名医別録』の主治】
「辛微寒　毒あり。鬼蠱往来し、水脹、洒洒
として悪寒、鼠瘻を療す。」

【基原植物に関する各家論述】
『意釈神農本草経』・『神農本草経中薬彩色図
譜』ともに：ジョウザンアジサイ黄常山
Dichroa febrifuga Lour. の根としている。
　『中華人民共和国薬典』：「常山」の名で収載。
常山　D. febrifuga Lour. の根としている。
　『日本薬局方』：非収載。

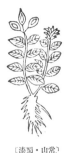
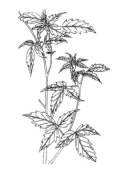

〔漆蜀・山常〕

『本草綱目』　　『植物名実図考』常山

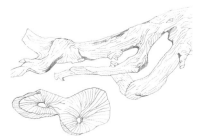

常山の根『中薬大辞典』より

【現在の流通と使用状況】
かって恆山は日本では手に入らず、ミカン科
コクサギを代用したが、現在、日本の漢方処
方で用いることもなく、薬草としての流通も
ない。

【同属近縁植物】
①ジョウザンアジサイ（黄常山）
　Dichroa febrifuga
　中国（江西、湖北、湖南、陝西、四川、貴
　州、雲南、広東など。）
② Dichroa 属の植物はインド・東南アジア・
　中国などで約 12 種知られている。

【常山の代用植物】
中国でクマツヅラ科のクサギ（臭梧桐）の根
を海州常山、アカネ科の（玉葉金花）を白常
山、ミカン科のコクサギを臭常山などといっ
て、常山の代用として使用された。

※2『神農本草経輯注』（人民衛生出版社）によると、
恒山は、現在の河北省と山西省の境界付近の地名。前
漢初期・高祖の時に「恒山郡」が置かれた。生薬の恒
山はその産地に因んで名付けられた。その後、文帝（劉
恒）即位後は、その諱字（恒）を避けて「常」に改め
させられた。恒山郡は常山郡となり生薬名も「常山」
となった。
　漢代以後、「恒山」の地名は復旧し、薬名も旧名に従
うこととなった。（唐代の『新修本草』や『真本千金方』
などは「恒山」とある。）しかし、時代が下り、北宋
初期、真宗（趙恒）の避諱に伴い、「恒山」は再度「常
山」に改められた。（『大観本草』「常山」条中に見える。）
以後は「常山」の名が医家の間で慣用されるように
なり、後の金・元・明・清、そして現代に至るまで「恒
山」の名は見られなくなった、と記載されている。

以上により恆山はジョウザンアジサイの根と
する。

アジサイ科　Dichroa 属

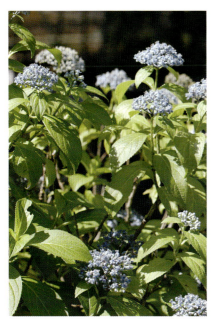

ユキノシタ科　ジョウザンアジサイ
県立静岡大学薬草園（7月）

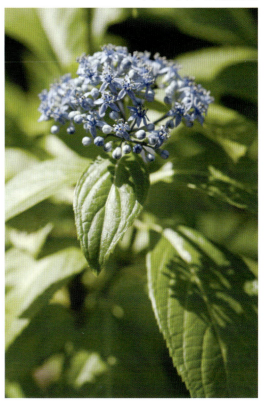

ユキノシタ科　ジョウザンアジサイ
県立静岡大学薬草園（7月）

―― 薬草メモ ――

ジョウザンアジサイは中国南部、東南アジア、インドに分布し、山間や渓谷に自生する。良質の産地、中国の常山の地名から常山と呼ばれ、和名のジョウザンアジサイは漢名「常山」が、わが国固有のガクアジサイを品種改良したアジサイに似ていることからジョウザンアジサイと名付けられた。

【薬効と使い方】　秋に根を掘り日干しにした根を生薬「常山」とよぶ。根は堅く鶏骨に似ていることから別名、鶏骨山といわれた。下熱、マラリアに用いられる。解熱に1日量4～6gを煎じ服用する。生のままあるいは大量に用いると悪心・嘔吐の副作用が強いので、一般に酒製して炒ったり、他剤を配合して副作用を減らす。

【漢方】　①抗マラリア②抗アメーバ赤痢②解熱③吐痰の作用を持ち、マラリアに対する主薬である。胸中に痰飲があり胸が張って苦しく、吐かんとしても吐けない病状などに用いる。痰や毒物を吐かせるときに甘草を配合して用いる。

薬方としては、常山飲（和剤局方《抗瘧》）、知母鼈甲湯（外台秘要《温瘧》）、七宝飲（外台秘要《湿瘧》）、人参截瘧飲（万病回春《抗瘧》）等の薬方に配合されている。

被子植物(真正双子葉類)
　　コア真正双子葉類　キク類

［蜀漆］
しょくしつ

『神農本草経』　原文　　　　　　　下薬
蜀漆．味辛平．生川谷．治瘧及欬逆寒熱．腹中癥堅痞結積聚．邪氣蠱毒鬼注．

【よみ】
「瘧及び欬逆寒熱、腹中癥堅、痞結、積聚、邪気蠱毒鬼注を治す。」

【『名医別録』の主治】
「微温　毒あり。胸中邪結気を療し、これを吐出する。恒山の苗なり」

【基原植物に関する各家論述】
『意釈神農本草経』・『神農本草経中薬彩色図譜』：ともにジョウザンアジサイ　黄常山 *Dichroa febrifuga* Lour.の茎葉としている。
『名医別録』：「常山の苗なり」とある。
『本草綱目』：恆山と蜀漆は「常山」の一条に併記された。
『日本薬局方』・『中華人民共和国薬典』：非収載。

以上により蜀漆はジョウザンアジサイの茎葉とする。

【現在の流通と使用状況】
蜀漆の催吐作用は常山よりも強い。かって蜀漆は日本では手に入らずミカン科コクサギの葉を代用したが、近年用いられることもなく、薬草としての流通もない。

【アジサイのなかま】
《Dichroa属》
　　ジョウザンアジサイ（黄常山）
　　　Dichroa febrifuga
《アジサイ属》
　　アマチャ　*Hydrangea macrophlla*

ミズキ目
　アジザイ科　Dichroa属

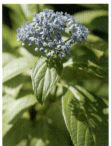
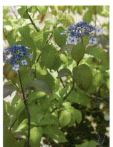
ジョウザンアジサイ　　　アマチャ

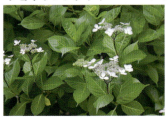
ガクアジサイ

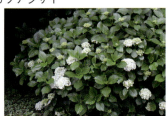
アジサイ

　　アジサイ　*Hydrangea macrophlla*
　　ガクアジサイ　*Hydrangea macrophlla*
《クサアジサイ属》
　　クサアジサイ　*Cardiandra alternifolid*
《ウツギ属》
　　ウツギ　*Deutzia crenata*
他バイカウツギ、イワガラミなどがある。

【常山・蜀漆の代用植物】
①シソ科　クサギ（臭梧桐）根を
　　海州常山　*Clerodensron trichotomum*
②アカネ科　コンロンカ（玉葉金花）根を
　　白常山　*Mussaenda parviflora*
③ミカン科　コクサギ（日本常山）根を
　　臭常山　*Orixa japonica*

アジザイ科　Dichroa 属

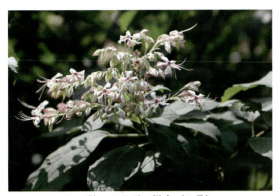
シソ科　クサギ　鎌倉（8月）

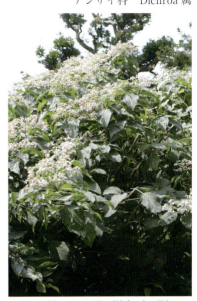
シソ科　クサギ　鎌倉（8月）

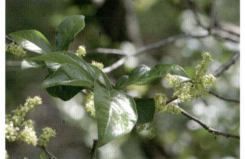
ミカン科　コクサギ　小石川植物園（4月）

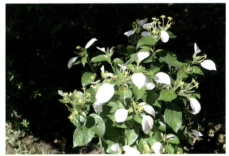
アカネ科　コンロンカ　鎌倉（7月）

― 薬草メモ ―

蜀漆はジョウザンアジサイの若い枝葉で甜茶ともいう。本邦ではミカン科のコクサギ（臭常山）の葉を蜀漆の代用としたがあまり効果はなかったようである。
【薬効と使い方】　葉を用いる説と地上全草を用いるとの両説がある。常山と同様であるが、催吐作用がより強いので、現在はあまり用いられない。
【漢方】　抗瘧の作用を持ちマラリアなどに用いる。
薬方としては、蜀漆散（金匱要略《マラリアの発作前》）、牡蠣湯（金匱要略《マラリアの発作前》）、桂枝去芍薬加蜀漆竜骨牡蠣救逆湯（金匱要略《火傷後の動悸煩燥、ヒステリー、癲癇》）、牡蠣沢瀉散（金匱要略《肝硬変等の腹水》）等の薬方に配合されている。

被子植物(真正双子葉類)
　コア真正双子葉類　キク類
　ミズキ目　ミズキ科
　中薬　山茱萸

ミズキ目
ミズキ科　ミズキ属

[山茱萸(さんしゅゆ)]

『神農本草経』　原文　　　　　　　　中薬
山茱萸．一名蜀棗．味酸平．生山谷．
治心下邪氣寒熱．温中．逐寒濕痺．去
三蟲．久服輕身．

【よみ】
「心下邪気寒熱を治す。中を温め、寒湿痺を逐う。三蟲を去る。久服せば、身を軽くす。」

【『名医別録』の主治】
「微温　無毒。腸胃風邪、寒熱疝瘕、頭風、風気去来、鼻塞がり、目黄色く、耳聾、面疱（を主る）。中を温め、気を下す。汗を出す。陰を強め、精を益す。五臓を安んじ、九竅を通ず。小便利するを止める。（久服せば）目を明らかにし、力を強め、年を長ず。」

【基源植物に関する各家論述】
『意釈神農本草経』・『神農本草経中薬彩色図譜』ともにサンシュユ　山茱萸 Cornus officinalis Sieb. et Zucc.の果実とする。
『本草の植物』:「よくわからない」とし、「『別録』には［山茱萸は漢中（陝西省南鄭県）の山谷及び瑯琊（山東省臨沂県北）、宛句（山東省郯城県西南）の承句に生ずる。九月、十月に実を採って陰乾する]とある。蘇頌は、［葉は梅のようで刺があり、二月杏のような花を開き、四月に酸棗のようで赤色の実がある。五月に実を採るとある。『別録』のと蘇頌のとは違うものであろう」としている。「蘇頌は［今は海州（江蘇省東海県）、兗州（山東省滋陽県西）にもある。木は高さ一丈余、葉は楡花に似て白色である]とする。『大観本草』の海州山茱萸の図と兗州山茱萸の図は互いに違い、何かわからない悪図であるが、現

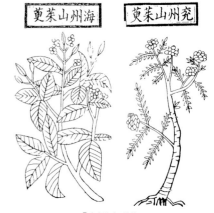
『大観本草』

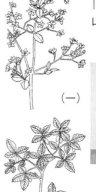

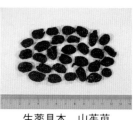

『植物名実図考』
山茱萸

生薬見本　山茱萸

在のサンシュユとは全くちがう木のようである。」
「『植物名実図考』の山茱萸一はよくわからない。山茱萸二は『救荒本草』の実棗児樹の転写であるが、葉に誤って鋸歯がある。『救荒本草』では実棗児樹、本草名山茱萸とし、これに基づき中国では山茱萸としたのであろう。」などとし、「『本経』の山茱萸は記文がないのでよくわからないが、『別録』の九月、十月に実を採ることはサンシュユと一致している」と指摘している。

『日本薬局方』：サンシュユ *Cornus officinalis* Sieb. et Zucc. の偽果の果肉※1 と規定。

※1 サンシュユの果実は偽果で、種子と思われる部分は真正果実である。本品は核果から果核（石核、俗にいう種子）を抜き去ったもの（成熟した花床、俗にいう果肉）である。

『中華人民共和国薬典』：サンシュユ *Cornus officinalis* Sieb. et Zucc. の成熟果肉と規定。

以上により現在の山茱萸はサンシュユの果肉であるが、古代のものは不明である。

【現在の流通と市場】
漢方薬方、八味地黄丸などに配合され、頻用される生薬である。市場の殆どは中国産で、その他韓国産が流通している。

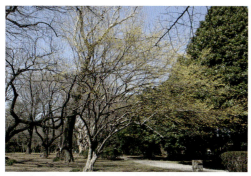

ミズキ科　サンシュユ　小石川植物園（3月）

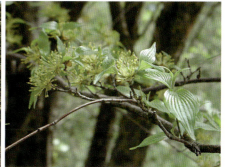

ミズキ科　サンシュユ
京都府立植物園（5月）

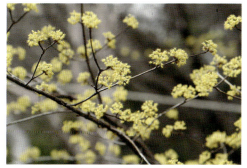

ミズキ科　サンシュユ
東京都薬用植物園（3月）

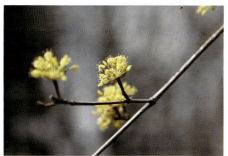

ミズキ科　サンシュユ
東京都薬用植物園（3月）

ミズキ科　ミズキ属

【日本に自生するミズキ科の植物】
《サンシュユ属》　　サンシュユ
《ハナイカダ属》　　ハナイカダ
《アオキ属》　　　　アオキ
《ミズキ属》　　　　クマノミズキ・ミズキ
《ヤマボウシ属》　　ヤマボウシ

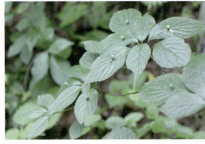

ミズキ科
ハナイカダ
冨士忍野八海
（6月）

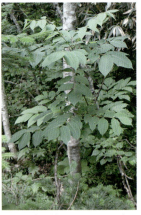

ミズキ科　ハナイカダ
利尻島（7月）

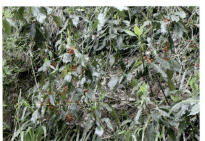

ミズキ科　アオキ　高尾山（4月）

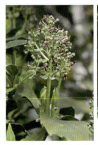

ミズキ科　アオキ
鎌倉（4月）

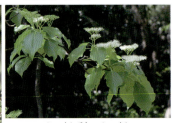

ミズキ科　ミズキ
小石川植物園（4月）

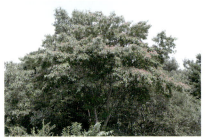

ミズキ科　クマノミズキ
小石川植物園（10月）

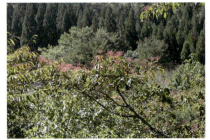

ミズキ科　ミズキ　延岡（10月）

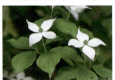

ミズキ科　ヤマボウシ
筑波実験植物園（6月）

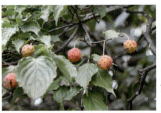

ミズキ科
ヤマボウシ
筑波実験植物園
（10月）

ミズキ科　ミズキ属

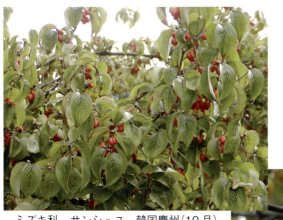

ミズキ科　サンシュユ　韓国慶州（10月）

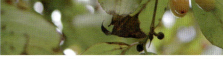

ミズキ科　サンシュユ　韓国慶州（10月）

薬草メモ

サンシュユは中国や朝鮮半島の原産で江戸時代の中頃に薬用植物として渡来し、鑑賞用に庭園、公園に植えられてきた一般的な花木である。春先に黄色い小さな花を咲かせることから春黄金花（はるこがねばな）、秋には、グミに似た真っ赤な果実が実ることから、秋珊瑚（あきさんご）とも呼ばれる。茱萸はグミのことも指し、山に咲くグミも、山茱萸（さんしゅゆ）と呼ばれ、日本では漢名をそのまま音読みしているが、グミはグミ科の植物で、ミズキ科のサンシュユとは異る。山茱萸の名の由来について茱萸は赤い実の成る木を言う。山野に生育するので山茱萸と言う。

【薬効と使い方】　成熟した果実を熱湯に通し、核には毒があるため、種子を除き、日干しして使う。補腎、強壮、めまい、耳鳴り、インポテンツ、頻尿、老人の夜尿症などに、1日量は5～8gを煎じて服用する。また薬用酒として山茱萸200g、同量の氷砂糖を1升のホワイトリカーに漬け込み盃一杯づつ飲用する。

【漢方】　①滋養②強壮③収斂④止血の作用をもち、足腰の痛みや、眩暈、性機能低下などの強壮薬として、また汗がですぎる時や頻尿、夜尿などを改善する薬方に用いる。
薬方としては、八味地黄丸（金匱要略《夜間頻尿・腰四肢の脱力感・気力減退》）、牛車腎気丸（済生方《腰痛・かすみ目・排尿困難》）、六味地黄丸（小児直訣《易疲・多尿・口渇・排尿困難・むくみ》）、知柏地黄丸（医鑑《慢性疾患や遺精などで陰虚火旺の症候》）、大三五七散（和剤局方《半身不随、麻痺、顔面神経痛、耳鳴り》）などに配合される。

被子植物(真正双子葉類)
コア真正双子葉類　キク類
ツツジ目　マタタビ科
下薬　羊桃

[羊桃（ようとう）]

『神農本草経』　原文　　　　　　　下薬
羊桃．一名鬼桃．一名羊腸．味苦寒．
生川谷．治燥熱身暴赤色．風水積聚．
悪瘍．除小兒熱．

【よみ】
「燥熱身暴に赤色、風水積聚、悪瘍を治す。
小児熱を除く。」

【『名医別録』の主治】
「毒あり。五臓　五水　大腹を去り、小便を
利し、気を益す。浴湯に作るべし。」

【基原植物に関する各家論述】
『意釈神農本草経』：不明とし、「現在、中国
で羊桃と呼ぶ植物はシナサルナシ　獼猴桃※1
Actinidia chinensis Planch. である。本種は
根・茎・葉を薬用とする」と解説している。『神
農本草経中薬彩色図譜』：「基原は未解明であ
るが、弥猴桃をあてる説がある」として、弥
猴桃※1　A. chinensis Planch の果実をあげ
ている。
『本草の植物』：「よくわからない」とし、『啓
蒙』に詳ならずとし、「五斂子ゴレンシ
Averrhoa carambola L. カタバミ科）、獼猴
桃※1（トウサルナシ　キウイ　Actinidia
chinensis Planchon　サルナシ科※2）及び『救
荒本草』の木羊角科（トウテイカカズラに似
るがよくわからない）にも羊桃の名あり。み
な同名なり」とある、との説を引用している。
『国訳本草綱目』：頭註に牧野は「羊桃に同名
あって、カタバミ科の五斂子、サルナシ科※2
の獼猴桃も※1一に羊桃とと称するが、固よ
り本条の羊桃とは別である。『植物名実図考』
の羊桃の三図中、其二は、マメ科の品で、是

ツツジ目
マタタビ科　マタタビ属

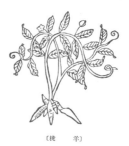
『本草綱目』

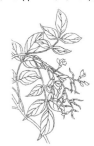
『植物名実図考』羊桃

れ亦本条とは関係のない植物だろうと思う。
又其一種は所属不明な植物である」とし、基
原を未詳としている。

※1　A. chinensis Planch. の中国名は「獼猴桃（びこうとう）」が正
しい。猕の音は、漢音ビ　呉音ミ〔犭（犬）＋音符弥〕。
獼猴は大きなさる（アカゲザル）のことである。なお、
現在の和名は「オニマタタビ」とされている。果実は
食用のキウイフルーツである。
※2　現在のマタタビ科の旧称

『局方』『薬典』は非収載。

以上により羊桃はシナサルナシの茎、根とする。

【現在の流通と使用状況】
中国ではシナサルナシの果実を獼猴桃と呼び、
解熱、止渇、淋に用いる。根を獼猴桃根と呼
び、解熱、利尿、活血、消腫の目的で肝炎、
リウマチ、関節炎、淋濁に用いる。葉枝を獼
猴桃葉と呼び殺虫、乳癰に用いる。日本では
漢方薬方に用いられず、流通はみられない。

【主な同属近縁植物】
①シナサルナシ　Actinidia chinensis Planch
　日本にはない。中国（河南、江蘇、安徽、
　浙江、湖南、湖北、陝西、四川）に分布する。
②キウイフルーツ　Actinidia chinensis
　Planch　栽培種
③マタタビ　Actinidia polygama
④ミヤママタタビ　Actinidia kolmikta
⑤サルナシ　Actinidia arguta
⑥シマサルナシ　Actinidia rufa

マタタビ科　マタタビ属

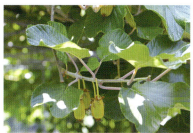
マタタビ科　シナサルナシ
静岡県立大学（6月）

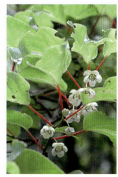
マタタビ科　サルナシ
白神山地十二湖（6月）

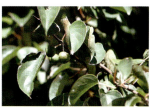
マタタビ科　サルナシ
網走（9月）

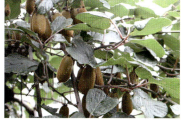
マタタビ科　キウイ
横浜児童植物園（7月）

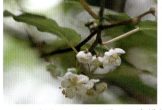
ミヤママタタビ　日光戦場ヶ原（6月）

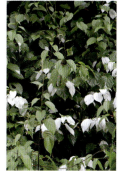

薬草メモ

シナサルナシは中国原産で長江下流地方に自生するマタタビ科マタタビ属のつる性植物である。近縁植物に日本、朝鮮、中国の山岳地帯に自生するサルナシがあるが果実の味はシナサルナシ同様にキウイフルーツそのものである。実は小粒でミニキウイ・ベビーキウイとも呼ばれる。食味の良さから農家も栽培を試みたが収穫量が安定せず、つるは非常に丈夫で腐りにくいことから吊り橋の材料にされ、樹勢が強く、他の木に巻き付くことから嫌われ除去され、あまり栽培されていないのが現状である。キウイはシナサルナシがニュージーランドに導入され品種改良された品種で、日本に導入された果実である。同属のマタタビは日本で自生するが、「猫にマタタビ」と云われる通り、葉・茎・実に含まれる、マタタビラクトン・アクチニジンによりネコ科の大脳・脊髄・延髄を麻痺させ陶酔状態にさせると云われる。疲れ切った旅人が実をを食べ元気百倍となったことから強精薬とされているがこれは俗説である。

【薬効と使い方】　シナサルナシの果実は解熱・止瀉・黄疸に、根・根皮は解熱・利尿・活血・消腫・肝炎・水腫・関節リウマチに、又果実酒として疲労回復、強壮に使われる。サルナシの果実はビタミンCなど栄養価が高く、タンパク分解酵素を大量に含み、疲労回復、強壮、整腸、補血などの効果があると云われる。

マタタビの虫こぶを木天蓼（もくてんりょう）と呼び冷え症、利尿、強心、神経痛に薬酒・粉末にして服用する。

被子植物(真正双子葉類)
コア真正双子葉類　キク類
ツツジ目　ツツジ科
中薬　薇銜
下薬　羊躑躅

[薇銜]（びがん）

『神農本草経』原文　　　　　　　中薬
薇銜．一名糜銜．味苦平．生川澤．治風濕痺．歷節痛．驚癇吐舌悸氣．賊風．鼠瘻癰腫．

【よみ】
「風湿痺、歷節痛（関節炎、関節リウマチ様疾患）。驚癇（痙攣性疾患）の吐舌（舌が口から出て口におさまらない病気）、悸気、賊風、鼠瘻（頸部のリンパ節結核）、癰腫（おでき）を治す。」

【『名医別録』の主治】
「暴癥に水を逐い、痿躄(いへき)を療ず。久服せば身を軽くし、目を明らかにする」

【基原植物に関する各家論述】
『意釈神農本草経』：未詳とし、『綱目』や『啓蒙』の説を引用している。
『本草の植物』北村著：「よくわからない。」
『本草綱目啓蒙』：蘭山は大呉風草と小呉風草に分つ。大呉風草はハンカイソウ Ligularia japonica Less.、小呉風草とはヤブレガサ Syneilessis palmata (Thunb.) Maxim.。キク科であるが、共に薇銜に当っていない。」と述べている。『神農本草経中薬彩色図譜』：「各家とも薇銜の基原を明示していない。（『綱目』の）形態描写をもとに、「鹿銜※1」の別名を有することも併せ考えれば、イチヤクソウ科の鹿蹄草 Pyrola rotundifolia L. subsp. chinensis に似ている。よってこれを暫定的に収載した」としている。薬用部分は全草である。（本品は『滇南本草』で「鹿銜草」の名で初収載された。）

ツツジ目
ツツジ科　イチヤクソウ属

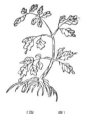
『本草綱目』

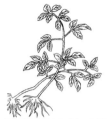
『植物名実図考』薇銜

※1『本経』には「一名糜銜」とある。『綱目』では時珍は、「蘇恭の説によれば、「鹿銜」は「糜銜」と書くべきだ」と言っている。（「鹿銜」は『新修本草』で初出））なお、「糜銜」は、『黄帝内経素問』中に見える数少ない生薬の一つである。
時珍は「風病、自汗を治する薬である。しかるに後世では用いることを知らない。誠に医方上の欠点というべきである」と言っている。

『日本薬局方』：非収載。
『中華人民共和国薬典』：[鹿銜草]の名で、鹿蹄草　P. calliantha H. Andres 或は普通鹿蹄草　P. decorata H. Andres の全草と規定。
『中国本草図録』：「鹿銜草」の名で収載する。薇銜について『唐本草（新修本草）』（蘇恭）に一名「呉風」と記述されていることから呉風草すなわちキク科ハンカイソウ・ヤブレガサと推定する説と、一名「鹿銜」から鹿銜草すなわちイチヤクソウと推定する説がある。キク科の薇銜についてはキク科の項で後述する。
※キク科「薇銜」参照。

以上により薇銜はいずれにしても決め手はなく未詳とするのが正しいが、中国ではイチヤクソウが取り上げられている。

【現在の流通と使用状況】
日本では漢方薬方に使われることはない。生薬としての流通もない。

ツツジ科　イチヤクソウ属

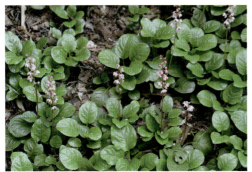

ツツジ科
ベニバナイチヤクソウ
加賀白山（7月）

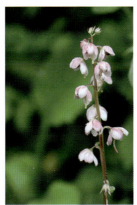

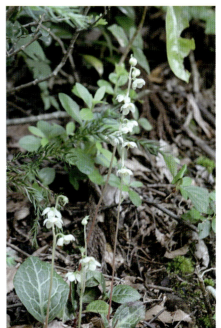

ツツジ科　イチヤクソウ
新潟津川（6月）

薬草メモ

イチヤクソウは別名を鹿蹄草(ろくていそう)と言う。日本全土、朝鮮半島、中国、台湾に分布し、低山の明るい林中に生える常緑多年草である。薬になる草の意味で一薬草と名づけられたと言う。蘪衝の名の由来についてキク科「蘪衝」の項で述べる。

【薬効と使い方】 8～9月　全草を採取し乾燥したものを生薬「鹿蹄草」とよび利尿に、生で虫さされに外用に用いる。急性腎炎、妊娠時のむくみ、膀胱炎などに、利尿の目的で1日量10～15gを煎じて服用する。咬傷、虫さされや小さな切り傷には生の葉の汁を患部につける。中国ではイチヤクソウの全草を乾燥し、粉末状にしたものを避妊薬にする。また婦人薬としてお茶がわりに飲むと月経が常に順調となるとしている。

【漢方】　李時珍は糵衝が素問に「身熱し、懈惰し、汗出ること浴せる如く悪風小気する。その病は酒風と名ける。これを治するには、沢瀉、朮、糵衝合わせ服す」とあり、風病、自汗を治する薬である。しかるに後世では用いることを知らない。誠に医方上の欠点というべきだと言っている。

鹿蹄草は『中薬大辞典』によれば痰を消す、堅を軟らげる、水を行らすの効能があり、胸中の痰結、脇下の脹満、咳喘、呃逆、非常に粘ついた唾液の出る状態、心下部の否硬、長期にわたる噫気、大腹の水腫を治すと記されている。

被子植物(真正双子葉類)　　　　　　　　　　　　　　　　　　　　　ツツジ目
　コア真正双子葉類　キク類　　　　　　　　　　　　　　　　ツツジ科　ツツジ属

[羊躑躅] （ようてきちょく）

『神農本草経』 原文　　　　　　　下薬
羊躑躅. 味辛温. 生川谷. 治賊風在皮膚中淫淫痛. 温瘧惡毒. 諸痺.

【よみ】
「賊風（風の邪気）皮膚中に在り、淫淫（だんだんと増進する様）と痛む、温瘧（マラリア様の疾患）、悪毒、諸痺を治す。」

【『名医別録』の主治】
「大毒あり。邪気、鬼疰（きしゅ）、蠱毒（こどく）を（治す）。」

【基原植物に関する各家論述】
『意釈神農本草経』・『神農本草経中薬彩色図譜』：トウレンゲツツジ Rhododendron molle G. Don の花。
『国訳本草綱目』：牧野は羊躑躅は我邦のレンゲツツジの中のキレンゲツツジに酷似した品であるが、固より別種であるとしている。
『本草の植物』：『啓蒙』では日本産のレンゲツツジ Rhododendron japonicum（A. Gray）Suringer にあてたが、レンゲツツジは雄蕊が花冠より短く、葉の裏面は脈上に毛があるほかは無毛。トウレンゲツツジは雄蕊が花冠と等長かより長く、葉の裏面は灰色柔毛を密生するので別種である。
『中華人民共和国薬典』：[鬧羊花]（どうようか）（羊躑躅の花）の名で収載。
『中薬大辞典』：羊躑躅 R. molle G. Don の花と規定。
『日本薬局方』：非収載。

以上により羊躑躅はトウレンゲツツジの花とする。

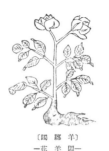
『本草綱目』

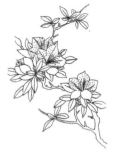
『植物名実図考』羊躑躅

【現在の流通と使用状況】
日本では漢方処方集に記載なく、漢方薬方に使われることはない。生薬としての流通もない。

【同属近似植物】
①トウレンゲツツジ（羊躑躅・鬧羊花）
　　Rhododendron molle G. Don
　　中国（江蘇、江西、福建、湖南、湖北、河南など）に分布。
②キレンゲツツジ　黄蓮華躑躅
　　Rhododendron japonicum Suringer f. flavum Nakai
　　中国　北海道～九州に分布
③レンゲツツジ　蓮華躑躅
　　Rhododendron japonicum
　　（＝Rhododendron molle subsp. japonicum）
　　日本、中国に分布。

【羊躑躅の根】
中国では羊躑躅の根を羊躑躅根（ようてきちょくこん）と称し羊躑躅と同様に①駆風②除湿③止痛の作用を持ち風寒湿邪による関節炎、脚気、打撲、痔瘻、癬瘡に用いる。

ツツジ科　ツツジ属

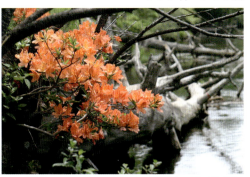
ツツジ科　レンゲツツジ　日光戦場ヶ原（6月）

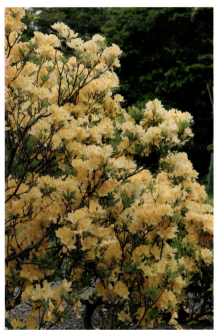
ツツジ科　キレンゲツツジ
北海道医療大学（6月）

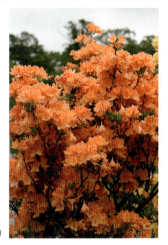

ツツジ科　レンゲツツジ　北海道医療大学（6月）

薬草メモ

　レンゲツツジは本州〜九州（一部北海道西南部）に分布し、やや湿った日の当たる高原、湿原、放牧地に群生することが多い落葉低木である。葉にはアンドロメドトキシン、花にはロドジャポニンという有毒成分が含まれている。痙攣毒で放牧の動物に害を与えることから別名「ウマツツジ」「ベコツツジ」などの別名がある。花が輪状に集まり咲く様子を蓮華（ハス）に例えてこの名がつけられたという。羊躑躅の名の由来について陶弘景は「羊がその葉を食えば躑躅（足踏みして動かなくなる）して死ぬところから名けられたのだ」と言っている。中国ではツツジの名に躑躅を当てている。

【薬効と使い方】　開花期に花を採取し日干した生薬を中国では「閙羊花」として下記の症状に用いる。内服には1〜2分煎じて服用する。また酒に浸すか、丸剤、散剤として用いる。外用では搗いて摩擦する。本品は有毒なので日本では薬用にはしない。民間で殺虫、殺蛆剤や皮膚寄生虫の駆除薬に応用される。

【漢方】　①駆風②除湿③止痛の作用を持ちリウマチによる頑固なしびれ、骨折疼痛、皮膚頑癬などに用いる。中国では手術の麻酔にも用いられる。

被子植物(真正双子葉類)
コア真正双子葉類　キク類　シソ群
ガリア目　トチュウ科
上薬　杜仲

ガリア目
トチュウ科　トチュウ属

[杜仲]（とちゅう）

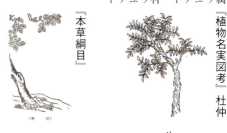
『植物名実図考』杜仲
『本草綱目』

『神農本草経』原文　　　　　　上薬
杜仲．一名思仙．味辛平．生山谷．治腰脊痛．補中．益精氣．堅筋骨．強志．除陰下痒濕．小便餘瀝．久服輕身耐老．

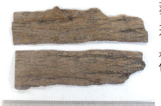
生薬見本　杜仲

【よみ】
「腰脊痛を治す。中を補い、精気を益し、筋骨を堅くし、志を強め、陰下痒湿（陰部の痒みのある湿疹）、小便余瀝（尿がしたたる病気）を除く。久服せば、身を軽くし、老いに耐える。」

【『名医別録』の主治】
「甘温、無毒　脚中酸疼し、地を践む（フム）を欲せず。」

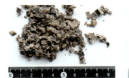
生薬杜仲の刻み　　杜仲葉

【基原植物に関する各家論述】
『意釈神農本草経』・『神農本草経中薬彩色図譜』：トチュウ　杜仲 Eucommia ulmoides Oliver の樹皮としている。
『中薬大辞典』：E. ulmoides Oliver の樹皮
『日本薬局方』：トチュウ　杜仲 E. ulmoides Oliver の樹皮
『中華人民共和国薬典』
　　　　　　　　　　　［杜仲］：杜仲の樹皮。
　　　　　　　　　　　［杜仲葉］：杜仲の葉。

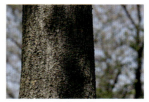
杜仲の幹

【杜仲の部位による薬効と主治】
①樹皮　［杜仲］：
　　〈薬効〉　補肝腎、強筋骨、安胎。
　　〈主治〉　腰、背の痛み、膝の麻痺、残尿、陰部の痒み、流産防止、高血圧。
②葉　［檰芽（めんが）］：トチュウのはじめて出た柔らかい若葉
　　　　　　風毒脚気、久積風冷、腸痔下血
　　［杜仲葉］：トチュウの葉
　　　　　　メタボリックシンドロームの予防、高血圧防止など健康食品の素材として使用。

以上により杜仲はトチュウの樹皮とする。

【現在の流通と使用状況】
杜仲は主産地中国（四川、陝西、湖北、河南、貴州、雲南）から殆ど輸入され販売されている。杜仲葉も食品分類で「杜仲葉」または「杜仲茶」、健食品の素材として中国からの輸入や国産品が販売されている。

トチュウ科　トチュウ属

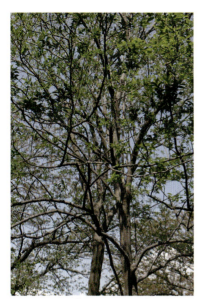
トチユウ科　トチュウ（4月）
大船植物園

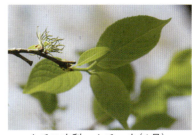
トチユウ科　トチュウ（4月）
雄花　大船植物園

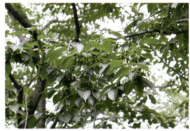
トチユウ科　トチュウ（7月）
果実　大船植物園

薬草メモ

トチュウは中国原産で中国中部以南の各省・ベトナムに分布する。トチュウ科トチュウ属トチュウと、世界でも珍しい一科一属一種の落葉高木である。名の由来について李時珍は「昔、杜仲という人が、これを服して得道したというに因んで名とした」と言っている。木が枯れない程度に樹皮をむくので、1本の木からあまり取れず高価であったため、中国では古来より貴人の漢方薬として珍重された。枝や葉を折ると白いゴム状の糸を引くのが特徴である。この為別名を「木綿」「糸連皮」とも言う。この糸を引くことが良品とする目安ともなる。樹皮に2～7％のグッタペルカを含み、グッタペルカは絶縁材料や歯科用セメントなどに用いられるが杜仲の含量は少ないため経済的には見合わないとされる。高価なため同じく糸を引く、ニシキギ科のマサキの樹皮を和杜仲と称して、市場にあったが代用とはならず今はない。

【薬効と使い方】　幹皮を剥いで乾燥したものを生薬「杜仲」と呼び滋養・強壮・神経痛・補腎・高血圧に1日量6～15gを煎じ服用する。若葉は杜仲茶として日本では三回にわたり大ブームが起こった。最後のブームはメタボリックシンドロームに良いとして品切れになったこともあった。中国からの輸入品が多いが長野県伊那や秋田県大仙でも栽培されている。

【漢方】　①強壮②強精③鎮痛の作用を持ち、補腎の要薬として神経痛、筋肉痛、関節痛、足膝軟弱、高血圧・流産防止・インポテンツ・頻尿などを改善する薬方に用いる。
薬方としては、大防風湯（和剤局方《関節痛リウマチ》）、痿証方（秘方集験・本朝経験《麻痺（下肢）》）、補陰湯（万病回春《腰痛・坐骨神経痛》）、独活寄生湯（和剤局方《腰痛・神経痛》）その他多くの薬方に配合されている。

被子植物(真正双子葉類)
コア真正双子葉類　キク類　シソ群
リンドウ目　アカネ科
上薬　茜根※1
※1 森立之以外の版本では中薬(中品)としている。
中薬　枝子※2
※2 森立之以外の版本では「梔子」としている。
下薬　女青　巴戟天※3
※3 森立之以外の版本では上薬(上品)としている。

リンドウ目
アカネ科　アカネ属

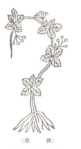

『本草綱目』　　『植物名実図考』茜草

[茜根]
せんこん

『神農本草経』原文　　　　　上薬
茜根．味苦寒．生山谷．治寒濕風痺．
黄疸．補中．

【よみ】
「寒湿風痺　黄疸を治す。中を補う。」

【『名医別録』の主治】
「無毒、止血、内崩、下血、膀胱不足、踒跌、
蠱毒(を主る) 久服せば、精気を益し、身を
軽くする。以て絳(赤色)に染むべし。」

【基原植物に関する各家論述】
『意釈神農本草経』：アカネ茜草　Rubia
cordifolia L. var. mungista Miq.※4 の根。
『神農本草経中薬彩色図譜』：茜草　Rubia
cordifolia L. の根及び根茎。
『本草の植物』：アカネ　Rubia argyi（Lev.
et Vant.）Hara ex Lauener
『中華人民共和国薬典』：[茜草]の名で収載。
茜草　Rubia cordifolia L. の根及び根茎。
『日本薬局方』：非収載。

※4 かつては茜草(クルマバアカネ) R. cordifolia の
変種とみなされていたが現在は別種とし R. argyi を
標準名とする。

以上により茜根はアカネの根とする。

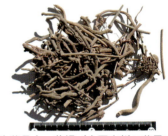

生薬見本　茜根（中国広州の薬局で購入）

【現在の流通と使用状況】
茜根は商品名[あかね根]として日本でも流
通していたが最近販売中止となった。中国で
は通経薬として茜梅湯及び茜根散が知られ用
いられているが、日本では漢方薬方にはあま
り使われない。民間薬としての使用が多く見
られる。

【同属近縁植物】
①アカネ　Rubia cordifolia
　葉は4枚輪生。
　日本、朝鮮半島、中国に分布
②アカミノアカネ　Rubia argyi
　中国（陝西、河南、安徽、河北、山東な
　どで産する）
③セイヨウアカネ　Rubia tinctorum
　常緑で、葉は細長く6枚輪生。根が太く、
　アカネより収量が多い。
　ヨーロッパ原産

アカネ科　アカネ属

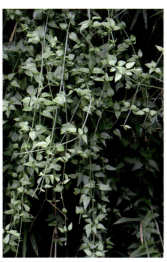

アカネ科　アカネ
城ヶ島（8月）

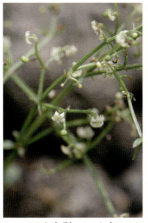

アカネ科　アカネ
富士山（9月）

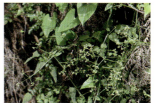

アカネ科　アカネ
富士山（9月）

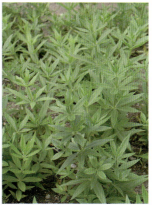

アカネ科　セイヨウアカネ
北海道医療大学薬草園（6月）

薬草メモ

アカネは本州、四国、九州、朝鮮半島、台湾、中国、東南アジアに分布し、野原、林、山地、垣根など、極めて普通に見られるつる性の多年草である。日本古来の薬用、染色用植物で、万葉集にはあかねさすを、「日をみちびく」や「紫」にかかる枕詞とされ、「あかねさす紫野行き　標野行　野守は見ずや　君が袖振る」(巻1-20) など13首詠われている。アカネは根が赤いことからこの名がある。茜の名の由来について李時珍は「東方には有るけれども希れだ。西方のように多くない……また西草と書いて茜というもこの意味だ」と言っている。アカネは茜染めの染料として有名で、灰汁の濃さで赤から黄色の染料となり、盛んに栽培されたが、色素成分が合成されるようになり、栽培はすたれてしまった。現在、工芸染料としてセイヨウアカネが多く用いられる。

【薬効と使い方】　秋、根を日干乾燥したものを生薬「茜草根」と呼び通経、浄血、解熱、止血、強壮に用いられる。民間では月経不順、虚弱体質、鼻血などの出血に1日量10gを煎じ服用する。扁桃炎、口内炎、歯痛には1日量10〜15gの煎液をうがいなどとして用いる。

【漢方】　①浄血②止血③通経の作用を持ち吐血、便血、尿血、下血、生理不順などに用いる。

薬方としては、固衝湯（衷中参西録《不正出血》）、茜根散（景岳全書《止血》）等の薬方に配合されている。現在の中国では臨床上、血を行らす際には生で用い、血を止める場合には炒炭にして用いる。

被子植物(真正双子葉類)
コア真正双子葉類　キク類　シソ群

リンドウ目
アカネ科　クチナシ属

[枝子]※1（梔子）
※1 森立之本以外は梔子と表記

『神農本草経』　原文　　　　　中薬
枝子．一名木丹．味苦寒．生川谷．治
五内邪氣．胃中熱氣．面赤酒皰皶鼻．
白癩赤癩瘡瘍．

【よみ】
「五内邪気（肺・心など五臓に関係する熱気）、胃中の熱気、面赤く酒皰皶鼻（赤鼻・ざくろ鼻）、白癩赤癩（ハンセン氏病）を治す。」

【『名医別録』の主治】
「大寒、無毒、目熱し、赤く痛み、胸心大小腸大熱、心中煩悶、胃中熱気を療す。」

【基原植物に関する各家論述】
『意釈神農本草経』・『神農本草経中薬彩色図譜』：クチナシ梔子 Gardenia jasminoides Ellis の果実。
『日本薬局方』：[山梔子]の名で収載。
『中華人民共和国薬典』：[梔子]の名で収載。いずれも基原は前述と同じ。
『中薬大辞典』：[梔子]の名で梔子の果実を収載するほか、[水梔]※2 の名で大花梔子 var. grandiflora Nakai の果実を収載。

※2　かつては梔子をコリンクチナシ、大花梔子をクチナシとし、果実をそれぞれ[小梔子][水梔子]と称した。[山梔子]は円く小さく、[水梔子]は大きいと区別していた。現在は中間種もあり区別が難しいので『局方』『薬典』ともに母種　クチナシ（山梔）G. jasminoides Ellis を収載し、両者とも適合品としている。

以上により枝子はクチナシの果実とする。

【現在の流通と使用状況】
漢方薬方に繁用される生薬であり、中国（湖南、湖西、浙江、福建）、台湾などに主に産し輸入される。日本では香川、鹿児島などに産するが産量は少ない。

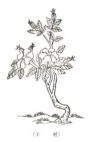
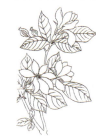
『本草綱目』　　『植物名実図考』梔子

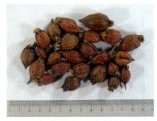
生薬見本　山梔子

【同属近縁植物】
①クチナシ［梔子・山梔子］
　Gardenia jasminoides
　東アジア南部に分布。
②大花梔子［水梔子］
　G. jasminoides Ellis var. grandiflora Nakai
　中国の中部および南部に分布。
③コクチナシ（ヒメクチナシ）［水梔子］
　G. jasminoides var. radicans
　中国南部原産、本州、四国、九州で植栽。大型で長めの果実をとくに水梔子という。水梔子は、一般には染料に用いて薬としては劣るものとされている。全体に小形なので鉢植えにされる。
④ヤエクチナシ　G. augusta　八重咲きのもので、熊本県の天然記念物として保護されている。
⑤オオヤエクチナシ
　八重咲きの大きな花、アメリカで改良された園芸種。薬用にはならない。
⑥オガサワラクチナシ　G. boninensis
　小笠原諸島

アカネ科　クチナシ属

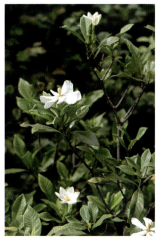
アカネ科　クチナシ
東京都薬用植物園（6月）

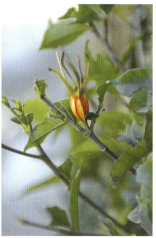
アカネ科　クチナシ
鎌倉（2月）

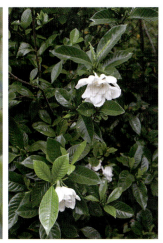
アカネ科　ヤエクチナシ
東京薬科大学薬草園(7月)

薬草メモ

クチナシは中部地方以西、台湾、中国、インドシナ半島に分布し、暖かい山地に自生する。純白の花にジャスミンのような芳香があるため庭木として植えられている常緑低木である。クチナシは飛鳥時代から黄色染料として頻用されているが、万葉集には登場しない。果実が熟しても割れない、すなわち口を開けないことから「口無し」と呼ばれる。梔子の名の由来について李時珍は「卮は酒器であって、梔の子（実）がそれに象ているから名づけたのである」と言っている。クチナシは無毒のため、沢庵などの食品の着色料として用いられる。

【薬効と使い方】　秋に熟した果実を日干乾燥したものを生薬「山梔子」と呼び、消炎、利尿、止血、鎮静に用いる。炎症（はれもの・打撲・腰の痛み）・止血（鼻血・喀血・痔出血）・鎮静・不眠に山梔子5～6gを1日量として煎じ服用する。はれもの・打撲・腰の痛みのには果実5～6個の煎汁か、粉末に小麦粉と卵白を加えまぜ、練って患部に貼る。これに黄柏末を同量まぜるとさらに良い。打ち身、ねんざには、粉末に1/3量の小麦粉と酢を加えて練り冷湿布するとよい。口内炎・歯肉炎には山梔子5～10gを1日量として煎じ、うがいするようにしながら飲む。

【漢方】　①消炎②解熱③除煩④利胆⑤止血の作用を持ち熱病、煩躁、不眠、黄疸、出血、淋病などを改善する薬方に用いる。
薬方としては、黄連解毒散（外台秘要《胃潰瘍・のぼせ・不眠》）、清肺湯（万病回春《気管支炎》）、清上防風湯（万病回春《にきび・湿疹》）五淋散（和剤局方《残尿・排尿痛》）、梔子豉湯（傷寒・金匱《食道炎・不眠》）、加味逍遥散（和剤局方《婦人神経症》）、茵蔯蒿湯（傷寒・金匱《黄疸・肝炎・蕁麻疹》）その他多くの処方に配合されている。

被子植物(真正双子葉類)　　　　　　　　　　　　リンドウ目
コア真正双子葉類　キク類　シソ群　　　　アカネ科　ヘクソカズラ属

[女青(じょせい)]

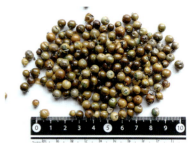

生薬見本　ヘクソカズラの実

『神農本草経』 原文　　　　　　　　下薬
女青．一名雀瓢．味辛平．生山谷．治
蠱毒．逐邪惡氣．殺鬼．温瘧．辟不祥．

【よみ】
「蠱毒を治す。邪悪の気を逐ひ、鬼を殺し、温瘧、不祥を辟ける」

【『名医別録』の主治】
「有毒　蛇全の根なり。」

【基原植物に関する各家論述】
『神農本草経中薬彩色図譜』：鶏屎藤（ヘクソカズラ） *Paedenia scandens*（Lour.）Merr. の全草。
『意釈神農本草経』：ガガイモ科※のヒメイヨカズラ *Cynanchum thesioides*（Freyn）K. Schum. の根。
※APG ではキョウチクトウ科。
『国訳本草綱目』：李時珍が「女青には二種ある。一は藤生のもの、蘇頌の言う蘿摩に似たるというものというのがそれである。一は草生のもの、即ち蛇含（バラ科オヘビイチゴの全草）の根である」と言っている。牧野はこの前者をとり、「『本草綱目啓蒙』ではヘクソカズラに充てているが穏当ではない」と言う。
『本草の植物』：「諸説ある。『啓蒙』には二種あり、本条は蛇含の根、他はヘクソカズラとした。牧野は蘿摩に似たるというものをヒメイヨカズラに充てた。これは『別録』の産地と一致しない」と指摘している。

『日本薬局方』・『中華人民共和国薬典』：非収載。
『中薬大辞典』：「女青」はただ一箇所、「鶏屎藤」の別名として記載されている。

以上により女青はヘクソカズラ、オヘビイチゴ、ヒメイヨカズラなど諸説あるがヘクソカズラの全草が有力と考える。

【現在の流通と使用状況】
ヘクソカズラの流通は見られない。日本では民間薬として採取してしもやけ、あかぎれに実を外用に用いている。

【基原とされる植物】
①アカネ科
　　ヘクソスカズラ（鶏屎藤）
　　Paedenia scandens
②ガガイモ科
　　ヒメイヨカズラ
　　Cynanchum thesioides
③バラ科
　　オヘビイチゴ（蛇含）
　　Potentillalem kleniana

オヘビイチゴはバラ科蛇含(じゃがん)を参照
ヒメイヨカズラはガガイモ科女青を参照

アカネ科　ヘクソカズラ属

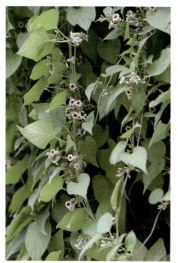

アカネ科　ヘクソカズラ
筑波実験植物園（8月）

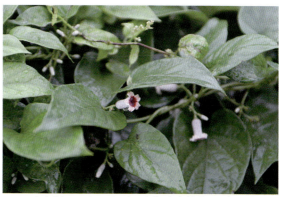

アカネ科　ヘクソカズラ京都府立植物園（7月）

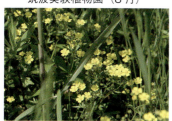

バラ科　オヘビイチゴ
渡瀬遊水池（5月）

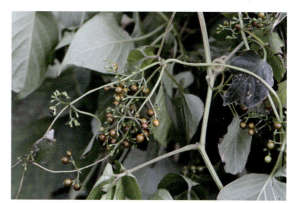

アカネ科　ヘクソカズラ　観音崎（11月）

―――― 薬草メモ ――――

ヘクソカズラは日本各地、中国南部、インド、東南アジアに広く分布し、日当たりの良い所を好み林縁や藪で他に絡みつき繁り、至る所に見られるつる性の多年草である。万葉集には葛莢（ソウケフ）（ジャケツイバラ）に延ひ（は）おほとれるくそかずら絶ゆることなく宮仕せむ（みやづかい）」（巻16-3855）と詠われ、古くから「くそかずら」と可愛そうな名を頂いている。花や葉をもむと悪臭があるので屁糞葛の名がある。花は可愛く「早乙女花」とも呼ばれる。また花冠内側の赤紫色が灸をすえた跡に似ているのでヤイトバナ（灸花）の別名がある。

【薬効と使い方】　日本の民間では秋、熟しきった果実を採取し、しもやけ・あかぎれに果実をつぶしてその汁を外用するか、細かく潰し、ハンドクリームやグリセリンに混ぜ外用する。また毒虫に刺されたときに葉の汁をすりこむと痛みや痒みがとまる。インドネシアでは駆風薬としても知られている。

【漢方】　中国ではヘクソカズラを鶏屎藤（けいしとう）と呼び全草および根を用いる。鶏屎藤は①去風②活血③止痛④解毒⑤消腫の作用を持ちリウマチによる疼痛、下痢、胃・腹痛、浮腫、肝脾腫大、瘰癧、腸癰、腫毒、打撲傷などに用いる。

被子植物(真正双子葉類)
コア真正双子葉類　キク類　シソ群

リンドウ目
アカネ科　ヤエヤマアオキ属

[巴戟天]
はげきてん

『神農本草経』 原文　　　　　　　下薬
巴戟天．味辛微温．生山谷．治大風邪
氣．陰痿不起．強筋骨．安五藏．補中
増志益氣．

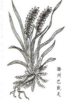

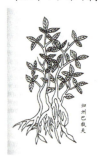

【よみ】
「大風邪気、陰痿起きざるを治す。筋骨を強め、五臓を安じ、中を補ひ、志を増し、気を益す。」

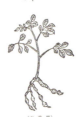

『植物名実図考』 巴戟天
　　　　　　　広州巴戟天

『植物名実図考』 巴戟天
　　　　　　　滁州巴戟天

【『名医別録』の主治】
「甘　無毒　頭部、面部の遊風（じんましん）、小腹から陰中まで相引いて痛むものを療じ、気を下し五労を補い、精を益し、男子に利あり」

【基原植物に関する各家論述】
『意釈神農本草経』・『神農本草経中薬彩色図譜』：巴戟天　*Morinda officinalis* How の根。
『日本薬局方』・『日本薬局方外生薬規格』：非収載。
『中華人民共和国薬典』：巴戟天
M. officinalis How の根。

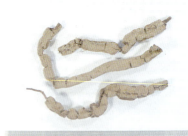

生薬見本　巴戟天

以上により巴戟天はアカネ科 *Morinda officinalis* の根とする。

【現在の流通と使用状況】
主産地、中国広西、広東省の西江沿岸に多く産する。中国市場での流通は多く、生薬市場、漢方薬局であたりまえに見ることができる。日本でも滋養、強壮の需要があり流通しているので入手可能である。また製薬原料として中国から輸入している。

参考：アカネ科で常緑藤本の植物は日本で、いずれも南部に自生している。主なものはシラタマカズラとカギカズラである。葉は対生で、長楕円形長さ3〜13cmで6あるなど外見が良く似ている。カギカズラは葉の基部のカギを生薬［釣藤鈎］と呼び鎮痛、鎮静、鎮痙、降圧に繁用される。

【同属近縁植物】
①ハゲキテン（巴戟天）　*Morinda officinalis*
　広東、広西、福建省に分布
②ハナガサノキ（羊角藤）　*M. umbellata*
　福建、広東、雲南省に分布
　日本の屋久島や沖縄にも自生している。中国では［羊角藤］と称して根或いは根皮を巴戟天と同様に用いている。
③ヤエヤマアオキ　*M. citrifolia*
　琉球諸島、小笠原諸島、東南アジアなど熱帯で自生。果実を絞ったノニジュースは決しておいしい物ではなく、薬用効果を期待して飲まれている。最近、健康食品として日本でも飲まれているが効果は不明である。

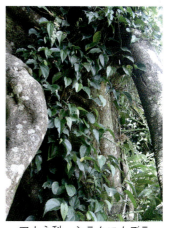
アカネ科　ヤエヤマアオキ属

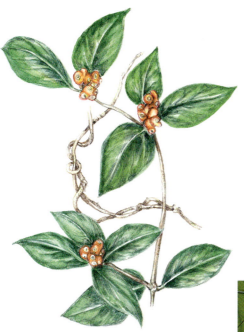

アカネ科　シラタマカズラ
屋久島（5月）

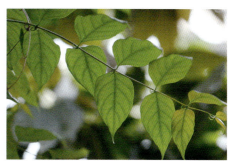

アカネ科　ハゲキテン　野中清美氏作品

アカネ科　カギカズラ　東京都薬用植物園(4月)

―(薬草メモ)―

　ハゲキテンは中国の広東、広西、福建省などに自生し、山谷、渓谷、山林の下に生えているつる性常緑藤本である。巴戟天の名の由来について李時珍は「名称の意義は一向に明らかでない」と言っている。ハゲキテンは温暖な気候を好み排水が良く、日当の十分ある場所に栽培されている。栽培から収穫まで5～10年かかり、主産地である広東地区では巴戟の両端の間にラッカセイ、生姜などの作物を作っている。滋養、強壮剤として参茸丸や至宝三鞭丸が中国から輸入され、薬局・楽店で販売されている。また腰痛や肩こり、疲労、老化現象に人参・当帰・鹿茸などと配合したナンパオ[R]、疲れ、体力に効くとしてリポビタンD pro[R] に配合されている。

【薬効と使い方】　冬、春、根を掘り取り、6～7割に日干しし、木槌でたたいて平たくする。日干乾燥したものを生薬「巴戟天」とよび、滋養、強壮に用いる。中国では1.5～3銭を煎じて服用するか、丸剤や散剤にするか、酒に浸すか、煮詰めて膏などにして用いる。

【漢方】　①補腎②強筋骨③強壮④祛風湿の作用を持ちインポテンツ、不妊、リウマチ、下腹部冷痛、腰痛、関節痛、下肢の筋力低下、頻尿、尿失禁などを改善する薬方に用いる。薬方としては、巴戟丸（証治準縄《インポテンツ・不妊》）等のの処方に配合されている。

被子植物（真正双子葉類）
コア真正双子葉類　キク類　シソ群
リンドウ目　ゲルセミウム科
下薬　鈎吻

リンドウ目
ゲルセミウム科　ゲルセミウム属

[鈎吻]
こうふん

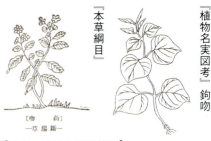
『本草綱目』
『植物名実図考』鈎吻

『神農本草経』　原文　　　　　　　下薬
鈎吻．一名野葛．味辛温．生山谷．治
金瘡乳痓．中惡風．欬逆上氣水腫．殺
鬼注蠱毒．

【よみ】
「金瘡、乳痓（妊娠分娩時期の痙攣性疾患）、
中悪風、欬逆上気、水腫を治す。鬼疰、蠱毒
を殺す。」

【『名医別録』の主治】
「大毒　癥積を破り、脚膝痺痛、四肢の拘攣、
悪瘡疥蟲を除き、鳥獣を殺す。汁に搗いて膏
中に入れる。湯、飲には入れぬ。」

【基原植物に関する各家論述】
『意釈神農本草経』・『神農本草経中薬彩色図
譜』：フジウツギ科※1 の 鈎吻（胡蔓藤）
Gelsemium elegans Benth. の根（『図譜』は
全草）

『本草の植物』：『啓蒙』にはツタウルシ
Rhus ambigua Lavaleé ex Dippelにあて、『植
物名彙』前編にツタウルシの Rhus
Toxicodendron var. radicans Miquel とし、
『国訳本草綱目』にこれに従った。これは誤
りである」とし、フジウツギ科※1 のコマン
トウ胡蔓藤 G. elegans をあてている。

『中薬大辞典』：フジウツギ科の胡蔓藤（鈎吻）
の全草。

※1 鈎吻の異名に野葛（冶葛）がある。冶葛は奈良正
倉院に現存し、コマントウの根と同定されている。な
お、旧来のフジウツギ科（Logamiaceae）は新エングラ
ー分類ではマチン科と称した。APG分類ではゲルセ
ミウム科として独立した。

『日本薬局方』・『中華人民共和国薬典』：非
収載。

以上により鈎吻は胡蔓藤の全草又は根とする。

【現在の流通と使用状況】
薬方にはなく、流通もない。

【同属植物】
ゲルセミウム属は下記の3種がある。蔓性、
花の形、猛毒という共通点を持つ。毒性の主
成分は Gelsemium alkaloid で、gelsemin、
gelsenicine が知られ、中毒の主な症状は呼
吸麻痺である。

①ゲルセミウム・エレガンス（鈎吻、胡蔓藤、
野葛）　Gelsemium elegans Benth　中国
南部、ベトナム、東南アジアに分布。

②カロライナジャスミン
Gelsemium sempervirens
アメリカ南東部～中米に分布。春に咲き、
開花の時期、花数が多い、葉は小型である
点を別にすれば黄色い釣鐘状の花はゲルセ
ミウム・エレガンスとそっくりである。カ
ロライナジャスミンは花期が長くジャスミ
ンの香りがすることから人気がでて、園芸
店に売られている。庭先のフェンスにから
みついているのをよく見かける。エレガン
スほど猛毒ではないとされている。

③ランキンジャスミン Gelsemium rankinii
アメリカ東部原産

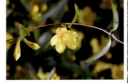
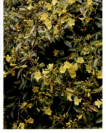

マチン科
カロライナジャスミン
横浜児童植物園（4月）

ゲルセミウム科　ゲルセミウム属

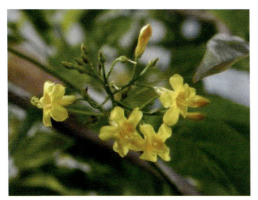

ゲルセミウム科ゲルセミウム・エレガンス
日本新薬㈱植物園

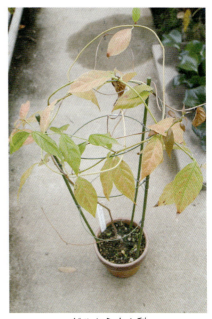

ゲルセミウム科
ゲルセミウム・エレガンス
日本新薬㈱植物園（5月）

薬草メモ

胡蔓藤(こまんとう)ゲルセミウム・エレガンスは東南アジアから中国南部の原産で、日当たりの良い斜面、道端の草むら、低木の茂みに生えるマチン科ゲルセミウム属のつる性常緑植物である。鉤吻(こうふん)の名の由来について陶弘景は「この草は口に入れば人の喉吻を鉤するという意味だ。」と言っている。また胡蔓藤、野葛(やかつ)の名について李時珍は「この草に野葛なる名はあるが、葛根の野生のものを意味するのではない。或は治葛と書く……治とは地名であって、その地は東方に在る……廣地方（広東、広西省）ではこれを胡蔓藤といい、断腸草ともいう」と言っている。このように胡蔓藤は有毒植物の中で最も強い毒をもっていると云われれ、葉を3枚食べれば確実に死ぬと云われ毒殺に用いられたと云う。根と根皮を鉤吻と称し神経痛、リウマチの痛み、湿疹、できもの、打ち身などに外用される。日本には奈良時代胡蔓藤の根が「ヤカツ（治葛）」の名で治葛壺が正倉院に納められている。現在390g残されているが、1996年千葉大薬学部の相見教授に2.8gを渡し、鑑定を依頼した。サンプル成分を分析した結果、ゲルセミウム・エレガンスである事が証明された。

【薬効と使い方】　全草を主に外用として用いる。胡蔓藤の中国の民間での使用は煎汁を解熱に、妊娠時の腰痛に温めた葉を貼付する。

【漢方】　①去風②攻毒③消腫④止痛の作用を持ち疥癬、湿疹、瘰癧、癰腫、疔瘡、打撲傷、リウマチによる痺痛、神経痛などに用いる。

被子植物（真正双子葉類）
コア真正双子葉類　キク類　シソ群
リンドウ目　リンドウ科
上薬　竜胆
中薬　秦艽

リンドウ目
リンドウ科　リンドウ属

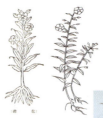

『植物名実図考』竜胆

[竜胆]
りゅうたん

『本草綱目』

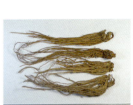

生薬見本　竜胆

『神農本草経』　原文　　　　　　　上薬
龍膽．一名陵游．味苦寒．生山谷．治骨間寒熱．驚癇邪氣．續絶傷．定五藏．殺蠱毒．久服益智不忘．輕身耐老．

【よみ】
「骨間の寒熱、驚癇（痙攣性疾患）、邪気を治す。絶傷（筋肉の障害された傷）を続く、五臓を定め、蠱毒を殺す。久服せば、智を益し、忘れず、身を軽くし、老いに耐ゆ。」

【『名医別録』の主治】
「無毒　胃中の伏熱・時気温熱・熱泄下痢を除き、腸中の小蟲を去り、肝胆の気を益し、驚惕（驚悸）を止める。」
きょうてき

【基原植物に関する各家論述】
『図説東洋医学 用語編』・『意釈神農本草経』：トウリンドウ　竜胆 Gentiana scabra Bunge の根及び根茎。
『日本薬局方』：トウリンドウ（竜胆），G. manshurica Kitagawa（条葉竜胆）、または G. triflora Pallas（三花竜胆）の根および根茎。
『中華人民共和国薬典』：前記のほか、G. rigescens Franch.（滇竜胆）の乾燥根および根茎。ただし、前三種を竜胆、後一種を堅竜胆と称し、性状等を別に規定している。

以上により竜胆はトウリンドウ又はその近縁植物の根及び根茎とする。

【現在の流通と使用状況】
日本では漢方薬方に比較的多く使われる生薬であり、主にトウリンドウが中国から輸入され流通している。

【同属近縁植物】
①竜胆　トウリンドウ　*Gentiana scabra*
　中国東北地方、内モンゴル、朝鮮半島、シベリアに分布する。日本の市場の殆どを占める。
②三花竜胆　トウオヤマリンドウ
　　G. triflora Pallas
　中国（黒竜江、吉林、遼寧省）に産する。
③堅竜胆（滇竜胆）　*G. rigescens* Franch.
　中国雲南地方に産する。
④条葉竜胆（東北竜胆）マンシュウリンドウ
　G. mashurica Kitaggawa
　中国東北地方、山東省に産する。
⑤リンドウ　*G. scabra var buergeri*
　日本ではリンドウのほか野生の近縁種を採取していたが近年その産量は極めて少ない。

【同属植物】
日本ではフデリンドウ、ハルリンドウ、コケリンドウ、タテヤマリンド、ミヤマリンドウ、エゾリンドウなどがある。
ヨーロッパではゲンチアナ　*Gentiana lutea* がある。

リンドウ科　リンドウ属

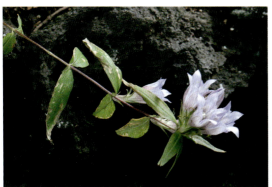

リンドウ科リンドウ　東京都薬用植物園（11月）

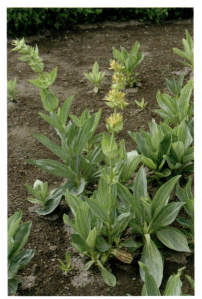

リンドウ科　ゲンチアナ
北海道医療大学薬草園（6月）

薬草メモ

リンドウ（Gentiana scabra var. buergeri）は本州、四国、九州に分布し、山地の草原や湿原に生える多年草である。別名イヤミグサ、ケロリグサと呼ばれ万葉集には登場しないが、『本草和名』（918年）には漢名の竜胆について、衣也美久佐（いやみぐさ）の和名で登場する。名からして"胃病み草"古来から胃の薬として用いられていたようだ。リンドウは漢名の竜胆の音読みが訛ってこの名となった。竜胆の名の由来につい『開宝本草』で馬志は「葉は龍葵（りゅうき）のよう、味は胆のように苦い。それに因った名称だ」と言っている。竜胆はおもに中国、朝鮮半島、シベリアに分布するトウリンドウ（G. scabra Bunge）である。日本産のリンドウはこの変種である。

西洋医学よりゲンチアナが苦味健胃薬として紹介され、竜胆も苦味健胃薬としての効能が知られて盛んに使われ始めた。ゲンチアナ（G. lutea）は花が黄色、草丈1mで、ヨーロッパに野生するため入手しにくく、日本に野生するリンドウが代用とされた。

【薬効と使い方】　秋に根を日干乾燥したものを生薬「竜胆」とよび、消炎、解毒、苦味健胃薬として用いられる。食欲不振、消化不良、胃酸過多症などに、1日量3gを煎じ服用するか、粉末を1日量1.5gを服用する。

【漢方】　①清熱②燥湿③瀉火の作用を持ち脳炎、眼疾患、黄疸、下痢、熱性痙攣、咽喉痛、尿閉、淋濁、尿道炎、帯下、陰部のかゆみ、皮膚疾患などを改善する薬方に用いる。
薬方としては、竜胆瀉肝湯（薜氏《排尿痛・残尿感》）、疎経活血湯（万病回春《関節痛・神経痛》）、立効散（衆方規矩《歯痛》）。その他多くの薬方に配合されている。

被子植物(真正双子葉類)
コア真正双子葉類　キク類　シソ群

リンドウ目
リンドウ科　リンドウ属

[秦艽(しんきゅう)]

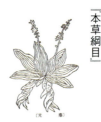
『本草綱目』

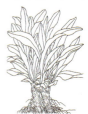
『植物名実図考』秦艽

『神農本草経』　原文　　　　中薬
秦艽. 味苦平. 生山谷. 治寒熱邪氣.
寒濕風痺肢節痛. 下水利小便.

【よみ】
「寒熱邪気、寒湿風痺（関節炎・関節リュマチ様の疾患）、肢節痛を治す。水を下し、小便を利す。」

【『名医別録』の主治】
「辛　微温　無毒。風久新問うこと無く、通身（全身）攣急するを療ず。」

【基原植物に関する各家論述】
『意釈神農本草経』：秦艽 Gentiana macrophylla Pallas や 小秦艽 G. dahurica Fischer などの根。
『神農本草経中薬彩色図譜』：秦艽 Gentiana macrophylla Pallas などの根。
『本草の植物』：オオバリンドウ（秦艽）およびハイリンドウ（小秦艽）としている。
『日本薬局方外生薬規格』：Gentiana macrophylla Pallas、G. straminea Maxim.、G. crassicaulis Duthie ex Burkill. 又 は G. dahurica Fischetr. の根。
『中華人民共和国薬典』：秦艽、麻花秦艽 G. straminea Maxim.、粗茎秦艽 G. crassicaulis Duthie ex Burk. および小秦艽の根

以上により秦艽は秦艽（オオバリンドウ）とその近縁植物の根とする。

【現在の流通と使用状況】
日本では漢方薬方とし使われる生薬で使用頻度は低いが、中国から輸入され食品分類で販売されている。家庭薬の原料としても需要がある。

【日本に生育する同属植物】
①エゾリンドウ gentiana triflora var.

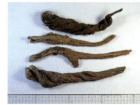
生薬見本　秦艽

japonica
②エゾオヤマリンドウ
Gentiana triflora var. japonica subvar. montana

【同属近縁植物】
中国では下記の同属植物が秦艽として流通している。
①大葉竜胆　オオバリンドウ Gentiana macrophylla
　中国の東北部から内蒙古、西北部
②粗茎秦艽(そけいじんぎょう)　Gentiana crassicaulis
　中国（チベット、雲南、四川など）に分布する。
③西蔵竜胆　チベットリンドウ Gentiana tibetica
花冠は黄色
　中国（チベット、雲南、四川など）に分布する。
④麻花秦艽　Gentiana straminea
　主産地、中国（四川、青海、甘粛など。）
以下を小秦艽と言う
⑤達烏里竜胆　Gentiana dahurica
⑥北方竜胆　Gentiana walujewii
⑦狭翅竜胆　Gentiana kauf-mannina
⑧天山竜胆　Gentiana tianschanica

他、これら小秦艽は中国（河北、山西、内モンゴル、陝西、青海、新疆など）に産する。
これらの植物は同属植物「竜胆」と異なり、根が太い。

リンドウ科　リンドウ属

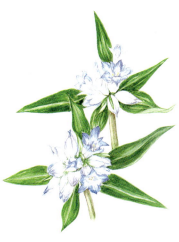

リンドウ
オオバリンドウ
野中氏作品

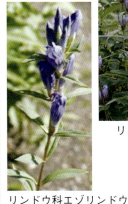

リンドウ科エゾオヤマリンドウ
大雪山黒岳（9月）

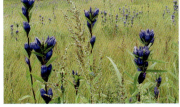

エゾリンドウ　長野　入笠山（9月）　リンドウ科エゾリンドウ
北海道医療大学薬草園（9月）

薬草メモ

オオバリンドウは中国の東北部から内モンゴル、西北部に分布し草地および湿気の多い斜面などに生える。日本では見ることができない多年草である。秦艽の名の由来について李時珍は「秦艽は秦地方から出るもので、その根は羅紋の交糾（糾＝糺）したものを良品とするところから秦艽、秦糺と名けたものだ」と言っている。リンドウと同じゲンチアナ属の植物であり全体の形状はリンドウに似ている。草丈40～60cm、茎は直立し、葉は披針形あるいは長楕円状披針形で対生である。花は上部葉腋につき束生し環状に深藍紫色の管状花（約20～40個）で先端が五裂する花をつける。

【薬効と使い方】　根を日干乾燥したものを生薬「秦艽」とよび漢方薬方に用いる。

【漢方】　①祛風湿②清熱③退黄の作用を持ち、感冒、リウマチの関節痛や筋肉痛、四肢の麻痺、痙攣、結核などの発熱（虚熱）、黄疸、小便不利、血便などを改善する薬方に用いる。

薬方としては、独活寄生湯（和剤局方《腰痛・神経痛》）、加味八仙湯（万病回春《手足のしびれ》）秦艽防風湯（蘭室秘蔵《痔核》）、秦艽羌活湯（衆方規矩《痔漏・痔核・脱肛》）、黄耆別甲湯（和剤局方《労咳、骨蒸熱》）、秦艽別甲湯（宝鑑《肺結核》）、秦艽扶羸湯（医学入門《肺結核》）などに配合されている。

被子植物(真正双子葉類)

コア真正双子葉類　キク類　シソ群
リンドウ目　キョウチクトウ科
上薬　落石※1　徐長卿　白兎霍
中薬　白薇
下薬　女青　石下長卿

※1 通例は〔絡石〕だが、森立之本では〔落石〕となっている。

［落石］（らくせき）

リンドウ目
キョウチクトウ科　テイカズラ属

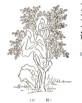
『本草綱目』

『植物名実図考』
落石藤

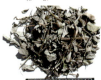
生薬見本　落石藤
（中国広州の薬局にて購入）

『神農本草経』原文　　　　　上薬
落石．一名石鯪．味苦温．生川谷．治風熱死肌．癰傷．口乾舌焦．癰腫不消．喉舌腫水漿不下．久服輕身明目．潤澤好顏色．不老延年．

【よみ】
「風熱死肌（皮膚の知覚障害）、癰瘍、口乾舌焦、癰腫消せず、喉舌腫（咽喉と舌の腫れ）水漿下らざるを治す。久服せば身を軽くし目を明らかにし、好き顔色を潤沢にし、老いず、年を延ぶ。」

【『名医別録』の主治】
「微寒無毒　大驚が腹に入りたるものに、邪気を除き、腎を養う。腰髖（もも）痛、筋骨を堅くし、関節を利す。」

【基原植物に関する各家論述】
『図説東洋医学用語篇』：つる性植物。
『意釈神農本草経』・『神農本草経中薬彩色図譜』：キョウチクトウ科の絡石 *Trachelospermum jasminoides* (Lindl.) Lemaire およびクワ科のオオイタビ（薜荔）*Ficus pumila* L. の茎と葉（帯葉藤茎）としている。
『本草の植物』：弘景はわからないとしているが、蘇恭は「実は黒くして円い」としているので、牧野は『国訳本草綱目』にオオイタビとした。『啓蒙』はテイカカズラとしているが中国にないので不適当である、などとしている。
『中華人民共和国薬典』：［絡石藤］の名で収載され、キョウチクトウ科の絡石のみを基原としている。

『国訳本草綱目』ではクワ科のクイイタビ（幼木）*F. stipulacen* Thunb. を充てている。
『中薬大辞典』：タイワンテイカカズラ の茎葉としている。
『日本薬局方』：非収載。

以上により落石はトウテイカカズラとする。オオイタビも否定できない。

【現在の流通と使用状況】
中国では下記の落石が流通しているが、日本では薬方になく流通も見られない。

【同属近縁植物】
テイカカズラ属は東アジアおよび北アメリカに16種ある
①トウテイカカズラ（タイワンテイカカズラ）*Trachelospermum jasminoides*
　中国南部～台湾に分布。
②テイカカズラ *Trachelospermum asiaticum*
　本州、四国、九州、朝鮮半島に分布。
③オキナワテイカカズラ（リュウキュウテイカカズラ）*Trachelospermum gracilips*
　九州南部以南、琉球列島に分布。

【絡石藤の中国における流通】
①オオイタビ　クワ科落石を参照。
②トウテイカカズラ
③シラタマカズラ
　香港・広東市場ではアカネ科のシラタマカズラ *Psychotria serpens* の茎や葉が落石藤として流通している。

キョウチクトウ科　テイカカズラ属

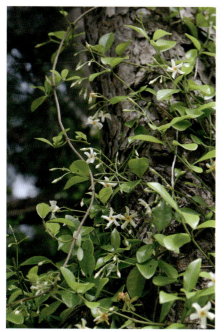

キョウチクトウ科　テイカカズラ
筑波実験植物園（5月）
T. asiaticum（Sieb.et Zucc.）Nakai

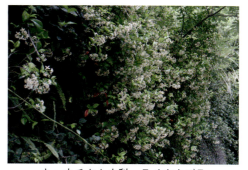

キョウチクトウ科　テイカカズラ
鹿児島城山（5月）
T. asiaticum（Sieb.et Zucc.）Nakai

薬草メモ

テイカカズラ（別名マサキカズラ）は本州、四国、九州、朝鮮半島などに分布するつる性常緑低木である。温暖な地方では樹木、石垣などに絡みつく姿はごく普通に見られる。「古事記」の天の岩戸の物語にも出てくるほど古くから登場する。万葉集にも「石つなの　またをち返へり　奈良の都を　また見なむかも」巻6-1046と詠まれ、「つた・つな」として7首詠われている。名の由来は歌人藤原定家が皇女式子内親王への激しい恋心から死後の墓に定家葛がまつわりついたという伝説に由来するといわれる。絡石の名の由来について蘇敬は「俗に耐冬と名づける。この草は石、木に包み絡って生えるものだから絡石と名づけたものである」と言っている。テイカカズラは樹木などに登って十分に日が当たるようになると大きな葉となり花を咲かせる。生育状態によって姿形や葉の形に変異があることから、七変化の植物と言われる。

【薬効と使い方】　夏に茎葉を採取後、刻んでから日干しにしたものを生薬「絡石藤」と呼び、解熱に用いる。解熱に1日量3〜10gを煎服する。咽の腫痛には煎じた液で含嗽する。テイカカズラは大量に服用すると、呼吸・心運動麻痺を起こす有毒植物であるため使用にあたっては注意を要する。

【漢方】①祛風湿②通経絡③利咽の作用を持ちリウマチなどによる関節痛、筋肉の炎症、咽喉腫痛、化膿症などに用いる。

被子植物(真正双子葉類)　　　　　　　　　　　　　　　　　　リンドウ目
　コア真正双子葉類　キク類　シソ群　　　　　　キョウチクトウ科　カモメヅル属

[徐長卿・石下長卿]

『神農本草経』　原文　　　　　　　　上薬
徐長卿．一名鬼督郵．味辛温．生山谷．
治鬼物百精蠱毒．疫疾邪惡氣．温瘧．
久服強悍輕身．

【よみ】
「鬼物（ばけもの）、百精（多くのもののけ）、
蠱毒、疫疾、邪惡気（共に感染症）、温瘧（マ
ラリア様疾患）を治す。久服せば、強悍（強
く勇ましい）身を軽くす。」

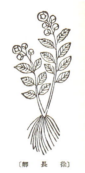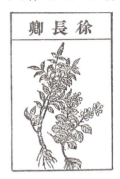

『本草綱目』

『神農本草経』　原文　　　　　　　　下薬
石下長卿．一名徐長卿．味鹹平．生池
澤．治鬼注精物．邪惡氣．殺百精蠱毒．
老魅注易．亡走啼哭．悲傷恍惚．

【よみ】
「鬼注精物（もののけ）、邪惡気を治す。百
精蠱毒、老魅（もののけ）注易（感染症）、
亡走（逃げる）啼哭（泣き叫ぶ）悲傷（非常
に悲しむ）　恍惚（ぼうとして、我を忘れる）
を殺す。」

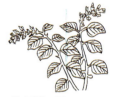

『植物名実図考』　徐長卿　図1、2

【基原植物に関する各家論述】
『意釈神農本草経』・『神農本草経中薬彩色図
譜』：いずれもスズサイコ　徐長卿 Cynan-
chum paniculatum（Buage）Kitagawa の根
（『図譜』は根・根茎・全草）としている。
原植物が同じなのに上薬（徐長卿）と下薬（石
下長卿）に分けられて名前も異なっているが、
何が違うのだろうか。
『中華人民共和国薬典』：［徐長卿］で収載。
徐長卿（スズサイコ）の乾燥根および根茎。
『国訳本草綱目』には、「徐長卿は人の名。『呉
普本草』には一名石下長卿とあり、同一植物
であることは明らかである。」としている。

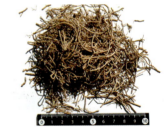

生薬見本　徐長卿（中国広州の薬局にて購入）

以上により徐長卿・石下長卿はスズサイコの
根茎あるいは根つきの全草とする。

【現在の流通と使用状況】
中国大陸の大部分に分布し、産地は江蘇、河
北、湖南、安徽、貴州、広西、東北などであ
る。中国国内での流通はみられるが、日本で
は漢方処方集に記載なく、漢方薬方に使われ
ることもない。生薬としての流通もない。

キョウチクトウ科　カモメヅル属

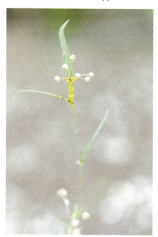

キョウチクトウ科　スズサイコ
筑波実験植物園（8月）

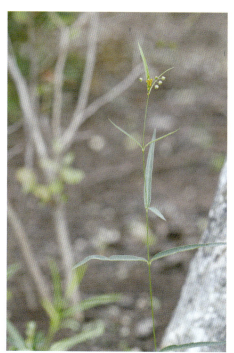

キョウチクトウ科　スズサイコ
筑波実験植物園（8月）

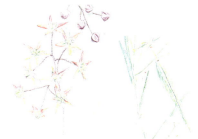

スズサイコの花と実

薬草メモ

スズサイコ（鈴柴胡）は日本各地、朝鮮半島、中国に分布し日当たりの良いやや乾燥した草地に生える多年草である。葉、全体がミシマサイコに似て花の蕾が丸い鈴を思わせることから鈴柴胡の名がある。徐長卿の名の由来は李時珍は「人名である。この人が常に此の薬で邪病を治療したことから、一般にその人の名で呼ぶようになったのだ」と言っている。スズサイコは、かつては堤防や棚田の草刈りされた場所に良くみられたが、近年急速に個体数が少なくなりつつある。7～8月に咲く花は早朝に開き、日が当たると閉じる性質があるので早朝でなければ見られない。

【薬効と使い方】　根および根茎あるいは根つきの全草を日干乾燥したものを生薬「徐長卿」と呼び鎮痛剤として使用される。単独で粉末にしたものを乗り物酔いに服用する。そのほか皮膚掻痒症には煎剤で患部を洗うとよい。民間では打撲・捻挫に生のスズサイコの汁を用いている。

【漢方】　①祛風湿②止痛③利水④活血⑤解毒⑥止痒の作用を持ちリウマチによる関節痛、胃痛、腹痛、歯痛、腹水、水腫、生理痛、気管支炎、止咳、打撲傷、蛇咬傷、湿疹、蕁麻疹などに用いる。

被子植物（真正双子葉類）
コア真正双子葉類　キク類　シソ群

リンドウ目
キョウチクトウ科　カモメヅル属

[白薇_{はくび}]

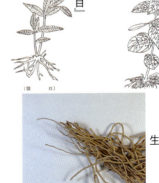

『本草綱目』
『植物名実図考』白薇

生薬見本　白薇

『神農本草経』　原文　　　　　　中薬
白薇．味苦平．生川谷．治暴中風身熱．
肢滿．忽忽不知人．狂惑邪氣．寒熱酸
疼．温瘧洗洗發作有時．

【よみ】
「暴（にわかな）中風身熱、肢満（下肢が腫れる）、忽忽として（心がぼんやりしている）、人をしらず（人事不省）。狂惑（狂って道理がわからない）邪気、寒熱酸疼、温瘧洗洗（悪寒や悪風の形容。ぞくぞく）と発作の時あるを治す。」

【『名医別録』の主治】
「鹹　大寒　無毒　傷中淋露を療す。水気を下し、陰気を利し、精を益す。」

【基原植物に関する各家論述】
『意釈神農本草経』：フナバラソウ　白薇 Cynanchum atratum Bunge およびシロバナオオカモメヅル　蔓生白薇 C. versicolor Bunge の根。
『神農本草経中薬彩色図譜』：フナバラソウ白薇 C. atratum Bunge の根及び根茎。
『国訳本草綱目』：フナバラソウ。
『本草の植物』：牧野は『日本植物図鑑』に白薇をフナバラソウとするのは誤用とするが、陶弘景や蘇頌の記文はフナバラソウにあう、などと指摘。
『中華人民共和国薬典』：白薇および蔓生白薇の乾燥根及び根茎。
『日本薬局方』：非収載。

以上により白薇はフナバラソウの根及び根茎とする。

【現在の流通と使用状況】

日本では漢方薬方とし使われる生薬で使用頻度は低いが大手生薬取り扱い業者から販売されている。

【同属近縁植物】
①フナバラソウ　Cynanchum atratum
　中国のほとんどの地域に分布
　中国（山東、陝西、安徽、江蘇、河南、山西など）
②蔓生白薇　Cynanchum versicolor
　中国（遼寧、河北、河南、山東、山西、安徽など）フナバラソウに似るが茎の上方が蔓状になる。

【日本の主なカモメヅル属】
●茎が直立するもの
①スズサイコ[徐長卿] Cynanchum paniculatum
②クサタチバナ　Cynanchum acuminatum
③イヨカズラ　　Cynanchum japonicum
④ヒメイヨカズラ[女青] Cynanchum thesioides
⑤フナバラソウ［白薇］Cynanchum atratum
●つる性のもの
①タチカモメヅル　Cynanchum glabrum
②コバノカモメヅル Cynanchum sublanceolatum
③ツルガシワ　Cynanchum grandifolium

キョウチクトウ科　カモメズル属

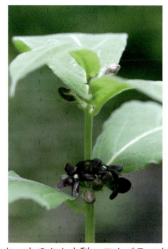

キョウチクトウ科　フナバラソウ
高尾野草園（6月）

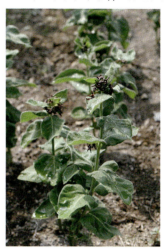

キョウチクトウ科　フナバラソウ
北海道大学薬学部（6月）

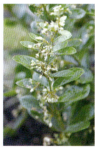

キョウチクトウ科
イヨカズラ
筑波実験植物園
（6月）

キョウチクトウ科
ツルガシワ
日光東大植物園
（7月）

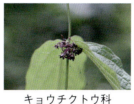

キョウチクトウ科
ツルガシワ
日光東大植物園（7月）

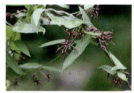

キョウチクトウ科
コバノカモメズル
日光東大植物園（7月）

薬草メモ

フナバラソウは日本全土、中国、朝鮮などに分布し、丘陵から山地・里山の草原に稀にみられる多年草である。カモメズル属特有の小指型の袋果（果実）をつけ袋果が裂けた形が舟腹に似ていることから舟腹草の名がある。白薇の名の由来について李時珍は「「薇」は細と同義である。根が細く白い」と言っている。つまり根が微細で白いことに由来する。また袋果が割れ、種髪（毛束）をつけた種子がはじける。種子の白毛を老人の鬚に見立てて白薇の名があるとする説もある。

【薬効と使い方】　秋に根を採取し日干しにしたものを生薬「白薇」とよぶ。
【漢方】　①解熱②除煩③利尿の作用を持ち、結核や術後などの発熱、煩燥、卒中患者の手足のむくみ、膀胱炎などを改善する薬方に用いる。
薬方としては、竹皮大丸（金匱要略《産後の虚煩、嘔逆》）の薬方に配合されている。

被子植物(真正双子葉類)　　　　　　　　　　　　　　　　　リンドウ目
　コア真正双子葉類　キク類　シソ群　　　　　　　キョウチクトウ科　カモメヅル属

[女青(じょせい)]

『神農本草経』 原文　　　　　　　下薬
女青．一名雀瓢．味辛平．生山谷．治
蠱毒．逐邪惡氣．殺鬼．温瘧．辟不祥．

【よみ】
「蠱毒、邪悪の気を逐ひ、鬼（ばけもの）を殺し、温瘧（マラリア類似疾患）、不祥（おめでたくないこと）を辟ける」

【『名医別録』の主治】
「有毒　蛇全の根なり」

【基原植物に関する各家論述】
『意釈神農本草経』：ヒメイヨカズラ Cynanchum thesioides（Freyn）K. Schum. の根。
『神農本草経中薬彩色図譜』：アカネ科の鶏屎藤（ヘクソカズラ）Paederia scandens（Lour.）Merr. の全草。
『本草の植物』：『啓蒙』に二種あり、本条は、蛇含（オヘビイチゴ）の根、他はヘクソカズラとした。牧野は『国訳本草綱目』「ヘクソカズラに充てているが穏当ではない」と言い、ヒメイヨカズラを当てている。
全般に旧ガガイモ科に属している植物は不明確な生薬が多い。

以上により女青はヘクソカズラ、オヘビイチゴ、ヒメヨイカズラなど諸説あるがヘクソカズラの全草が有力と考える。

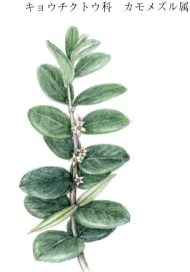

キョウチクトウ科　ヒメイヨカズラ
高田直子氏作品

【現在の流通と使用状況】
中国でも女青は生薬市場、漢方薬局でも見ることはできない。ヒメイヨカズラの流通も確認できなかった。

【基原とされる植物】
①アカネ科
　ヘクソスカズラ（鶏屎藤）
　　Paedenia scandens
②キョウチクトウ科
　ヒメヨイカズラ
　　Cynanchum thesioides
③バラ科
　オヘビイチゴ（蛇含）
　　Potentillalem kleniana

薬草メモ

ヒメイヨカズラ（姫伊予蔓）は九州南部〜沖縄に分布し、海岸の岩場や草地に生えるキョウチクトウ科カモメヅル属の多年草である。草丈20〜30cmで茎は短く直立し、葉は厚みのある楕円形である。花は淡黄色で6〜7mmで星形に5裂する。花後カモメヅル属特有の袋果を双生する。

被子植物(真正双子葉類)　　　　　　　　　　　　　　　　　リンドウ目
　コア真正双子葉類　キク類　シソ群　　　　　　キョウチクトウ科　イケマ属

[白兎藿(はくとかく)]

『神農本草経』　原文　　　　　　　　上薬
白兎藿. 一名白葛. 味苦平. 生山谷.
治蛇虺蜂蠆猘狗菜肉蠱毒. 鬼疰.

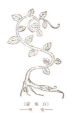

『植物名実図考』　　『植物名実図考』白兎藿

【よみ】
「蛇、虺(マムシ・とかげ)、蜂、蠆(さそり)、
猘(狂犬)、狗(犬)、菜肉、蠱毒、鬼疰を治す。」

【基原植物に関する各家論述】
『図説東洋医学 用語編』：不明。
『意釈神農本草経』：はつる性の植物らしい
としている。
『神農本草経中薬彩色図譜』：牛皮消
Cynanchum auriculatum Royle ex Wight と
している。

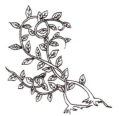
牛皮消

※陶弘景は「この薬は解毒薬として他に匹敵するもの
がない。しかし世間では一向に用いず、今では此の物
の形を知る人が無い」と言っている。
『日本薬局方』・『中華人民共和国薬典』：
非収載。

以上により白兎藿はつる性植物とするが不明
とする。牛皮消(小野蘭山はイケマ＝牛皮消
としている)の可能性も否定できない。

【現在の流通と使用状況】
漢方薬方になく、流通もない。

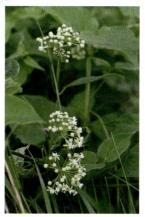
キョウチクトウ科　イケマ
利尻島(7月)

薬草メモ

　イケマ Cyanchum caudatum Maxim. は北海道、本州、四国、九州、中国に分布し、山
野林中に生えるカモメヅル属のつる性多年草である。イケマの名はアイヌがこの草をイケ
マと呼んでいたことによる。アイヌ語の「大きな根」という意味で、アイヌの霊草として
若苗や根を水に晒して食用にしたり、食中毒の解毒、腹痛、感冒、金瘡打撲などに用いた。
小野蘭山はイケマは牛皮消であると『救荒本草記聞』に記載している。生薬「牛皮消」は
浅田宗伯によれば和血・止痛の効能があり、打撲、出血に用いるほか、帯下の奇方として
用いるとしている。
　【薬効と使い方】　秋に根を堀りとり、刻んで日干しにする。利尿薬としてむくみに1日
量3〜6gを煎じ服用する。毒性が強いため現在はほとんど使われない。

被子植物(真正双子葉類)
コア真正双子葉類　キク類　シソ群
シソ目　モクセイ科
　上薬　女貞実
　中薬　秦皮
　下薬　連翹　翹根※1

※1『意釈』『図譜』では翹根は中薬に分類されているが森立之本に従い下薬とする。

シソ目
モクセイ科　イボタノキ属

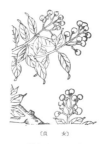
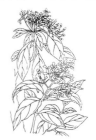

『本草綱目』　　『植物名実図考』女貞

[女貞實]
（じょていじつ）

『神農本草経』　原文　　　　　　　上薬
女貞實．味苦平．生川谷．補中安藏．
養精神．除百疾．久服肥健輕身不老．

【よみ】
「中を補い、臓を安んじ、精神を養い、百疾を除く。久服せば、肥え健やかに、身を軽くし、老いず。」

【『名医別録』の主治】
「甘　無毒、」

【基原植物に関する各家論述】
『図説東洋医学　用語編』・『意釈神農本草経』・『神農本草経中薬彩色図譜』・『国訳本草綱目』：トウネズミモチ Ligustrum lucidum Ait. の果実。
『中華人民共和国薬典』は［女貞子］の名で収載、女貞 L. lucidum Ait. の成熟果実と規定。
『日本薬局方』：非収載。

以上により女貞實はトウネズミモチの成熟果実とする。

【現在の流通と使用状況】
日本では漢方処方に使われないが、民間薬として需要は多くトウネズミモチが中国から輸入され流通している。

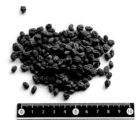

生薬見本　女貞子

【同属近縁植物】
①トウネズミモチ　Ligustrum lucidum
　ネズミモチより葉や果実がいくぶん大きい。葉の先が細くとがっている。
　粒が大きくてふくらみ、藍黒色で質の堅いものがよい。
　主産地中国（浙江、江蘇、湖南、福建、広西、四川など）。
②ネズミモチ　　　Ligustrum japonicum
　葉の先も元も同じように細めで、先端が特に細くならないので、トウネズミモチと区別がつく。果実のほうはよく似ていて区別は困難。
　中部地方以南の本州、四国、九州、朝鮮半島、台湾に分布する。

【日本に野生している主な同属植物】
①イボタノキ　　　Ligustrum obtusifolium
②オオバイボタ　　Ligustrum ovalifolium
③ミヤマイボタ　　Ligustrum tschonoskii
④ネズミモチ　　　Ligustrum japonicum

モクセイ科　イボタノキ属

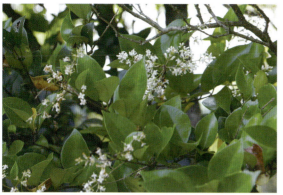

モクセイ科　ネズミモチ　県立静岡大学薬草園（7月）

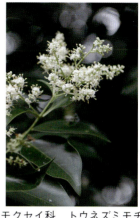

モクセイ科　トウネズミモチ
大和市（7月）

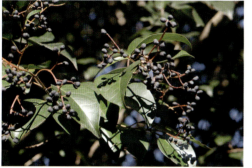

モクセイ科　トウネズミモチ　鎌倉（8月）

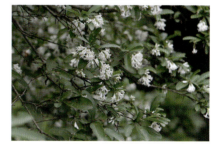

モクセイ科　イボタノキ
目黒自然教育園（6月）

薬草メモ

　ネズミモチは関東以西の本州、四国、九州の太平洋海岸、朝鮮半島、台湾などに分布し、庭園や垣根にも多く植えられている常緑低木である。古くはネズミモチノキと呼ばれ、果実が紫黒色でネズミの糞に似ていて、葉がモチノキに似ているのでネズミモチの名がある。女貞の名の由来について李時珍は「この木は冬を凌いで葉が青いので、貞守の操がある。故に貞女を以て形容したものである」と言ってる。トウネズミモチは中国原産で明治初年に渡来し、公害に強いことから道路、公園樹として関東以西に植栽されている。トウネズミモチはイボタノキやトネリコ同様にイボタロウカイガラムシ、中国では虫白蝋を採取するためにも栽培されている。

【薬効と使い方】　晩秋果実を採取、日干乾燥したものを生薬「女貞子」とよび、強精、強壮に用いる。病後の回復、虚弱体質、白髪防止などに1日量10gを煎じ服用する。強壮、強精に果実を焼酎に漬け女貞子酒として用いる。生の葉を火であぶって柔らかくしたものを腫れ物に貼付したり、葉を2握りほど浴湯料とし入れれば、湿疹、かぶれによい。

【漢方】　①補肝腎②補陰③明目の作用を持ち滋養強壮薬として腰膝痛、眩暈、耳鳴、心悸、不眠、白髪、視力減退、かすみ目などに用いる。

被子植物(真正双子葉類)

コア真正双子葉類　キク類　シソ群

シソ目　モクセイ科　トネリコ属

[秦皮]（しんぴ）

『本草綱目』

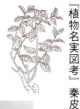
『植物名実図考』秦皮

『神農本草経』　原文　　　　　中薬
秦皮．味苦微寒．生川谷．治風寒濕痺．
洗洗寒氣．除熱．目中青翳白膜．久服
頭不白輕身．

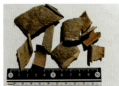
生薬見本　秦皮

【よみ】
「風寒湿痺、洗洗とする寒気（ぞくぞくとする寒気）を治す。熱、目中の青翳白膜（緑内障）を除く。久服せば、頭白からず、身を軽くす。」

【『名医別録』の主治】
「大寒　無毒　男子少精、婦人帯下、小児の癇、身熱を療する。目を洗う湯を作るべし。（久服せば、）皮膚光沢、肥大し子あり。

【基原植物に関する各家論述】
『神農本草経中薬彩色図譜』：白蠟樹※1 *Fraxinus chinensis* Roxb. の幹皮・枝皮。
『意釈神農本草経』：苦櫪白蠟樹※1 *F. chinensis* Roxb. var. *rhynchophylla*（Hance）Hemsl. やクルミ科のマンシュウグルミの樹皮。
『国訳本草綱目』：シナトネリコ。
『本草の植物』：「オオトネリコ、チョウセントネリコ *F. rhynchophylla* Hance
分布　吉林、遼寧、河北、河南、朝鮮、一名梣皮、苦樹、苦櫪」などとしている。
『中華人民共和国薬典』：苦櫪白蠟樹、白蠟樹、尖葉白蠟樹 *F. szaboana* Lingelsh.、宿柱白蠟樹 *F. stylosa* Lingelsh. の枝皮・幹皮。
『日本薬局方』：非収載

以上により秦皮はシナトネリコ（*F. chinensis*）と近縁種の樹皮とする。

※1 中国語の文献では「白蜡樹」と表記されている。「蜡」は「蠟」の簡体字であるから、正しくは「白蠟樹」である。『意釈神農本草経』など日本の文献が「蜡」字で引用し、「ハクセキジュ」と読んでいるのは誤りである。本書では「蠟」に改めた。

【現在の流通と使用状況】
使用頻度は多くはないが、中国産秦皮が一部大手生薬取り扱い業者から販売されている。

【同属近縁植物】
中薬大辞典には秦皮として下記の植物があてられている。
①シナトネリコ（苦櫪白蠟樹）
　　　　　　　　　　　Fraxinus chinensis
　分布は吉林、遼寧、河北、河南など。
②ヒメトネリコ　小葉白蠟樹
　　　　　　　　　　　Fraxinus bungenana
　分布は、中国（遼寧、吉林、河北、河南、内モンゴル、陝西、山西、四川）など。
③秦嶺白蠟樹　　　　　*Fraxinus lingelsh.*
　分布は、中国（四川、湖北、陝西）など。

【日本に生育する同属植物】
①トネリコ　　　　　　*Fraxinus japonica*
　分布は本州中部以北。
②アオダモ（コバノトネリコ）
　　　　　　　　　Fraxinus lanuginosa f. *serrata*
　分布は、北海道、本州、四国、九州。
③ヤマトアオダモ（別名オオトネリコ）
　　　　　　　　　　　Fraxinus longicuis
　分布は、青森〜九州。
④セイヨウトネリコ　　*Fraxinus excelsior*
　分布は、ヨーロッパの温暖な地域。

モクセイ科　トネリコ属

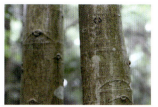
モクセイ科オオトネリコ
（ヤマトアオダモ）
京都府立植物園（7月）

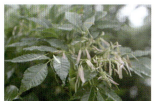
モクセイ科オオトネリコ
（ヤマトアオダモ）
翼果　加賀白山（7月）

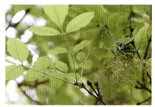
モクセイ科アオダモ　花
小石川植物園（5月）

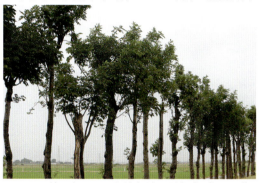
モクセイ科トネリコ　新潟新津　稲架木（はさぎ）
田の畦に稲を干す為植えられた（7月）

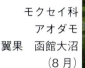
モクセイ科
アオダモ
翼果　函館大沼
（8月）

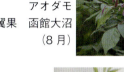

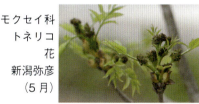
モクセイ科
トネリコ
花
新潟弥彦
（5月）

薬草メモ

トネリコは日本原産で本州中部以北に自生する落葉高木である。幹や枝にイボタロウムシ（カイガラムシ）が寄生し白色の蝋を分泌することから白蝋樹の名がある。蝋は戸障子の敷居に塗ると、すべりがよくなることから「戸ねり粉」となったとされる。秦皮の名の由来について李時珍は「秦皮はもと梣皮と書いた。その木は小さくして梣高（嶺のように高い）だから、それに因んで名としたのである」と言っている。日本では秦皮としてトネリコの他、同属のアオダモも秦皮として用いられた。トネリコ、アオダモともに殺菌効果のあるクマリン配糖体のエスクリンが含まれ、切り口を水につけると水は青い蛍光を発する。このことからアオダモの名の由来となっている。ダモまたはタモはトネリコを意味する。トネリコは弾力性に優れバットや建築資材に使われる。

【薬効と使い方】　春～秋に樹皮を剥ぎ乾燥したものを生薬「秦皮」と呼び、下痢、解熱、痛風、洗眼に用いる。下痢止め、解熱、痛風に1日量3～6gを煎じ服用する。目の充血、結膜炎など洗眼に5～15gを煎じて洗眼する。セイヨウトネリコは痛風の治療薬として知られている。市場にはクルミ科のヒメグルミの樹皮も秦皮として出ているが、適当ではない。

【漢方】①清熱②燥湿③止瀉④明目の作用を持ち、下痢、目の充血などを改善する薬方に用いる。

薬方としては、白頭翁湯（傷寒論《下痢・腸炎》）等の薬方に配合されている。

被子植物(真正双子葉類)　　　　　　　　　　　　　　　シソ目
　コア真正双子葉類　キク類　シソ群　　　　　　モクセイ科　レンギョウ属

[連翹]（れんぎょう）

『神農本草経』原文　　　　　　　　下薬
連翹．一名異翹．一名蘭華．一名折根．
一名軹．一名三廉．味苦平．生山谷．
治寒熱鼠瘻．瘰癧癰腫．惡瘡癭瘤．結
熱蠱毒．

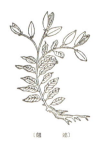
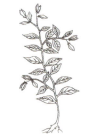

『本草綱目』　　『植物名実図考』連翹

【よみ】
「寒熱鼠瘻（そろう）、瘰癧（ともに頸部のリンパ節結核）、癰腫（おでき）、悪瘡（難治性の皮膚病）、癭（えい）（小さいこぶ）瘤（りゅう）（大きいこぶ）、結熱（熱の邪気が集まって生ずる病気）、蠱毒を治す。」

【『名医別録』の主治】
「無毒　白蟲を去る。」

【基原植物に関する各家論述】
『図説東洋医学　用語編』・『意釈神農本草経』・『神農本草経中薬彩色図譜』：レンギョウの Forsythia suspensa（Thunb.）Vahl の果実。
『本草の植物』：よくわからない。とし「『本草綱目啓蒙』ではレンギョウにあてた。白井光太郎は『本草綱目』にこの説をとる。」「『本草綱目』にトモエソウ Hypericum ascyron L.（オトギリソウ）※1 にあてた。牧野は『国訳本草綱目』にこの説に従った。」などとしている。
※1 オトギリソウ科の項も参照
『日本薬局方』・『中華人民共和国薬典』：レンギョウ連翹 F. suspensa Vahl の果実と規定。

以上により連翹はモクセイ科のレンギョウとするがオトギリソウ科の植物とする説も否定できない。

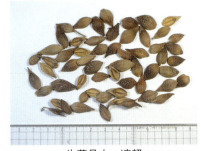

生薬見本　連翹

【現在の流通と使用状況】
連翹は漢方薬方として比較的多く用いられる生薬で、主としてレンギョウが中国から輸入され流通している。まれにシナレンギョウが混入する。

【同属近縁植物】
①レンギョウ　Forsythia suspensa
　　中国原産　主産地 山西、河南、陝西、山東ほか
②シナレンギョウ　F. viridissim
　　中国原産
③チョウセンレンギョウ　F. ovata
　　朝鮮原産　レンギョウの代用品であり品質劣る。
④ヤマトレンギョウ　F. japonica
　　日本原産　岡山県北部
⑤ショウドジマレンギョウ　F. togashii
　　日本原産　小豆島
⑥セイヨウレンギョウ　F. europaea
　　バルカン半島

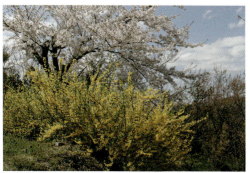
モクセイ科　レンギョウ　福島県花見山（4月）

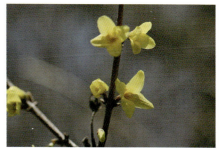
モクセイ科　レンギョウ属

モクセイ科　レンギョウ
昭和薬科大学薬草園（3月）

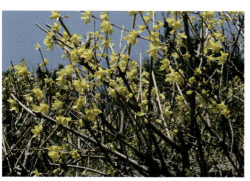
モクセイ科　レンギョウ
昭和薬科大学薬草園（3月）

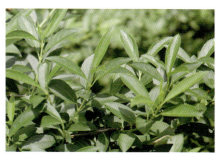
モクセイ科　シナレンギョウ
小石川植物園（5月）

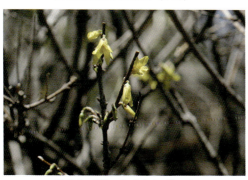
モクセイ科　シナレンギョウ
昭和薬科大学薬草園（3月）

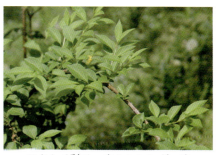
モクセイ科チョウセンレンギョウ
小石川植物園（5月）

モクセイ科　レンギョウ属

[翹根(ぎょうこん)]

『神農本草経』　原文　　　　　　　　下薬
翹根. 味甘寒. 生平澤. 下熱氣. 益陰精. 令人面悦好. 明目. 久服輕身耐老.

【よみ】
「熱気を下し、陰精を益し、人をして面悦好せしむ。目を明かにす。久服せば、身を軽くし、老に絶ゆ。」

【『名医別録』の主治】
「消毒あり。蒸して作った酒を病の人に飲ます。」

【基原植物に関する各家論述】
『図説東洋医学　用語編』・『意釈神農本草経』・『神農本草経中薬彩色図譜』：レンギョウ　Forsythia suspensa（Thunb.）Vahl の根。
『日本薬局方』・『中華人民共和国薬典』：非収載。

以上により翹根はモクセイ科のレンギョウとするがオトギリソウ科の植物とする説も否定できない。

【異名】　　連軺

【現在の流通と使用状況】
現在、翹根は使われることもなく、流通もない。

【効能】
張仲景は「瘀熱の裏に在るものを治す」と言っている。
麻黄連軺赤小豆湯に配合されている連軺はレンギョウの根、連翹根のことである。
薬方としては、麻黄連軺赤小豆湯（傷寒論《黄疸、皮膚病　ネフローゼ》）等の薬方に配合されている。

【近縁植物の鑑別】
レンギョウ類は良く似ていて花、形状とも区別し難い。
　①レンギョウ
　　　枝を斜めに切ると、髄は中空である。
　　　枝は垂れ下がり地につくと根をだし良く繁る。
　②シナレンギョウ
　　　枝を斜めに切ると、髄に横に仕切りがある。
　　　枝は垂れなく直立する。
　　　花の色はやや緑色がかった黄色。
　　　レンギョウより多めに花数がある。
　③チョウセンレンギョウ
　　　花はやや樺（かば）色がかった黄色。
　　　枝は湾曲ぎみでレンギョウほど垂れない。
　　　花つきがよく豪華に見える。
　④ヤマトレンギョウ　F. japonica
　　　葉の裏に毛があるのが特徴である。

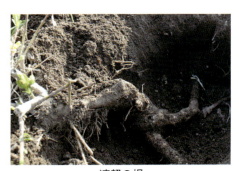

連翹の根

モクセイ科　レンギョウ属

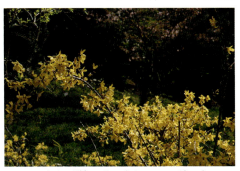

モクセイ科　チョウセンレンギョウ
小石川植物園（4月）

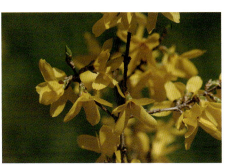

モクセイ科　チョウセンレンギョウ
小石川植物園（4月）

薬草メモ

レンギョウは中国原産で古く日本に渡来した落葉小低木である。『出雲風土記』や『延喜式』（927年）、『和名抄』（932年）に連翹の名が登場するが、これが現在のレンギョウかどうかは疑わしい。江戸時代初期にレンギョウ栽培の記録があり、薬用としてより観賞用の庭木として盛んに植栽されるようになった。今では早春に黄色い花を咲かせる樹木として人気があり、公園や庭であたりまえに見られる。一般に植栽されているレンギョウ類の多くはシナレンギョウ、チョウセンレンギョウなど外来種である。日本原産のヤマトレンギョウは一部地域で自生しているのみである。レンギョウの名の由来は漢名「連翹」の音読みであるが、連翹の名の由来について寇宗奭は「果実がひらけば、その子が一枚々並んで翹（ぎょうは婦人の髪かざり）のようだから、それが連なって見えることから連翹と名付けられたのであろう」と言っている。

【薬効と使い方】　果実を日干し乾燥（干す前に蒸気を通すこともある）したものを生薬「連翹」とよび、消炎、利尿、排膿、解毒に用いる。単味で使用する場合、1日量12〜20gを煎じ服用する。

【漢方】　連翹は①清熱②解毒③消腫④排膿⑤利尿の作用を持ち皮膚化膿症に対する重要な薬物で「瘡家の要薬」ともいわれ、腫瘍の炎症、化膿性疾患、皮膚病、熱性疾患や瘰癧などを改善する薬方に用いる。

薬方としては、荊芥連翹湯（一貫堂方《蓄膿症・鼻炎・にきび》）、十味敗毒湯（本朝経験《湿疹・蕁麻疹》）、清上防風湯（万病回春《にきび・頭部湿疹》）、荊防敗毒散（万病回春《化膿性皮膚疾患・蓄膿症》）その他多くの薬方に配合されている。翹根については連軺の名で前記のごとく傷寒論に登場する。

連軺はレンギョウの根、連翹根のこととされている。古い文献にはオトギリソウのことを小連翹と言っている。

被子植物（真正双子葉類）
コア真正双子葉類　キク類　シソ群
シソ目　ジオウ科※1
　　上薬　乾地黄
※1 新エングラーの分類ではゴマノハグサ科に入っていたがAPG Ⅲではジオウ科として独立した。

シソ目
ジオウ科　ジオウ属

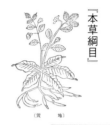
『本草綱目』

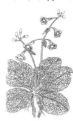
『植物名実図考』地黄

[乾地黄（かんじおう）]

『神農本草経』原文　　　　　　　　上薬
乾地黄．一名地髄．味甘寒．生川澤．
治折跌絶筋傷中．逐血痺．填骨髄．長
肌肉．作湯．除寒熱積聚．除痺．生者
尤良．久服輕身不老．

【よみ】
「折跌絶筋（つまずいて、骨折や筋肉の損傷が起こる）傷中（内臓が障害される）を治す。血痺（皮膚の知覚障害）を逐い、骨髄を填ぐ（うずめる。満たす）。肌肉を長ず。湯を作る。寒熱　積（固定した腹部腫瘤）聚（固定しない腹部腫瘤）を除き、痺を除く。生の者尤も良し。久服せば、身を軽くし、老いず。」
【『名医別録』の主治】
「苦、無毒、男子五労七傷、女子傷中、胞漏、血を下す。悪血、溺血を破り、大小腸を利す。胃中宿食を去る。飽力断絶、五臓内傷不足を補う。血脈を通じ、気力を益す。耳目を利す。」
【基原植物に関する各家論述】
『意釈神農本草経』：ジオウ　地黄 *Rehmannia glutinosa* Libosch. や、その一品種のカイケイジオウ懐慶地黄 f. *hueichingensis* Hsiao の根。
『神農本草経中薬彩色図譜』：地黄の根茎。
『日本薬局方』：[地黄]の名で収載。アカヤジオウ *R. glutinosa* Liboschitz var. *purpurea* Makino 又は *R.glutinosa* Liboschitz の根（乾ジオウ）、又はそれを蒸したもの（熟ジオウ）と規定。
『中華人民共和国薬典』：[地黄]の名で地黄 *R. glutinosa* Libosch. の塊根の新鮮なもの（鮮地黄）、あるいは乾燥したもの（生地黄）と

生薬見本　地黄

規定。生地黄を修治したものは[熟地黄]の名で別条として収載。

以上により乾地黄はアカヤジオウ、カイケイジオウの根とする。
【現在の流通と使用状況】
乾地黄も熟地黄も漢方処方集に多く収載され、その使用頻度も高い重要生薬。中国から輸入。
【同属近縁植物】
①アカヤジオウ　*Rehmannia glutinosa* Libosch.
　地黄の原種と考えられる。日本では奈良県にわずかに栽培されているにすぎない。
②カイケイジオウ　懐慶地黄
　Rehmannia glutinosa Liboschitz f. *hueichingensis* Hsiao
　カイケイジオウは河南省懐慶を主産地とする品種で、アカヤジオウよりやや大型であり、根の一部が肥大化する特徴がある。収穫量が多いことから中国では生産の殆どを占める。
③シロヤジオウ　*Rehmannia glutinosa* Liboschitz var. *lutea* Makino
　花が淡黄色シロヤジオウは栽培が困難。
④日本で自生する同属のセンリゴマ
　Rehmannia japonica Malino は絶滅危惧種IA類（CR）に指定されている。

ジオウ科　ジオウ属

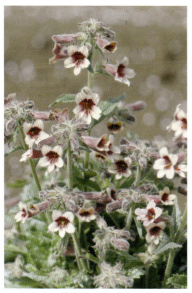

ゴマノハグサ科　カイケイジオウ
東京都薬用植物園（4月）

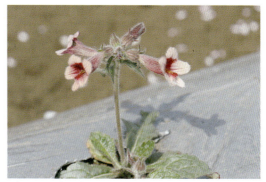

ゴマノハグサ科　アカヤジオウ
東京都薬用植物園（4月）

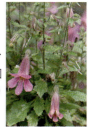

ゴマノハグサ科　センリゴマ
県立静岡大学薬草園
（6月）

― 薬草メモ ―

ジオウ（地黄）は中国北部原産で中国東北、華北、華中、内モンゴルに分布し、多湿を嫌い排水、日当たりの良い乾燥した山の傾斜地、道端の荒れ地に自生する多年草である。日本には薬用の目的で奈良時代に渡来し、古名をサオヒメといい、栽培の記録が延喜式（927年）に残っている。江戸時代には盛んに栽培され奈良県橿原市に地黄町という地名が残っている。アカヤジオウの名はジオウは漢名の音読みで花が矢を連想させるのと当時栽培の難しい淡黄色のシロヤジオウと区別するため、花が赤いことからアカヤジオウと呼ぶようになったと言われる。地黄の名の由来について『日華子諸家本草』（大明）は「生のものを水に浸して試験して、浮くものは天黄と名付け、半ば沈むものは人黄と名付け。薬に入れるには沈むものを佳しとし、半ば沈むものはこれに次ぐ。浮くものは用いるに堪えない」と言っている。

【薬効と使い方】　根をそのまま乾燥したものを乾地黄，蒸して乾燥したものを熟地黄といい漢方処方に用いる。鮮地黄は地黄の新鮮な塊根で中医処方に使われるが入手困難である。

【漢方】　乾地黄は①補陰②補血③止血の作用を持ち、口渇、下血や不正性器出血、血尿、月経不順などを改善する薬方に用いる。熟地黄は①補陰②補血の作用を持ち膝や腰の萎弱、性機能傷害、泌尿器疾患、月経不順、耳や目の衰えなどを改善する薬方に用いる。薬方としては、芎帰膠艾湯（金匱要略《諸出血》）、黄土湯（金匱要略《出血・下血》）八味地黄丸（金匱要略《腎虚・夜間頻尿・腰四肢の脱力感・気力減退》）、潤腸湯（万病回春《便秘》）、四物湯（和剤局方《月経異常・血の道症・皮膚病》）、滋陰降火湯（万病回春《咳・発熱など消耗性疾患》）その他多くの薬方に配合されている。

被子植物（真正双子葉類）
　コア真正双子葉類　キク類　シソ群
　シソ目　オオバコ科
　　上薬　車前子

シソ目
オオバコ科　オオバコ属

[車前子]
（しやぜんし）

『神農本草経』　原文　　　　　上薬
車前子．一名當道．味甘寒．生平澤．
治氣癃．止痛．利水道小便．除濕痺．
久服輕身耐老．

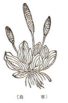
『本草綱目』

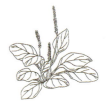
『植物名実図考』車前

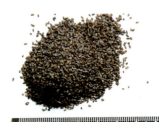
生薬見本　車前子

【よみ】
「気癃（下腹部・陰嚢の脹痛で、排尿困難・
排尿痛の症状を呈す）を治す。痛みを止め、
水道小便を利し、湿痺を除く。久服せば、身
を軽くし、老いに耐ゆ。」

【『名医別録』の主治】
「鹹　無毒、男子傷中、女子淋瀝、食を欲せ
ず、肺を養い、陰を強め、精を益す（を主る）。
人をして子をあらしむ。目を明らかにし、赤
痛を療す。葉及び根　味　甘寒、金瘡、止血、
衄鼻、瘀血、血痂、下血、小便赤、煩を止め、
気を下し、小虫を除く。」

【基原植物に関する各家論述】
『意釈神農本草経』：オオバコ　車前
Plantago asiatica L. の種子。
『神農本草経中薬彩色図譜』：車前あるいは
平車前 *P. depressa* Willd. の種子・全草とし
ている。
『日本薬局方』：[車前子] の名でオオバコ（車
前）の種子で、[車前草] の名で、オオバコ
の開花期の全草、と規定。
『中華人民共和国薬典』：[車前子] の名で、
車前あるは平車前の種子、「車前草」の名で、
車前あるいは平車前の全草と規定。

以上により車前子はオオバコの種子とする。

【現在の流通と使用状況】
漢方薬方や製薬会社で鎮咳、祛痰薬の原料と
して多く消費されている。現在わが国で用い
られるものはほとんど日本産である。わが国
に輸入される車前子は平車前が多い。平車前
は日本での生産はない。

【同属近縁植物】
世界に200種あり、日本には15種が自生する。
主なものは以下のもである。
①オオバコ（車前子）　*Plantago asiatica*
　　大粒系　東アジアに広く分布。
　　主産地中国（江西、河南）日本
②ムジナオオバコ（平車前子）*Plantago depressa*
　　小粒系　中国北部に産する。
③トウオオバコ *Plantago major var japonica*
　　日本の海岸に自生する。
④ヘラオオバコ　*Plantago lanceolata*
　　ヨーロッパ原産の帰化植物
⑤エゾオオバコ　*Plantago camtschatica*

オオバコ科　オオバコ属

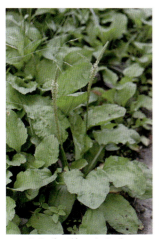

オオバコ科　オオバコ
加賀白山（7月）

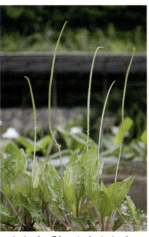

オオバコ科　トウオオバコ
静岡県立大学薬草園（6月）

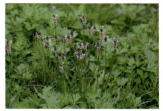

オオバコ科　ヘラオオバコ
北海道松前（7月）

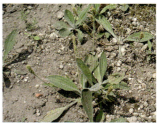

オオバコ科　エゾオオバコ
北海道大学植物園（6月）

薬草メモ

オオバコは日本各地や東アジアに広く分布し、普通に見かける典型的な雑草で踏みつけに対する抵抗が特に強い多年草である。食用ともなることから万葉集などに「若菜摘み」や「春菜摘み」などと詠われてる菜にオオバコも含まれているという説がある。葉が大きいことから大葉子（おおばこ）という。車前の名の由来について李時珍は陸機の詩疏を引用して、この草はよく道辺、及び牛、馬の足跡中に生えるところから、車前、當道、馬舃（舃ははきもの）、牛遺などの名称がある」と言っている。子供が花茎をからませ互いに引っ張り遊ぶことから相撲取り草の別名もある。

【薬効と使い方】　成熟種子を生薬「車前子」とよび、消炎、利尿に用いる。慢性便秘には、種子を1日3〜15g、ゴマ和のようにして食べる。利尿、下痢止めに車前草を1日10〜15gを煎じ服用する。祛痰に車前子5〜10g又は全草1日量10〜15gを煎じ服用する。民間では腫れ物に生葉をあぶって患部に貼る。中国では車前子を眼病に煎用する。ヨーロッパでもヘラオオバコの葉を肺疾患や膀胱炎に、種子を緩下薬として用いている。一般に利水作用は車前子、清熱・祛痰作用は車前草がすぐれているといわれる。

【漢方】　①利水②通淋③祛痰④明目⑤緩下の作用を持ち排尿障害や膀胱炎、血尿、多痰、関節痛、結膜炎などを改善する薬方に用いる。
薬方としては、牛車腎気丸（済生方《口渇・腰痛・夜間頻尿》）、五淋散（和剤局方《残尿感・排尿痛》）、清心蓮子飲（和剤局方《残尿・排尿痛・頻尿》）、明朗飲（東郭《充血性眼病》）、竜胆瀉肝湯（薛氏《排尿痛・残尿感・こしけ》）その他多くの薬方に配合されている。

被子植物（真正双子葉類）
コア真正双子葉類　キク類　シソ群
ゴマノハグサ科
中薬　玄参

シソ目
ゴマノハグサ科　ゴマノハグサ属

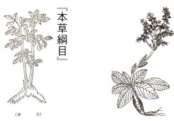

『本草綱目』　『植物名実図考』玄参

[玄参(げんじん)]

『神農本草経』原文　　　　　中薬
玄参．一名重臺．味苦微寒．生川谷．
治腹中寒熱積聚．女子産乳餘疾．補腎
氣．令人目明．

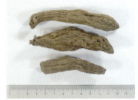

生薬見本　玄参

【よみ】
「腹中寒熱積聚（腹部の疼痛を伴う腫瘤）女子産乳余疾（産後瘀血が残っていて腹痛が続く症）を治す。腎気を補う。人をして目を明らかせしむ。」

【『名医別録』の主治】
「鹹、無毒。暴中風、傷寒身熱、支満狂邪、忽忽として人を知らず。温瘧洒洒、血瘕を主る。寒血を下す。胸中気を除く。水を下す。煩渇を止める。頸下核、癰腫、心腹痛、堅症を散らす。五臓を定む。久服せば、虚を補い、目を明らかにし、陰を強め、精を益す。」

【基原植物に関する各家論述】
『意釈神農本草経』・『神農本草経中薬彩色図譜』：玄参 *Scrophularia ningpoensis* Hemsl. の根。

『本草の植物』：ゲンジン *S. ningpoensis* Hemsl. とし、ゴマノハグサ *S. buergeriana* Miq. を北玄参とする。

『局外生規』：*S. ningpoensis* 又はゴマノハグサの根と規定。

『中華人民共和国薬典』：玄参 *S. ningpoensis* の根と規定。

以上により玄参は *Scrophularia ningpoensis* （玄参）の根とする。

【現在の流通と使用状況】
中国では玄参の流通がほとんどで浙江省で大量に栽培されている。日本での生産はなく、加味温胆湯などの漢方製剤や売薬の材として玄参が輸入されている。中国北方地区ではゴマノハグサを玄参として常用している。

【同属近縁植物】
①ゲンジン［玄参］*Scrophularia ningpoensis*
　中国華東地域に分布
　　主産地中国（浙江、四川、湖北ほか貴州、湖南、江西）
②ゴマノハグサ［北玄参］*Scrophularia buergeriana*　中国東北、華北、西北地域、日本、朝鮮半島に分布。

【日本に自生する上記以外のゴマノハグサ属の植物】
①オオヒナノウスツボ　*Scrophularia kakudensis*
②エゾヒナノウスツボ　*Scrophularia alata*
③ヒナノウスツボ　*Scrophularia duplicatoserrata*
④サツキヒナノウスツボ　*Scrophularia musashiensiss*

エゾヒナノウスツボ
北海道大学植物園（6月）

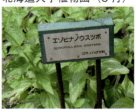
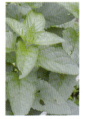

ゴマノハグサ科　オオヒナノウスツボ
目黒自然教育園（5月）

ゴマノハグサ科　ゴマノハグサ属

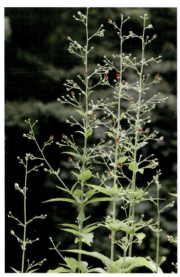

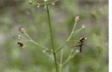

ゴマノハグサ科
ゲンジン
昭和薬科大学植物園
（7月）

ゴマノハグサ科　ゲンジン
昭和薬科大学植物園（7月）

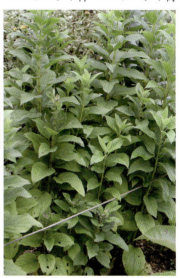

ゴマノハグサ科ゴマノハグサ
京都府立植物園（7月）

薬草メモ

　ゲンジンは中国華東地域の江蘇、安徽、浙江省などに分布し、山腹の林や肥沃な水はけのよい湿気のある草地に生える多年草である。近縁のゴマノハグサは中国北部原産で本州、四国、九州、朝鮮半島に分布し、湿気のある草地に生える多年草である。夏、黄緑色の壺型の花を総状につける。日本では近年その数は減り絶滅危惧種Ⅱ類（UV）に指定されている。葉の形がゴマの葉に似ていることからこの名がある。玄参の名の由来について李時珍は「玄とは　黒色のことである」、又陶弘景は「茎が微(すこ)し人参に似ているから参なる名がある」と言い、「根の黒い人参」という意味からきている。

【薬効と使い方】　冬、根を採取し日干乾燥後、蒸してから晒し乾燥したものを生薬「玄参」といい消炎解熱に用いる。咽喉痛には煎液でうがいに用いたり、生の根をつき砕いたものを腫れ物などにつけると良いとされる。

【漢方】　①滋陰②清熱③除煩④解毒の作用を持ち熱病による身体のほてり、口渇や煩燥、発斑、結核などの骨蒸労熱の解熱や、咽が腫れて痛む咽喉炎、不眠症、自汗盗汗、鼻炎、瘰癧、癰腫、腫れ物、便秘などを改善する薬方に用いる。
薬方としては、加味温胆湯（万病回春《不眠・神経症》）、天王補心丹（世医得効方《不眠症・自律神経失調症》）、清熱補血湯・清熱補気湯（証治準縄《口内炎・舌炎》）、百合固金湯（医方集解《しゃがれ声》）、清営湯（温病条弁《日本脳炎、流行性髄膜炎、肺血症》）その他多くの薬方に配合されている。

被子植物(真正双子葉類)
コア真正双子葉類　キク類　シソ群
シソ目　ゴマ科
　　上薬　胡麻　青蘘※1

※1『意釈』(顧観光本)は「胡麻」条の下に置き、併せて一条とする。

シソ目
ゴマ科　ゴマ属

[胡麻]

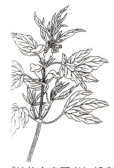

『植物名実図考』胡麻

『神農本草経』原文　　　　　　　　　　上薬
胡麻．一名巨勝．味甘平．生川澤．治傷中虛羸．補五内．益氣力．長肌肉．填髓腦．久服輕身不老．葉名青蘘．

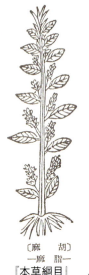

〔腕胡〕
—腕脂—
『本草綱目』

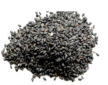

生薬見本　胡麻

【よみ】
「傷中(内臓の障害による)虛羸を治す。五内を補い、気力を益し、肌肉を長じ、髓脳を填む。久服せば、身を軽くし、老いず。」

【『名医別録』の主治】
「無毒　筋骨を堅め、金瘡を療し、痛みを止め、及び傷寒、温瘧、大吐後虚熱羸困。(久服)耳目を明らかにし、飢え渇に耐え、年を延べる。以て油を作る。微寒　大腸を利す。胞衣落ちず。生は瘡腫を摩り、禿髪を生ず。」

【基原植物に関する各家論述】
『意釈神農本草経』・『神農本草経中薬彩色図譜』：ゴマ脂麻 *Sesamum indicum* L. の種子。
『日本薬局方』：ゴマ *S. indicum* L. の種子。
『中華人民共和国薬典』：[黒芝麻]の名で収載。脂麻 *S. indicum* L. の種子と規定。

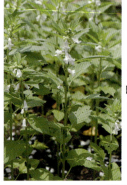

ゴマ科　シロゴマ
昭和薬科大学薬草園
(8月)

以上により胡麻はゴマの種子とする。
【現在の流通と使用状況】
漢方薬方として黒胡麻が使われる。生薬としてミャンマー産や中国産の胡麻が販売されている。食品としても使われる。青蘘は日本では漢方処方集に記載なく、漢方薬方に使われることもない。生薬としての流通もない。

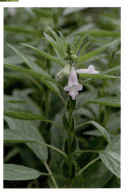

ゴマ科　クロゴマ
京都府立植物園
(7月)

-377-

ゴマ科　ゴマ属

［青蘘（せいじょう）］

『神農本草経』　原文　　　　　　　　上薬
青蘘．味甘寒．生川谷．治五臓邪気．
風寒湿痺．益気．補脳髄．堅筋骨．久
服耳目聡明．不飢不老増寿．巨勝苗也．

【よみ】
「五臓の邪気　風寒湿痺を治す。気を益し、脳髄を補う。筋骨を堅くす。久服せば、耳目聡明飢えず老せず。寿を増す。」

【『名医別録』の主治】
「無毒、」

【基原植物に関する各家論述】
『意釈神農本草経』・『神農本草経中薬彩色図譜』：ゴマの葉。

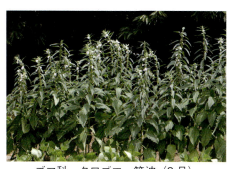

ゴマ科　クロゴマ　筑波（8月）

『日本薬局方』・『中華人民共和国薬典』：薬用部位を葉とするものは非収載。

以上により青蘘はゴマの葉とする。

薬草メモ

　ゴマ（胡麻）はアフリカ原産とされ、エジプト・インドなどで栽培され、紀元前2世紀のころ、西域を経て中国に渡来した。胡麻の由来も「胡」西域から来た。麻（油分に富んだ種子）から名付けられたと言う。仏教伝来とともに日本に渡来し、音読みして和名となったと言われる。9世紀ごろには、胡麻油が灯明として用いられたり、食用に用いられた。古代インド医学アーユルベーダでは体内の毒素を排泄させ自然治癒力を高める療法に温めたゴマ油を使い、全身マッサージ、ゴマ油を頭部にたらす（シロダーラ）や発汗治療（スヴェダナ）がアーユルベーダの治療の中心となる。ゴマ油は皮膚からの吸収がよく、体内組織の細部まで浸透する作用があるので漢方でも紫雲膏など軟膏基材としても使われる。

　【薬効と使い方】　秋に種子を採取したものを、生薬「胡麻」とよび滋養強壮に用いる。ゴマは民間では滋養強壮、乳汁不足、のどのはれ、のどのつまり、しらがの予防には炒ったり、砕いて服用する。婦人外陰部の痒み、毒虫に刺された時にはかみ砕いてつけるとよい。ひび、しもやけには胡麻を粉末にして、酒でといてつけるとよい。結膜炎、ものもらい、耳瘡（外耳道のはれ）、指のはれ瘭疽）、赤ん坊の鼻づまり、痔、便秘、魚・貝の中毒にゴマ油を用いるなどさまざまな使われ方をする。

　【漢方】　胡麻は①滋養強壮②粘滑③解毒の作用を持ち、虚弱体質、病後、便秘などを改善する薬方に用いる。
　薬方としては、消風散（外科正宗《湿疹性皮膚疾患》）、軟膏基材として紫雲膏（華岡《皮膚損傷や、肌の乾燥、肌荒れ》）、中黄膏（春林軒膏方《化膿の初期、腫脹発赤疼痛》）等の薬方に配合されている。

被子植物(真正双子葉類)
コア真正双子葉類　キク類　シソ群
シソ目　キツネノマゴ科
　中薬　爵牀

シソ目
キツネノマゴ科　キツネノマゴ属

[爵牀]
しゃくじょう

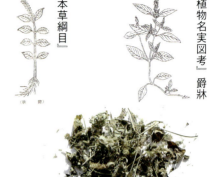
『本草綱目』
『植物名実図考』爵牀

『神農本草経』　原文　　　　　　中薬
爵牀．味鹹寒．生川谷．治腰脊痛不得
著牀．俛仰艱難．除熱．可作浴湯．

【よみ】
「腰脊痛で床に着くことを得ず。俛仰艱難（う
つむくことや仰向くことが出来ない）を治す。
熱を除く。浴湯を作るべし。」

【『名医別録』の主治】
「無毒。」

【基原植物に関する各家論述】
『意釈神農本草経』：キツネノマゴ　爵牀
Justicia procumbens L. var. *leucantha*
Honda の全草。
『神農本草経中薬彩色図譜』：キツネノマゴ
爵牀 *Rostellularia procumbens* (L.) Nees ※1
の全草。
『中薬大辞典』：*Rostellularia procumbens*
(L.) Nees ※1 としている。

※1 現在、キツネノマゴの学名は *Justica procumbens*
L. var. *leucantha* Honda と さ れ る。*Rostellularia
procumbens* はシノニム（異名）

『日本薬局方』・『中華人民共和国薬典』：非
収載。

以上により爵牀はキツネノマゴの全草とする。

【現在の流通と使用状況】
日本では漢方処方集に記載なく、漢方薬方に
使われることもない。生薬としての流通もな
い。日本では民間療法で採取して使われるこ
ともあったが、今は聞かない。

生薬見本　爵牀

【日本に自生する主なキツネノマゴ科の植物】
①キツネノマゴ
②ハグロソウ属　ハグロソウ
③イセハナビ属　スズムシバナ
　　　　　　　　イセハナビ
④アリモリソウ属　アリモリソウ

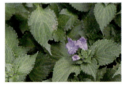
スズムシバナ
箱根湿性花園
（8月）

《外来種》
①ハアザミ属
　アカンサス
　地中海原産
②コエビソウ属
　コエビソウ
　メキシコ原産
③オギノツメ属
④ルリハナガサ属
　ルリハナガサ
　インド原産
　ハグロソウ
⑤サンゴバナ属
　熱帯アメリカ原産

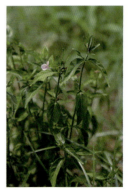
小石川植物園
（8月）

キツネノマゴ科　キツネノマゴ属

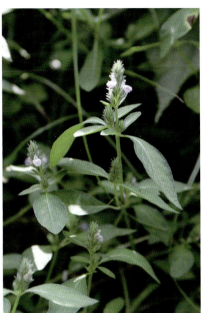
キツネノマゴ科　キツネノマゴ
鎌倉（8月）

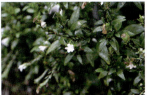
イセハナビ
小石川植物園（11月）

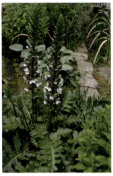
アカンサス　鎌倉（10月）

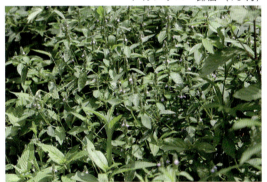
キツネノマゴ科　キツネノマゴ　鎌倉(8月)

薬草メモ

キツネノマゴは本州、四国、九州、朝鮮半島、中国、台湾、インドシナ、マレーシア、インドに分布し、やや湿ったところを好み、野原や畑、道端に生える普通に見られる1年草の雑草である。「狐の孫」の名は花の形が子狐の顔に似ているとか、花序が花の咲いた後に伸びるのがキツネの尾のようだからとか言われるが定かでない。爵牀の名の由来について李時珍も名称の意味は解し得ぬとしている。長崎県の方言で「目薬花（めぐすりばな）」とよび全草の煎液で目を洗い赤目の治療に用いた。花が咲く前に葉や茎をゆでて、食用とすることもある。

【薬効と使い方】　全草を日干乾燥させたものを生薬「爵牀」とよび解熱、鎮痛、咳止めに用いる。解熱・かぜ・のどの痛みに1回5～15gを煎じ服用すると良い。民間では腰痛や神経痛などに全草を薬湯として用いると良いと言われる。中国では神経痛、リウマチ、筋肉痛などの鎮痛に生の絞り汁を外用する。

【漢方】　①清熱②解毒③利湿④活血⑤止痛の作用を持ち感冒発熱、咳嗽、咽喉痛、マラリア、細菌性下痢、黄疸、腎炎浮腫、筋骨疼痛などに用いる。

被子植物(真正双子葉類)
　コア真正双子葉類　キク類　シソ群
　シソ目　ノウゼンカズラ科
　中薬　紫葳　馬先蒿
　下薬　梓白皮

シソ目
ノウゼンカズラ科　ノウゼンカズラ属

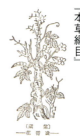
『本草綱目』

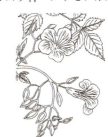
『植物名実図考』紫葳

[紫葳(しい)]

『神農本草経』原文　　　　　　　中薬
紫葳．味酸微寒．生川谷．治婦人乳餘疾．崩中癥瘕血閉．寒熱羸痩．養胎．

【よみ】
「婦人乳余疾（産後の諸疾患）崩中（不正性器出血）癥瘕（腹内の腫瘤）血閉（無月経）寒熱羸痩を治す。胎を養う。」

【『名医別録』の主治】
「無毒。」

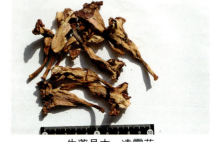
生薬見本　凌霄花

【基原植物に関する各家論述】
『意釈神農本草経』・『神農本草経中薬彩色図譜』：ノウゼンカズラ　凌霄　Campsis grandiflora（Thunb.）K. Schum. の花。
『本草の植物』：『本経』の紫葳はよくわからない。『別録』には青海省と甘粛省を産地にあげる。弘景は瞿麦の根という。従ってこれらノウゼンカズラではない。『新修本草』のノウゼンカズラで凌霄花ともいう。
『日本薬局方』：非収載。
『中華人民共和国薬典』：[凌霄花]の名で収載。凌霄あるいは美州凌霄　C. radicans（L.）Seem. の花と規定。

以上により『本経』の原植物はよくわからないが、現在はノウゼンカズラの花である。

【現在の流通と使用状況】
ノウゼンカズラ「凌霄」の主産地は中国江蘇、浙江省が主な産地で、中国では婦人薬として普通に用いられる生薬である。日本では植栽され半自生化しているが商品とされていない。

【同属近縁植物】
①ノウゼンカズラ（凌霄）
　Campsis grandiflora
　中国原産　中国南北各地ほぼ全域に分布
②アメリカノウゼンカズラ（コノウゼンカズラ）
　Campsis radicans
　北米東南部原産
　細長くトランペットに似ているので英語では「トランペットフラワー」と呼ばれる。ノウゼンカズラの花より小さい。

【ノウゼンカズラの部位による薬効と主治】
（Ⅰ）花　[凌霄花(りょうしょうか)]
　　涼血、去瘀の効能があり、血滞、月経停止、癥瘕、血熱による掻痒、酒皶鼻に用いる。
（Ⅱ）茎　[紫葳茎葉(しいけいよう)]
　　涼血、去瘀の効能があり、掻痒、風疹、手足のしびれ痛み、咽喉腫痛に用いる。
（Ⅲ）根　[紫葳根(しいこん)]
　　涼血、去風、去瘀の効能があり、掻痒、風疹、腰脚不随、瘀血、帯下に用いる。

ノウゼンカズラ科　ノウゼンカズラ属

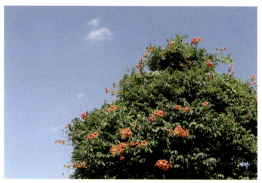

ノウゼンカズラ科　ノウゼンカズラ
目黒区中目黒（8月）

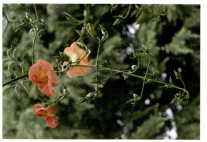

ノウゼンカズラ科　ノウゼンカズラ
静岡県草薙（6月）

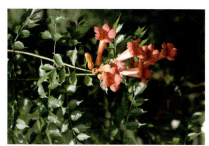

ノウゼンカズラ科
アメリカノウゼンカズラ
東京都薬用植物園（7月）

薬草メモ

中国原産のつる性落葉高木、別名ノウゼン、ノウショウと呼ばれる。平安時代に中国から渡来し栽培された。名の由来も漢名「凌霄（りょうしょう）」の音読み「リョウショウ」が変じて「ノウショウ」となったとか。古名の「のうせう」が「のうぜん」に転訛したとされる。『本草和名』（918年）『和名抄』（932）には紫葳・凌霄の和名を「乃宇世宇（のうせう）」「農世宇（のうせう）」「未加也岐（みかやぎ）」をあげている。蔓性＝カズラをつけて、江戸時代になってノウゼンカズラの名で呼ばれるようになった。紫葳・凌霄の名の由来について李時珍は「俗に赤い艶（つや）やかなるを紫葳という。葳とはこの花が　赤く艶やかだから名づけたものだ。木に付着して上に伸び、高さ数丈になるところから凌霄という」と言っている。凌は「しのぐ」霄は「そら」の意である。

【薬効と使い方】　夏、花を日干乾燥したものを生薬「凌霄」とよぶ。利尿、通経に1日量5gを煎じ服用する。

【漢方】　①行血②瘀血③涼血④止血の作用を持ち血滞、月経不順、無月経、崩中帯下、腹腔内腫瘤、脇下腫瘤、かゆみ、大小便不利などを改善する薬方に用いる。薬方としては、紫葳散（沈氏尊生書《月経不順、無月経》）等の処方に配合されている。

被子植物(真正双子葉類)　　　　　　　　　　　　　　　　　　　シソ目
　コア真正双子葉類　キク類　シソ群　　ノウゼンカズラ科　ハナゴマ（ツノシオガマ）属

[馬先蒿]（ばせんこう）

『神農本草経』原文　　　　　　　　中薬
馬先蒿．一名馬矢蒿．味苦平．生川澤．
治寒熱鬼疰．中風濕痺．女子帶下病．
無子．

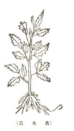
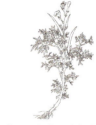

『本草綱目』　　　『植物名実図考』馬先蒿

【よみ】
「寒熱鬼疰、中風湿痺、女子帯下を病み子なきを治す。」
【『名医別録』の主治】
「無毒」
【基原植物に関する各家論述】
『図説東洋医学　用語編』・『意釈神農本草経』：ハナゴマ 角蒿　*Incarvillea sinensis* Lam. の茎葉。
『神農本草経中薬彩色図譜』：ゴマノハグサ科の塔氏馬先蒿　*Pedicularis tatarinowii* Maxim. の全草（地上部）。
『本草の植物』：ツノゴマ *I. sinensis* Lam. とし「『植物名実図考』に馬先蒿即角蒿としてツノゴマの図が出ている」「『啓蒙』ではシオガマギク *Pedicularis resupinata* L. ゴマノハグサ科にあて、『中薬大辞典』はシオガマギク（返顧馬先蒿）とする」という。しかし蘇恭（『新修本草』）、禹錫（『嘉祐本草』）の記文から、シオガマギクに似ておらず、ツノゴマに一致すると指摘している。
『日本薬局方』・『中華人民共和国薬典』：非収載。

以上によりどちらが基原であるかは断定できないが、馬先蒿はハナゴマ（ツノゴマ）またはシオガマギクの茎葉か根とする。
【現在の流通と使用状況】
『国訳本草綱目』で木島は現在は馬先蒿の名称の生薬は市場に見られないとしている。ハナゴマ・シオガマギクも薬草として中国市場の状況は確認できない。

日本での流通、使用は見られない。
【主な同属ハナゴマの仲間】
ノウゼンカズラ科ツノシオガマ属（インカルビレア属）
①ハナゴマ（ツノゴマ）　*Incarvillea sinensis*
　中国東北部から四川、青海省に分布。
②インカルビレア　*Incarvillea delavayi*
　中国雲南省原産　園芸用に販売されている。
③*Incarvillea potaninii*
　モンゴルに分布
【主な日本のシオガマギク属の仲間】
ゴマノハグサ科シオガマギク属は APGⅢ分類ではハマウツボ科の属の一つに分類されるようになった。
①シオガマギク　*Pedicularis resupinata*
北海道〜九州の山地の草原に自生。
　中国（東北、内モンゴル、山東、河北、山西、陝西、安徽、甘粛、四川、貴州など）
②トモエシオガマ　*Pedicularis resupinata*
　シオガマギクの変種で本州中北部の高山草原に自生。
③ヨツバシオガマ　*Pedicularis chamissonis*
　北海道・本州中北部の高山草原に自生。

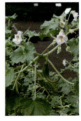

シソ目　ツノゴマ科ツノゴマ
本書で登場するツノゴマとは全く異なる悪魔の爪と呼ばれる食用となるツノゴマ科の植物であるが名前が同じで参考にここに掲載する。
東京都薬用植物園（9月）

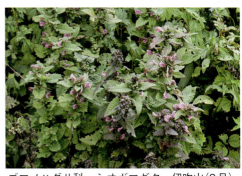
ノウゼンカズラ科　ハナゴマ（ツノシオガマ）属

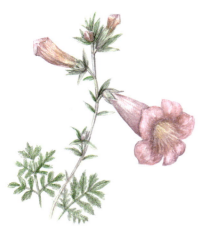

ゴマノハグサ科　シオガマギク　伊吹山(9月)

ノウゼンカズラ科　ハナゴマ
高田直子氏作品

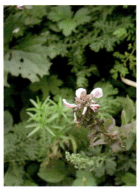
ゴマノハグサ科
トモエシオガマ
礼文島
(8月)

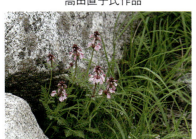

ノウゼンカズラ科　ノウゼンカズラ
静岡県草薙（6月）

薬草メモ

　ハナゴマはノウゼンカズラ科ツノシオガマ属（PAG Ⅲ分類ではハナゴマ属）の一種で中国東北部から四川、青海省にわたって分布する1～2年草で日本では見られない。中国名は角蒿で、古代から口内炎、歯槽膿漏に使われてきた。属名のツノは実の形、シオガマは葉がシオガマギクに似ていることからつけられた。シオガマギクは北海道～九州、朝鮮半島、中国（東北、内モンゴル、山東、華北、山西、陝西、安徽、四川、貴州）などアジア北東部に分布し、山地の草原に生えるゴマノハグサ科の多年草である。和名塩竈菊の名の由来は葉が菊の葉に似て花が海水から塩を作る窯にたとえられた。馬先蒿の名の由来について李時珍は「この蒿は臭気が馬矢（矢は屎に同じ）のようだから命けたもので、馬先とは馬矢の書き誤りだ」と言っている。又「今は方薬には一向用いないと言っている」ことから明の時代には使われることはなかったようである。
　【薬効と使い方】『中薬大辞典』によれば秋にシオガマギクの茎葉、根を日干乾燥したものを2～3銭を煎じて服用するか、研って粉末にし散剤にして用いる。また煎液で洗い用いる。その作用は①去風②勝湿③利水で、リウマチ性関節疼痛、尿路結石、こしけ、疥瘡などに用いるとしている。

被子植物(真正双子葉類)
コア真正双子葉類　キク類　シソ群

シソ目
ノウゼンカズラ科　キササゲ属

[梓白皮] (しはくひ)

『神農本草経』原文　　　　　　　下薬
梓白皮．味苦寒．生山谷．治熱．去三
蟲．華葉．搗傅猪瘡．肥大易養三倍．

【よみ】
「熱を治す　三蟲（回虫、条虫、蟯虫）を去る。華葉　搗いて猪瘡に傅（つけ）る。肥大養い易きこと三倍。」

【『名医別録』の主治】
「無毒　目中の疾を療す。」

【基原植物に関する各家論述】
『図説東洋医学』：キササゲ類。
『意釈神農本草経』・『神農本草経中薬彩色図譜』：キササゲ　梓樹 Catalpa ovata G. Don の樹皮。
『本草の植物』：キササゲとし、「『啓蒙』に梓をアカメガシワ Mallotus japonicus (Thunb.) Mueller-Arg.（トウダイグサ科）としたのは誤りである」と指摘している。
『日本薬局方』：[キササゲ]はキササゲ又は C. bungi C. A. Meyer の果実と規定。
『中華人民共和国薬典』：非収載。

以上により梓白皮はキササゲの樹皮である。

【現在の流通と使用状況】
「梓白皮」は日本で使われないが「梓実」が多く用いられる。大手生薬取り扱い業者から「きささげ」として流通している。
「梓実」は中国では余り用いず、日本で一般に民間薬として単味で用いるか、家庭薬などに配合される。利尿薬として用途は有名で昔、漢方医や漢方薬局の家の庭によく植えられていた。長野県が主産地で一部シナキササゲが中国から輸入されている。

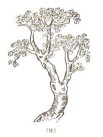
『本草綱目』

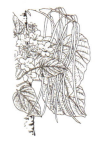
『植物名実図考』梓

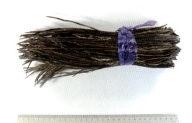
生薬見本　梓実

【キササゲの部位による薬効と主治】
根皮・樹皮：[梓白皮]…清熱、解毒、殺虫。発熱、黄疸、胃のむかつき、皮膚掻痒、瘡疥を治す
木材：[梓木](しぼく)…痛風に煎じ桶上で蒸す、このとき、湯気を目に入れてはならない。また霍乱に濃煎し吐剤として用いる。
果実：[梓実](しじつ)…利尿。浮腫を治す。
　　　　　　　　　　　『中薬大辞典』より

【同属近縁植物】
①キササゲ　Catalpa ovata
　中国、朝鮮半島南部、台湾、日本に分布。
②シナキササゲ　Catalpa bungei
　中国各地に分布。
③アメリカキササゲ　Catalpa bignonides
　北アメリカ原産。
④オオアメリカキササゲ　Catalpa sepeiosa
　北アメリカ原産。

ノウゼンカズラ科　キササゲ属

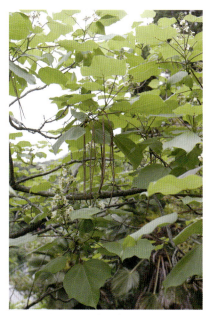

ノウゼンカズラ科　キササゲ
昭和薬科大学薬草園

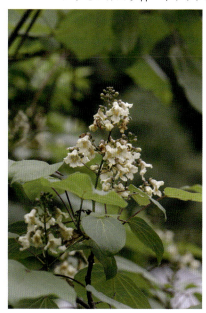

ノウゼンカズラ科　キササゲ
昭和薬科大学薬草園

薬草メモ

キササゲは中国南部原産で本州、四国、九州、朝鮮半島南部、中国、台湾、タイに分布し、温暖な河原や谷筋などやや湿った場所を好む落葉高木である。日本には古く中国から渡来しした帰化植物である。古名を久木といい、万葉集には「ぬばたまの　夜の更ゆけば　久木生ふる　清き河原に千鳥しばし鳴く」（巻6-92）と詠われている。キササゲとは細長いさく果が大角豆（マメ科）のさやに似ていることからこの名がある。梓の名の由来について李時珍は「梓の字は或は杍と書く。その意味は詳でない」と言っている。日本では「梓」は一般にカバノキ科のアズサを指すが本来はキササゲのことである。中国では昔、出版することを「上梓する」といい梓（キササゲ）を版木に利用したことに由来する。アズサも版木に使うことから梓をアズサと呼ぶようになったと思われる。キササゲの別名をカミナリグサ、雷電木（中国）と呼ぶ。高木で水気が多いため避雷針代わりに神社や屋敷内に植えられ、東照宮などに多く見られる。

【薬効と使い方】　熟す一歩手前の果実を日干乾燥したものを生薬「梓実」と呼び、利尿に用いる。民間では腎炎、妊婦浮腫、脚気などの浮腫に、1日量5～20gを煎じ服用する。春、夏に根皮や樹皮を日干し乾燥したものを生薬「梓白皮」と呼び清熱解毒に用いる。中国では湿疹などの皮膚疾患に湿布や浴剤として用いる。

【漢方】　梓白皮は①清熱②解毒③止痒の作用を持ち発熱、黄疸、反胃、皮膚掻痒、瘡疥などを改善する薬方に用いる。

薬方としては、麻黄連軺赤小豆湯（傷寒論《黄疸、皮膚病、ネフローゼ》）等の薬方に配合されている。

被子植物（真正双子葉類）
　コア真正双子葉類　キク類　シソ群
　シソ目　シソ科
　　上薬　蔓荊實※1　荊蔚子
　　中薬　黄芩　丹参※2 積雪草　假蘇　水蘇
　　下薬　沢蘭　夏枯草※2

※1 新エングラー分類ではクマツヅラ科であったがAPG III分類ではシソ科に分類される。
※2 森立之本以外の版本では、丹参は上薬（上品）、夏枯草は中薬（中品）として収載

シソ目
シソ科　ハマゴウ属

[蔓荊實]（まんけいじつ）

『神農本草経』原文　　　　　　　　上薬
蔓荊實．味苦微寒．生山谷．治筋骨間寒熱濕痺拘攣．明目堅齒．利九竅．去白蟲．久服輕身耐老．小荊實亦等．

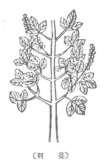
『本草綱目』（荊莖）

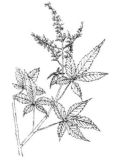
『植物名実図考』蔓荊

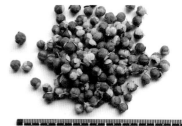
生薬見本　蔓荊子

【よみ】
「筋骨間の寒熱、湿痺拘攣を治す。眼を明らかにし、歯を堅め、九竅を利し、白蟲を去る。久服せば、身を軽くし、老いに耐える。小荊実も亦等し。」

【『名医別録』の主治】
「辛平　温　無毒、長虫（を去る。）風頭痛、脳鳴、目泪出るを主り、気を益す。（久服せば、）人をして光沢し脂に至らしむ。」

【基原植物に関する各家論述】
『意釈神農本草経』・『神農本草経中薬彩色図譜』：ハマゴウ　単葉蔓荊 Vitex rotundifolia L. fil.（= V. trifolia L. var. simplicifolia Cham.）およびミツバハマゴウ 蔓荊 V. trifolia L. の果実。
『日本薬局外生薬規格』：［蔓荊子］の名で収載。ハマゴウ又はミツバハマゴウの果実と規定。
『中華人民共和国薬典』：［蔓荊子］の名で収載。単葉蔓荊あるいは蔓荊の果実。

以上により蔓荊實はハマゴウ・ミツバハマゴウの果実とする。

【現在の流通と使用状況】
後世方に比較的多く使用される生薬である。国産品（福岡、鹿児島、宮崎）と中国産（山東省が最大産地、他江西、浙江、福建、湖南）が流通している。また韓国にも産する。

【同属近縁植物】
①ハマゴウ　Vitex rotundifolia
　分布は本州以南、朝鮮半島、台湾、中国、東南アジアなど太平洋西部沿岸。
　落葉低木　高さ約3m、香気がある。単葉で葉は卵形か倒卵形。
②ミツバハマゴウ　Vitex trifolia
　分布は沖縄、中国沿海の各省および雲南、広西、オーストラリアなど内陸部にも生育する。
　形態はハマゴウに似ているが葉が通常3小葉からなる複葉である点が異なる。

シソ科　ハマゴウ属

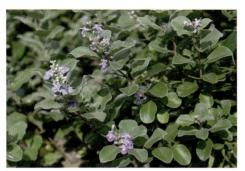
シソ科　ハマゴウ　筑波実験植物園（8月）

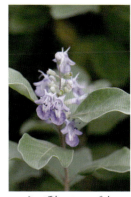
シソ科　ハマゴウ
筑波実験植物園（8月）

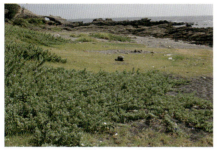
シソ科　ハマゴウ
地を這うように生長する　城ヶ島（8月）

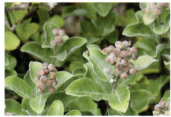
シソ科　ハマゴウ　実
三崎和田浜（9月）

薬草メモ

ハマゴウは本州以南、朝鮮半島、台湾、中国、東南アジアなどと太平洋西部沿岸に分布し、暖地の海浜砂地に這うように群生する落葉低木である。万葉の時代、修家持が交野歩麻呂に贈りて詠める歌の中に「浜栲は　青く澄みたる　青空の　色にし咲きて吾が恋益さる」とある。浜栲はハマゴウのことである。東歌の中にも波麻都豆夜（はまづづら）の名で登場する。『本草和名』（918）には波末波非（はまはひ）の名で登場する。浜を這うことから波末波非（ハマハヒ）となり、これが訛って「ハマゴウ」となったとする説と、茎や葉によい香りがあり線香として使われたことら「浜の香」とよばれ、「浜香」から「ハマゴウ」となったとの説もある。蔓荊の名の由来について蘇恭は「蔓荊とは苗が蔓生だから名づけたのである」と言っている。

【薬効と使い方】　果実を採取し陰干しにしたものを生薬「蔓荊子」とよび、強壮、解熱、清涼などに用いる。民間では神経痛、手足のしびれ、ひきつりに蔓荊子と蔓荊葉を3対7の割合で混ぜ300〜500gを浴湯剤として用いる。頭痛、かぜに蔓荊子1日量10gを煎じ服用する。

【漢方】　①解表②清頭目③止痛④祛風⑤除湿の作用を持ち感冒、頭痛、歯痛、目の充血、関節炎などを改善する薬方に用いる。

薬方としては、清上蠲痛湯（寿世保元《頭痛》）、蔓荊子散（直指方《中耳炎・耳鳴・難聴》）、洗肝明目湯（万病回春《充血性眼病》）その他多くの薬方に配合されている。

被子植物(真正双子葉類)
コア真正双子葉類　キク類　シソ群

シソ目
シソ科　イヌハッカ属

[假蘇(かそ)]

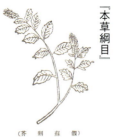
『本草綱目』

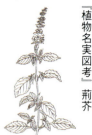
『植物名実図考』荊芥

（假蘇荊芥）

『神農本草経』原文　　　　　中薬
假蘇．一名鼠蓂．味辛温．生川澤．治寒熱鼠瘻．瘰癧生瘡．結聚氣破散之．下瘀血．除濕痺．

【よみ】
「寒熱鼠瘻(そろう)　瘰癧瘡を生ずるを治す。結聚気、これを破産し、瘀血を下し、湿痺を除く。」

【『名医別録』の主治】
「無毒。」

【基原植物に関する各家論述】
『意釈神農本草経』：メボウキ羅勒(らろく) Ocinum basilicum L.の全草。
『神農本草経中薬彩色図譜』：アリタソウ荊芥 Schizonepeta tenuifolia Briq.の地上部分。
『国訳本草綱目』：牧野は「確信を以て今之をメボウキに充つることを敢てした」と書いている。
『本草の植物』：「『本草綱目』菜部に羅勒があり、これはメボウキである。従って假蘇をメボウキとすると重出する」と指摘し、『啓蒙』で小野蘭山がアリタソウ　荊芥にあてる説を支持している。
『中華人民共和国薬典』：［荊芥］の名で S. tenuifolia Briq.［荊芥穂］名で荊芥の花穂をそれぞれ規定。
『日本薬局方』：［ケイガイ（荊芥穂）］の名で収載。ケイガイ S. tenuifolia の花穂と規定（『薬典』の［荊芥穂］に相当）。

以上により假蘇はケイガイ Schizonepeta tenuifolia の全草または花穂とする。

【現在の流通と使用状況】
荊芥は漢方薬方の重要生薬として繁用される。

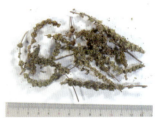
生薬見本　荊芥

その殆どは中国から輸入され販売されている。

【各家論述の詳述】
假蘇を「荊芥」、「メボウキ」を充てる両説がある。これは中国古典本草書に以下の記載があることから両説となった。
本草書に別名「鼠蓂」「薑（姜）芥」とよび、
①『名医別録』（陶弘景）「假蘇は方薬に一向に用いない」
②『唐本草』（蘇恭）「これは采類中の荊芥だ。発音が薑芥と訛っただけである」
③『食性本草』（陳士良）「荊芥は本草では假蘇と呼ぶが、假蘇はまた別の一物であって、葉が鋭く多くは野生のもので、香気が蘇に似ているところから蘇と呼ぶ」
④『本草図経』（蘇頌））「假蘇、荊芥は別のもの、蘇恭の言う薑芥の訛としたのは誤りである」
⑤『本草綱目』（李時珍）「別録の書かれた時代に近い晋代に書かれた『呉普本草』に「假蘇、一名荊芥。葉は落藜(らくれい)に似て細い。蜀では生をかむ」とあり、唐時代の人、蘇恭はその説を祖述したもので、陳士良、蘇頌の両種の物とするのは臆説である」としている。

-389-

シソ科　イヌハッカ属

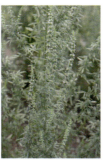
シソ科　ケイガイ
東京都薬用植物園

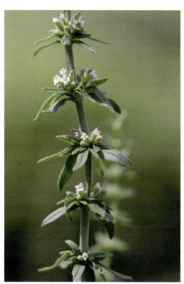
シソ科　ケイガイ
東京都薬用植物園
Schizonepeta tenuifolia Briq.（8月）

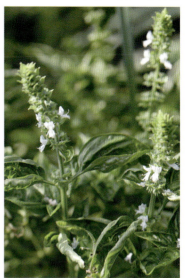
シソ科　メボウキ（バジル）
東京薬科大学薬草園
Ocinum basilicum L.（8月）

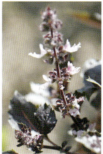
シソ科　レッドバジル
県立静岡大学薬草園
Ocinum basilicum L. cv. sp.（7月）

薬草メモ

ケイガイ（荊芥）は中国北部原産で中国、朝鮮半島に分布する1年草である。日本には古くに伝えられ仮蘇という異名もあり、一部農家で生薬用として栽培されている。ケイガイアリタソウとも呼ばれるが、一般にアリタソウはメキシコ原産のアカザ科の帰化植物で駆虫薬として有田で栽培されたことからこの名がある。今では雑草化し道端や荒れ地に見られる。メボウキは原産はインドで古く中国・ヨーロッパに広がった1年草である。江戸時代に中国より渡来し薬草として用いられてきた。目を掃除する箒（ほうき）からメボウキの名がある。現在中国では羅勒と称し、産後の血行改善、胃痙攣、腎臓病に用いる。ヨーロッパではバジル、バジリコと呼ばれハーブの代表格の一つである。

【薬効と使い方】　夏全草を採取し陰干したものを生薬「荊芥」とよぶ。かすみ目に乾燥した全草大さじ1杯を茶こしにいれ、熱湯を注ぎ服用する。料理には生の葉を使用。

【漢方】　①解表②祛風③解熱④駆瘀血⑤止血の作用を持ち感冒、発熱、頭痛 咽喉腫痛、瘡瘍腫毒、産後の中風、結膜炎、種々の出血、皮膚化膿症、搔痒などを改善する薬方に用いる。

薬方としては、荊芥連翹湯（一貫堂方《鼻炎・にきび・中耳炎・扁桃炎》）、当帰飲子（済生方《皮膚搔痒症》）、荊防敗毒散（万病回春《化膿性皮膚疾患》）その他多くの薬方に配合されている。

被子植物(真正双子葉類)
コア真正双子葉類　キク類　シソ群

シソ目
シソ科　カキドオシ属

[積雪草(せきせつそう)]

『神農本草経』　原文　　　　　　中薬
積雪草.　味苦寒.　生川谷.　治大熱.　惡瘡癰疸.　浸淫赤熛.　皮膚赤.　身熱.

【よみ】
「大熱、悪瘡、癰疽、浸淫（湿疹）、赤熛（帯状疱疹）、皮膚赤く、身熱するを治す。」

【『名医別録』の主治】
「無毒。」

【基原植物に関する各家論述】
『図説東洋医学　用語編』・『意釈神農本草経』・『神農本草経中薬彩色図譜』：セリ科のツボクサ　積雪草 Centella asiatica（L.）Urban の全草としている。

『本草の植物』：ツボクサ C. asiatica（L.）Urban としている。

『本草綱目啓蒙』：積雪草にカキドオシとツボクサとの両説をあげている。

『本草図譜』（岩崎灌園）：カキドウシ[※1]とするとしている。

※1　カキドオシの名の由来は、茎葉が葡匐し地表に広がるさまから、「垣通し」とする説が一般的である。よって、カキドウシではなくカキドオシが正しいと言えよう。

『中華人民共和国薬典』：［積雪草］としては積雪草（ツボクサ）C. asiatica（L.）Urban の全草と規定している。これとは別に［連銭草］を収載し、カキドオシと同属植物である活血丹 G. longituba（Nakai）Kupr.（シソ科）の地上部分と規定している。

『中薬大辞典』：［積雪草］条も積雪草（ツボクサ）のみを基原としている。

『日本薬局方』：非収載。

以上積雪草はツボクサ（セリ科）とするが、カキドオシ（シソ科）も否定できない。

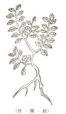
『本草綱目』

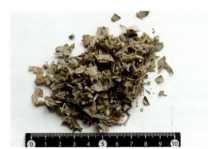
生薬見本　かきどおし

両説の本草書による記載についてセリ科ツボクサの項でも記述する。

【現在の流通と使用状況】
カキドオシは漢方薬方にはないが。民間薬としての需要があり、「かきどおし」の名で食品分類で大手生薬取り扱い業者から販売されている。

【積雪草とされる植物】
《シソ科》
カキドオシ属カキドオシ Glechoma hederacea（連銭草・中国名金銭草・馬蹄草）
茎が地表につる状に伸びて、円形（銭）の葉を有するので似ているが カキドオシの茎は4稜であるのに対しツボクサの茎は円柱形である。
《セリ科》
①ツボクサ属ツボクサ（積雪草）Centella asiatica

シソ科　カキドオシ属

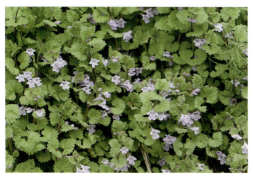
シソ科　カキドオシ　新潟県弥彦（4月）

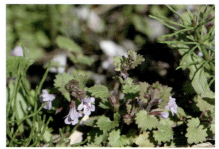
シソ科　カキドオシ　鎌倉（4月）

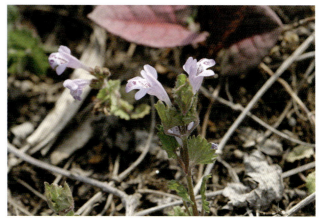
シソ科　カキドオシ　東京都薬用植物園（4月）

薬草メモ

日本全国の日のあたる道ばた・野原などでよく見かけるつる性の多年草で垣根を通り抜けるようにつるを伸ばしてよく繁殖することからカキドオシと名づけられている。葉を銭に見立て連銭草とも呼ばれる。子供の疳を治す薬ということで、疳取草（カントリソウ）の名もある。どこにも生えていて、群生しているので綺麗である。春の代表的な花にもかかわらず、万葉集にも枕草子にも登場しない。不思議に思われるが、おそらくツボスミレとして歌われている可能性がある。

【薬効と使い方】　4～5月花の咲いている時期に採取し、全草を陰干し、小児の疳、神経質で、からだが弱く、よく下痢をしたり、風邪を引く小児に 10～20g を煎じて長期間服用、糖尿病、腎臓炎に 15g を煎じて服用。永田徳本の秘伝として大腸炎や赤痢などの下痢に、ゲンノショウコと甘草を少し加え、濃くせんじて服用させれるとよいと、大塚敬節先生は紹介している。

【漢方】　漢方では使われない。

被子植物(真正双子葉類)
コア真正双子葉類　キク類　シソ群

シソ目
シソ科　ウツボグサ属

[夏枯草(かごそう)]

『神農本草経』　原文　　　　　　　下薬
夏枯草．一名夕句．一名乃東．味苦寒．
生川谷．治寒熱瘰癧．鼠瘻頭瘡．破癥．
散癭結氣．脚腫濕痺．輕身．

【よみ】
「寒熱瘰癧　鼠瘻（頚部のリンパ節結核）
頭瘡（頭のおでき）を治す。癥（固定した腹
部の腫瘤）を破り、癭結気（甲状腺腫瘤）
脚腫湿痺（関節リュウマチ）を散らし、身を
軽くす。」

【『名医別録』の主治】
「無毒」
【基原植物に関する各家論述】
『意釈神農本草経』・『神農本草経中薬彩色図
譜』：ウツボグサ　夏枯草　Prunella
vulgaris L. の花穂（あるいは全草）。
『日本薬局方』：ウツボグサ　P. vulgaris L.
var. lilacina Nakai[※1]の花穂と規定。
『中華人民共和国薬典』：夏枯草　P.
vulgaris L. の花穂と規定

※1『局方』は『日本植物誌』の学名を採用している。
中国産夏枯草の基原植物も同じである。

以上により夏枯草はウツボグサの花穂とする。
【現在の流通と使用状況】
使用頻度は多くはないが漢方薬方、民間薬と
しての使用があり一般用日局医薬品第2類と
して販売されている。
【主な同属植物】
日本におけるウツボグサには以下の同属植物
がある。
①タテヤマウツボクザ
　Prunella pruneligormis
②ミヤマウツボグサ
　Prunella vulgaris subdp. asiatica var. aleutica

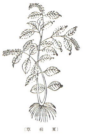

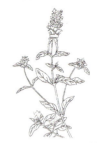

『本草綱目』　　『植物名実図考』夏枯草

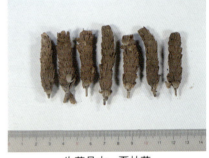

生薬見本　夏枯草

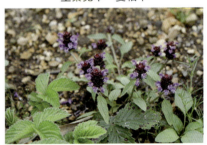

シソ科　タテヤマウツボグサ
日光東大植物園（8月）

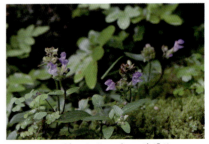

シソ科　ミヤマウツボグサ
稚内北方植物園（7月）

シソ科　ウツボグサ属

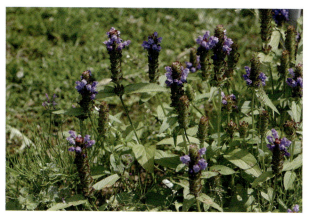

シソ科　ウツボグサ　小石川植物園（6月）

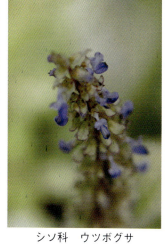

シソ科　ウツボグサ
新潟県月岡（11月）

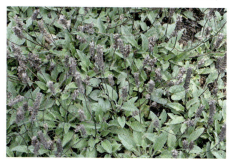

シソ科　ウツボグサ
東京薬科大学薬草園（10月）

薬草メモ

ウツボグサ（カゴソウ）は日本各地、朝鮮半島、中国、シベリアに分布し、日当たりのよい野原や山すそ、丘陵の道端など、どこでも見かける多年草である。花穂の形が背中に背負って矢をいれる「靫（うつぼ）」に似ていることからウツボグサと名付けられた。夏枯草の名の由来について朱震亨（げし）は「この草は夏至を過ぎると枯れる。蓋し純陽の気を稟けたもので、陰気に遭えば枯れる。故にこの名称があるのだ」といっている。

【薬効と使い方】　夏、花穂が枯れるころ、花穂、または全草を日干乾燥したものを生薬「夏枯草」とよぶ。民間では利尿薬として膀胱炎（淋疾）や浮腫、腎炎に用いる。腎炎、膀胱などには、夏枯草1日量を8g～10gを煎じ服用する 口内炎、扁桃炎などには1日量3～5gの煎液で随時うがいをする。結膜炎には煎液で脱脂綿で洗眼する。

【漢方】　①消炎②散結③利尿の作用を持ち瘰癧（るいれき）を治す妙薬である。高血圧、結膜炎、羞明、目の充血、眩暈、頭痛、頸部リンパ節腫大（瘰癧）、甲状腺腫、乳腺炎、乳癌、肺結核、帯下、浮腫、小便不利などを改善する薬方に用いる。
薬方としては、夏枯草湯（外科正宗《膀胱炎》）、牛蒡解肌湯（瘍科心得集《解毒、退熱、消腫止痛》）等の薬方に配合されている。

被子植物(真正双子葉類)　　　　　　　　　　　　　　　　　　シソ目
コア真正双子葉類　キク類　シソ群　　　　　　　　　シソ科　シロネ属

［澤蘭(たくらん)］

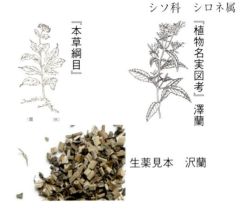

『本草綱目』　『植物名実図考』澤蘭

生薬見本　沢蘭

『神農本草経』原文　　　　　　　　　下薬
澤蘭. 一名虎蘭. 一名龍棗. 味苦微温.
生池澤. 治乳婦内衄. 中風餘疾. 大腹
水腫. 身面四肢浮腫. 骨節中水. 金創.
癰腫瘡膿血.

【よみ】
「乳婦内衄（産後の出血）、中風余疾（脳血
管障害の後遺症）、大腹水腫（腹水）、身面四
肢浮腫、骨節中水（関節内水腫）、金創、癰
腫瘡膿血（化膿性皮膚疾患）を治す。」

【『名医別録』の主治】
「甘　無毒。産後金瘡内の塞がり（を主る。）」
【基原植物に関する各家論述】
『意釈神農本草経』・『神農本草経中薬彩色図
譜』：シロネ　地瓜児苗　*Lycopus lucidus*
Turcz. の全草（茎葉）。
『本草の植物』：サワヒヨドリ *Eupatorium lindleyanum* DC.（キク科）『本草綱目』では地笋（『嘉祐本草』）を併せ入れて、「その根は食し得るところから地笋という」としているが、小野蘭山は『啓蒙』で、沢蘭『神農本草経』はサワヒヨドリであり、「蘇頌の説に沢蘭の根紫黒色と云に合ず」とし、根の白い地笋すなわちシロネ（シソ科）と合併してはいけない、とする。
『中華人民共和国薬典』：毛葉地瓜児苗　*Lycopus lucidus* Turcz. var. *hirtus* Regel の地上部分と規定。
『日本薬局方』・『局外生規』：非収載。

以上により澤蘭はシロネの全草とする。
【現在の流通と使用状況】
漢方薬方として用いることは少ない。婦人の要薬としての需要があり、大手生薬取り扱い業者から中国産澤蘭が食品の分類で販売されている。現在の流通品はシロネである。
【日本に自生する主なシロネ属の植物】
①シロネ　　　　　*Lycopus lucidus*
②ヒメシロネ　　　*Lycopus maackianus*
③コシロネ　　　　*Lycopus ramosissmus*
④エゾシロネ　　　*Lycopus uniglorus*
【中国で沢蘭として流通している植物】
沢蘭はシロネ　地瓜児苗(じかじびょう)（*Lycopus lucidus* Turcz.）を正品とするが中国市場ではキク科のフジバカマに似ていることから沢蘭としばしば混同されたりサワヒヨドリを沢蘭にあてた本草書もある。地方によって以下の同属植物が沢蘭として一部流通している。
山東省では
①毛葉地瓜児苗
　L. lucidus Turcz. var. *hirtus* Reg.
②台湾地瓜児苗
　L. lucidus Turcz. var. *taiwanensis* Hayata
吉林省では
①小花地瓜児苗　*L. parviflorus* Maxim.
②狭葉地瓜児苗　*L. maackianus* Mak.
③朝鮮地瓜児苗　*L. coreqmus* Levl.
新疆では　欧地瓜児苗　*L. europaeus* L.
長江以南の各省では
①キク科　華沢蘭(かたくらん)　*Eupatorium chinense*.
②キク科　山蘭(さんらん)（秤桿草ヒヨドリバナ(ひょうかんそう)）
　E. japonicum Thunb.
③キク科　蘭草（佩蘭フジバカマ）
　E. fortunei Turcz. などが流通している。

シソ科　シロネ属

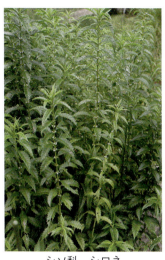
シソ科　シロネ
筑波実験植物園（8月）

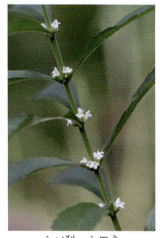
シソ科　シロネ
赤塚植物園（7月）

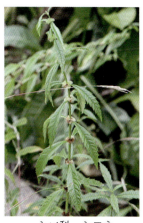
シソ科　シロネ
東京薬科大学薬草園（10月）

キク科　サワヒヨドリ　箱根湿生花園（8月）
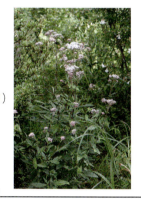

薬草メモ

シロネは北海道〜九州、朝鮮半島、中国に分布し、沢沼地の水際、湖岸、河原などに生える。根が白いところからシロネの名がある。沢蘭の名の由来について陶弘景は「澤の辺り（ほとり）に生ずるから澤蘭と名づける」と言っている。古く中国ではフジバカマなどを薫草（かおりぐさ）（香りある草）として蘭の字をあてていたが、宋以後にランも香りが良いことから蘭の字があてられ、フジバカマなどを蘭草、ランを蘭花と区別するようになった。日本ではいつしかランのみを蘭と呼ぶようになった。

【薬効と使い方】　開花期の全草を日干乾燥し生薬「沢蘭」とよぶ。血行をよくし、月経不順には1日量10〜15gを煎じ服用する。

【漢方】　①活血②駆瘀血③利水の作用を持ち婦人の要薬として、月経不順、経閉、月経痛、産前・産後の諸痛、打ち身、瘡傷、浮腫、尿量減少などを改善する薬方に用いる。
薬方としては、沢蘭湯（証治準縄《無月経・月経不順・月経痛》）等の薬方に配合されている。

被子植物(真正双子葉類)
コア真正双子葉類　キク類　シソ群

シソ目
シソ科　アキギリ属

[丹参]（たんじん）

『神農本草経』 原文　　　中薬
丹参．一名郄蝉草．味苦微寒．生川谷．
治心腹邪氣．腸鳴幽幽如走水．寒熱積
聚．破癥除瘕．止煩滿．益氣．

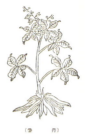
『本草綱目』

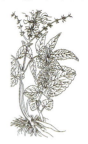
『植物名実図考』 丹参

【よみ】
「心腹邪気、腸鳴り幽幽（腸の鳴る形容）と
水の走るが如し。寒熱積聚（腹部の疼痛を伴
う腫瘤）癥（固定した腹内の腫瘤）を破り、
瘕（移動する腹内の腫瘤）を除き、煩満を止
め、気を益す。」

【『名医別録』の主治】
「無毒、血を養い、心腹痼疾・結気、腰背の
強ばり、脚痺を去り、風邪留熱を除く。久服
せば、人を利す。」

【基原植物に関する各家論述】
『意釈神農本草経』・『神農本草経中薬彩色図
譜』：丹参 Salvia miltiorrhiza Bunge の根お
よび根茎。
『日本薬局方』：タンジン S. miltiorrhiza
Bunge の根と規定。
『中華人民共和国薬典』：丹参の根と根茎と
規定。

以上により丹参はタンジンの根・根茎とする。

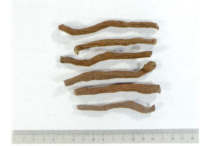
生薬見本　丹参

【現在の流通と使用状況】
漢方薬方として使われる生薬で、漢方製剤と
して多く消費されている。主産地は中国（安
徽、山西、河北、四川、江蘇）である。流通
品のすべては中国産丹参である。

【同属近縁植物】
①甘粛丹参　Salvia przewalskii
　中国（甘粛、寧夏、青海、雲南、チベット）
で使用されている。
②褐毛丹参　Salvia przewalskii
　中国（甘粛、寧夏、青海、雲南）で使用さ
れている。
③滇丹参（てんたんじん）　Salvia yunnanensis
　中国（雲南）で使われている。

【同属植物】
アキギリ属（Salvia）は世界に約900種が分
布しサルビア、セージがこれに含まれる。主
に観賞用をサルビア、薬や香辛料として使用
するものをセージと言って区別している。
日本原産の種類では主なものとしてアキギリ、
アキノタムラソウ、ミゾコウジュ、キバナア
キギリ、ナツノタムラソウ、ハルノタムラソ
ウなどがある。

薬用サルビアとしては Salvia officinalis L.
葉をセージと呼び、収斂・うがい薬・香辛料
として利用される。この他に様々な種類がハー
ブとして利用されている。

シソ科　アキギリ属

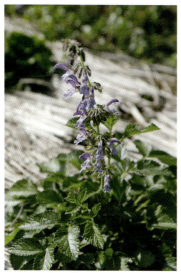

シソ科　タンジン
八ヶ岳薬用植物園（8月）

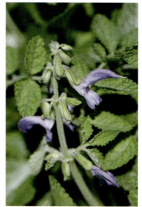

シソ科　タンジン
東京都薬用植物園
（9月）

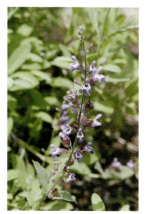

シソ科　サルビア
（Salvia officinalis）
昭和薬科大学薬草園
（5月）

薬草メモ

タンジンは江蘇、浙江、福建、広東、広西、雲南、貴州、四川、山東、山西など中国各地に分布し、山野の日当たりのよい所に生える多年草である。日本ではまれに植栽される。根が赤いことから別名を赤参ともよぶ。丹は朱色を意味する。丹参の名の由来について李時珍は「五参はその五色がそれぞれ五臓に配するものだ。人参（オタネニンジン）の帰経：脾・肺、薬効は補気・健脾で脾に入るから黄参と云う。沙参（ツリガネニンジン）の帰経：肺・胃、薬効は咳・祛痰で肺に入るから白参と云う。玄参（ゴマノハグサ科ゲンジン）の帰経：腎・肺・胃、薬効は滋陰・清熱・徐煩・解毒で腎に入るから黒参と云う。牡蒙（拳参イブキトラノオ）の帰経：肝・胃・大腸で薬効は清熱解毒・止痙・止血・消腫で肝に入るから紫参と云う。丹参（シソ科タンジン）の帰経：心・心包、薬効は清熱涼血・活血・安神で心に入るから赤参と云う。苦参（マメ科クララ）の帰経：膀胱・心・肝・胃・大腸、薬効は清熱燥湿・止痒・利水で右腎、命門の薬である。古人が紫参を捨てて苦参のみを称用したのは、その意義に達しなかったからである」としている。すなわち五行説から薬効と臓器と色を五行にあてて赤参と名付けたとある。

【薬効と使い方】　11～3月に根を日干乾燥したものを生薬「丹参」とよび漢方薬方に用いる。

【漢方】　①活血②調経③涼血④安神⑤止痛の作用を持ち月経不順、月経困難症、血崩、帯下、産後の悪阻腹痛、胸痛、心痛、腹痛、癰腫、関節痛、神経衰弱などを改善する薬方に用いる。
薬方としては、冠心Ⅱ号方（中国医学科学院《心筋梗塞・狭心症》）、清熱補血湯（証治準縄《口内炎・舌炎》）、加味温胆湯（万病回春《不眠・神経症》）、天王補心丹（世医得効方《不眠症・自律神経失調症》）などの処方に配合されている。

被子植物（真正双子葉類）
コア真正双子葉類　キク類　シソ群

シソ目
シソ科　タツナミソウ属

[黄芩（おうごん）]

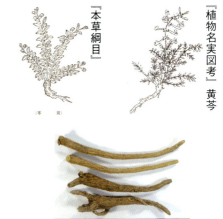

『本草綱目』　黄芩

『植物名実図考』　黄芩

生薬見本　黄芩

『神農本草経』　原文　　　　　　　　中薬
黄芩. 一名腐腸. 味苦平. 生川谷. 治諸熱黄疸. 腸澼泄利. 逐水下血閉. 悪瘡疽蝕火瘍.

【よみ】
「諸熱、黄疸、腸澼、泄利。水を逐い、血閉を下す。悪瘡、疽蝕、火瘍を治す。」

【『名医別録』の主治】
「大寒　無毒、痰熱、胃中熱、小腹絞痛、穀を消し、小腸を利し、女子血閉、淋露下血、小児の腹痛を療す。」

【基原植物に関する各家論述】
『意釈神農本草経』・『神農本草経中薬彩色図譜』：コガネバナ　黄芩 Scutellaria baicalensis Georgi の根。
『本草の植物』：和名をコガネヤナギとする。また、中国ではほかに滇黄芩 S. amoena C. H. Wright. 黏毛黄芩 S. viscidula Bunge. 甘粛黄芩 S. rehderiana Diels などが地方的に用いられたり、正品に混入されたりするという。
『日本薬局方』・『中華人民共和国薬典』：コガネバナ（黄芩）の周皮を除いた根と規定。

以上により黄芩はコガネバナの根とする。

【現在の流通と使用状況】
漢方薬方の重要生薬として使用頻度は高い。中国から輸入されたコガネバナが黄芩として販売されている。

【修治】
①生用：清熱瀉火。
②炒黄芩：炒したもので寒性を緩和し、安胎に用いる。
③酒炒黄芩：酒で炒ったもので、上焦の湿熱（肺熱）に用いる。
④黄芩炭：黒色になるまで炒ったもので、止血に用いる

【同属近縁植物】
中国ではコガネバナのほかに以下の同属植物も同じく薬用にされる。
①コガネバナ　黄芩　Scutellaria baicalensis
　主産地中国（黒竜江、吉林、遼寧、河北、河南、山東、四川、雲南、山西、陝西、甘粛、内モンゴル）
②粘毛黄芩（黄花黄芩）
　Scutellaria viscidula
　主産地中国（内モンゴル、山西、河北）
③滇黄芩（西南黄芩）　Scutellaria amoena
　主産地中国（四川、雲南省）
④甘粛黄芩　Scutellaria rehderiana
　主産地中国（甘粛、陝西、山西）
⑤薄葉黄芩　Scutellaria ikonnikovii
　主産地中国（中国東北部、寧夏）
⑥麗江黄芩　Scutellaria likiangensis
　主産地中国（雲南西北部）
⑦川黄芩　Scutellaria hypericifolia
　主産地中国（四川西部）

シソ科　タツナミソウ属

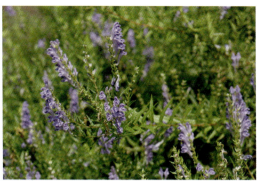

シソ科　コガネバナ　昭和薬科大学薬草園（8月）

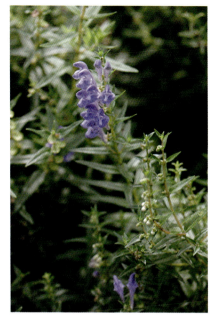

シソ科　コガネバナ
東京都薬草園（9月）

薬草メモ

コガネバナは中国北部、シベリア、モンゴル、朝鮮半島などに分布し、草原、乾燥した礫岩質の高地に生える多年草である。伝来は古く『本草和名』(918)・『和名抄』(932) に古名、比々良岐として登場する。生薬（黄芩）として乾燥した根が中国や朝鮮半島から輸入されていたが、享保年間に朝鮮から種子を輸入し、幕府の小石川御薬園で栽培。その後奈良県、群馬県で栽培された。根が黄色いこと、葉が細くてヤナギに似ていることからコガネヤナギ、コガネバナと呼ばれた。黄芩の名の由来は定かでないが本草書に子芩、宿芩、腐腸の別名があり、それについて陶弘景は「内の実して円いものを子芩といい、破れたものを宿芩（しゅくきん）という。その腹中が皆爛れているところから腐腸と名付けたのだ」と言っている。

【薬効と使い方】　3〜4年株を選び、根を半乾き後、外皮を除き乾燥したものを生薬「黄芩」とよび、熱による煩渇、肺熱咳嗽、湿熱による瀉痢、黄疸等々の漢方薬方に用いる。

【漢方】　①清熱②燥湿③安胎の作用を持ち、心下痞（みぞおちのつかえ）、胸脇苦満、心煩、吐き気、咳嗽、下痢、黄疸、腹痛、頭痛、胃炎、肝炎、腸炎、膀胱炎、皮膚化膿症、胎動不安などの症状を改善する薬方に用いる。

薬方としては、三黄瀉心湯（金匱要略《のぼせ・止血・興奮・神経症状》）、黄連解毒湯（外台秘要《胃潰瘍・のぼせ・不眠》）、黄芩湯（傷寒論《下痢・発熱・腹痛》）、小柴胡湯・大柴胡湯（傷寒・金匱《上部胸脇の実熱によって起こる胸脇苦満を有する諸疾患》）、清肺湯（万病回春《咳嗽・粘稠痰》）、五淋散（和剤局方《膀胱炎・尿道炎》）、清上防風湯（万病回春《にきび・湿疹》）その他多くの薬方に配合されている。

被子植物(真正双子葉類)　　　　　　　　　　　　　シソ目
コア真正双子葉類　キク類　シソ群　　　　　シソ科　イヌゴマ属

[水蘇(すいそ)]

『神農本草経』 原文　　　　　　　　中薬
水蘇．味辛微温．生池澤．下氣殺穀．
除飮食．辟口臭．去毒．辟惡氣．久服
通神明．軽身耐老．

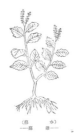 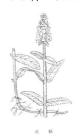

『本草綱目』　　　『植物名実図考』水蘇

【よみ】
「気を下し、穀を殺し（消化し）、飲食を除き、口臭を避け、毒を去り、悪気を避ける。久服せば、神明に通じ、身を軽くし、老いに耐える。」

【『名医別録』の主治】
「無毒　吐血、衄血、血崩を主る。」

【基原植物に関する各家論述】
『図説東洋医学　用語編』・『意釈神農本草経』：ケナシイヌゴマ　水蘇　*Stachys riederi* Chamisso var. *japonica*（Miq.）Hara の全草。
『神農本草経中薬彩色図譜』：水蘇　*S. baicalensis* Fisch. の全草。
『中薬大辞典』：水蘇　*S. baicalensis* Fisch. の全草。
『日本薬局方』・『局外生規』：非収載。
『中華人民共和国薬典』：非収載。

以上により水蘇はイヌゴマのなかまの全草とする。

【現在の流通と使用状況】
日本では漢方方薬になく、流通もない。

【水蘇の生態】
茎の高さ約 30cm、茎は四角でざらざらしている。葉は対生し長楕円被針形、先端は鈍突、短い柄がある。表面はしわがあって縮み、葉脈には刺毛がついている。

花は輪散花序、花冠は淡紫紅色。開花期は夏。田のそば、溝のそばなど湿地に生える。中国南方各地に分布する。
※現在の学名（標準名）は Stachs aspera Michx. var. japonica (Miq.) Maxim. S. riederi var. japonica および S. paicolensis var. japonica は異名。なお、母種の水蘇　*S. aspera* Michx.（= S. baicalensis Fisch.）の和名はエゾイヌゴマである。

【日本における同属植物】
①イヌゴマ　*Stachs aspera* var. hispidula
　　　　（= *Stachys riederi* var. intermedia）
日本各地に分布する。
　茎の高さ 40〜70cm、茎は四角で、角には下向きに刺がある。葉の表面はしわがあり、裏面は刺があり、ざらつく。
②ケナシイヌゴマ *Stachs aspera* var. *japonica*
　　　　（= *S. riederi* var. *japonica*）
九州、沖縄、中国に分布する。
　茎、葉、萼が無毛で逆刺がない。
③エゾイヌゴマ　*Stachs aspera*
　　　　（= *S. riederi* var. *villosa*）
本州中部以北、北海道、樺太、サハリンに分布する。
　茎、葉、萼に開出する粗剛毛が多い。
④*Stachys baicalensis* Fisch
中国南方の各地、極東シベリアに分布する。高さ約 30cm。茎は直立し、方形で稜はザラザラしている。葉脈に刺毛がついている。萼は鐘状で歯裂し、裂片の先端は鋭尖形のとげになっている。

シソ科　イヌゴマ属

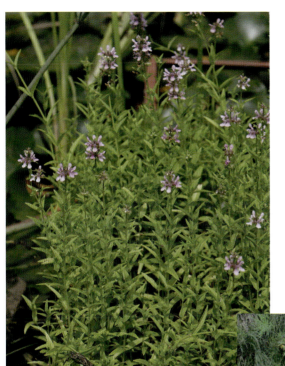

シソ科　イヌゴマ　山中湖（8月）

シソ科　ケナシイヌゴマ
東京都薬用植物園（8月）

シソ科　エゾイヌゴマ　北海道名寄（9月）

薬草メモ

　イヌゴマ（犬胡麻）は北海道〜九州に分布し、日当たりの良い山野の湿地、川岸、溜め池畔、用水路畔などに生える多年草である。日本には本種の変種であるケナシイヌゴマ、エゾイヌゴマが見られる。実が胡麻に似ていて役に立たないことからこの名がある。水蘇の名の由来について李時珍は「この草は蘇（シソ）に似ていて好んで水の近傍に生ずるから水蘇と名づける」と言っている。
【薬効と使い方】　7〜8月に全草を採取し日干乾燥し用いる。中国では感冒に薄荷・生姜と煎じて服用したり、婦人の漏下に煎汁を服用する。また腫毒に新鮮な水蘇をつきつぶし患部に塗布する。
【漢方】　①疎風②理気③止血④消炎の作用があり、感冒、肺萎、肺癰、頭風眩暈、口臭、咽痛、痢疾、産後中風、吐血、鼻出血、血崩、血淋、打撲傷などに用いる。

被子植物（真正双子葉類） シソ目
コア真正双子葉類　キク類　シソ群　　　　　　　　　シソ科　メハジキ属

［茺蔚子（じゅういし）］

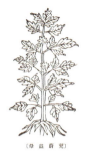
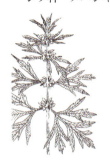

『本草綱目』　　『植物名実図考』茺蔚

『神農本草経』 原文　　　　　　　上薬
茺蔚子．一名益母．一名益明．一名大札．味辛微温．生池澤．明目益精．除水氣．久服輕身．莖．治癮胗痒．可作浴湯．

【よみ】
「目を明らかにし、精を益し、水気を除く。久服せば、身を軽くす。茎　癮胗（じんましん）の痒みを治す。」

【『名医別録』の主治】
「辛甘　微寒、無毒、血逆大熱、頭痛心煩を療す。」

【基原植物に関する各家論述】
『意釈神農本草経』：メハジキ　益母草 *Leonurus heterophyllus* Sweet. ホソバメハジキ　細葉益母草 *L. sibiricus* L.の種子[※1]
[※1] 種子のように見えるが、正しくは果実である。シソ科植物の特徴である。

『神農本草経中薬彩色図譜』：益母草 *L. heterophyllus* Sweet.の全草（［益母草］および果実［茺蔚子］）。

『中華人民共和国薬典』：［茺蔚子］（果実）と［益母草］（地上部分）を別条にする。原植物はいずれも益母草 *L. japonicus* Houtt.（= *L. heterophyllus*）。

『日本薬局方』：［益母草］の名で収載。メハジキ *L. japonicus* Houtt. 又は *L. sibiricus* L.の花期との地上部と規定。（果実は非収載）。

以上により茺蔚子はメハジキ・ホソバメハジキの果実とする。

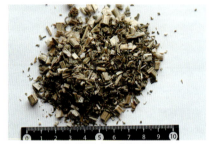

生薬見本　益母草

【現在の流通と使用状況】
日本では茺蔚子の薬方はみられず、流通もない。益母草は女性の重要生薬として漢方・民間療法に繁用され、国産・中国産の両方が流通している。

【同属類似植物】
①メハジキ　白花益母草　*Leonurus heterophyllus*（= *L. japonicus*）．
　本州以南、台湾、朝鮮半島、中国各地
②ホソバメハジキ　細葉益母草　*Leonurus sibiricus*
　中国（内モンゴル、河北、山西、陝西）に分布。
③土耳其益母草　*Leonurus turkestanicus*
　中国（新疆）に分布。
④ヨウシュメハジキ　*L. cardiaca*
　（英名マザーファート　Motherwort）
　ヨーロッパ原産

シソ科　メハジキ属

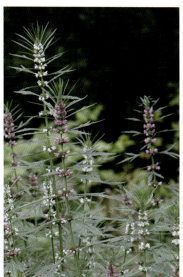

シソ科メハジキ
東京薬科大学薬草園（7月）

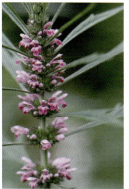

シソ科メハジキ
東京薬科大学薬草園

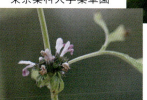

シソ科ホソバメハジキ　静岡県立大学薬草園（9月）

シソ科ホソバメハジキ
北海道医療大学薬草園
（9月）

> ### 薬草メモ

メハジキは本州以南、台湾、朝鮮半島、中国などに分布し、水に近い田んぼの畦や野原に生える越年草である。古くメハジキのことを土針（つちはり）と呼び、万葉集にも「わがやどに　生ふる　土針（つちはり）　心ゆも　思はぬ人の　衣に摺らゆな」（巻7－1338）と詠われている。メハジキの名は茎を短く切ってまぶたに挟んでそれを飛ばす子供の遊び「目弾き」から来ている。茺蔚の名の由来について李時珍は「この草、及び子は、いづれも充盛（じゅうせい）、密蔚（みつうつ）なるものだ。故に茺蔚と名づける。その効力が婦人に適し、目を明にし、精を益すところから益母（やくも）なる名称がある」と言っている。中国では子宝の薬草として親しまれてきた。ヨーロッパでは同属のヨーシュメハジキ（Motherwort「母の草」）が古代ギリシャ時代から婦人病やヒステリーの治療に用いられた。

【薬効と使い方】　花期の全草を日干乾燥したものを生薬「益母草」とよび産後の止血、月経不順、めまい、腹痛に用いる。民間では上記婦人病に全草1日量5～10グラムを煎じ服用する。種子は生薬「茺蔚子」とよび益母草と同様に用い、また目の充血や視力改善、利尿作用、むくみ取りに、1日量5グラムを煎じ服用する。

【漢方】　益母草、茺蔚子ともに①活血②調経③利水の作用を持ち、月経不順、月経痛、無月経、性器出血、帯下、産後の悪露、産後の諸症、打撲、浮腫、尿量減少などを改善する薬方に用いる。
薬方としては、益母草が芎帰調血飲（万病回春《産後諸症状》）、芎帰調血飲第一加減（一貫堂方《血の道症・腹部塊血》）等の薬方に配合されている。

被子植物(真正双子葉類)
コア真正双子葉類　キク類　シソ群
シソ目　キリ科※1
　　下薬　桐葉
※1 旧分類ではゴマノハグサ科であったが新分類の
　APGⅢ分類ではキリ科となる。

シソ目
キリ科　キリ属

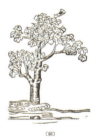
『本草綱目』

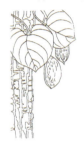
『植物名実図考』桐

[桐葉]
とうよう

『神農本草経』　原文　　　　　　下薬
桐葉．味苦寒．生山谷．治惡蝕瘡著陰．
皮．治五痔．殺三蟲．
華．傅猪瘡．肥大三倍．

【よみ】
「悪蝕瘡、著しい陰を治す。皮　五痔を治す。
三蟲を殺す。華　猪瘡を傅ける。肥大なるこ
と三倍。」

【『名医別録』の主治】
「無毒、奔豚気病を療する。」

【基原植物に関する各家論述】
『図説東洋医学　用語編』：キリの葉。
『意釈神農本草経』：キリ　桐　*Paulownia tomentosa*（Thunb.）Steud. の葉。
『神農本草経中薬彩色図譜』：泡桐　*P. fortunei*（Seem.）Hemsl. の葉。
『本草の植物』：シナギリ *P. fortunei*（Seem.）Hemsl. としている。
『中華人民共和国薬典』：泡桐（シナギリ）*P. fortunei*（Seem.）Hemsl. あるいは毛泡桐（キリ）*P. tomentosa*（Thunb.）Steud. の葉。
『日本薬局方』・『中華人民共和国薬典』：非収載。

以上により桐葉はキリの葉とする。

【現在の流通と使用状況】
日本では生薬として大手生薬取り扱い業者の流通は見られない。民間療法として採取して利尿、やけど、養毛、痔、打撲などに用いら

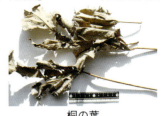
桐の葉

れている。

【桐の部位による薬効と主治】
中国では桐の下記部位が薬用に使われる。
葉　[桐葉]…癰疽、疔瘡、創傷出血を治す。
皮　[桐皮]…痔瘡、淋病、丹毒、打撲傷を治す。
　　　とうひ
花　[泡桐花]…上気道感染、気管支肺炎、
　　ほうとうか
　　　　　　急性扁桃炎、下痢、急性腸炎、
　　　　　　耳下腺炎、癰腫を治す。
果実　[泡桐果]…去痰、止咳、喘に用いる。
　　　　　　　　　　『中薬大辞典』より

【同属植物】
①キリ（桐）*Paulownia tomentosa*
　東アジア原産、中国（東北、華東、華中、西南　地区）、日本に分布
②九重桐・シナギリ（白桐・泡桐）
　Paulownia fortunei
　中国原産　花はキリよりも一回り大きく、淡い黄色（淡いピンクもある）の花
　中国（山東、浙江、福建、湖南、雲南、貴州、広西、広東）台湾に分布。
③台湾桐　*Paulownia kawakamii*
　原産地、台湾　生長がキリの倍近いので目が粗く材質はキリに比べやや劣る。
　淡い紫色の花

キリ科　キリ属

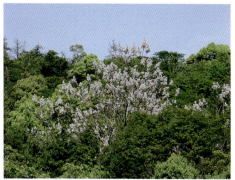

ゴマノハグサ科　キリ　香川県屋島（4月）

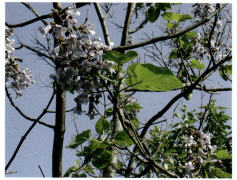

ゴマノハグサ科　キリ　香川県屋島（4月）

薬草メモ

キリは北海道南部以南、朝鮮半島、中国、東南アジアに分布する落葉高木。日本には古い時代に東アジアから渡来し植栽され野生化したと言われるが定かでない。万葉集（巻5）では、大伴旅人が、梧桐で琴を作ったという歌がある。キリの名はこの木を切るとその木の生長が早いことからこの名となったとされる。桐の名の由来について李時珍は「桐は花が筒を成すところから桐という」と言っている。桐の花の紫は高貴な色とされ平安時代には宮中に植栽され、古典にもよく登場する。五七の桐の紋は皇室の紋章としてよく知られている。桐は材として軽く、狂いがない。耐湿、耐乾性にすぐれ、燃えにくいことから家具や琴の材料に広く用いられ、特に福島県の会津桐が最良とされた。戦前までは下駄の材料として桐の70%が消費された。

【薬効と使い方】　薬用部分として葉、枝を用い、葉は6月～8月に採取し日干乾燥し、枝は必要時採取し日干乾燥する。民間では、樹皮・葉を腫れ物などに外用として利用する他、利尿に乾燥葉1日量3～5gを煎じ服用する。やけど・養毛には乾燥葉、枝5gの煎じ液で洗う。いぼに生の葉の汁を患部に塗る。痔、打撲には乾燥した葉・樹皮を1日量10～20gで煎じた液で患部を洗う。葉や花は有毒であるので使用には注意が必要である。癰疽、疔瘡、創傷出血などに用いる。『本草綱目』附方に手足の浮腫に桐葉の煮汁に漬け、並に少量を呑む、癰疽発背に大きさが盤ほどあり、腐臭して近づけぬものには桐葉を酢で蒸して貼る。髪の落ちて生えぬものに桐葉一把、麻子仁三升を米粕で煮て五六沸し、滓を去って日々洗えば長くなると記載されている。

被子植物(真正双子葉類)

コア真正双子葉類　キク類　シソ群
シソ目　ハマウツボ科
　　上薬　肉縦蓉※1

※1 森立之以外は［肉蓯蓉］

［肉縦蓉］※1

シソ目
ハマウツボ科　ホンオニク属

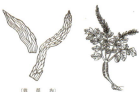

『本草綱目』　『植物名実図考』
　　　　　　　縦蓉

『神農本草経』原文　　　　　上薬
肉縦容．味甘微温．生山谷．治五勞七傷．補中．除莖中寒熱痛．養五藏．強陰．益精氣．多子．婦人癥瘕．久服輕身．

生薬見本
肉縦蓉

【よみ】
「五労、七傷、中を補し、莖中の寒熱痛を除き、五臓を養ひ、陰を強め、精気を益し、子多からしめる。婦人の癥瘕。久しく服せば身を軽くする。」

【『名医別録』の主治】
「酸　鹹　無毒　膀胱邪気　腰痛を除き、下痢を止る。」

【基原植物に関する各家論述】
『意釈神農本草経』：蓯蓉 *Cistanche deserticola* Y. C. Ma、迷肉蓯蓉 *C. ambigua* (Bunge) G. Beck、肉蓯蓉 *C. salsa* (C. A. Mey.) G. Beck の全草。
『神農本草経中薬彩色図譜』：肉縦蓉 *C. deserticola* Y. C. Ma の内質茎。
『日本薬局方』：［肉蓯蓉］の名で収載。1) *Cistanche salsa* G. Beck、2) *C. deserticola* Y. C. Ma 又は 3) *C. tubulosa* Wight の肉質茎、ただし開花したものは花序を除く、と規定。
『中華人民共和国薬典』：［肉蓯蓉］の名で収載、肉蓯蓉 *C. deserticola* Y. C. Ma あるいは、管花肉蓯蓉 *C. tubulosa* (Schrenk) Wight の鱗葉を帯びた肉質茎と規定。

以上によりホンオニクのなかま肉質茎とする。

【現在の流通と使用状況】
日本の漢方処方にないが滋養強壮の剤として需要があり、食品分類で大手生薬取り扱い業者から販売されている。春に採取したものを砂に半分埋めて乾燥させたものを淡大芸大（甜芸）といい、秋に採取して塩湖に数年つけてから乾燥させたものを塩大芸（鹹大芸）という。日本には淡大芸が輸入されている。

【同属近縁植物】
①ホンオニク（塩生肉縦蓉）　*Cistanche salsa*（saisa）
　内モンゴル、甘粛、陝西、新疆、ロシアなどに分布
　ギョリュウ科　御柳（タマリスク）に寄生
②肉縦蓉　*Cistanche deserticola*
　内モンゴル、甘粛、陝西、青海、新疆、寧夏に分布
　砂漠灌木 アカザ科の Haloxylon の根に寄生
③迷肉縦蓉　*Cistanche ambigua*
　内モンゴルに分布
③管花肉蓯蓉 カンカニクジュヨウ *Cistanche tubulosa*
　新疆ウイグル地方に分布
　ギョリュウ科紅柳に寄生する
④オニク（和肉縦蓉）キムラタケ　*Boschniakia rossica*
　本州中部以北、千島列島、サハリン、カムチャッカ、中国、東シベリア、北米西部に分布
　ミヤマハンノキ、マンシュウニレに寄生する

【日本に自生するハマウツボ科の植物】
すべて葉緑素を持たない寄生植物である。
①ナンバンキセル属　ナンバンキセル
②ホンオニク属　　　ホンオニク
③ハマウツボ属　　　ハマウツボ・ヤセウツボ
④キヨスミウツボ属　キヨスミウツボ

ハマウツボ科　ホンオニク属

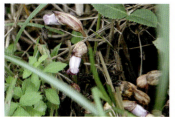
ハマウツボ科　ナンバンキセル
目黒自然教育園（9月）

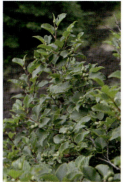
カバノキ科
ミヤマハンノキ
富士山（7月）

オニクはミヤマハンノキ
の根に寄生する

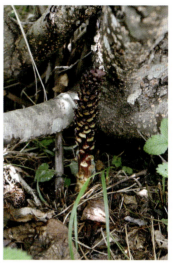
ハマウツボ科　オニク
富士山（7月）

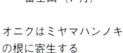
ハマウツボツボ科　ヤセウツボ
渡瀬遊水池（5月）

薬草メモ

　ホンオニク（肉縦蓉）は、中央アジアの砂漠地帯に分布し、砂漠地滞で塩分が多くて特殊な環境（学名「サルサ」は塩の意味）に生育する草木、御柳（タマリクス）の根に寄生する多年草である。肉縦蓉の名の由来について李時珍は「この物は補の功用があってしかもそれが峻烈でないところから従容なる名称がある。従容とは和らぎ緩やかなるの形容である」と言っている。最近タクラマカン砂漠の周辺新疆ウイルグ地方で御柳と同じような環境に生育するギョリュウ科の紅柳に寄生する同属の植物であるカンカニクジュヨウの人工栽培ができるようになり「砂漠人参」として健康食品会社から売り出されている。オニクは本州中部以北の高山に自生するミヤマハンノキの根に寄生する。オニクという名は「御肉」と書き、肉縦蓉を尊重した名前といわれる。別名をキムラダケ、キンマラダケといい、和肉縦蓉と称し古くから強壮、強精薬として珍重された。オニクはマタタビと同様にネコの大好物である。肉縦蓉は大衆薬の慈養強壮剤としてゼナ®、ナンパオ、ユンケル皇帝ゴールド®、ニースゲンキング®などにも配合されている。

【薬効と使い方】　オニクは8〜9月頃地下部分から掘り取り、全草を日干乾燥させ強壮・強精に用いる。強壮・強精に1日量6〜10gを煎じ服用する。焼酎に漬け肉縦蓉酒として飲用する。

【漢方】　①補腎陽②潤腸の作用を持ち強壮・強精薬としてインポテンツや遺精、遺尿、不妊症、血崩、帯下、足腰の萎弱、便秘などに用いる。

被子植物(真正双子葉類)
コア真正双子葉類 キク類 シソ群
ナス目 ヒルガオ科
上薬 兔絲子 旋華

ナス目
ヒルガオ科 ネナシカズラ属

[兔絲子](菟絲子)

『神農本草経』 原文　　　　　　　　上薬
兔絲子．一名菟蘆．味辛平．生山谷．
續絶傷．補不足．益氣力．肥健．汁．
去面䵟．久服明目輕身延年．

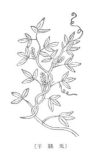
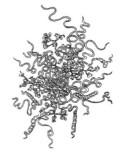

『本草綱目』　　『植物名実図考』菟絲子

【よみ】
「絶傷続き、不足を補い、気力を益し、肥し
健やかにする。汁　面䵟を去る。久服せば、
目を明らかにし身を軽くし、年を延ぶ。」

【『名医別録』の主治】
「甘　無毒　肌を養い、陰を強くし、筋骨を
堅くし、茎中が寒。精　自から出るもの、尿
余瀝あり。口が苦く躁渇。寒血積となるを主
る。」

【基原植物に関する各家論述】
『意釈神農本草経』・『神農本草経中薬彩色図
譜』・『中薬大辞典』：ハマネナシカズラ　菟
糸子　Cuscuta chinensis Lam. およびネナシ
カズラ 日本菟糸子 C. japonica Choisy の種子。
『中華人民共和国薬典』：[菟糸子]の名で収
載。南方菟糸子 C. chinensis R. Br. あるいは
菟糸子 C. chinensis Lam. の種子と規定。
『日本薬局方』『局外生規』には非収載。

以上により兔絲子はネナシカズラのなかまの
種子とする。

【現在の流通と使用状況】
漢方薬方として、あまり用いられない。民間
療法としての需要があり、中国産のものが流
通していたが、最近発売中止した大手生薬取
り扱い業者もある。

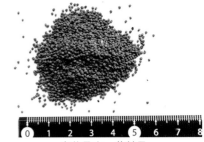

生薬見本　菟絲子

【主な同属近縁植物】
ネナシガズラ属は100～170種あり、温帯か
ら熱帯に広く分布する。日本には帰化したも
のを含め六種類が自生する。
① ネナシカズラ（大菟糸子）
　Cuscuta japonica
　東アジアに分布。
② ハマネナシカズラ（菟糸子）
　Cuscuta chinensis
　南日本～オーストラリアまで分布。
③ マメダオシ（南方菟糸子）
　Cuscuta australis
　日本全土からオーストラリアまで分布。
④ クシロネナシカズラ
　Cuscuta europaea
　北海道～ユーラシア、北アフリカまで分布。
⑤ アメリカネナシカズラ
　Cuscuta campestris (=Cuscuta pentagona)
　アメリカ原産の帰化植物、害草として問題
　になっている。

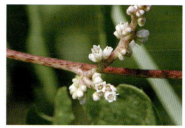
ヒルガオ科　ネナシカズラ属

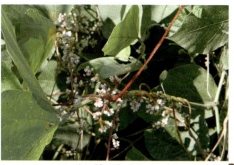

ヒルガオ科　ネナシカズラ
足柄市酒匂川　花（9月）

ヒルガオ科　ネナシカズラ
足柄市酒匂川（9月）

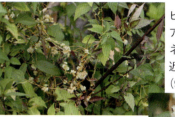
ヒルガオ科
アメリカ
ネナシカズラ
近江八幡
（9月）

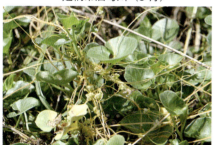

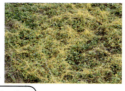

ヒルガオ科　ハマネナシカズラ
三浦和田浜（9月）→

薬草メモ

ネナシカズラは日本各地、朝鮮半島、中国、アムール地方に分布し、日当たりの良い丘陵、山地、河原、野原のキク科、マメ科、イネ科などの植物にからみつき、吸盤で養分を吸収しながら生長する1年生つる性寄生植物である。種子が発芽し、初めは根があるが発芽後数日以内に宿主植物にたどりつき宿主植物がきまると根が枯れて無くなるため「根無葛」の名がある。菟絲の名の由来について、本草綱目では『呂氏春秋』に「菟絲には根がないともいうが、その根は地につかぬけれども茯苓がそれだ」とあり、『抱朴子』には「菟絲なる草は下に茯菟の根がある。この菟がなければ絲は生じ得ぬものだ。しかし実際は絲と菟は接続しているわけでないが、茯菟を抜き取ると菟絲が枯死してしまう」とあり、また「絲の初生の根は兎が拳を握ったような形のものだ。」とある。菟絲の名称はこれらに因んだものだと言っている。

【薬効と使い方】　10月頃、熟す直前の果実を採取し、陰干乾燥し種子をとり出したものを生薬「菟絲子」と呼び滋養、強壮に用いる。民間では強精・強壮に1日量5〜8gを煎じ服用する。また滋養・強壮の薬用酒として焼酎漬けの菟絲子酒を就寝前20〜30ccを飲むと良い。

【漢方】　①補腎②固精③縮尿④強壮⑤明目⑥止瀉の作用を持ちインポテンツ、遺精、腰膝酸痛、消渇、視力低下、小便頻数、耳鳴などに用いる。

被子植物(真正双子葉類)
コア真正双子葉類　キク類　シソ群

ナス目
ヒルガオ科　ヒルガオ属

[旋華(せんか)]

『神農本草経』原文　　　　　　　上薬
旋華．一名筋根華．一名金沸．味甘温．
生平澤．益氣．去面皯黑色．媚好．
其根味辛．治腹中寒熱邪氣．利小便．
久服不飢輕身．

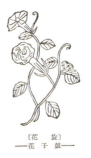
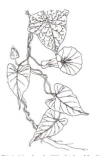

〔花　旋〕
　花子鼓　

『植物名実図考』旋華

【よみ】
「気を益し、面皯(めんかん)(顔面の皮膚が黒くなる皮膚病)黒色を去り、媚好にす。その根味辛腹中寒熱邪気を治す。小便を利す。久服せば、飢えず、身を軽くす。」

【『名医別録』の主治】
「無毒。」

【基原植物に関する各家論述】
『医説東洋医学　用語編』：ヒルガオ類
『意釈神農本草経』：ヒルガオ　旋花
Calystegia japonica Choisy の全草。ほかにコヒルガオ　小旋花　C. hederacea Wall. や田旋花　Convolvulus arvensis L. の全草も用いるとしている。
『神農本草経中薬彩色図譜』：田旋花
Convolvulus arvensis L. の全草。
『中薬大辞典』はヒロハヒルガオ　籬天剣
Calystegia sepium（L.）R. Br. の全草。
『日本薬局方』・『中華人民共和国薬典』：非収載。

以上によりヒルガオのなかまの全草とする。

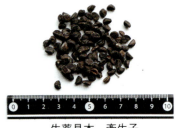

生薬見本　牽牛子

【現在の流通と使用状況】
旋華は漢方処方集に記載なく、生薬の流通も見られない。アサガオの種子の牽牛子は多くはないが薬方に用いられ、中国産牽牛子が大手生薬取り扱い業者から販売されている。

【主な同属近縁植物】
①ヒルガオ　Calystegia japonica
分布　北海道〜九州、朝鮮半島、中国、東南アジア。
②コヒルガオ　Calystegia hederacea
分布　本州〜九州、東アジア、インド。
ヒルガオより全体に小型で花は小さい。
③ヒロハヒルガオ　Calystegia sepium（L.）R. Br.　分布　本州山地、北海道、北半球ヨーロッパ、アジア、北アメリカ、北西アフリカ、南半球オーストラリア、南米　アルゼンチン。
④ハマヒルガオ　Calystegia soldanella（L.）Roem. et Schult.
分布　北海道〜沖縄　アジア各地の海岸砂地。

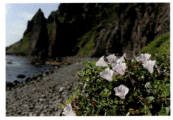

ヒルガオ科　ハマヒルガオ
北海道利尻（7月）

ヒルガオ科　ヒルガオ属

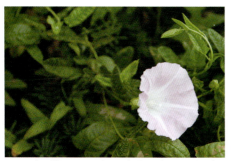

ヒルガオ科　ヒルガオ　新潟県新発田市（8月）

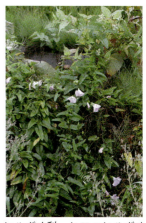

ヒルガオ科　ヒロハヒルガオ
北海道名寄（9月）

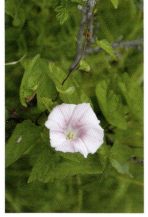

ヒルガオ科　ヒロハヒルガオ
北海道オホーツク海岸(7月)

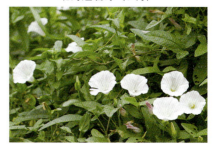

ヒルガオ科　コヒルガオ
神奈川県大和市（7月）

薬草メモ

ヒルガオは熱帯アジア原産で北海道～九州、朝鮮半島、中国、東南アジアに分布し、日の当たる野原、畑、道ばたの草むらや生け垣によく見かける繁殖力が旺盛なつる性の多年草である。奈良時代にアサガオが薬用植物として渡来し、花の美しさから江戸時代に多数の園芸品種が作られた。アサガオが早朝に開花し、昼ごろにしぼむのに対し昼になっても花がしぼまないことからヒルガオと名づけられた。旋華の名の由来について蘇恭は「旋華とは平沢に生える旋葍(せんぷく)のことだ」と言っている。朝顔の種子の牽牛子は神農本草経には収載されていない。

【薬効と使い方】　夏に全草を日干乾燥したものを生薬「旋花」と呼び利尿、虫刺されに使用する。利尿に旋花1日量10～20gを煎じ服用する。虫さされには生の葉をすりつぶし、その汁を患部に塗る。

【漢方】　漢方薬方として「旋花」はあまり用いられず、「牽牛子」が主に用いられる。牽牛子は①逐水②下気③駆虫の作用を持ち浮腫、喘息、便秘などを改善する薬方に用いる。薬方としては、八味疝気方（福井楓亭《疝気》）、直行丸（永田徳本翁の方《結胸》）等の薬方に配合されている。

被子植物(真正双子葉類)
　コア真正双子葉類　キク類　シソ群
　ナス目　ナス科
　上薬　枸杞　白莫
　中薬※1　酸漿　蜀羊泉
　※1『図譜』は下薬（下品）
　下薬※2　莨蓎子
　※2『図譜』は中薬（中品）

ナス目
ナス科　クコ属

［枸杞(くこ)］

『神農本草経』原文　　　　　　　上薬
枸杞．一名杞根．一名地骨．一名苟忌．一名地輔．味苦寒．生平澤．治五内邪氣．熱中消渇．周痺．久服堅筋骨．輕身耐老．

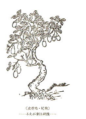

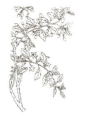

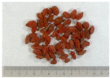
『植物名実図考』枸杞

生薬見本　枸杞子

【よみ】
「五内（五臓）邪気　熱中消渇（糖尿病様の疾患）周痺（全身の疼痛麻痺、頚部の強張り）を治す。久服せば、筋骨を堅くし、身を軽くし、老に耐ゆ。」

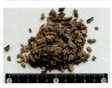
生薬見本　地骨皮

【『名医別録』の主治】
「根　大寒　子　微寒　無毒，風湿（を主る）。胸脇気を下す。客熱頭痛、内傷大労嘘吸を補う。筋骨を堅め、陰を強め、大小腸を利す。（久服）寒暑に耐える。」

夏枸杞の根皮とそれぞ規定。

以上により枸杞はクコの茎、葉、果実、根皮とする。
森立之本には、別名として「一名枸根、一名地骨」とあり、果実を指しているか、根を指しているか不明である。

【基原植物に関する各家論述】
『図説東洋医学 用語編』・『意釈神農本草経』：クコ　枸杞 Lycium chinense Mill. の茎、葉、果実、根皮。
『神農本草経中薬彩色図譜』：寧夏枸杞 L. barbarum L. の果実、根皮。
『日本薬局方』：［枸杞子］の名でクコ L. chinense Mill. 又は L. barbarum L. の果実、［地骨皮］の名で同2種の根皮とそれぞれ規定。
『日本薬局方外生薬規格』：［枸杞葉］の名でクコの葉を収載。
『中華人民共和国薬典』：［枸杞子］の名で寧

【現在の流通と使用状況】
枸杞子、地骨皮が漢方薬方の生薬としてまた、民間薬として比較的多く用いられ、主に中国産のものが流通している。枸杞葉は民間薬として食品分類で販売されている。

【枸杞の部位による薬効と主治】
枸杞は『神農本草経』『名医別録』では実・皮・苗・葉に分けられていなく『日華子諸家本草』（大明）以降に分けられるようになった。
（Ⅰ）果実　［枸杞子］……→強壮・滋養
　　　　　　　　　　　　クコ酒
（Ⅱ）根皮　［地骨皮］……→解熱（骨蒸）
　　　　　　　　　　　　虚熱をさます。
（Ⅲ）葉　［枸杞葉］……→強壮・滋養
　　　　　　茶剤（クコ茶）として使用

ナス科　クコ属

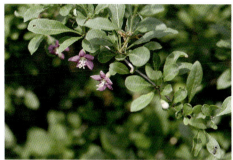

ナス科　クコ　東京都薬用植物園（8月）

実を枸杞子、根の皮を地骨皮

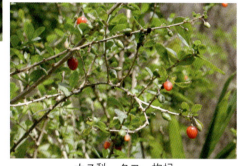

ナス科　クコ　枸杞
昭和薬科大学薬草園（10月）

薬草メモ

クコは本州以南、朝鮮半島、中国、台湾、マレー半島に分布し、林縁、河原、堤防や溝の縁などに普通に生える落葉小低木である。古名スミグスリの別名がある。平安時代に中国から薬用として渡来したとされ、貴族の間で不老長寿の万能薬として珍重された。文徳天皇はクコを栽培する専用の庭園を持っていたといわれる逸話がある。その後広く民間薬として繁用された薬草の一つである。クコは漢名枸杞を音読みにして和名が生まれた。枸杞の名の由来について李時珍は「枸杞とは二種の樹の名称であって、この物の棘が枸（カラタチ）の刺のようで、茎が杞（コリヤナギ）の條のようだから合併して名称となったのである」と言っている。枸杞は中国の薬膳料理に多く用いられる食材の一つである。

【薬効と使い方】　葉は夏、果実と根皮は秋に採取し日干乾燥する。葉は「枸杞葉」とよびクコ茶として動脈硬化、高血圧の予防、安眠に利用されている。果実は生薬「枸杞子」とよび低血圧症、不眠症、強壮などに枸杞酒として飲むとよい。根皮は生薬「地骨皮」とよび、強壮、消炎、解熱などに用いられる。

【漢方】
（1）枸杞子は①補肝腎②明目の作用を持ち強壮薬として、視力低下、めまい、頭痛、虚労、腰膝の疼痛、消渇、遺精などを改善する薬方に用いる。
薬方としては、枸菊地黄丸（医級《視力減退》）。
（2）地骨皮は①清熱②涼血③止血の作用を持ち結核、慢性的な微熱、盗汗、咳嗽、吐血、鼻血、血尿などを改善する薬方に用いられる。
薬方としては、清心蓮子飲（和剤局方《残尿・排尿痛》）、滋陰至宝湯（万病回春《咳嗽》）、秦艽別甲湯（宝鑑《肺結核》）等の薬方に配合されている。

被子植物(真正双子葉類)
コア真正双子葉類　キク類　シソ群

ナス目
ナス科　ナス属

[白莫]（白英）※1
はくばく　はくえい

※1『森立之本以外の版本は「白英」として収載。

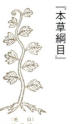
『本草綱目』

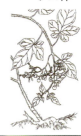
『植物名実図考』白英

『神農本草経』原文　　　　　上薬
白莫. 一名穀菜. 味甘寒. 生山谷. 治寒熱八疸消渇. 補中益氣. 久服輕身延年.

【よみ】
「寒熱八疸消渇を治す。中を補い、気を益す。久服せば身を軽くし、年を延ぶ。」

【『名医別録』の主治】
「無毒。」

【基原植物に関する各家論述】
『図説東洋医学　用語編』・『意釈神農本草経』・『神農本草経中薬彩色図譜』：ヒヨドリジョウゴ　白英　*Solanum lyratum* Thunb. の全草
『本草の植物』：ヒヨドリジョウゴとし「『啓蒙』ではマルバノホロシとしたがこの方は葉が切れ込まず、花は紫色だから誤りである。」「『本草図譜』でヒヨドリジョウゴとし

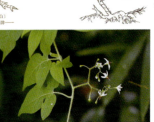
ヒヨドリジョウゴ　鎌倉(9月)

たのは正しい」と指摘している。
『日本薬局方』・『中華人民共和国薬典』：非収載

以上によりヒヨドリジョウゴの全草とする。

【現在の流通と使用状況】
日本では漢方処方集に記載なく、漢方処方に使われることもない。生薬としての流通もない。

薬草メモ

　ヒヨドリジョウゴは北海道～九州、沖縄、朝鮮半島、中国、台湾、インドシナ、インドに分布し、野原、丘陵、人里などの林の縁などに生えるつる性の多年草である。古名を保呂之（マルバノホロシ、ヤマホロシを含めた総称）とよび万葉集にも登場するというが確認できない。ヒヨドリが実を好み、赤い実を酒飲み（上戸）の赤ら顔にたとえヒヨドリジョウゴと名付けられたという説がある。白英の名の由来について李時珍は「白英とはその花の色を言ったものだ」と言っている。白莫の名は『本草拾遺』に白幕として登場するが、名の由来については不明である。

【薬効と使い方】　全草の乾燥したものを生薬「白毛藤」（はくもうとう）とよび、解毒、解熱、利尿促進などに煎服する。また解毒などに煎汁、葉汁を外用したりする。しかしヒヨドリジョウゴは神経毒ソラニンを含むので内服は危険である。

【漢方】『中薬大辞典』では①清熱②利湿③去風④解毒の作用を持ち、マラリア、黄疸、水腫、淋病、関節痛、丹毒、疔瘡などに用いるとしている。陶弘景が方薬には一向に用いないと言うように漢方薬方にない。実を鬼目と呼び名医別録に目を明にす

ナス科　ナス属

[蜀羊泉（しょくようせん）]

『神農本草経』　原文　　　　　　中薬
蜀羊泉．味苦微寒．生川谷．治頭禿惡
瘡．熱氣疥瘙．痂癬蟲．

【よみ】
「禿瘡、悪瘡（難治性の皮膚疾患）、熱氣疥瘙（かいそう）、痂癬の蟲を治す。」

【『名医別録』の主治】
「無毒　齲齒（虫歯）、女子の陰中内傷、皮間の実積を療ず。」

【基原植物に関する各家論述】
『意釈神農本草経』：青杞 *Solanum septemlobum* Bunge の茎や葉。
『神農本草経中薬彩色図譜』：苦茄 *S. dulcamara* L. の果実と全草。
『本草の植物』：キクバホロシ　フルカワナスビ *S. septemlobum* Bunge とし、「『植物名実図考』の蜀羊泉を『植物名彙』前編で本学名に同定し、牧野は『国訳本草綱目』にキクバホロシの新称をつけた」としている。
『局方』・『薬典』：非収載

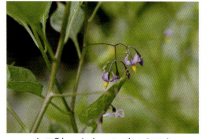

『本草綱目』　　『植物名実図考』蜀羊泉

ナス科　オオマルバノホロシ
東大日光植物園（7月）

青杞は日本でみられないが花実はオオバマルバノホロシに似ているが葉形がオオバマルバノホロシが卵形であるのに 対し不揃いの羽状分裂し、裂片は広線形あるいは披針形である。花形が似ているので参考として掲載した。

以上により蜀羊泉は青杞の全草とする。
【現在の流通と使用状況】
薬方にはなく、流通もない。

薬草メモ

『意釈』の青杞は中国（吉林、遼寧、内モンゴル、陝西、寧夏、甘粛）に分布し、道端、水辺、野原、溝や用水路のわきに生える多年草である。『救荒本草』に青杞として登場し、別名「蜀　羊泉」、「紅葵」と呼ばれる。蜀羊泉の名の由来について李時珍は「諸名称の意味は判然しない」と言っている。

【薬効と使い方】　夏、秋に採取し全草または果実を用いる。陶弘景が薬方には一向に用いないと言うように漢方薬方に用いられていない。 果実には毒があり注意を要する。

【漢方】　①清熱②解毒の作用を持ち咽喉腫痛、目昏目赤、皮膚掻痒などに用いる。『図譜』の苦茄（く か）（別名　千年不爛心（せんねんふらんしん））はナス科のつる性多年草である。雲南、四川に分布し、道端および山野の草地に生える。花は紫色あるいは白色でありオオバマルバノホロシに良く似ている。中国では利尿薬、また神経痛薬および消腫薬として使用される。『中薬大辞典』では白毛藤（はくもうとう）（ヒヨドリジョウゴ）の異名を「蜀羊泉」としている。

被子植物（真正双子葉類）
コア真正双子葉類　キク類　シソ群

ナス目
ナス科　ホオズキ属

[酸漿（さんしょう）]

『神農本草経』原文　　　　　　　中薬
酸漿．一名酢漿．味酸平．生川澤．治熱煩滿．定志益氣．利水道．産難吞其實立産．

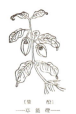
『本草綱目』

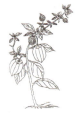
『植物名実図考』酸漿

【よみ】
「熱煩滿（いらいらして、胸がはる）を治す。志を定め、気を益し、水道を利す。産難（難産）　其の実たちどころに産す。」

【『名医別録』の主治】
「寒、無毒。」

【基原植物に関する各家論述】
『図説東洋医学　用語編』・『意釈神農本草経』・『神農本草経中薬彩色図譜』：ともにホオズキ　酸漿 Physalis alkekengi L. var. franchetii（Mast.）Makino の全草。
『本草の植物』：『啓蒙』にセンナリホオズキ P. angulata L.（熱帯アメリカ産の一年草）をあてた。3世紀中国には熱帯アメリカ産はまだ入っていないので誤りである、と指摘。
『中薬大辞典』：酸漿　Physalis alkekengi L. var. franchetii（Mast）Mak. の全草。

以上により酸漿はホオズキとそのなかまの全草とする。

【現在の流通と使用状況】
日本では漢方処方集に記載なく、漢方処方に使われることもない。生薬としの流通もない。

【ホオズキの部位による薬効と主治】
主産地中国（吉林、河北、新疆、山東）で、中国では全草、根、熟した果実つきの宿存萼が薬用に使われる。

全草［酸漿］…清熱、解毒、利尿。咳嗽、咽痛、黄疸、疾痢、浮腫、疔瘡、丹毒に用いる。
根　［酸漿］…清熱、利水。マラリア、黄疸、ヘルニアに用いる。『中薬大辞典』より

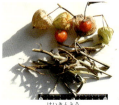
生薬見本
酸漿（根・実）
（宿存萼、写真上部実の袋）

宿存萼［掛金灯（けいきんとう）］…清熱、解毒、利尿。咳嗽、咽喉腫痛、黄疸、天疱瘡に用いる。

【主な近縁植物】
①ホオズキ　酸漿　Physalis alkekengi
②センナリホオズキ　Physalis angulata
　熱帯アメリカ原産、日本で野生化した帰化植物。
③ショクヨウホオズキ　Physalis pruinosa
　ペルー原産で日本でも食用に栽培され初めているが、ホオズキ属には堕胎作用があるため多用は禁物である。
④オオセンナリホオズキ
　Nicandra physaloides
　中国では全草を鎮静、咳どめに用い、ニカドレノンなどハエやシラミ殺しにも使われた。

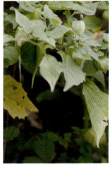
ナス科
センナリホオズキ
東京薬科大学薬草園
（8月）

ナス科　ホオズキ属

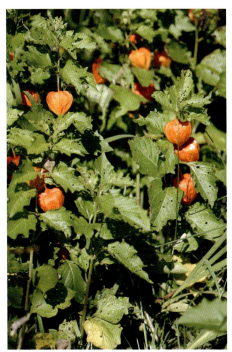

ナス科　ホオズキ　北海道網走（9月）

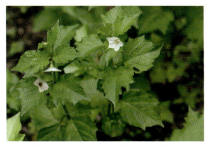

ナス科　ホオズキ　小石川植物園（6月）

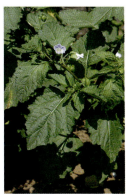

ナス科
オオセンナリホオズキ
県立静岡大学
薬草園（6月）

薬草メモ

ホオズキは東南アジア原産で日本各地、朝鮮半島、中国などに分布し、主に観賞用、食用として栽培されている多年草である。「古事記」にアカカガチとして出てくる。素戔嗚尊（すさのおのみこと）が退治した八岐大蛇（やまたのおろち）の目玉をアカカガチと言う、古語でカガチと呼び、平安時代には。ヌカズキで、その後、ホオズキになっている。ホオズキの名の由来については口に入れて膨らませて鳴らす遊びから「頬突き」。「大和本草」では、ホオというカメ虫が好んで食べたことから「ホオ好き」。その他、人の顔に見立てた、などさまざまな説がある。酸漿の名の由来について李時珍は「酸漿は子の味に因って名付けたもの」と言っている。夏の風物詩「ほおずき市」は毎月18日が仏と特別ご縁がある日「縁日」とし参拝客でにぎわった。特に7月10日は4万6十日分の効果があるとし千日参りとされた。江戸時代、芝の愛宕神社の縁日に雷除（かみなりよけ）、「ほおずき」を水で鵜呑みにすると大人は癪（しゃく）を切り、子供は虫の気を去ると言われ千日参りで売られるようになった。各縁日で売られたが浅草浅草寺の「ほおずき市」が最も有名となった。

【薬効と使い方】　夏全草を日干乾燥したものを生薬「酸漿」とよび鎮咳、解熱、利尿に用いる。中国では根を酸漿根、全草を酸漿という。日本では根を登呂根（とろごん）、果実を登呂実という。登呂根は腰膝痛、眩暈、耳鳴、陽痿、遺精、頻尿、肝虚による寒熱、虚汗などに用いる。

【漢方】　①清熱②解毒③利尿の作用を持ち熱咳、咽痛、黄疸、痢疾、浮腫などに用いる。

被子植物(真正双子葉類)
コア真正双子葉類　キク類　シソ群

ナス目
ナス科　ハシリドコロ属

[莨蓎子]※1（莨菪子）

『神農本草経』原文　　　　　下薬
莨蓎子．一名横唐．味苦寒．生川谷．
治齒痛．出蟲．肉痺拘急．使人健行見
鬼．多食令人狂走．久服輕身．走及奔
馬．強志益力通神．

※森立之以外の版本は「莨菪子」とする。

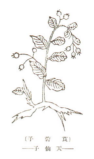
『本草綱目』

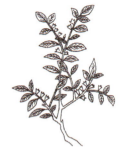
『植物名実図考』莨蓎

【よみ】
「歯痛を治す。虫出る。肉痺（皮膚や筋肉の知覚障害）し、拘急す。人をして行を健やかにし、鬼を見せしむ。多食すれば、人をして狂い走らせしむ。久服せば、身を軽くし、走奔馬に及ぶ。志を強め、力を益し、神に通ず。」

【『名医別録』の主治】
「甘、有毒、癲狂う風癇、顛倒拘攣を療する。」

【基原植物に関する各家論述】
『図説東洋医学　用語編』：ハシリドコロの種子。
『意釈神農本草経』・『神農本草経中薬彩色図譜』：ヒヨス　莨菪（天仙子）Hyoscyamus niger L.の種子。
『本草の植物』：和名ロウトウ。
『啓蒙』ではハシリドコロ Scopolia japonica Maxim. にあてたのは誤りであった」と指摘。
『中華人民共和国薬典』：[天仙子] の名で収載。莨菪 H. niger L.の種子と規定。
『日本薬局方』：種子を用いるものは非収載。「ロートコン」（莨菪根）の名で収載されているものは、ハシリドコロ Scopolia japonica Maxim.、S. catrriolioa jacquin 又 は S. parviflore Nakai の根茎及び根である。

以上により莨蓎子はヒヨスまたはハシリドコロの種子とする。

【現在の流通と使用状況】
日本では漢方処方集に記載なく漢方処方に使われることもない。生薬としての流通もない。

【同属近縁植物】
①莨菪（天仙子）
　Hyoscyamus niger L. var. chinensis Makino
　中国（東北地方、内モンゴル、新疆、チベット）に分布
②ヒヨス　Hyoscyamus niger L.
　ヨーロッパ、インド、北アフリカに分布

【近縁植物】　ハシリドコロ属
③ハシリドコロ　Scopolia japonica Maxim.
　本州〜九州、朝鮮半島に分布

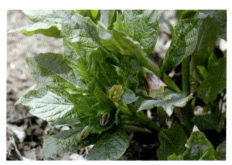
ナス科　ハシリドコロ
東京都薬用植物園（4月）

ナス科　ハシリドコロ属

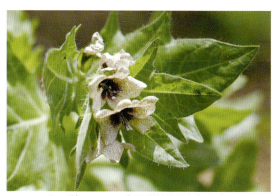

ナス科ヒヨス　小石川植物園（6月）

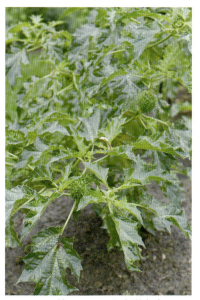

ナス科ヒヨス　北海道名寄
果実（9月）

薬草メモ

ヒヨスはヨーロッパ、インド、北アフリカに分布する越年草である。中国に分布するのは変種であるシナヒヨスである。日本に自生しない。莨蓎の名の由来について李時珍は「その子は、服すれば人をして狂狼放宕（きょうろうほうたう）せしむるとこから名づけたものだ」と言っている。歴史は古く古代ギリシャでは向精神作用（幻覚症状・幻視・浮遊感覚）などを利用し「神託」を得るためアポローンの神官たちが使用した。また、オデッセイア（ホメロス）に登場する魔女キルケーが愛用した「魔女の草」の伝説が有名ある。ヨーロッパでは主に葉を用い少量でも死に至らしめるほど毒性が強いが鎮痙薬、散瞳薬、麻酔薬としての利用の歴史は古い。

ハシリドコロは本州、四国、九州に分布し、山地の渓谷沿いの湿地や、陰地によく見かける多年草である。誤食すると狂乱状態になって走り回ることからハシリドコロの名がある。平賀源内が『物類品隲』（1765）の中で莨蓎をハシリドコロと誤ったために、今日でも「ロート根」と呼ばれ、根茎や茎葉のエキスがロートエキスとして『日本薬局方』に収載され、鎮痙、鎮痛薬に用いられている。

【薬効と使い方】　現在、ヒヨスはアトロピンやスコポラミンの原料として利用されている。種子も大毒で内服には注意が必要である。中国では主に種子を用い、莨蓎子は生薬「天仙子」として流通している。

【漢方】　①鎮痛②止痛の作用を持ち癲癇発作、強直疼痛、喘息、胃痛、慢性細菌性下痢、脱肛、歯痛、癰腫、悪性腫瘍などに用いると『中薬大辞典』に記載されているが根、葉は毒性が強く漢方ではあまり利用されない。

被子植物(真正双子葉類)
コア真正双子葉類　キク類　シソ群
ムラサキ目　ムラサキ科
中薬　紫草

ムラサキ目
ムラサキ科　ムラサキ属

[紫草(しそう)]

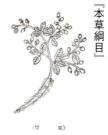

『本草綱目』

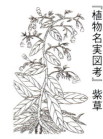

『植物名実図考』紫草

『神農本草経』　原文　　　　　　　中薬
紫草．一名紫丹．一名紫芙．味苦寒．
生山谷．治心腹邪氣．五疸．補中益氣．
利九竅．通水道．

【よみ】
「心腹邪気、五疸を治す。中を補い、気を益す。九竅を利し、水道を通ず。」

【『名医別録』の主治】
「無毒　腹脹脹満痛を療す。膏に合わせるを以て、小児の瘡及び面皶を療す。」

【基原植物に関する各家論述】
『意釈神農本草経』・『神農本草経中薬彩色図譜』：新疆紫草　*Arnebia euchroma*（Royle）Johnst. およびムラサキ　紫草 *Lithospermum officinale* L. subsp. erythrorhizon（Sieb. et Zucc.）Hand.-Mazz.（= *L. erythrorhizon* Sieb. et Zucc）の根。前者を[軟紫草]、後者を[硬紫草]と称す。
『中華人民共和国薬典』：新疆紫草あるいは内蒙紫草　*A. guttata* Bunge の根。[※1]

[※1] 2000年版までは新疆紫草（軟紫草）、紫草（硬紫草）、内蒙紫草の3種を原植物と規定していたが、2005年版より紫草は削除され、*Arnebia* 属植物2種に限定された。

『日本薬局方』：[紫根]の名で収載。ムラサキ *L. erythrorhizon* Sieb. et Zucc. の根と規定。[※2]

[※2] したがって『薬典』の[紫草]（軟紫草）は日本薬局方に適合しない。

以上により紫草はムラサキの根とする。

【現在の流通と使用状況】
漢方方薬、紫雲膏の材料として大量に使われ、

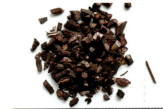

生薬見本　紫根

その殆どが中国産紫根である。日本でも[軟紫根][硬紫根]の両方が使われてきたが、最近[軟紫根]が大手生薬取り扱い業者から発売中止となった。

【主な同科同効植物】
《ムラサキ属》
(1) ムラサキ　紫草　[硬紫根]
　　Lithospermum eryshrorhizon
　　日本各地や中国（東北諸省および甘粛、山東、山西、河北、河南、湖南、湖北、広西、貴州、江蘇など）、朝鮮半島に分布。
(2) セイヨウムラサキ
　　Lithospermum officinale
《*Arnebia* 属》
(1) 新疆紫草　[軟紫根]
　　Arnebia euchroma
　　中国（新疆、チベット、甘粛）に分布。
(2) 内蒙紫草
　　Arnebia guttata
《*Onosma* 属》
(1) 滇紫草
　　Onosma paniculatum
　　中国（雲南、チベット、四川、貴州）に分布。

ムラサキ科　ムラサキ属

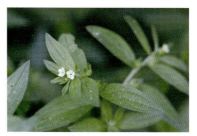
ムラサキ科　セイヨウムラサキ
県立静岡大学薬草園（6月）

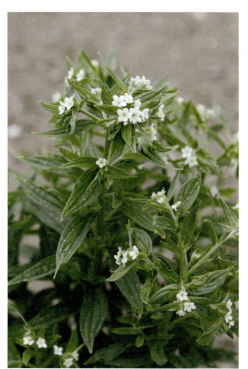
ムラサキ科　ムラサキ
北海道医療大学薬草園（6月）

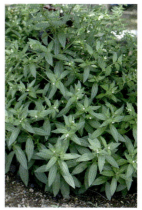
ムラサキ科　セイヨウムラサキ
県立静岡大学薬草園（6月）

薬草メモ

ムラサキは日本各地や中国、朝鮮半島に分布し、水はけのよい草地や畑で栽培される多年草である。古来から染料として利用され、万葉集にも「紫の にほへる妹を憎くあらば 人妻ゆゑに 我れ恋ひめやも」（万葉集巻1-21）など10首に登場する。和名は群がって咲くことから紫とも言われる。紫草の名の由来について李時珍は「この草は花も紫、根も紫で、紫染めの染料なることから名づけられた」と言っている。ムラサキの根は天平の頃から紫色の染料に用いられ、江戸時代になって、武蔵野で染められた江戸紫をはじめ南部紫、鹿角紫が染め物として広まった。古来の紫色を京紫と言い区別した。江戸紫が青色がち、京紫が赤色がちとされている。

【薬効と使い方】　10月頃、根を日干乾燥したものを生薬「紫根」とよび主に軟膏として、やけど、痔、はれものに使用する。

【漢方】　①清熱②解毒③肉芽促進の作用を持ちやけど、麻疹予防、丹毒、癰瘍、腫れ物、紫斑、吐血、鼻血、血尿、血痢、便秘など、外用として腫瘍、火傷、凍傷、湿疹、水疱などを改善する薬方に用いる。

薬方としては、紫根牡蛎湯（薇癘新書《乳癌・乳腺症》）、紫雲膏（華岡《外傷・熱傷・凍瘡・褥瘡》）等の薬方に配合されている。

被子植物(真正双子葉類)
コア真正双子葉類　キク類　キキョウ群
キキョウ目　キキョウ科

キク目
キキョウ科　キキョウ属

中薬　桔梗※1
　　　沙參※2

※1『意釈』は下薬（下品）とする。
※2『意釈』は上薬（上品）とする。

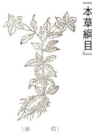
『本草綱目』

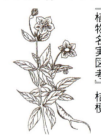
『植物名実図考』桔梗

[桔梗（ききょう）]

『神農本草経』原文　　　　　　　　中薬
桔梗．味辛微温．生山谷．治胸脇痛如
刀刺．腹滿腸鳴幽幽．驚恐悸氣．

【よみ】
「刀刺の如き胸脇痛　腹満腸幽幽と鳴り　驚
恐悸気（心臓の動悸）を治す。」

【『名医別録』の主治】
「苦、有小毒、五臓腸胃を利す。血気を補う。
寒熱風痺を除く。中を温め、穀を消す。喉咽
痛を療す。蠱毒を下す。」

【基原植物に関する各家論述】
『意釈神農本草経』・『神農本草経中薬彩色図
譜』：ともにキキョウ　桔梗 Platycodon
grandiflorum（Jacq.）A. DC.の根。
『日本薬局方』：［キキョウ（桔梗根）］の名
で収載。P. grandiflorum A. DC.の根と限定。
『中華人民共和国薬典』：桔梗の根。

以上により桔梗はキキョウの根とする。
【現在の流通と使用状況】
桔梗は漢方処方の重要生薬として繁用され、
朝鮮半島、日本（北海道、宮城、岩手、長野県）
でも生産されるが、殆どが中国から輸入され
大手生薬取り扱い業者から販売されている。
【修治】
①水洗後、細根を取り除き、そのまま乾燥し
たもの、皮付き生干桔梗
②コルク皮を剥いで乾燥した「晒桔梗（さらしききょう）」とよ
ぶ晒桔梗は苦みが少ない。どちらを使うか

生薬見本　桔梗

は漢方家にとって議論のあるところである。

【キキョウ科の植物】
（Ⅰ）《キキョウ属》　キキョウ　［桔梗］
　　Platycodon grandiforum
　　主産地中国（安徽、河南、河北、遼寧、
　　吉林、河北）
（Ⅱ）《ツリガネニンジン属》　ツリガネニンジン　［沙參］Adenophora triphylla
　　他ソバナ、イワシャジン、ホウオウシャジン
（Ⅲ）《シデシャジン属》　Asyneum
　　シデシャジン
（Ⅳ）《ホタブクロウ属》　Campanula
　　ホタルブクロ、ツリガネソウ、チシマギキョウ、イワギキョウ
（Ⅴ）《ツルニンジン属》　Codonopsis
　　ツルニンジン　ツルギキョウ
（Ⅵ）《イソトマ属》　Isotoma
（Ⅶ）《タニギキョウ属》　Peracarpa
　　タニギキョウ
（Ⅷ）《キキョウソウ属》　Specularia
（Ⅸ）《ユウギリソウ属》　Tracheliim
（他）《ヒナギキョウ属》・《ミゾカクシ属》

キキョウ科　キキョウ属

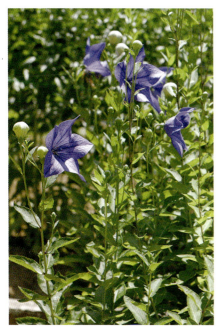

キキョウ科　キキョウ
静岡県立大学薬草園（6月）

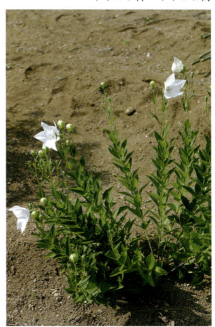

キキョウ科　キキョウ
静岡県立大学薬草園（6月）

薬草メモ

キキョウは北海道～九州、朝鮮、中国東北部、ウスリー地方などに分布し、日当たりのよい野原や山地で乾いた地に自生する多年草である。キキョウは万葉集で山上憶良の「秋の七草」の歌に朝貌が登場するが、この時代に朝顔(あさがお)はまだ渡来していなかったことから、この朝貌には朝顔、桔梗の両説があったが、「朝顔は　朝露負ひて　咲くといへど　夕影(ゆうかげ)にこそ　咲きまさりけれ」（巻10-2104）朝顔は夕方にしぼむがこの歌には夕影に咲くと詠われていることからキキョウであることが結論ずけられた。万葉集には五首詠まれている。和名キキョウは漢名桔梗の音読みで、桔梗の名の由来について李時珍は「この草は根が結(桔)実し梗(硬い)直だから名づけた」と言っている。根は多肉質で黄色っぽい白色。花は青紫で美しい、稀に白花や重弁の花が見られる。葉や茎を傷つけると乳白色の液を出すのがこの植物の特色である。

【薬効と使い方】夏～秋に根を日干乾燥したものを生薬「桔梗」とよび、痰きり、咳止めに使用する。

【漢方】　①止咳②祛痰③排膿の作用を持ち、咳嗽・咽喉痛・下痢・腹痛などを改善する薬方に用いる。

薬方としては、十味敗毒湯（本朝経験《湿疹・蕁麻疹・癰》）、荊芥連翹湯（一貫堂方《蓄膿症・鼻炎・にきび》）、排膿散及湯（華岡青洲《化膿性皮膚疾患》）、参蘇飲（和剤局方《感冒・咳》）、銀翹散（温病条弁《感冒・咽喉炎》）、桔梗湯（傷寒論《咽痛》）、清肺湯（万病回春《咳嗽》）その他多くの薬方に配合されている。

被子植物(真正双子葉類)　　　　　　　　　　　　　　　　キク目
コア真正双子葉類　キク類　キキョウ群　　　　キキョウ科　ツリガネニンジン属

［沙参］
しゃじん

『神農本草経』原文　　　　　　　中薬

沙参．一名知母．味苦微寒．生川谷．
治血積驚氣．除寒熱．補中益肺氣．久
服利人．

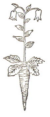
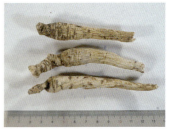

『本草綱目』　　　生薬見本　沙参

【よみ】
「血積（瘀血）驚気（痙攣性疾患）を治す。
寒熱を除き、中を補い、肺気を益す。久服せ
ば、人を利す。」

【『名医別録』の主治】
「無毒　胃痺、心腹痛、結熱、邪気、頭痛、
皮間の邪熱を療じ、五臓を安ず。中を補う。」

【基原植物に関する各家論述】
『図説』はツリカネニンジン。
『意釈神農本草経』：ハナシャジン　沙参
Adenophora gmelinii Fisch. var. latifolia
(Fisch.) Kitamura f. densipila (Kitag.)
Kitamura、サイヨウシャジン　輪葉沙参 A.
triphylla (Thunb.) A. DC、モイワシャジン
闊葉沙参 A. pereskiaefolia (Fisch.) G. Don
などの根。
『神農本草経中薬彩色図譜』：Adenophora
stricta Miq.の根。
『中華人民共和国薬典』：「南沙参」の名で収
載。輪葉沙参 A. tetraphylla (Thunb.) Fisch.
あるいは沙参 A. stricta Miq.の根と規定。
『日本薬局外生薬規格』：A. tetraphylla
Fisch.、マルバノニンジンまたは A. stricta
Miq.、A. hunanensis Nannfeldt 又 は A.
tryphlla A.DC.の根と規定。

以上により沙参はツリガネニンジンとその同
属植物の根とする。

【現在の流通と使用状況】
沙参は中国市場ではツリガネニンジンを基原
とする「南沙参」とハマボウフウを基原とす
る「北沙参」の二種類が流通している
①南沙参：ツリガネニンジンとその同属植物
　の根。日本では沙参はほとんど南沙参が使
　われる。
②北沙参：ハマボウフウ
　（Glehnia littoralis）の根
　日本では浜防風として売られている。
北沙参と南沙参の薬効はほぼ同じであるが、
補陰作用は北沙参のほうが強く、祛痰作用は
南沙参が強い。
日本の現在大手生薬取り扱い業者により沙参
（局外）、北沙参（食品）が中国から輸入さ
れ販売されている。浜防風（日局）は国産、
中国産が販売されている。

【同属近縁植物】［南沙参］
①トウシャジン　杏葉沙参
　Adenophora stricta（＝ A. axilliflora）
　中国中部（安徽、江蘇、浙江、湖南、湖北）
　に分布。
②-1 サイヨウシャジン　輪葉沙参
　Adenophora tetraphylla　中国東北部（河
　北、山東、河南、安徽、江蘇、浙江、広東、
　江西）に分布。
②-2　ツリガネニンジン
　Adenophora triphylla var japonica　サイ
　ヨウシャジンの変種
　日本各地
②-3　ハマシャジン
　Adenophora triphylla var japonica　ツリ
　ガネニンジンの海岸型変種
　関東南部海岸、伊豆諸島

キキョウ科　ツリガネニンジン属

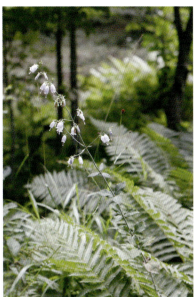
キキョウ科　ツリガネニンジン
富士（8月）

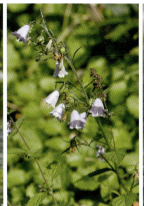
キキョヴ科
ツリガネニンジン
鎌倉（8月）

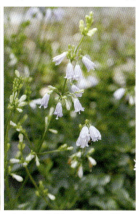
キキョウ科ハマシャジン
筑波実験植物園（11月）

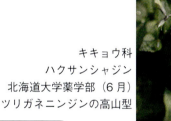
キキョウ科
ハクサンシャジン
北海道大学薬学部（6月）
ツリガネニンジンの高山型

== 薬草メモ ==

　ツリガネニンジンはサイヨウシャジンの変種で北海道〜九州、朝鮮半島、樺太、千島列島に分布し、高原、草原、里山の草地、土手などに生える多年草である。ツリガネニンジンは万葉の昔から秋を代表する草花であり、万葉集の秋の七草に登場する朝顔をツリガネニンジンとする説もあった。古名をトトキと呼び「山でうまいはオケラにトトキ、嫁に食わすもおしゅうござる」と囃歌にあるほど若葉は美味しく古い時代から食用にされてきている。花がつり鐘形で根が薬用人参に似ていることから釣鐘人参の名がある。沙参の名の由来について李時珍は「沙参は白色のもので生育が沙地に適するところから斯く名づけたのである」と言い陶弘景は「この物は人参、玄参、丹参、苦参と共に五参と言い主たる薬効が同じところからいずれも参なる名称を付した」と言っている。

【薬効と使い方】　11月頃、根を日干乾燥しにしたものを生薬「沙参」とよんで、祛痰、咳止めとして漢方薬方に用いる。

【漢方】　①鎮咳②祛痰③健胃④生津の作用を持つ。咳嗽、咽喉腫痛、口渇、咽乾などを改善する薬方に用いる。

薬方としては、桑杏湯（温病条辨《乾咳》）、益胃湯（温病条辨《慢性胃炎、萎縮性胃炎》）、養胃湯（臨床指南《慢性気管支炎、慢性胃炎》）等の薬方に配合されている。

被子植物(真正双子葉類)

コア真正双子葉類　キク類　キキョウ群
キク目　キク科
　上薬　朮　菊華　著実　奄閭子
　　　　茵陳蒿　漏蘆　白蒿　木香
　　　　天名精　蘭草　苦菜
　中薬　紫苑　薇銜　枲耳
　下薬　旋覆華　款冬　女菀※1
　　　　草蒿　飛廉※2

※1 森立之本以外の版本では中薬（中品）とする。
※2 森立之本以外の版本では上薬（上品）とする。

［飛廉（ひれん）］

『神農本草経』　原文　　　　　下薬
飛廉．一名飛輕（ひけい）．味苦平．生川澤．治
骨節熱．脛重酸疼．久服令人身輕．

【よみ】
「骨節熱、脛重く酸疼を治す。久服せば、人をして身を軽かしむ。」

【『名医別録』の主治】
「無毒、頭眩頂重く、皮間の邪風蜂螫され、針に刺される如し。魚子細起し、熱瘡癰疽痔、湿痺（を主る）、風邪咳嗽を止める。乳汁を下す。」

【基原植物に関する各家論述】
『図説東洋医学 用語編』：未詳。
『意釈神農本草経』：鰭薊 Olgaea leucophylla (Turcz.) Iljin （= Carduus leucophyllus Turcz.)の根とする。
『神農本草経中薬彩色図譜』：飛廉（ヒレアザミ）Carduus crispus L の全草とする。
『本草の植物』：ヒレンは、O. leucophylla (Turcz.) Ilijin とし、「『植物名実図考』の飛廉の図は O. leucophylla に似ている。ブレッドシュナイダーはこの図をヒレアザミ C. crispus だろうとし、『中国植物学』もこれを引用し、『中国高等植物図鑑』『中薬大辞典』も同じである。
ヒレアザミは『植物名実図考』の小薊の図にあたる。牧野は『国訳本草綱目』にヒレアザ

キク目
キク科　ヒレアザミ属

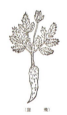
『本草綱目』

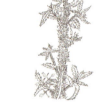
『植物名実図考』飛廉

ミ説を否とした。」と指摘している。
『日本薬局方』・『中華人民共和国薬典』：非収載。

以上により飛廉はヒレアザミの根または全草とする。

【現在の流通と使用状況】
漢方薬方になく流通もみられない。

【薬用に使われるアザミのなかま】
（Ⅰ）《ヒレアザミ属》
　　ヒレアザミ　Carduus leucophyllus
（Ⅱ）《アザミ属》
　　ノアザミ　Cirsium japonicum DC
　　生薬名：［大薊（たいけい）］
　　効能：涼血・止血・駆瘀血・消炎・利尿
　　　　　主として熱証の出血、鼻血・吐血・
　　　　　喀血・血尿・不正出血に用いる。
（Ⅲ）《アレチアザミ属》
　　アレチアザミ　Breea segetum Kitam
　　生薬名：［小薊（しょうけい）］
　　効能：涼血・止血・鼻血・吐血・喀血・
　　　　　血尿・不正出血に用いる。

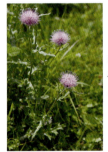
キク科　ノアザミ
千葉県食虫植物園
(6月)

キク科　ヒレアザミ属

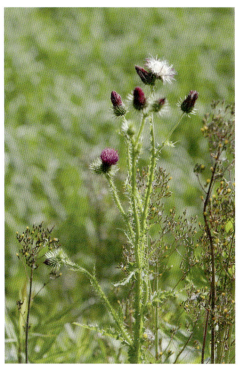

キク科 ヒレアザミ　渡良瀬川遊水池（5月）

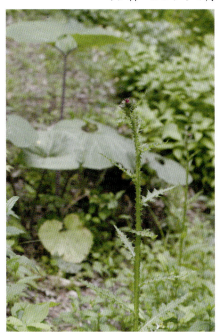

キク科ヒレアザミ　高尾山野草園（6月）

薬草メモ

ヒレアザミ（鰭薊）は本州〜九州、ヨーロッパ、シベリア、中国大陸に広く分布し、土手や畦道、荒れ地などの草原に生育する越年草である。日本には古い時代に帰化したものと考えられている。茎に翼があり葉の縁には鋭い棘がある。別名を矢筈薊（やはずあざみ）と言う。アザミに似て茎に沿い翼を鰭（ひれ）に見立ててヒレアザミの名がある。飛廉の名の由来について李時珍は「飛廉とは神禽の名であって、その鳥の形状は、身が鹿で豹の文（もよう）があり、頭が雀、尾が蛇で角があり、よく風気を左右するものだという。この草は、茎に箭羽のような皮が浮き立っていて、やはり風邪を療ずるものだ。それで飛廉、飛雉、飛軽などの諸種の名称で呼ばれるのだ」と言っている。

【薬効と使い方】　冬、春は根、夏は茎、葉、花を取る。新鮮なまま用いるか、日干乾燥して用いる。

【漢方】　①祛風②清熱③除湿④涼血の作用を持ち感冒、頭痛、めまい、しびれ、痛み、かゆみ、尿路感染、乳糜尿、尿血、帯下、打撲による瘀腫、疔瘡腫毒、やけどなどに用いる。

李時珍は本経や別録に列記したところはやはり良薬としてあるのだが、後世では何故かこれを用いることを知らないと記されている。

被子植物(真正双子葉類)　　　　　　　　　　　　　　　　　　　　　キク目
　コア真正双子葉類　キク類　キキョウ群　　　　　　　　　　キク科　ヒゴタイ属

[漏蘆（ろうろ）]

『神農本草経』　原文　　　　　　　　　上薬
漏蘆．一名野蘭．味苦寒．生山谷．治皮膚熱．惡瘡疽痔．濕痺．下乳汁．久服輕身益氣．耳目聰明．不老延年．

【よみ】
「皮膚熱、悪瘡（難治性の湿疹）、疽痔、湿痺（湿邪による関節炎など）を治す。乳汁を下す。久服せば、身を軽くし、気を益し、耳目聡明、老いず、年を延ぶ。」

【『名医別録』の主治】
「大寒　無毒　遺尿を止める。熱気瘡痒の麻豆の如くなるものには、湯にして浴するがよし。」

【基原植物に関する各家論述】
『意釈神農本草経』・『神農本草経中薬彩色図譜』：ともに、オクルリヒゴタイ　藍刺頭 Echinops latifolius Tausch.、タイリンアザミ 祁州漏蘆 Rhapontica uniflora DC.(※)の根。
※ただし、Rhaponticum uniflorum (L.) DC.とする。
『日本薬局方』：非収載
『中華人民共和国薬典』：祁州漏蘆 Rhaponticum uniflorum (L.) DC.の根と規定。

以上により漏蘆はオクルリヒゴタイまたはタイリンアザミの根とする。

【現在の流通と使用状況】
日本では漢方薬方に使われることもなく、流通もない。

【日本に自生するヒゴタイ属の植物】
ヒゴタイ　Echinops setifer
　　　西日本、朝鮮半島南部に分布。

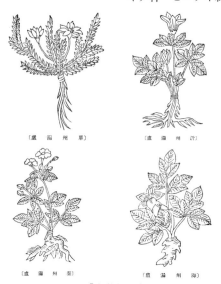

『本草綱目』

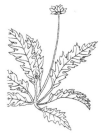

『植物名実図考』漏蘆

【中国で漏蘆として流通している植物】
①タイリンアザミ
　祁州漏蘆　Rhaponticum uniflorum
　　中国北部や朝鮮半島、シベリア東部などに分布。
　　主産地中国（河北、遼寧、山西）
　　禹州漏蘆よりも産量は大である。
②オクルリヒゴタイ
　禹州漏蘆　Echinops latifolius
　　中国南部に分布。
　　主産地中国（安徽、湖北、河南）。
③タカサゴルリヒゴタイ
　東南藍刺頭　Echinops grijisii Hance
　　分布　江蘇省

キク科　ヒゴダイ属

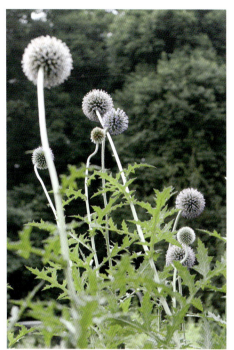

キク科　ヒゴタイ
昭和薬科大学薬草園（7月）

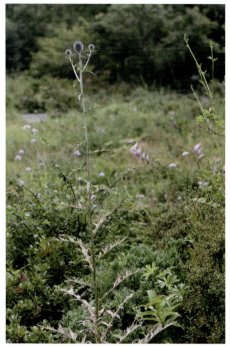

キク科　ヒゴタイ
箱根湿性花園（8月）

薬草メモ

ヒゴタイ Echinops selifer は愛知、岐阜、広島、九州中部の九重山から阿蘇山周辺の草原、朝鮮半島の南部などに分布し、日当たりの良い山野に生える多年草である。中国大陸が原産とされるが詳細はわからない。かっては西日本に広く分布していたが今は絶滅危惧種に指定されている。江戸中期から栽培されていて、貝原益軒の『大和本草』(1709年) に「平行滞(こうたい)、花るり色なり、葉は敗醬(おみなえし)に似たり」と紹介されている。平行滞はもとの読みは「ひんごうたい」で地名に由来した名であるらしい。漏蘆の名の由来について李時珍は「屋根の西北の黒い処を漏といふ。この草は秋後に黒くなるところが他の多くの草と異っているので、漏蘆なる名称が付けられた」と言っている。漏蘆の基原については古来より多くの説があり、小野蘭山はゴマノハグサ科のヒキヨモギを充て、『図経本草』では単州漏蘆にヒゴタイ、沂州漏蘆にノシュンギク（ミヤマヨナメ）、泰州漏蘆にゼガイソウ（オキナグサ）を充てたりして基原について混乱していた。江戸時代の本草家たちの考証の結果を踏まえ、『本草図譜』は上記の藍刺頭（禹州漏蘆）、祁州漏蘆を充てている。

【薬効と使い方】　根を乾燥したものを生薬「漏蘆」と呼び、漢方処方に用いる。粉末を蜂蜜と混ぜて腫れ物などに外用することもある。

【漢方】　①清熱②解毒③消腫④通乳の作用を持ち背中の腫れ物、皮膚化膿症、湿疹、乳腺が腫れて母乳の出ないときに用いる。

被子植物（真正双子葉類）
コア真正双子葉類　キク類　キキョウ群

キク目
キク科　オケラ属

[朮]
（じゅつ）

『神農本草経』　原文　　　　　　上薬
朮．一名山薊．味苦温．生山谷．治風
寒濕痺死肌．痙．疸．止汗除熱．消食．
作煎餌．久服輕身延年不飢．

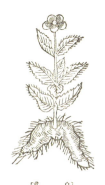
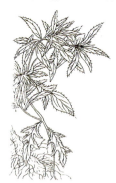

『本草綱目』　　『植物名實圖考』朮

【よみ】
「風寒湿痺 死肌 痙疸を治す。汗を止め、熱を除く。食を消す。煎餌を作る。久しく服せば、身を軽くし、年を延ぶ。飢えず。」

【『名医別録』の主治】
「甘 無毒、大風身面に在り、風眩頭痛、目泪（ルイ）出る。痰水を消し、皮間の風水結腫を逐い、心下急満及び霍乱吐下止まざるを除き、腰臍間の血を利し、津液を益し、胃を暖め、穀を消し、食を嗜む。」

【基原植物に関する各家論述】
『意釈神農本草経』：［白朮］はオオバナオケラ　白朮　*Atractylodes ovata*（Thunb.）DC.の根。［蒼朮］はホソバオケラ　茅蒼朮 *A. lancea*（Thunb.）DC.などの根茎。
『神農本草経中薬彩色図譜』：白朮　*A. macrocephala* Koidz、茅蒼朮 *A. lancea*（Thunb.）DC.、北蒼朮 *A. chinensis* Koidz.の根茎。
現行の『日本薬局方』『中華人民共和国薬典』は［白朮］［蒼朮］の二条に分けて収載されている。

【白朮】
『日本薬局方』：1）オケラ　*A. japonica* Koidz. ex Kitamura の根茎（和ビャクジュツ）又は2）オオバナオケラ *A. macrocephala* Koidz.（= *A. ovata* DC.）の根茎（唐ビャクジュツ）と規定。
『中華人民共和国薬典』：白朮 *A. macrocephala*

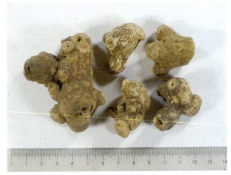
白朮　生薬見本

Koidz.の根茎。

【現在の流通と使用状況】
白朮は漢方処方の基本生薬として最も繁用される生薬の一つである。ほとんどが中国からの輸入で流通している。

写真1はキク科　オオバナオケラ　白朮
　　　東京都薬用植物園（9月）
写真2はキク科 オケラ（*A. japonica*）
　　　名寄薬用植物試験センター（9月）

キク科　オケラ属

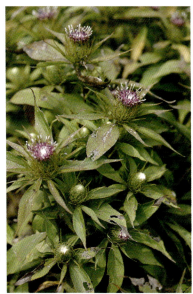

写真1

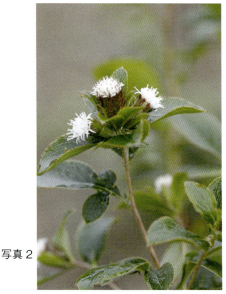

写真2

薬草メモ

オケラは本州から九州、朝鮮半島、中国東北部に分布し、山や丘陵の林道のような明るい場所に生えている多年草である。日本最古の国語辞書「倭名類聚抄」(931) には宇家良とあり、各地から朝廷に献上された記録がある。万葉集にも「我背子を何どかもいはむ武蔵野のうけらが花の時無きものを」(巻14-3379) と詠われ、他に2首詠われている。いずれも東国からのものであることから武蔵野の草原にオケラが多く生えていたようである。秋田の方言で糞をウケラと言い、オケラの茎葉に生える毛を糞のふさふさした姿にたとえウケラと名づけられ訛りオケラとなったという説がある。古くからオケラは生活にとけ込んでいた薬草で「山でうまいはオケラにトトキ（キキョウ科、ツリガネニンジン）里でうまいはウリ、ナスビ、嫁にくれる惜しゅうござる」と里謡にもあるように、若芽を食用としたり、屠蘇の材料に入れたり、京都祇園神社では大晦日から元旦にかけて白朮と鉋屑を焚いてその白朮火を参詣人が竹で作られた火縄に移し、くるくる回しながら持ち帰り神棚の灯明や雑煮を炊く火種にする無病息災を祈る正月の風物詩である。また衣類や反物の土用干しをする際、オケラの根茎を焚いて煙でいぶしカビを防いだりした。

【薬効と使い方】　晩秋に根茎を陰干したものを生薬「白朮」と言い、健胃、整腸に用いる。胃下垂症・尿利減少・神経痛に3～10gを1日量として煎じ服用する。

【漢方】　①健脾②利水③益気④燥湿⑤止汗⑥安胎の作用を持ち、健脾の要薬として胃腸薬や滋養薬に多く配合されるほか、浮腫や関節痛、下痢などを改善する薬方にも用いる。薬方としては、四君子湯（和剤局方《胃腸虚弱・慢性胃炎》）、参苓白朮散（万病回春《下痢慢性胃腸炎》）、人参湯（傷寒・金匱《体質虚弱・胃腸機能低下》、五苓散（傷寒・金匱《浮腫・下痢》）、苓桂朮甘湯（金匱要略《頭重・めまい》）、半夏白朮天麻湯（脾胃論《頭重・めまい》）、玉屏風散（世医得効方《多汗症》）その他多くの薬方に配合されている。

キク科　オケラ属

【蒼朮】

『日本薬局方』：ホソバオケラ A. lancea DC.、A. chinensis Koidz. 又はそれらの雑種の根茎と規定。

『中華人民共和国薬典』：茅蒼朮　A. lancea (Thunb.) DC. 又は北蒼朮　A. chinensis (DC.) Koidz. の根茎と規定。

『神農本草経』における「朮」には、現在の「白朮」と「蒼朮」が含まれており、両者はまだ明確に区別されていなかったと考えられている。一般に、名分化されたのは宋代以降といわれている。

以上により「白朮」・「蒼朮」を総称した朮はオオバナオケラ、ホソバオケラ、シナオケラの根茎とする。

【白朮・蒼朮の中医学上の薬効の違い】　白朮・蒼朮はともに燥湿健脾の効能をもつ。
《白朮》
　　オオバナオケラ　唐白朮（A. ovata）
　　オケラ　和白朮（A. japonica）
　　白朮は健脾の力が比較的強く胃腸間の水分を除くのにすぐれている。
　　また白朮には健脾・補気・止汗などの効能があり、胃腸の働きを助け、元気をつける。
《蒼朮》
　　ホソバオケラ
　　　茅蒼朮・古立蒼朮（A. lancea）
　　シナオケラ　北蒼朮（A.chinensis）
　　蒼朮は体表部の水分を除くのにすぐれている。
　　すなわち蒼朮は燥湿の力が優れ、関節の浮腫や湿疹などに効果がある。

【現在の流通と使用状況】
蒼朮は日本の古方家から特に重用される生薬で、特に古立蒼朮が重用される。蒼朮、古立蒼朮はともに中国から輸入され流通している。

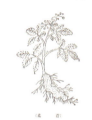
『本草綱目』

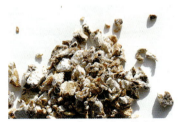
生薬見本　蒼朮（古立蒼朮）

【同属近縁植物】
［白朮］
①オオバナオケラ
Atractylodes ovata（＝*Atractylodes macrocephara*）
主産地中国（安徽、江蘇、浙江、福建、江西、湖南、湖北、四川、貴州）

②オケラ　*Atractylodes japonica*
日本、朝鮮半島、中国東北部

［蒼朮］
①ホソバオケラ　［茅蒼朮・古立蒼朮・南蒼朮］
Atractylodes lancea
主産地中国（江蘇、湖北、湖南。このほか浙江、安徽、江西）江蘇省茅山一帯で生産されるものが品質最良なので茅蒼朮と称される。

②シナオケラ　［北蒼朮］
Atractylodes chinensis
主産地中国（内モンゴル、河北、山西、遼寧、吉林、黒竜江。このほか山東、陝西、甘粛）南蒼朮に比べ軽くしまりがなく、油腺が少ない。白かび様の結晶も出ず、香りも弱い。品質は南蒼朮に劣る。

キク科　オケラ属

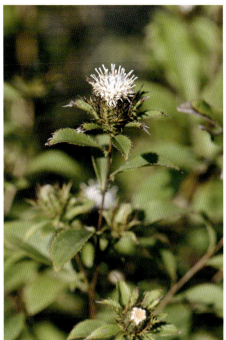

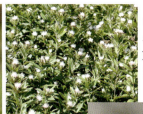

キク科
ホソバオケラ
東京薬科大学薬草園
（10月）

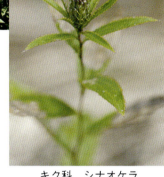

キク科　ホソバオケラ
東京薬科大学薬草園（10月）

キク科　シナオケラ
東京都薬用植物園（8月）

薬草メモ

佐渡オケラは中国大陸に分布する多年草、キク科オケラ属ホソバオケラ（蒼朮）である。江戸享保年間に渡来し薬草園で栽培された。これが江戸中期に佐渡郡羽茂村本郷に伝わり次第に栽培が普及し「佐渡オケラ」として江戸、浪速の薬問屋から日本中に流通した。現在では絶滅の危険に貧していて、希少な国産生薬の保存と生産の努力が関係者の間になされている。朮の名の由来について李時珍は「六書本義には、朮の字の篆書（てんしょ）は根、幹、枝、葉の形を象徴したものとしている」と言っている。また「昔の人は朮を用いるに赤、白の区別がなかったが、宋代以来始めて「蒼朮は苦く辛く、気が烈しい。白朮は苦く甘く、気は和（やわ）らかだ」と言いだしたもの」であると指摘している。

【薬効と使い方】　ホソバオケラの根茎を乾燥したものを生薬「蒼朮」とよぶ。

【漢方】①去風②燥湿③健脾の作用を持ち、関節痛、消化不良、下痢などを改善する薬方に用いる。

薬方としては、二朮湯（万病回春《五十肩》）、薏苡仁湯（明医指掌《関節痛・筋肉痛》）、桂枝加朮附湯（東洞《関節痛・神経痛》）、疎経活血湯（万病回春《関節痛神経痛》）、五積散（和剤局方《胃腸炎・腸神経痛・リウマチ・冷え症》）、平胃散（和剤局方《胃もたれ・食欲不振》）、胃苓湯（古今医鑑・万病回春《下痢》）その他多くの薬方に配合されている。

被子植物（真正双子葉類）　　　　　　　　　　　　　　　　　キク目
　　コア真正双子葉類　キク類　キキョウ群　　　　　キク科　トウヒレン属

［木香］
もっこう

【『神農本草経』原文】　　　　　　　　　　上薬
木香．味辛温．生山谷．治邪氣．辟毒
疫温鬼．強志．治淋露．久服不夢寤魘
寐．

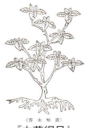
『本草綱目』

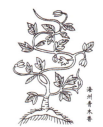
『植物名実図考』木香

【よみ】
「邪気を治す。獨疫温鬼を避け、志を強くし、
淋露を治す。久服せば、夢寤屬寐せず。」

【『名医別録』の主治】
「温　無毒、気の劣え、肌中の偏寒を療す。
気の不足を主り、毒を消し、鬼精物、温瘧、
蠱毒を殺し、薬の精を行らす。」

【基原植物に関する各家論述】
『意釈神農本草経』：モッコウ　木香
Saussurea costus（Falconer）Lipschitz の根。
『神農本草経中薬彩色図譜』：木香
Aucklandia lappa Decne. の根。
『日本薬局方』：*S. lappa* Clarke※1 の根と規
定。
※1 日本中国の公定書の採用する学名ではないが、同
一種である。現在の標準名はモッコウ *Saussurea costus*（Falc.）Lipsch. である。

『中華人民共和国薬典』：木香 *Aucklandia lappa* Decne の根と規定。

以上により木香はモッコウの根とする。

【現在の流通と使用状況】
木香は漢方薬方として比較的使われる生薬で
日本では中国産木香が販売されている。

【木香として流通している植物】
木香はインド原産で昔、中国でも輸入品で貴
重な薬物であったため代用品が数多く現れた。
正品（*Saussurea lappa*）は広東経由でイン

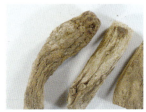
生薬見本　木香

ドから輸入されていたため広木香、雲南で栽
培されたため雲木香とよばれる。日本ではイン
ド木香、唐木香とよぶ。中国では現在、唐
木香、青木香、土木香、川木香があるが、基
原植物はそれぞれ異なる。
《キク科》
①唐木香（広木香、インド木香）　*Saussurea lappa*
　主産地中国（雲南）。
②越西木香　*Vladimiria denticulata*
　主産地中国（四川）。
③川木香　*Vladimiria souliei*
せんもっこう
　主産地中国（四川）。
④土木香（オオグルマ）
　Inula helenium ヨーロッパ原産
　中国（河北）、奈良県。
《ウマノスズクサ科》
①青木香（ウマノスズクサ）
　Aristolochia debilis 効能
　は異なるため代用になら
　ない。鎮咳、祛痰薬とさ
　れる。

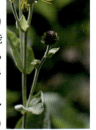
キク科　オオグルマ
東京都薬用植物園（6月）

-435-

キク科　トウヒレン属

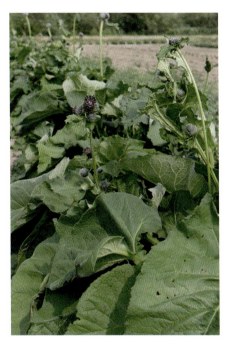
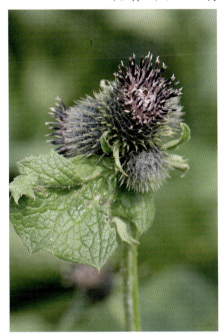

キク科　モッコウ　北海道名寄薬用植物資源研究センター（6月）

薬草メモ

　モッコウはインド北部、カシミール付近の高地に自生する大型の多年草である。ワシントン条約に該当する植物であるので中国雲南、四川、広西省などで栽培されるモッコウが輸入されている。木香の名の由来について李時珍は「木香は草類であって、蜜のような香気があるところから本来は蜜香といったのだが、沈香の中にも蜜香があるので、これを訛(あやま)って木香といふようになったのだ」と言っている。モッコウは草の高さが1mぐらいで、アザミのような花が咲き、根に蜜のような芳香がある。インドのアーユルヴエーダ医学では強壮薬、興奮薬、防腐薬として使われていた。日本では江戸時代にオオグルマを土木香と称して栽培し、木香の変わりに利用した。木香の原産地、ヨーロッパでは発汗、利尿、去痰の薬草として知られている。

【薬効と使い方】　木香の根を用い、漢方薬方に使用される。また薫香料としての需要も多い。土木香は木香より香りは弱い。

【漢方】　①理気②止痛③健胃④止瀉の作用を持ち芳香性理気剤として、腹痛、下痢に対する常用薬として、消化不良、食欲不振、胸や腹の膨満感や痛み、嘔吐、下痢、腹痛などを改善する薬方に用いる。

薬方としては、香砂六君子湯（万病回春《食欲不振・胃腸虚弱》）、香砂養胃湯（万病回春《胃腸障害》）、帰脾湯（済生方《諸貧血・諸神経症》）、銭氏白朮散（小児薬証直訣《小児消化不良》）、分消湯（万病回春《浮腫・鼓脹・腹水》）、参蘇飲（和剤局方《感冒・咳》）、女神散（浅田家方《婦人病のぼせ・めまい》）その他多くの薬方に配合されている。

被子植物(真正双子葉類)
コア真正双子葉類　キク類　キキョウ群

キク目
キク科　フキタンポポ属

[款冬]※1

『神農本草経』原文　　　　　　　下薬
款冬．一名橐吾．一名顆東．一名虎須．一名菟奚．味辛温．生山谷．治欬逆上氣．善喘喉痺．諸驚癇．寒熱邪氣．

※1 森立之本は〔款冬〕とする。
※1 『意釈』(顧観光本)は〔欸冬花〕と表記。

【よみ】
「咳逆上気　善く喘し、喉痺、諸驚癇(痙攣性疾患)寒熱邪気を治す。」

【『名医別録』の主治】
「消渇喘息呼吸。」

【基原植物に関する各家論述】
『意釈神農本草経』：フキタンポポ　欸冬 Tussilago farfara L.のまだ花の開かない頭状花。
『神農本草経中薬彩色図譜』：款冬 T. farfara L.の頭状花序。
『日本薬局方』：非収載。
『中華人民共和国薬典』：[款冬花]の名で収載。款冬 T. farfara L.花蕾と規定。

以上により款冬花はフキタンポポの頭状花とする。

【現在の流通と使用状況】
款冬花は漢方薬方で稀に使われ、中国から輸入され大手生薬取り扱い業者から販売されていた。しかし最近、販売が中止され流通が見られなくなった。また款冬根は国産フキの根が食品分類で款冬根として大手生薬取り扱い業者から販売されている。

【款冬として使われる植物】
①フキタンポポ（款冬）
　　Tusssilaago farfara

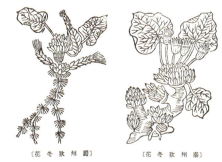

『本草綱目』

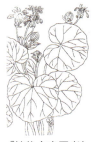

『植物名実図考』
款冬花

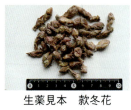

生薬見本　款冬花

生薬見本　款冬根

主産地中国（陝西、河南、甘粛、青海、四川、内モンゴル）

②フキ
　　Petasites japonicus
日本産の和款冬はフキノトウと呼ばれる。民間では幼若な花茎を款冬花の代用として、茶剤として咳止めに利用された。
中国では鉢斗菜と呼ばれ中国（浙江、安徽、福建、四川、湖北、陝西）に分布し、根を解毒、駆瘀血、扁桃炎、消腫、打撲傷に使われると記載されている。また花茎は中国陝西省では款冬花として用いられたことがあったが、今ではフキタンポポしか用いない。日本の民間ではフキノトウの根を咳止め、痰きり、健胃、感冒、気管支炎、喘息、消化不良に用いる。

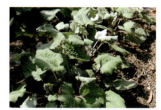
キク科　フキタンポポ属

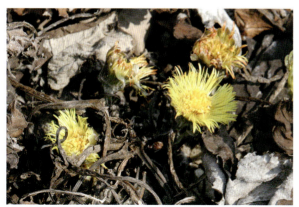
キク科　フキタンポポ（9月）
県立静岡大学薬草園

キク科　フキタンポポ　東京都薬用植物園（3月）

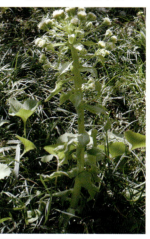
キク科　フキ
鎌倉（3月）

薬草メモ

フキタンポポはヨーロッパ、北アフリカ、インド、中国に分布し、原野や林の中など肥沃でない土地に生える多年草である。日本には明治中期に渡来し、薬用として栽培され、最近では12月から開花するのでフクジュソウの代わりに正月用の鉢植えとして売られている。タンポポに似た黄色い花を咲かせ、葉がフキに似ていることからフキタンポポの名がある。款冬花の名の由来は李時珍は「述征記に『落水が歳末の甚だしい寒気で氷り詰めた時、欸冬（すんとう）が凍った草原の中に生えた』とある。そこで顆凍（かんとう）なる名称は此から来たのだが、後世になって款冬と訛ったのだ。即ち款冬だ。欸の意味は至であって、冬の至れる時期に花が咲く草という意味である」と言っている。

【薬効と使い方】　花を日干乾燥したものを生薬「款冬花」と呼び咳や喀痰に用いる。夏に葉を採取し使用する。ヨーロッパではフキタンポポの葉をファルファラ葉と称し咳止めに用いられている。古代ローマの医学者ディオスコリデスがハーブ療法について著した百科事典『薬物誌』に「その葉をたたいたものを皮膚の炎症に塗布し、乾燥させた葉をいぶしてその煙を吸い込めば咳・喘の治療や肺の膿腫を喀出させる。根を蜂蜜水で煮たものを飲むと死んだ胎児を堕す」と記されている。

【漢方】　①鎮咳②祛痰③潤肺の作用を持ち潤肺止咳化痰の良薬として咳嗽、喘息、喉痺、肺癰、肺痿、吐血などを改善する薬方に用いる。
薬方としては、射干麻黄湯（金匱要略《咳・気管支炎・喘息》）等の薬方に配合されている。

被子植物（真正双子葉類）
コア真正双子葉類　キク類　キキョウ群

キク目
キク科　ニガナ属・ノゲシ属

[苦菜(くさい)]

『神農本草経』　原文　　　　　　　　上薬
苦菜．一名荼草．一名選．味苦寒．生
川谷．治五藏邪氣．厭穀胃痺．久服安
心益氣．聰察少臥．輕身耐老．

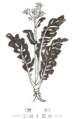
『本草綱目』

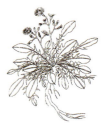
『植物名実図考』苦菜

【よみ】
「五臓の邪気　穀を厭る（＝あきる。食欲不振）胃痺（食物が胃を通過しない病気）を治す。久服せば、心を安んじ、気を益し、聰察（さとくて、物事に明るい）少臥（少しし横にならない）、身を軽くし、老に耐える。」

【『名医別録』の主治】
「無毒、腸澼　渇熱中疾、悪瘡（を主る。）（久服）飢寒に耐え、気を高め、老いず。」

【基原植物に関する各家論述】
『図説東洋医学 用語編』：ハチジョウナ※1。
『意釈神農本草経』・『神農本草経中薬彩色図譜』：ノゲシ　苦苣菜 Sonchus oleraceus L. の全草。
『本草の植物』：ノゲシとし「時珍は主としてノゲシをのべている。『啓蒙』もノゲシとした。」「日本では『本草和名』に和名ニガナ Ixeris dentata (Thunb.) Nakai かどうか記文がないのでわからない。あるいはノゲシかもしれない」などとしている。
『日本薬局方』・『中華人民共和国薬典』：非収載。
『中薬大辞典』：苦苣菜 S. oleraceus L. の全草。

※1 ハチジョウナ　Sonchus brachyotus DC. は中国名を苣蕒菜といい、『本草の植物』によれば、中国の北方では「敗醤」※2 として用いる、という。
※2「敗醤」の項参照。

以上により苦菜はニガナ属またはノゲシ属のなかまの全草とする。
【現在の流通と使用状況】

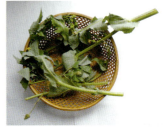
ノゲシの乾燥全草

日本では漢方薬方に使われることもなく、流通もない。

【苦菜とされるニガナ属・ノゲシ属】
《ニガナ属》
①ニガナ　苦菜　Ixeris dentata
　頭花は通常五枚
②ハナニガナ　花苦菜 Ixeris dentata var. amplifolis
　ニガナが頭花5枚に対し7〜11枚である。
③ノニガナ　野苦菜　Ixeris polycephala
　葉の基部が矢じり形に茎を抱くのが特徴、花びら7枚以上。オニノタラビコに似ている。昔、田んぼの畔に普通に見られたが今では滅多に見ることができない。
《ノゲシ属》
①ノゲシ　苦苣菜（苦菜）
　　Sonchus oleraceus L.
②ハチジョウナ　八丈菜（苣蕒菜）
　　Sonchus brachyotus DC.
③タイワンハチジョウナ　牛舌頭
　　Sonchus arvensis

キク科　ニガナ属・ノゲシ属

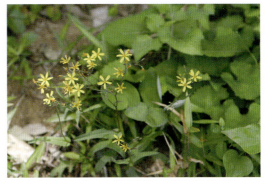
キク科　ニガナ　昭和薬科大学校庭（5月）

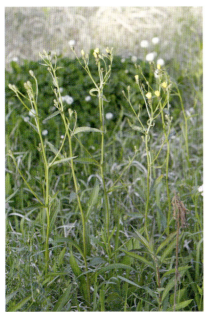
キク科　ハチジョウナ
大船植物園（5月）

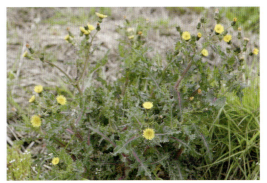
キク科　ノゲシ　新潟県弥彦（4月）

薬草メモ

ニガナは北海道〜九州、朝鮮半島、中国、東南アジアに分布し、土手、田の畦、路傍、明るい草地など、どこにでも見られる多年草である。葉や茎を切ると白い乳汁が出る、汁は苦いのでこの名となった。沖縄では滋養野菜として利用されている。

ノゲシはヨーロッパ原産で世界中に分布し、日本にも史前帰化植物として道端、荒れ地や空き地など、どこでも見られる一年草または越年草である。葉がケシの葉に似ていることからこの名がついた。また、荼ではないか、との説もある。苦菜の名の由来について李時珍は「苦、荼とは味に因って名付けたものだ」と言っている。荼とは体をリラックスさせてくれる薬草の意である。

【薬効と使い方】　ニガナは民間では健胃薬として、消化促進、食欲増進に用いる。鼻づまり、健胃に1回量3〜5gを煎じ服用する。西洋のノゲシはヨーロッパでは古来より肝障害の治療薬として用いられたハーブである。

【漢方】　①清熱②涼血③解毒の作用を持ち痢疾、黄疸、血淋、痔瘻、疔腫、蛇による咬傷などに用いる。

被子植物(真正双子葉類)　　　　　　　　　　　　　　　　　　　　キク目
　コア真正双子葉類　キク類　キキョウ群　　　　　　　　キク科　ノコギリソウ属

［著實］※
<small>ちょじつ</small>

『神農本草経』　原文　　　　　　　　上薬
著實．味苦平．生山谷．治陰痿水腫．
益氣．充肌膚．明目聰慧先知．久服不
飢．不老輕身．

（※森立之以外の版本は「蓍實」とする）
<small>しじつ</small>

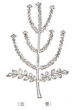

[草部]
『本草綱目』

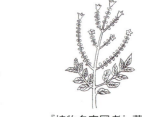

『植物名実図考』著草

【よみ】
「陰痿水腫を治す。気を益し、肌膚を充たし、
目をあきらかにし、慧を聡り、先に知る。久
服せば、飢えず、老いず、身を軽くす。」
【『名医別録』の主治】
「酸　無毒。」
【基原植物に関する各家論述】
『図説東洋医学 用語編』：未詳。
『意釈神農本草経』：「古くはノコギリソウの
果実をあて、今はヨモギ属の植物ともいうが
よくわからない」としている。
『神農本草経中薬彩色図譜』：高山著
Achillea alpina L.の果実。
『中薬大辞典』：「蓍（ノコギリソウ）」の果実。
『日本薬局方』・『中華人民共和国薬典』：非
収載

以上により著実はノコギリソウ（高山著）の
果実とする。
【現在の流通と使用状況】
漢方薬方に使われることもなく、流通もない。
【主な同属近縁植物】
①ノコギリソウ（一枝蒿）
　Achillea alpina（= A.sibirica）
②セイヨウノコギリソウ
　Achillea milefolium
③エゾノコギリソウ　Achillea ptamica
④ヒメノコギリソウ　Achillea tomentosa
⑤土一枝蒿（西南黄蓍草）
　　　　　　　　　<small>どいしこう</small>
　Achillea wilsoniana
⑥キバナノコギリソウ　Achillea filipendulina

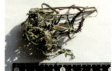

ノコギリソウ
全草乾燥

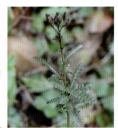

ノコギリソウ　果実
横浜児童植物園
（12月）

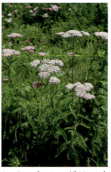

セイヨウノコギリソウ
大船植物園（7月）

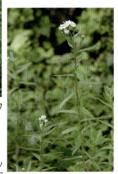

エゾノコギリソウ
日光東大植物園
（7月）

日本に自生するノコギリソ
ウの葉は切れ込みが浅く固
い。セイヨウノコギリソウ
の葉はフリルがエゾノコギ
リソウについた形で細裂し
軟らかい。
花の色も多彩
↓
セイヨウ
ノコギリソウの葉

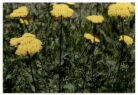

キバナノコギリソウ　都立薬用植物園(6月)

-441-

キク科　ノコギリソウ属

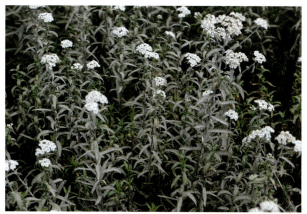

キク科　ノコギリソウ　東京都薬用植物園（6月）

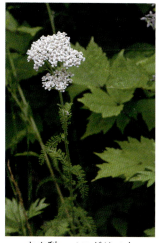

キク科　ノコギリソウ　木曾駒ヶ根（7月）

薬草メモ

日本（本州・北海道）、朝鮮半島、中国、シベリア、カムチャッカ、北米と広く分布し、低地～山地、海岸の日当たりの良い草原に生えている多年草である。日本では蓍を「和名妙」（932年）では女止（めと）として記載され、鋸葉を物差しにたとえ目途をはかる草からメトとよばれたのであろうノコギリソウも葉の切り込みを鋸の歯に見えるのでこの名がある。蓍の名の由来について李時珍は「班固の白虎通には「孔子は、蓍なる文字の意味は耆であるといった。老人は長い年処を経て多くの事物に遭遇し、よくすべてを知っていることを表わしたものだ」と言っている。陸佃の埤雅には「草にして寿命の長いものだ。故に文字は耆に従う」とある。博物志には「蓍は千歳にして三百茎となる。その本がかように老（お）いたものだから吉凶を知るのだ」とある。と言っている。この占術は日本に伝わり、奈良、平安のころにはノコギリソウのまっすぐな茎50本を使って筮を作り、これによって占いをした。しかしのちになってメドハギのの茎、今日では竹（筮竹）を利用するようになった。類似植物であるセイヨウノコギリソウの花は白か淡紅色で、ノコギリソウの葉は質がかたく、切れ込みが浅くて幅が狭いので、区別できる。日本では園芸用に植えられているが繁殖力が強いので野生化している。ノコギリソウ属の学名アキレアはギリシャ神話のアキレスがケンタウロスからノコギリソウの血止めの効能を教えてもらい自軍の兵隊に与えたという伝説に由来している。西洋では葉を止血、歯痛、偏頭痛などに使い、ノコギリソウも同様の効果がある。

【薬効と使い方】　夏の開花期に全草をとり、日干しにする。健胃・強壮に1日量5～15gを煎じて服用する。かぜに1回量2～4gを煎じて服用する。

【漢方】　全草を一枝蒿と呼び①活血②去風③止痛④解毒の作用を持ち、打撲傷、リウマチ、痞塊（腹腔内の積塊）、癰腫などに用いる。使用方法は煎じ服すか、酒にひたすか、散剤として用いる。外用として煎液、酒に浸した液または末を患部に塗布する。種子は蓍実と呼び、気を益し、肌膚を充たし、目を明かする効能がある。

被子植物(真正双子葉類)　　　　　　　　　　　　　　　　　　　　　　キク目
コア真正双子葉類　キク類　キキョウ群　　　　　　　　　　　キク科　ヨモギ属

[奄閭子]※1
(※1『意釈』(顧観光本は)「菴䕡子」とする)

『神農本草経』　原文　　　　　　　上薬
奄閭子．味苦微寒．生川谷．治五藏瘀
血．腹中水氣．臚脹留熱．風寒濕痺．
身體諸痛．久服輕身延年不老．

【よみ】
「五臓瘀血　腹中　水気　臚脹（頭皮がすべ
すべに光り、こめかみが膨大する病気。）留
熱　風寒湿痺　身体諸痛を治す。久服せば、
身を軽くし、年を延べ、老いず。」

【『名医別録』の主治】
「苦　微寒微温　無毒　心下堅く、膈中寒熱、
周痺、婦人月水通ぜざるを主る。食を消し、
目を明らかにする。駏驉これを食せば神仙。」

【基原植物に関する各家論述】
『図説東洋医学　用語編』・『意釈神農本草
経』：ハイイロヨモギ　菴䕡 *Artemisia
sieversiana* Willd. の果実。
『神農本草経中薬彩色図譜』：菴䕡 *A.
keiskeana* Miq. の果実及び全草とする。
『中薬大辞典』：菴䕡（イヌヨモギ）*A.
keiskeana* Miq. の果実と規定。

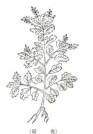
『本草綱目』

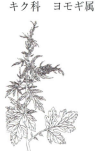
『植物名実図考』奄閭

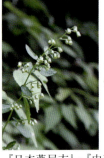
キク科　イヌヨモギ
9月　群馬榛名山神社

『日本薬局方』・『中華人民共和国薬典』：非
収載。

以上により奄閭子はハイイロヨモギまたはイ
ヌヨモギの果実とする。

【現在の流通と使用状況】
日本では漢方処方集に記載なく、漢方薬方に
使われることもない、生薬としての流通もない。

薬草メモ

イヌヨモギは北海道、本州、四国、九州、朝鮮半島、中国に分布し、やや乾いた丘陵、山
地に生える多年草である。茎は高さ30〜90cmで、花をつけない茎は短くロゼット状で広
いサジ形である。花をつける茎は長く茎の上部の葉のわきから枝を出して3mmほどの球
形で下向きに淡黄色の多数の頭花をつける。奄閭の名の由来について李時珍は「菴は草屋、
閭は里門である。その草は蒿の属で、その老茎は菴閭を蓋覆する材料になるところから名
称となったのだ」と言っている。

【薬効と使い方】　果実を用いる。
【漢方】　①駆瘀血②去湿の作用があり、婦人の瘀血、無月経、産後の瘀の滞留による腹痛、
打撲傷、リウマチによる痺痛に用いられる。煎じて服用するか、末にして丸剤や散剤にし
て用いる。

キク科　ヨモギ属

［白蒿］(はっこう)

『神農本草経』　原文　　　　　　　　　上薬
白蒿．味甘平．生川澤．治五藏邪氣．風寒濕痺．補中益氣．長毛髮令黒．療心懸．少食常飢．久服輕身耳目聰明不老．

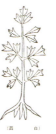
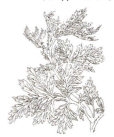

『本草綱目』　　『植物名実図考』白蒿

【よみ】
「五臓邪気、風寒湿痺を治す。中を補い、気を益し、毛髪を長じ黒からしむ。心懸、小食常飢を療す。久服せば、身を軽くし、耳目を聡明にし、老いず。」

【『名医別録』の主治】
「記載なし」

【基原植物に関する各家論述】
『図説東洋医学　用語編』・『意釈神農本草経』：タカヨモギ　蔞蒿 *Artemisia selengensis* Turcz. の茎と葉。
『神農本草経中薬彩色図譜』：大籽蒿　ハイイロヨモギ *A. sieversiana* Ehrb. ex Willd. の全草。
『中薬大辞典』：大籽蒿 *A. sieversiana* Ehrb. ex Willd. の全草。
なお、現在「白蒿」と称する植物は *A. frigida* Willd. であり、茵蔯蒿（前述）の原植物とされる。

『日本薬局方』・『中華人民共和国薬典』：非収載。

以上により白蒿はハイイロヨモギまたはイヌヨモギの全草とする。

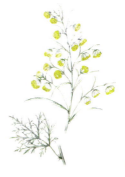

ハイイロヨモギ
高田直子氏作品

【現在の流通と使用状況】
日本では漢方処方集に記載なく、漢方薬方に使われることもない。

薬草メモ

ハイイロヨモギはヒマラヤ、モンゴル、シベリア、中国、朝鮮半島に分布し、川辺、草地、荒れ地に生え、悪臭がある。日本では埼玉、神奈川、長野、大阪、京都に見つかり、要注意外来生物に指定された1年～越年草である。高さ50～150cm、茎は白毛でおおわれ、多く分岐する。黄色の頭花は半球形で直径5～7mmである。『中薬大辞典』には風寒湿痺、黄疸、熱痢、疥癬、悪瘡を治すとある。
タカヨモギはシベリア東部、朝鮮、中国に分布し、中国では若芽や葉を蔬菜として用い、全草を薬用に用いる。生薬「劉寄奴」(りゅうきど)は活血、通経、止血の作用を持ち、血滞によ無月経、産後悪阻による腹痛、骨折損傷および創傷出血、打撲捻挫に用いられるが、ゴマノハグサ科のヒキヨモギとキク科のタカヨモギが流通している。日本では四川省産の開花期のタカヨモギの全草が劉寄奴として流通している。

被子植物（真正双子葉類）　　　　　　　　　　　　　　　　　　　　　　　キク目
　コア真正双子葉類　キク類　キキョウ群　　　　　　　　　　　　　　キク科　ヨモギ属

［茵蔯蒿］※1

『神農本草経』　原文　　　　　　　　　　上薬
茵蔯蒿．味苦平．治風濕寒熱邪氣．熱結黄疸．久服輕身益氣耐老．

（※1『意釈』（顧観光本）は「茵蒢蒿」。）

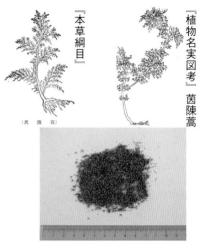

【よみ】
「風湿　寒熱邪気　熱結　黄疸を治す。久服せば、身を軽くし、気を益し、老に耐ゆ。」

【『名医別録』の主治】
「微寒　無毒　全身の発黄、小便不利を治し、頭熱を除き、伏瘕（腹中の結聚）を去る。」

【基原植物に関する各家論述】
『意釈神農本草経』：カワラヨモギ　茵蒢蒿 *Artemisia capillaris* Thunb．、ハマヨモギ浜蒿 *A. scoparia* Waldst. et Kitaib．、白蒿 *A. frigida* Willd．、万年蒿 *A. sacrorum* Ledeb. などの若い茎葉とする。
『神農本草経中薬彩色図譜』：茵蔯蒿、浜蒿の根を去った全草（幼苗）。
『日本薬局方』：カワラヨモギ *A. capillaris* Thunb. の頭花と規定している。
『中華人民共和国薬典』：［茵蔯］の名で収載。浜蒿あるいは茵蔯蒿の地上部とし、春季に採取されたものを「綿茵蔯」、秋季に採取されたものを「花茵蔯」と称するとし、それぞれの性状を規定している。
日本と中国で薬用部位の規定が異なる。

以上により茵蔯蒿はカワラヨモギ及び近縁植物の頭花及び地上部とする。

【現在の流通と使用状況】
漢方薬方の繁用生薬の一つである。［茵蔯蒿］は日本産がほとんどで、［綿茵蔯］は中国から輸入され販売されている。

生薬見本　茵蔯蒿

【同属植物】
キク科のヨモギ属は北半球温帯を中心に約250種、日本では（ヨモギ、カワラヨモギ、オトコヨモギ、カワラニンジン、クソニンジン、イヌヨモギ、ハハコヨモギ、シロヨモギ、イワヨモギなど）30種以上が知られている。

【同属近縁植物】
① カワラヨモギ（茵蔯蒿）*Artemisia capillaris*
　主産地中国（陝西、山西、安徽）、
　　　　　日本（徳島、長野）
② ハマヨモギ（浜蒿）*Artemisia scoparia*
　分布　中国（河北、吉林、広西、黒竜江）。
③ 黄花蒿　*Artemisia annua*
　分布　中国（内蒙古、河北、山西、山東、
　　　　　陝西、甘粛など）。
④ 白蒿　*Artemisia frigida*
　分布　中国（吉林、甘粛、新疆）。
⑤ 萬年蒿　*Artemisia sacrorum*
　分布　中国（黒竜江、江蘇、北京）。
⑥ オトコヨモギ　*Artemisia japonica*
　分布　中国（河南）、日本。
⑦ イワヨモギ　*Artemisia iwayomogi*
　分布　韓国。

キク科　ヨモギ属

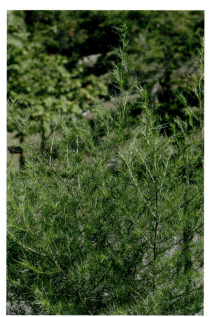

キク科カワラヨモギ
北海道医療大学薬草園（9月）

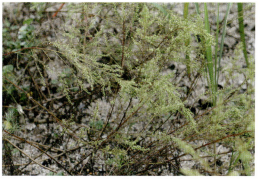

キク科カワラヨモギ　筑波実験植物園（10月）

薬草メモ

カワラヨモギは本州、四国、九州、朝鮮半島、台湾、中国などに分布し、河原や海岸など、日当たりのよい砂地に群生する多年草である。河原に生えるヨモギということからカワラヨモギと名づけられたという。茵陳蒿の名の由来について陳蔵器は「この草は蒿(よもぎ)類であるが、冬を経て枯れず、更に旧苗に因って生ずるものだ。故に因陳と名づける」と言っている。根出葉が冬も枯れず、春先になると、これから新しい茎が伸びるので、陳（古い）苗がもと（因）になって、新しいヨモギ（蒿）が出るという意味である。

【薬効と使い方】　夏から秋にかけて刈り取り、乾燥したものを生薬「茵蔯蒿」とよび、消炎、利尿、利胆に用いる。肝炎、黄疸、蕁麻疹、浮腫に1日量10〜20gを煎じ服用する。また肝炎でからだがかゆいときは、煎汁で洗ってもよい。

【漢方】　①消炎②利尿③利胆の作用を持ち黄疸に対する主薬であり、黄疸、尿量減少、湿疹、かゆみ、蕁麻疹などを改善する薬方に用いる。
薬方としては、茵蔯蒿湯（傷寒・金匱《黄疸・肝炎・蕁麻疹》）、茵陳五苓散（金匱要略《黄疸・発熱・口渇・小便不利》）その他多くの薬方に配合されている。

被子植物(真正双子葉類) キク目
コア真正双子葉類　キク類　キキョウ群　　　　　　　　　　キク科　ヨモギ属

[草蒿]
そうこう

『神農本草経』　原文　　　　　　下薬
草蒿. 一名青蒿. 一名方潰（ほうかい）. 味苦寒.
生川澤. 治疥瘙痂痒惡瘡. 殺蝨. 留熱
在骨節間. 明目.

【よみ】
「疥瘙痂痒惡瘡を。蝨を殺す。骨節間に在る
留熱を治す。目を明らかにする。」

【『名医別録』の主治】
「無毒。」

【基原植物に関する各家論述】
『意釈神農本草経』：クソニンジン　黄花蒿
Artemisia annua L.、カワラヨモギ　茵陳蒿※
A. capillaris Thunb,、ハマヨモギ　浜蒿※
A. scoparia Waldst. et Kit. の茎葉とする。
※これらのうち、後二者は現在の「茵陳蒿」の原植物
である。　（前頁〔茵陳蒿〕の項参照）

『神農本草経中薬彩色図譜』：黄花蒿（クソ
ニンジン）　*A. annua* L.と青蒿（カワラニ
ンジン）　*A. apiacea* Hance の全草とする。
『中薬大辞典』：[青蒿]の名で収載。青蒿あ
るいは黄花蒿の全草と規定。
『日本薬局方』：非収載。
『中華人民共和国薬典』：[青蒿]の名で収載。
黄花蒿（クソニンジン）　*A. annua* L.の地上
部分と規定。
※『薬典』(1977年版)では『中薬大辞典』同様に、
原植物を黄花蒿、青蒿の二種を規定していた。

以上により草蒿はクソニンジンまたはカワラ
ニンジンの全草とする。

【現在の流通と使用状況】
現在中国市場の青蒿は大部分はクソニンジン
である。日本では漢方薬方になく流通もみら
れない。

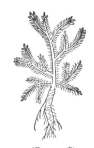

『本草綱目』

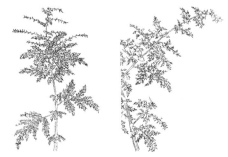

『植物名実図考』黄花蒿　　『植物名実図考』青蒿

【近縁同属植物】
クソニンジン、カワラニンジン、カワラヨモ
ギ(茵陳蒿)はいずれもキク科ヨモギ属に属
し、よく似ている。特にカワラニンジンとク
ソニンジンはまちがいやすい。

①クソニンジン(黄花蒿)：*Artemisia annua* L.
　茎は黄緑色で臭気ある。
②カワラニンジン(青蒿)：*Artemisia apiacea*
　茎が青緑色で芳香がある。
③カワラヨモギ(茵陳蒿)*Artemisia capillaris*
④ハマヨモギ(浜蒿)*Artemisia scoparia*

本草綱目で草蒿について、保昇曰く、「草蒿
は江東地方では汛蒿（じんこう）と呼ぶ、気臭が汛（狸の
一種）に似ているからだ。北方で青蒿と呼
ぶ」とあり、古くから黄花蒿、青蒿の両方が
草蒿として使われていたと思われる。

キク科　ヨモギ属

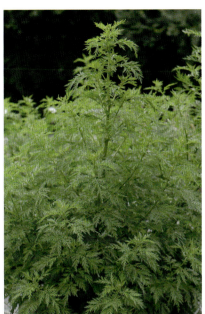

キク科クソニンジン
東京都薬用植物園（6月）

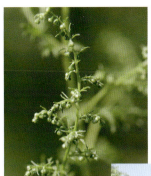

キク科クソニンジン
県立静岡大学薬草園
（9月）

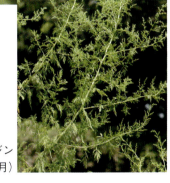

キク科クソニンジン
県立静岡大学薬草園（9月）

薬草メモ

クソニンジンは本州、四国、九州、朝鮮半島、中国、台湾のほか、アジア、ヨーロッパ、北米と広く分布し、日本へは古く中国から渡来したと言われ、道端に普通に見られる一年草である。葉がニンジンに似て草全体に悪臭があることからこの名がついた。カワラニンジンは関東以南、四国、九州、朝鮮半島、中国に分布し、川岸、荒地などに自生する2年草である。古く中国から「神麴」の製法が伝えられ、これに用いる植物として渡来し野生化したと言われる。葉がニンジンに似て河原に生えることからこの名がついた。

李時珍は「蒿とは草の高きものなり」と言い、青蒿について「茎、葉共に色は深緑だ、その葉は微し茵蔯に似ている」と言っているごとく、青蒿は茎の青い蒿から付けられたと思われる。「神麴」とは小麦粉・フスマ・アズキ・杏仁・カワラニンジン・オナモミを混和し、発酵させたもので健胃、消化不良に用いられる。

【薬効と使い方】　夏の開花期に全草を乾燥させたものを生薬「青蒿」とよび解熱などに用いる。民間では解熱に1日量5～10gを煎じ服用する。寄生性皮膚病・いんきんに・たむしに煎液で患部を洗う。また50～100gを布袋に詰め、薬浴料として用いる。

【漢方】　①清熱②涼血③解暑の作用を持ち日射病、結核、マラリアなどの慢性消耗性疾患の発熱、潮熱、盗汗などに用いる。

被子植物(真正双子葉類)　　　　　　　　　　　　　　　　　　　　　　キク目
　コア真正双子葉類　キク類　キキョウ群　　　　　　　　　　　　　　キク科　キク属

[菊華](菊花)※1
（※1 森立之本は「菊華」）

『神農本草経』　原文　　　　　　　　　　　上薬
菊華．一名節華．味苦平．生川澤．治風頭．頭眩腫痛．目欲脱．涙出．皮膚死肌．惡風濕痺．久服利血氣．輕身耐老延年．

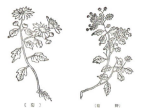
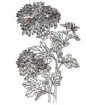
『本草綱目』菊・野菊　　『植物名実図考』菊

【よみ】
「風頭　頭眩　腫痛　目脱せんと欲し、涙出て、皮膚死肌（皮膚の知覚麻痺）、悪風湿痺（関節炎・慢性関節リウマチ様疾患）を治す。久服せば、血気を利し、身を軽くし、老いに耐え、年を延ぶ。」

【『名医別録』の主治】
「甘　無毒、腰痛陶陶として去来するを療す。胸中の煩熱を除き、腸胃を安んじ、五脈を利し、四肢を調う。」

【基原植物に関する各家論述】
『神農本草経中薬彩色図譜』：菊・黄菊 Chrysanthemum morifolium Ramat. および野菊 C. indicum L. の花序とする。
『意釈神農本草経』：現在用いられるキク C. morifolium Ramat. は唐以後に交配により作られたとし、『神農本草経』の古代に使用されたホソバアブラギク C. lavandulaefolium (Fisch.) Makino、チョウセンノギク C. zawadskii Herb. var. latilobum (Komarov) Kitamura および野菊の変種ハイシマンギク C. indicum L. var. procumbens (Lour.) Nakai などの花、と指摘している。
『日本薬局方』：[菊花]名で収載。1）キク（菊）C. morifolium Ramat. 又は 2）シマカンギク（野菊）C. indicum L. の頭花と規定。
『中華人民共和国薬典』：前記二種を［菊花］［野菊花］の二条に分けて収載。［菊花］は菊 C. morifolium Ramat. の頭状花序で、産地と加工方法により「亳菊」「滁菊」「貢菊」「杭菊」に分けて性状を規定。［野菊花］は野菊

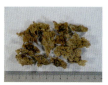

　抗菊花　　生薬見本　　野菊花

C. indicum L. の頭状花序と規定。

以上により菊華はキクのなかまの頭花とする。
【現在の流通と使用状況】
現在、日本の市場では杭菊花と野菊花が流通している。中医学では菊花は C. morifolium 類で「亳菊」「滁菊」「貢菊」「杭菊」で品種により効能が異なる。日本に輸入されているのは杭菊花及び野菊花（シマカンギク）である。野菊花（C. indicum）は清熱解毒に優れている。

【同属近縁植物】
①セイアンアブラギク　C. lavandulaefolium
　長安付近に野生
②ホソバアブラギク　C. lavandulaefolium
　中国北部に野生
③チョウセンノギク　C. zawadskii
　中国北部に野生
④ハイシマカンギク　C. indicum
　中国南部に野生
⑤シマカンギク（アブラギク）C. indicum
　中国東部、朝鮮、日本
⑥キク　C. morifolium
チョウセンノギクとハイシマカンギクの交配から淘汰改良された園芸種、産地、加工方から［白菊花］［貢菊花］［滁菊花］などがある。

キク科　キク属

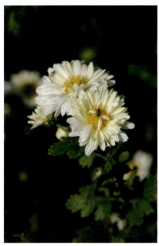
キク科　杭菊花
東京都薬用植物園（11月）

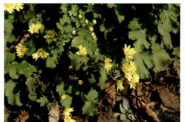
キク科　シマカンギク
東京都薬用植物園（11月）

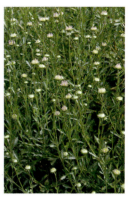
キク科
チョウセンノギク
筑波実験植物園(10月)

薬草メモ

シマカンギク（島寒菊）は近畿以西、朝鮮半島、中国、台湾に分布し、日当たりの良い山野に生える多年草である。名の由来は冬でも花が咲いていることから付けられた。別名アブラギクといい花を油につけ火傷や切り傷に使ったことによる。中国では六朝以前はキクの原種であるハイシマカンギクやホソバアブラギク、チョウセンノギクをキクと称していたのであろう。その後ハイシマカンギク（花の色は黄色）とチョウセンノギク（花の色は白または淡紅色）の交配種を改良したイエギク（$C.\ morifolium$ に近いもの）が一般に菊と呼ばれ唐以後のキクが今日のキクである。日本には奈良後期から平安初期に渡来したと思われる。万葉集の中には菊の花を詠んだものは一首もないが平安遷都後には重陽の節句（旧暦9月9日）の花として、また平安王朝文化の花として栽培・観賞され『古今集』にも多く掲載されている。

後鳥羽上皇が菊の花を好み「菊花」を天皇家の家紋とした。江戸時代に入ると栽培熱が高まり多数の品種が生み出されるようになった。菊の名の由来について李時珍は「菊はもと蘜と書き、鞠に従う。鞠は窮の意味だ。月令に、九月菊に華黄ありとあって、是が華の窮極だから蘜と言う」と言っている。

【薬効と使い方】　シマカンギクの花を乾燥したものを生薬「野菊花」とよび解熱、鎮痛、鎮静に用いる。頭痛、めまい、耳鳴り、眼病などには、1日量5〜10gを煎じ服用する。はれものには煎液で冷湿布するとよい。枕につめて寝ると頭痛が治るという、菊花を入れた菊酒は滋養強壮の効があり、頭痛、視力を増す効があると言われている。

【漢方】　①解熱②解毒③鎮痛④消炎⑤明目⑥鎮静の作用を持ち感冒、発熱、悪寒、頭痛、目赤、腫痛、めまいなどを改善する薬方に用いる。

薬方としては、釣藤散（本事方《頭痛 高血圧》）、清上蠲痛湯（寿世保元《頭痛》）、桑菊飲（温病条弁《感冒》）、明朗飲加菊花（敬節《明目》）その他の薬方に配合されている。

被子植物(真正双子葉類)
コア真正双子葉類　キク類　キキョウ群
キク科
　　中薬　紫苑　　薇銜　　枲耳
　　下薬　旋覆華　款冬　　女菀※1
　　　　　草蒿　　飛廉※2

※1 森立之本以外の版本では中薬（中品）とする。
※2 森立之本以外の版本では上薬（上品）とする。

キク目
キク科　シオン属

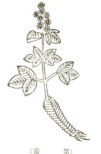
『本草綱目』
〔菀　紫〕

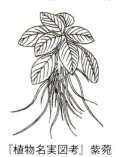
『植物名実図考』紫苑

[紫苑] しおん

『神農本草経』原文　　　　　　　中薬
紫苑．味苦温．生山谷．治欬逆上氣．
胸中寒熱結氣．去蠱毒痿蹶．安五藏．

【よみ】
「咳逆上気　胸中寒熱結気を治す。蠱毒痿蹶
（下肢が委縮して歩行困難）を去り、五臓を
安んず。」

【『名医別録』の主治】
「辛　無毒、咳唾膿血　喘悸を止める。五労
体虚、不足を補う。小児驚癇を療する。」

【基原植物に関する各家論述】
『意釈神農本草経』・『神農本草経中薬彩色図
譜』：シオン　紫苑　Aster tataricus L. fil.
の根と根茎。
『本草の植物』：「古代のものはわからない。
『啓蒙』ではシオンにあてた」などと指摘し
ている。
『日本薬局方外生薬規格』・『中華人民共和国
薬典』：シオン　紫苑　Aster tataricus L. fil.
の根と根茎と規定。

以上により紫苑はシオンの根とする。

【現在の流通と使用状況】
紫苑は漢方薬方に用いられる生薬で、すべて
中国産の紫苑が大手生薬取り扱い業者から販
売されている。

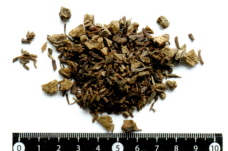
生薬見本　紫苑

【中国で紫苑として流通している植物】中国
ではシオン（Aster）属を軟紫苑といい、メ
タカラコウ（Ligularia）属を硬紫苑（山紫苑）
といって2種類が流通している。

《軟紫苑》キク科　シオン Aster tataricus
　　中国東北諸省、河北、安徽省などで栽培。
　　その他
　　A. ageratoides Turcz. var.
　　heterophyllus Maxim 中国西北地区
　　で産する。
《硬紫苑》（山紫苑）
　　キク科　オタカラコウ
　　Ligularia fischerii
　　中国東北諸省、北朝鮮などで産する。
　　その他中国ではトウゲブキ、
　　マルバダケブキ、メタカラコウ、ツワブキ
　　などの地下部が紫苑として流通している。

キク科　シオン属

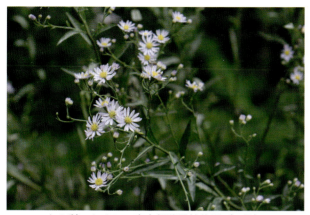
キク科　シオン　東京都薬用植物園（9月）

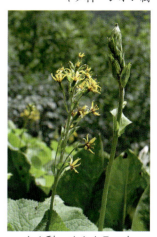
キク科　オタカラコウ
白馬栂池（8月）

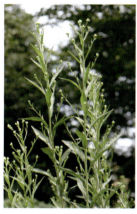
キク科　シオン　東京都薬用植物園（8月）

薬草メモ

シオンは朝鮮半島から中国北部と東北部、モンゴル、シベリアにかけて分布する多年草である。日本には古い時代に大陸から薬草として渡来し、花が美しく丈夫なことから、平安時代にはすでに観賞用として栽培され「源氏物語」にも登場する。庭や空き地に植えられ、九州や中国地方では野生化している。草丈が180cmと高く、秋に薄紫色の花をさかせる。漢名の紫苑が音読みにされてシオンの和名が生まれた。紫苑の名の由来について李時珍は「その根が紫色で柔苑(じゅうえん)だから名けたのだ」と言っている。

【薬効と使い方】　10月ころ、根を日干しにしたものを生薬「紫苑」と呼び、痰きり、咳止めに用いられる。痰きり、咳止めに、1日量5〜10gを煎じ服用する。朝鮮では若芽を煮て乾燥し、野菜として利用している。

【漢方】　①鎮咳②去痰③利尿の作用を持ち、鎮咳の要薬として諸々の咳嗽や喘息、血痰、小便不利などを改善する薬方に用いる。
薬方としては、射干麻黄湯（金匱要略《咳・気管支炎・喘息》）、杏蘇散（直指方《咳痰》）等の薬方に配合されている。

被子植物(真正双子葉類)　　　　　　　　　　　　　キク目
　コア真正双子葉類　キク類　キキョウ群　　　　キク科　シオン属

[女菀（じょおん）]

『神農本草経』　原文　　　　　　　　下薬
女菀．味辛温．生川谷．治風寒洗洗．
霍亂泄利．腸鳴上下無常處．驚癇寒熱
百疾．

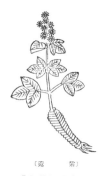
〔菀　紫〕
『本草綱目』

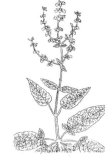
『植物名実図考』女菀

【よみ】
「風寒洗洗（ぞくぞくと寒気がし）、霍乱泄利、
腸鳴上下して常の所無く、驚癇（痙攣性疾患）
寒熱百疾を治す。」

【『名医別録』の主治】
「無毒、肺傷つき、咳逆し、汗出る。久寒膀
胱に在り支満、飲酒夜食にて病を発するを療
す。」

【基原植物に関する各家論述】
『図説東洋医学　用語編』・『意釈神農本草
経』：未詳。
『神農本草経中薬彩色図譜』：女菀　*Aster
fasitigiatus* Fisch. の全草および根とする。
『本草の植物』:「よくわからない。牧野は『植
物名実図考』の図を見て、シソ科でアキノタ
ムラソウに似たものとする（国訳本草綱目）
が、これが『本経』の女菀である証はない。『本
草綱目啓蒙』にはヒメシオン *A. fastigiatus*
Fisch. にあてた。現在、『中薬大辞典』『中国
高等植物図鑑』もこれと同じ。」とする。
※なお、キク科にはヒメジョオンという植物もあるが、
これはアメリカ原産で、明治初頭に帰化し雑草となっ
ている。
『日本薬局方』・『中華人民共和国薬典』：非
収載。

以上により女菀はヒメシオン（女菀）の全草
あるいは根と推定する。
【現在の流通と使用状況】
日本の漢方薬方にみられず、流通も見られな
い。
【中国における使われ方】
中国（東北および山東、江蘇、浙江、安徽、
湖北）に分布。
肺を温め痰を化し、利尿の効能があるとして、
咳嗽、喘息、下痢、小便不利に用いられる。

【『国訳本草綱目・発明』に掲載されている
使用法】
葛洪の肘後方に「人の顔色の黒きを白くする
のに女菀3分、鉛丹1分を末にして1日3回、
醋漿で服すと、10日もすると大便が黒くなり、
顔が漆のようになり、21日で全く白くな
る。三十歳以後は服してはならない。」とか、
孫思邈の千金方に「酒で服すれば、男子は十
日、女子は二十日で黒色が皆大便と共に出
る」とか、名医別録には「宋代に美人がいた
が婚約不成立となり久しく憂鬱の日々を送る
うちに、漸次顔色が黒くなり女菀と黄丹を等
分にして酒で飲ませたところ1カ月で元の通
り白くなった。」とあり、紫苑は手の太陰の
血分を治し、白苑（女菀）は手の太陰（肺経）
の気分の薬であって、肺が熱すれば顔色が紫
黒色となり、肺が清くなれば顔色が白くなる。
三十歳以後になれば肺気が漸減の傾向にある
から、その上に更に泄すべきでない。故に「服
してはならぬ」というのだ。と記載されてい
る。

キク科　シオン属

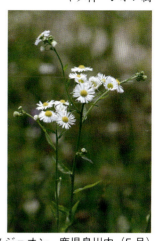

キク科　ヒメジョオン　鹿児島川内（5月）

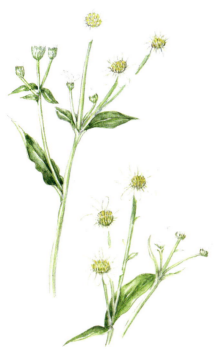

キク科　ヒメシオン　野中清美氏作品

ヒメシオンの葉はへら状に互生しやや厚い洋紙質、上に密に細毛がある。周囲が白、中央が黄色の頭状花をつける。

ヒメジョオンはヒメシオンと名前は似ているが、茎は直立、高さ30～100cm。葉は互生。基部の葉は披針形とヒメシオンとは異なる植物である。葉の長さ5～12cm、幅5～12mm、先端はしだいに尖っている。頭花は散房状に集し、小形（5～8mm）。密周囲の舌状花は白色花の形が明らかにヒメシオンとは異なる。（舌の長さ約2.5mm。約12枚）。中心の管状花は黄色。葉のつけ根は茎を抱かない。

薬草メモ

ヒメシオンは本州、四国、九州、朝鮮半島、中国東北部など東アジア東部に分布し、湿原や川岸などの湿った場所に生える多年草である。ヒメシオン（姫紫苑）はシオンに比し小さいことからこの名がついたと思われる。女菀の名の由来について李時珍は「根が女の身体のように柔らかで婉（たおやか）だから名づけたものだ」と言っている。日本では水田や小川の縁など湿った草原に生えているか最近では絶滅危惧種に指定されるなどその数が少なくなっている。その形状は草丈30～100cm、茎は直立し上部で分岐する。葉は互生し線状披針形または披針形。茎の先端に散房花序をつける。舌状花は白色で秋に開花する。名前が似ているヒメジョオン（姫女菀）はヒメジョオン属の北米原産の帰化植物である。繁殖力旺盛で日本中に見られる。春に開花する雑草である。

【薬効と使い方】　夏に全草を採取する。

【漢方】　①袪痰②止痢③利尿の作用を持ち咳嗽喘息、腸鳴のある下痢、痢疾、小便不利などに用いる。『唐本草』の注に「白菀はすなわち女菀であって、治病上の効力は紫苑と同様である。紫苑のないときにはこれを代用する」と陶弘景は記載している。

被子植物(真正双子葉類)
コア真正双子葉類　キク類　キキョウ群

キク目
キク科　フジバカマ属

[蘭草(らんそう)]

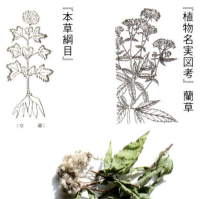
『本草綱目』蘭草
『植物名実図考』蘭草

『神農本草経』　原文　　　　　　　上薬
蘭草．一名水香．味辛平．生池澤．利水道．殺蠱毒．辟不祥．久服益氣．輕身不老．通神明．

【よみ】
「水道を利す。蠱毒を殺す。不祥を辟ける。久しく服せば、気を益し、身を軽くし老いず。神明に通ず。」

【『名医別録』の主治】
「無毒、胸中の痰癖を除く。」

【基原植物に関する各家論述】
『意釈神農本草経』・『神農本草経中薬彩色図譜』：フジバカマ　蘭草 Eupatorium fortunei Turcz. の全草。(佩蘭)
『日本薬局方』：非収載。
『中華人民共和国薬典』：[佩蘭] の名で収載。佩蘭 E. fortunei Turcz. の地上部分と規定。

以上により蘭草はフジバカマの全草とする。

生薬見本　フジバカマ全草

【現在の流通と使用状況】
フジバカマは日本では漢方薬方として用いられないが、民間薬として多く用いられてきた。現在は利用する人も少なく流通も見られない。野生のフジバカマは数を減らし、採取も難しくなった。

【中国市場における蘭草の流通】
蘭草はフジバカマが流通の大半であるが一部以下の植物が「蘭草」として流通している。
①キク科フジバカマ　Eupatorium fortunei Turcz. 河北省で「佩蘭」、広西省で「澤蘭」「鶏骨香」、江蘇省で「水香」として流通。江蘇、河北、山東省が主産地で江蘇省が最大の産地である。
②シソ科メボウキ　Ocimum basilicum L. の全草山東省では「佩蘭」と称し流通。
③キク科サワヒヨドリ　Eupatoricum lindleyaanum D.C の全草を「佩蘭」「野蘭草」と称し流通。
④シソ科シロネ　Lycopus lucidus Turcz. の全草。黒竜江省の一部において、「蘭草」として流通。別名「澤蘭」と名が同一で、古来より混同された。
⑤キク科タカサブロウ　Eclipta prostrata L. の全草黒竜江省の一部で「蘭草」として流通。

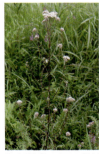
キク科サワヒヨドリ
(8月)箱根湿性花園

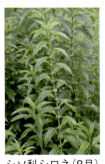
シソ科シロネ(8月)
筑波実験植物園

キク科　フジバカマ属

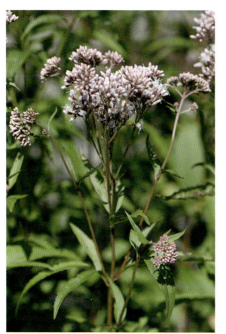 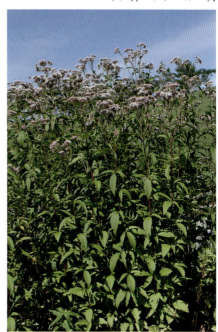

キク科　フジバカマ　北海道医療大学薬草園（9月）

薬草メモ

フジバカマは関東以西、四国、九州、朝鮮半島、中国に分布し、河原や池の側など水辺に好んで生える多年草である。奈良朝以前に香草として渡来、野生化して河原などに群生した帰化植物であるが今は激減し、準絶滅危惧種に指定されている。万葉集の秋の七草の一つとして「秋の野に　咲きたる花を　指折りかき数ふれば　七種の花」（巻8-1537）「萩の花　尾花　葛花　瞿麦の花　女郎花また藤袴　朝顔の花」（巻8-1538）と詠われている。花が藤色で苞が袴を連想させるから藤袴と名づけられたという。蘭草の名の由来について『開宝本草』の馬志は「葉が馬蘭（キク科コヨナメ）に似ているから蘭草と名けたのだ……当時世間で水で煮て浴して風邪を療ずるところから、また香水蘭と名付けられた」と言っている。葉茎は乾くとクマリン配糖体が加水分解され、オルト・クマリン酸が生じ、桜餅を包む葉に似た芳香が漂うことから、古代中国では匂い袋にして身につけたという。この風習は日本にも伝わり、平安時代の女性は茎や葉を水につけ髪を洗ったり、防虫剤、芳香剤、お茶などにも利用した。

【薬効と使い方】　花期に地上部全草を乾燥したものを生薬「佩蘭」とよんで利尿薬、浴湯料として用いる。民間では腎炎、浮腫、糖尿病の予防、月経不順、口渇、嘔吐に1日量10gを煎じ服用する。また布袋に入れ、肩こり、神経痛、疲労回復、皮膚の痒みに対し浴湯料としても用いる。

【漢方】　①芳香化湿②健胃③解暑の作用を持ち暑湿の常用薬として、夏期の感冒、食欲不振、健胃、利尿、解暑解熱などに用いる。と生薬・本草書に記載がある。

被子植物(真正双子葉類)
コア真正双子葉類　キク類　キキョウ群

キク目
キク科　オグルマ属

[旋覆華]
（せんぷくか）

『神農本草経』 原文　　　　　　　下薬
旋覆華. 一名金沸草. 一名盛椹. 味鹹
温. 生川谷. 治結氣. 脇下滿. 驚悸.
除水. 去五藏間寒熱. 補中下氣.
※森立之は「旋覆華」と表記。現在の植物名・生薬名は「旋覆花」。

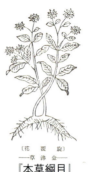
『本草綱目』

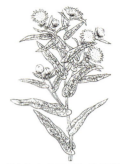
『植物名実図考』 旋覆華

【よみ】
「結気、脇下満、驚悸を治す。水を除き、五臓間寒熱を去り、中を補い、気を下す。」

【『名医別録』の主治】
「甘　微冷利　有小毒、胸上痰結、唾　膠漆の如し。心脇痰水、膀胱留飲　風気湿痺、皮間死肉、目中の眵䁾、大腸を利し、血脈を通じ、色沢を益す。」

【基原植物に関する各家論述】
『意釈神農本草経』：旋覆花 Inula britannica L. とその亜種オグルマ　日本旋覆花　subsp. japonica（Thunb.）Kitamura・ホソバオグルマ　線葉旋覆花 subsp. linariaefolia（Turcz.）Kitamura の頭状花序とする。
『神農本草経中薬彩色図譜』：旋覆花を I. japonica Thunb.（＝ I. britannica L. subsp. japonica（Thunb.）Kitamura）とする。
『日本薬局方』：非収載。
『中華人民共和国薬典』：[旋覆花] の名で収載、旋覆花 I. japonica Thunb. あるいは欧亜旋覆花 I. britannica L の頭状花序と規定。また [金沸草] の名で、条葉旋覆花 I linariaefolia Thunb. あるいは旋覆花 I. japonica Thunb. の地上部分を別条として収載。

以上により旋覆花はオグルマとその近縁植物の頭状花序とする。

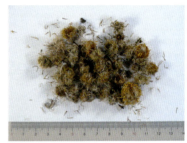
生薬見本　旋覆花

【現在の流通と使用状況】
漢方薬方で稀に使われ、中国から輸入され大手生薬取り扱い業者から販売されていた。しかし最近、販売が中止され流通が見られなくなった。

【同属近縁植物】
①オグルマ（旋覆花）
　Inula britannica L. var. chinensis
　（= Inula Japonica）
　中国（東北、華北、西北、華東）に分布。
　主産地は中国（河南、江蘇、河北、浙江、安徽）。
②ホソバオグルマ（線葉旋覆花）
　Inula Iinariaefolia
　中国（東北、華北、華東）に分布。
③カラフトオグルマ（大花旋覆花）
　Inula britannica L
　中国（東北、華北、新疆、青海）に分布。

キク科　オグルマ属

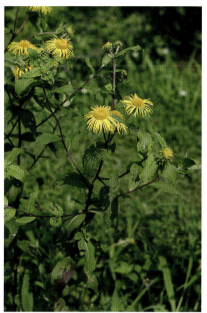

キク科　オグルマ
小石川植物園（7月）

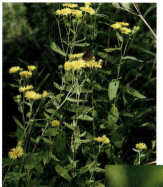

キク科
オグルマ
筑波実験植物園
（8月）

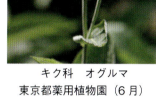

キク科　オグルマ
東京都薬用植物園（6月）

―― 薬草メモ ――

オグルマ（小車）は日本各地、朝鮮半島、中国に分布する日当たりの良い草地や湿地に生える多年草である。名前の由来は舌状花が放射状にきれいに並んだ様子を小さい車に喩えたものである。旋覆花の名の由来について宗奭は「花の縁が円形に繁茂して下を覆うから旋覆花という」と言っている。オグルマより花が大きいことからオオグルマの名がある。オオグルマはヨーロッパ原産で薬用として江戸時代に我が国に渡来し木香の代用として用いられた。ヨーロッパの民間薬として発汗、利尿、祛痰に用いられているが、使用にあたっては毒性があるので注意を要する。

【薬効と使い方】　頭状花を乾燥したものを生薬「旋覆花」とよび嘔吐、噫気に用いられる。旋覆花は喉に刺激があって痒みを生じるので、必ず布で包んで煎じる。

【漢方】　①祛痰②止咳③止噫の作用を持ち噫気、咳喘、胸の痞塞感、喀痰、嘔吐などを改善する薬方に用いる。

薬方としては、旋覆花代赭石湯（傷寒論《胃潰瘍・胃癌・幽門狭窄症》）等の薬方に配合されている。

被子植物(真正双子葉類)　　　　　　　　　　　　　　　　　　　　　キク目
　コア真正双子葉類　キク類　キキョウ群　　　　　　　　　　　キク科　ガンクビソウ属

[天名精(てんめいせい)]

『神農本草経』　原文　　　　　　　　上薬
天名精．一名麥句薑(ばくくきょう)．一名蝦蟆藍(がまらん)．一名豕首(ししゅ)．味甘寒．生川澤．治瘀血血瘕欲死．下血．止血．利小便．除小蟲．去痺．除胸中結熱．止煩渇．久服輕身耐老．

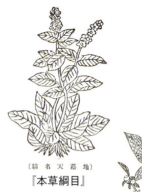

『本草綱目』

【よみ】
「瘀血、血瘕死せんと欲するもの、下血を治す。血を止め、小便を利す。小蟲を除く、痺を去り、胸中結熱を除き、煩渇を止む。久服せば、身を軽くし、老に耐える。」

【『名医別録』の主治】
「無毒、水を逐い、大いに吐下す。」

【基原植物に関する各家論述】
『意釈神農本草経』：ヤブタバコ　天名精 Carpesium abrotanoides L. の葉。
『神農本草経中薬彩色図譜』：天名精 Carpesium abrotanoides L. の果実（鶴虱）。
『日本薬局方』：非収載。
『中華人民共和国薬典』：[鶴虱] の名で収載。天名精 Carpesium abrotanoides L. の果実と規定。
『中薬大辞典』：[天名精][鶴虱] をそれぞれ別条にて収載。[天名精] は天名精 C. abrotanoides L. の根および茎葉。[鶴虱]※1 は果実と規定。

※[鶴虱] の基原について天名精のほかに、地区によってはセリ科野胡蘿蔔（ニンジン）Daucus carota L. など数種が使用される、という。

以上により天名精はヤブタバコの葉又は果実とする。

『植物名実図考』天名精

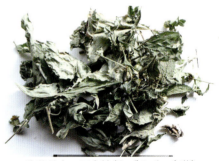

生薬見本　天名精（ヤブタバコ全草）

【現在の流通と使用状況】
日本では漢方処方集に記載なく、漢方処方に使われることもない。生薬としての流通もない。

※【鶴虱(かくしつ)】
ヤブタバコ Carpesium abrotanoides あるいはセリ科ニンジン Daucus carota L. などの成熟果実。殺虫消積の効能を持ち、回虫、条虫、蟯虫の駆虫に用いる。

キク科　ガンクビソウ属

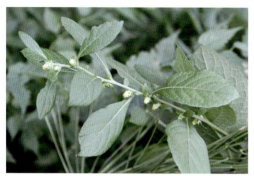

キク科　ヤブタバコ
国立科学博物館付属自然教育園（9月）

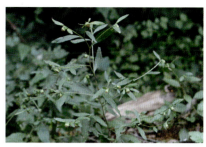

キク科　ガンクビソウ　高尾山（10月）

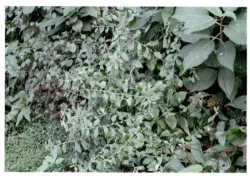

キク科　ヤブタバコ　房総鋸山（10月）

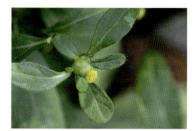

キク科　ガンクビソウ
房総鋸山（10月）
ヤブタバコと同属のガンクビソウ

薬草メモ

ヤブタバコは日本全土、朝鮮半島、台湾、中国に分布し、山野の林縁、雑木林、道端の陰湿な場所に生える越年草である。『和名抄』（918年）には天名精をハマタカナとしたが、その後イトノシリやイノシリグサの名称が加えられ、タバコが日本に栽培されるようになって以降にヤブタバコの名が登場したと思われる。葉がタバコの葉に似て藪に生えることからこの名がある。天名精の名の由来について李時珍は「大名精といふは天蔓青の訛りであって、その臭気が豕薟のようだから豕首（ししゅ）、蟾蜍（ていろ）などの名称がある」と言っている。

【薬効と使い方】　秋に果実を含めた全草を採取乾燥したものを生薬「天名精」とよび、やけど、外傷、腫れ物に使用する。打ち身や腫れ物、外傷に葉の絞り汁や煎液を塗るとよい。歯痛のある部位に生の天名精を詰めたりする。果実は鶴虱といい、駆虫薬として煎じ服用したが、現在は使われていない。

【漢方】　漢方では①清熱②解毒③祛痰④止血⑤殺虫の作用を持ち扁桃炎や喉痺、気管支炎、マラリア、急性肝炎、慢性のひきつけ、寄生虫による腹内の出血、鼻出血、血淋、疔腫瘡毒、かゆみなどに用いる。

被子植物（真正双子葉類）　　　　　　　　　　　　　　　　　　　　　　　キク目
　コア真正双子葉類　キク類　キキョウ群　　　　　　　　　　　キク科　オナモミ属

[枲耳]（しじ）

『神農本草経』　原文　　　　　　　　中薬
枲耳．一名胡枲．一名地葵．味甘温．
治風頭寒痛．風濕周痺．四肢拘攣痛．
惡肉死肌．久服益氣．耳目聰明．強志
輕身．
※森立之本以外の版本は「枲耳實」の名で収載．

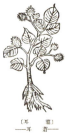
『本草綱目』

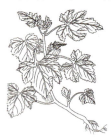
『植物名実図考』　蒼耳

【よみ】
「風頭寒痛（風邪・寒邪による頭痛）、風湿
周痺（関節炎・関節リュマチ様の疾患）、四
肢拘攣通痛、悪肉（皮膚の腫瘍）死肌（知覚
障害）を治す。久服せば、気を益し、耳目聡
明にし、志を強め、身を軽くす。」

中国広州薬局で購入した蒼耳

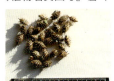
オオオナモミの果実

実を炒熟し、搗いて刺を去り用いる。或いは
酒に混ぜ蒸して用いる。

【『名医別録』の主治】
「苦　葉　味　苦辛微寒　有小毒　膝痛」
【基原植物に関する各家論述】
『意釈神農本草経』：オナモミ　蒼耳
Xanthium strumarium L.の総包をつけたま
まの果実。
『神農本草経中薬彩色図譜』：蒼耳 X.
sibiricum Part.[※1]の総包をつけたままの果実。
『日本薬局方』：非収載。
『中華人民共和国薬典』：[蒼耳子]の名で収
載。蒼耳 X. sibiricum Part.の総苞をつけた
ままの果実と規定。

※1 X. sibiricun Patr. は X.stumarium L.の異名であり、いずれもオナモミ蒼耳を指す。

以上により枲耳はオナモミの果実とする。

【オナモミの部位による薬効と主治】
（Ⅰ）根［蒼耳根］…疔瘡、癰瘡、丹毒、高血圧、痢疾
（Ⅱ）全草［蒼耳］…去風、解熱、解毒
（Ⅲ）花［蒼耳花］…蒼耳に同じ
（Ⅳ）種子［蒼耳子］…去風、止痛、去湿、殺虫
『中薬大辞典』より

【現在の流通と使用状況】
日本では漢方薬方に使われることは少なく、
民間薬として使われていた。蒼耳子として大
手生薬取り扱い業者から販売されていたが、
最近販売中止となった。
【修治】

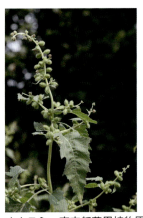
キク科　オナモミ　東京都薬用植物園（8月）

キク科　オナモミ属

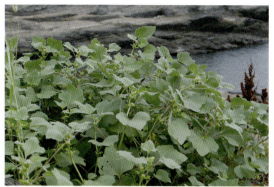
キク科　オオオナモミ　城ヶ島（8月）

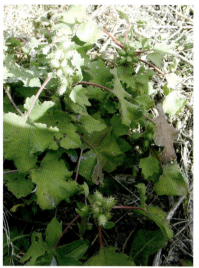
キク科　オオオナモミ　高知（11月）

薬草メモ

オナモミはアジア大陸原産で広く分布し、原野、道端、荒れ地に生息する一年草である。稲作文化とともにアジア大陸から帰化したものと考えられる。オナモミの名の由来は果実が衣服にひっかかることを「ナズム」、これは滞（とどこお）り、引っかかる意味で「ナズミ」→「ナゴミ」→「ナモミ」と転訛したものとする説と毒蛇に咬まれたとき、生の葉をもんで傷口につけると痛みが和らぐことからとする説がある。枲耳の名の由来について蘇頌は「詩人はこれを巻耳といい、爾雅（けんじ）はこれを蒼耳といい、廣雅はこれを枲耳という。いずれも実に対する命名だ」と言い、果実の形が女性の耳飾りを思わせることから生まれたとも言われる。メキシコ原産の大型のオオオナモミが渡来し、帰化植物として優勢なことから、現在ではオナモミはほとんど見られなくなってしまった。

【薬効と使い方】　乾燥した果実を生薬「蒼耳子」とよび解熱、頭痛に用いる。かぜによる頭痛や発熱に蒼耳子8〜12gを1日量として煎じ服用する。民間では生の葉をもんで切り傷、虫さされにつけたり、日干しにしてあせも、肌荒に浴湯料とするとよい。中国では実から絞った蒼耳油を食用油として広く用いられている。また蒼耳油は動脈硬化の予防。疥癬などの皮膚掻痒に用いられている。蒼耳は全株に神経毒が含まれ、服用にあたっては注意する必要がある。

【漢方】　①祛風②除湿③通竅④止痒の作用を持ち、風邪による頭痛、鼻づまり、鼻炎、蓄膿、関節痛、四肢のしびれや痛み、皮膚掻痒などを改善する薬方に用いる。
薬方としては、蒼耳散（済生方《感冒時の鼻づまり、蓄膿症》）等の薬方に配合されている。

被子植物（真正双子葉類）
コア真正双子葉類　キク類　キキョウ群

キク目
キク科　メタカラコウ属

[薇銜（びがん）]

『神農本草経』　原文　　　　　　中薬
一名糜銜．味苦平．生川澤．治風濕痺．
歷節痛．驚癇吐舌悸氣．賊風．鼠瘻癰
腫．

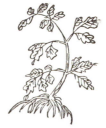
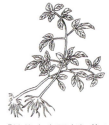

〔銜〕〔薇〕
『本草綱目』

『植物名実図考』薇銜

【よみ】
「風濕痺、歷節痛、驚癇の吐舌、悸気、賊
風、鼠瘻、癰腫を治す。」

【『名医別録』の主治】
「暴癥に水を逐ひ、痿蹶（いけつ）を療ず。久しく服す
れば身を軽くし、目を明らかにする。」

【基原植物に関する各家論述】
『意釈神農本草経』：未詳とし、『綱目』や『啓
蒙』の説を引用している。
『神農本草経中薬彩色図譜』：「各家とも薇銜
の基原を明示していない。（『綱目』の）形態
描写をもとに、「鹿銜※1」の別名を有するこ
とも併せ考えれば、イチヤクソウ科※2の鹿
蹄草 Pyrola rotundifolia L, subsp. chinensis
H. Andres に似ている。よってこれを暫定的
に収載した」としている。薬用部分は全草で
ある。（本品は『滇南本草』で「鹿銜草」の
名で初収載された。）

※1『本経』には「一名糜銜」とある。『綱目』では時
珍は、「蘇恭の説によれば、「鹿銜」は「糜銜」と書く
べきだ」と言っている。（「鹿銜」は『新修本草で初出』）
なお、「糜銜」は『黄帝内経素問』中に見える数少
ない生薬の一つである。
時珍は「風病、自汗を治する薬である。しかるに後世
では用いることを知らない。誠に医方上の欠点という
べきである」と言っている。

『本草の植物』：「よくわからない。『啓蒙』
で蘭山は大呉風草と小呉風草に分つ。大呉風
草はハンカイソウ Ligularia japonica Less.、
小呉風草とはヤブレガサ Syneilesis palmata
(Thunb.) Maxim.。キク科であるが、共に
薇銜に当っていない」と述べている。

『日本薬局方』：非収載。
『中華人民共和国薬典』：［鹿銜草］の名で、
収載。イチヤクソウ科の鹿蹄草 P. calliantha
H. Andres あるいは普通鹿蹄草 P. decorata
H. Andres の全草と規定。
『中国本草図録』：［鹿銜草］の名で収載する。
※2　ツツジ目ツツジ科（旧イチヤクソウ科）［薇銜］
参照。

以上により薇銜はいずれにしても決め手はな
く未詳とするのが正しいが、中国ではイチヤ
クソウが取り上げられている。

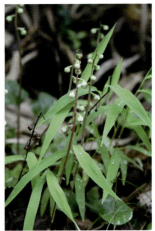

ツツジ科
イチヤクソウ
白神山地
(6月)

【現在の流通と使用状況】
日本では漢方処方集に記載なく、漢方薬方に
使われることもない。生薬としての流通もな
い。

キク科　メタカラコウ属

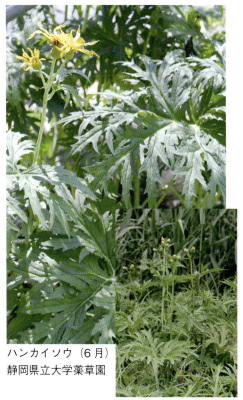

ハンカイソウ（6月）
静岡県立大学薬草園

キク科　ハンカイソウ
目黒自然教育園（5月）

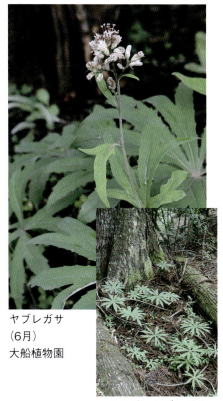

ヤブレガサ
（6月）
大船植物園

キク科　ヤブレガサ
丹沢（5月）

薬草メモ

ハンカイソウは静岡県以西の本州・四国・九州、朝鮮、中国中南部、台湾に分布する、湿原の周辺や湿った草原に生える大型多年草である。名前の由来は男性的な姿が漢の高祖劉邦に仕えた有名な武将樊噲を思わせることからついたと言われている。

ヤブレガサは日本、朝鮮半島の山地の林下に生える多年草である。葉が大型で円形深裂し、破れた傘に似ることからつけられたと言われる。山菜として若葉が利用される。薇銜の名の由来について蘇恭は「南方ではこれを呉風草、一名鹿銜という。鹿が疾のときこの草を銜むとやがて瘥える」、李時珍は「蘇恭の説に拠れば、薇銜、鹿銜とあるは麋銜と書くべきことになる。鹿と麋とは一類の動物だ。按ずるに、酈道元の水経注に『魏興錫山には薇銜草が多く生えている。この草は、風があっても伏さず、風がなくて独り自から揺れる』とある。これで見ると、呉風はやはり無風と書くのが正しいであろう。このほうが通ずるようだ」と言っている。蘇恭が『唐本草』で呉風草として、楚の地方では、大なるものを大呉風草、小なるものを小呉風草という記載から、ハンカイソウとヤブレガサを薇銜に当てる説があるが、ハンカイソウとヤブレガサに関する薬効の記載される文献は少ない。

被子植物（真正双子葉類）
コア真正双子葉類　キク類　キキョウ群
マツムシサウ目　レンプクソウ科
下薬　陸英※1

※1『図譜』は中薬（中品）とする。

マツムシソウ目
レンプクソウ科　ニワトコ属

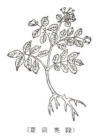
『本草綱目』

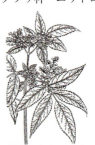
『植物名実図考』陸英

[陸英]
りくえい

『神農本草経』原文　　　　　　　下薬
陸英．味苦寒．生川谷．治骨間諸痺．
四肢拘攣疼酸．膝寒痛．陰萎．短氣不
足．脚腫．

【よみ】
「骨間諸痺、四肢拘攣疼酸、膝寒痛、陰萎（イ
ンポテンツ）、短気不足（息切れ）、脚腫を治
す。」

【『名医別録』の主治】
「無毒。」

【基原植物に関する各家論述】
『図説東洋医学　用語編』：スイカズラ。
『意釈神農本草経』：ソクズ　接骨草
Sambucus chinensis Lindl. の葉。
『神農本草経中薬彩色図譜』：蒴藋
S. javanica Reinw. の全草。
『本草の植物』：ソクズを充てている。
『中薬大辞典』蒴藋の全草あるいは根とする。
『日本薬局方』・『中華人民共和国薬典』：と
も非収載。

以上により陸英はソクズの全草とする。

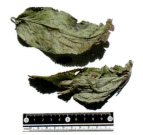
生薬見本　そくず葉

【現在の流通と使用状況】
漢方薬方の王不留行散に使われるが、現在は
処方する漢方家は少なく、流通はない。採取
にて調合して用いている。

【同属近縁植物】
①ソクズ　（接骨草・蒴藋・落得打・
　　　　　　　　　　　　クサニワトコ）
　　　レンプクソウ科　Sambucus chinensis
②ニワトコ　（接骨木）
　　　レンプクソウ科　Sambucus racemosq

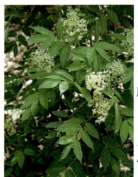

ニワトコの葉はソ
クズによく似てい
る。効能もよく似
て打撲外傷の、腫
脹疼痛に用いる。

レンプクソウ科
ニワトコ(接骨木)
小石川植物園
(4月)

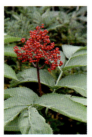
ニワトコの実
白馬栂池　9月

レンプクソウ科　ニワトコ属

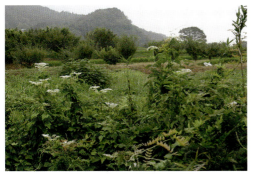

レンプクソウ科　ソクズ　丹沢（8月）
　村里　畑近くの小川の横に群生していた。

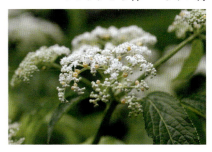

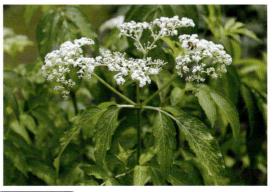

レンプクソウ科　ソクズ
東京都薬用植物園（7月）

黄色のドーナツ形蜜腺からハナアブのような昆虫が蜜を吸う

薬草メモ

　ソクズは本州、四国、九州、沖縄、朝鮮半島、中国に分布し、山野の林縁で明るく腐葉土が堆積した場所を好む多年草である。日本では人家の近くに自生することから古い時代に帰化したものと思われる。ソクズの漢名、蒴藋を「本草和名」（918年）や「和名抄」（932年）は和名曽久止久をあて、それが訛ってソクズとなったと言われている。別名クサニワトコと呼ばれ、同じスイカズラ科の樹木でニワトコ（接骨木）に似た草であることからこの名がある。　陸英の名の由来について蘇恭は「陸英は蒴藋のことだ…この草の葉は芹、及び接骨花に似たもので、その三植物は同一類のものだ。故に芹を水英と呼び、この草を陸英と呼び、接骨を木英樹と呼ぶ…英なる植物は、花、葉いずれも相似ている」と言っている。

【薬効と使い方】　8〜9月に全草を刈り、日干乾燥または生でリウマチ・神経痛・利尿に用いる。むくみ、利尿に1回量4〜12gを煎じ服用する。神経痛、リウマチ、打撲（打ち身）に乾燥したもの、または生のもを風呂に入れ入浴する。また打撲のときには、葉をもんで汁をつける。いぼには実をすりつぶしてつける。

【漢方】　①骨折癒合の促進②行血③止血の作用を持ち打撲捻挫による内出血・腫脹・疼痛などを改善する薬方に用いる。
薬方としては、王不留行散（金匱要略《切り傷などの外傷》）、活血止痛湯（傷科大成《打撲捻挫》）等の薬方に配合されている。

被子植物（真正双子葉類）
コア真正双子葉類　キク類　キキョウ群
マツムシソウ目　スイカズラ科
中薬　敗醤※1

※1『図譜』は下薬（下品）とする。

[敗醤] はいしょう

マツムシソウ目
スイカズラ科　オミナエシ属

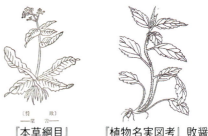

『本草綱目』　　『植物名実図考』敗醤

『神農本草経』原文　　　　　　中薬
敗醤．一名鹿腸．味苦平．生川谷．治
暴熱火瘡．赤氣．疥瘙疽痔．馬鞍熱氣．

【よみ】
「暴熱火傷、赤気（丹毒の類）、疥瘙疽痔，馬鞍熱気（傷のある人が馬に乗る時に傷が更に悪化する）を治す。」

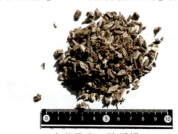

生薬見本　敗醤根

※2 旧版の『薬典』には「敗醤草」として収載されていた。原植物は『中薬大辞典』と同様。

【『名医別録』の主治】
「鹹微寒　無毒、癰腫、浮腫、結熱、風痺不足、産後疾痛を除く。」

【基原植物に関する各家論述】
『意釈神農本草経』：ハチジョウナ苣蕒菜 Sonchus brachyotus DC.（キク科）およびグンバイナズナ（蒳蓂）Thlaspi arvense L.（アブラナ科）の全草。

『神農本草経中薬彩色図譜』：黄花敗醤（オミナエシ）Patrinia scabiosaefolia Fisch. の全草。

『本草の植物』：『国訳本草綱目』に牧野はオトコエシ（＝白花敗醤 Patrinia villosa Juss.）。『本草綱目啓蒙』ではオミナエシとし、「時珍説くところの者は白花のものを指す。即ち、オトコエシなり。」と説明している。また、『中薬志』『中薬大辞典』を引用して、「中国の北方はハチジョウナ（キク科）、南方はグンバイナズナ（アブラナ科）を採用している。」とする。

『日本薬局方』・『中華人民共和国薬典』※2：非収載。

『中薬大辞典』：原植物として黄花敗醤、白花敗醤の両方を挙げている。

以上により敗醤はオミナエシまたはオトコエシの全草とする。

【現在の流通と使用状況】
現在中国市場には10数種類の敗醤が出まわっているが、根に臭気があるのはオミナエシ科だけである。漢方薬方に使われ、オミナエシに比しオトコエシの比率が高い。殆ど中国、一部韓国産が食品分類で販売されている。

【中国で敗醤として流通している植物】
①アブラナ科　グンバイナズナ
　　Thlaspi arvense L.　香港市場
②キク科　ハチジョウナ
　　Sonchus brachyotus DC.
その他ノゲシなど数種類が流通している。
　　中国北部の市場
③日本市場の敗醤根はオトコエシの根を使用。中国ではオミナエシに黄花竜牙をあてているが、日本の漢方の専門家は何百年もの昔から、「薏苡附子敗醤散」などの敗醤にはオミナエシを使用している。

スイカズラ科　オミナエシ属

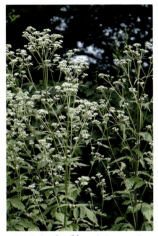

スイカズラ科　オトコエシ
東京都薬用植物園（8月）

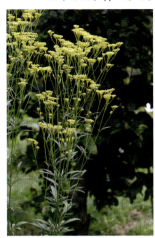

スイカズラ科　オミナエシ
小石川植物園（8月）

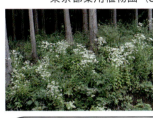

オトコエシ
南足柄
（9月）

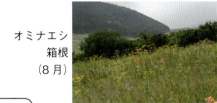

オミナエシ
箱根
（8月）

薬草メモ

オミナエシは日本各地や朝鮮半島、中国などに分布し、花は黄色で日当たりのよい山地や草地に生える多年草である。秋の七草の一つとして万葉の昔から親しまれ、万葉集に「手に取れば　袖さへにほふ　女郎花（おみなえし）　この白露に散らまく惜しも」（巻10-2115）など14首詠われている。名の由来について諸説あるが、古く米のご飯を「男飯（おとこめし）」と言い、粟のご飯を「女飯（おんなめし）」と言い、黄色い粟（あわ）粒のような花を粟飯に見立てて「おんなめし」が訛ってこの名になったと言われる。男郎花（おとこえし）や女郎花（おみなえし）の名の由来は定かでない。オトコエシはオミナエシと極めて近似で分布、生態はほぼ同じである。花は白く、女性的なオミナエシに対し、茎が太く、毛で被われ男性的であこと、又白い粟粒様の小花をご飯に見立ててこの名があると言う。敗醤の名の由来について陶弘景は「根に古く腐敗した豆醤の臭気があるのでかく名づけた」と言い、根茎が醤油の腐った臭いがすることに由来する。

【薬効と使い方】　秋に根茎を含めた全草を採取後日干した全草を生薬「敗醤草」、根を生薬「敗醤根」といい、利尿、消炎、解毒、排膿に用いる。はれものの解毒に1日量5～10gを煎じ服用する。

【漢方】　①清熱②解毒③排膿④駆瘀血の効能を持ち「腸癰の要薬」ともいわれ、虫垂炎、下痢、帯下、腫れ物、産後の腹痛などを改善する薬方に用いる。
薬方としては、薏苡附子敗醤散（金匱要略《虫垂炎》）、桔梗湯（外台秘要方《肺癰・帯下》）。等の薬方に配合されている。

被子植物(真正双子葉類)
コア真正双子葉類　キク類　キキョウ群
マツムシソウ目　マツムシソウ科
中薬　続断※1

※森立之本以外の版本は上薬（上品）とする。

［續斷］（ぞくだん）

マツムシソウ目
マツムシソウ科　ナベナ属

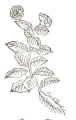
『本草綱目』

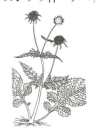
『植物名実図考』続断

『神農本草経』原文　　　　　　　中薬
續斷．一名龍豆．一名屬折．味苦微温．
生山谷．治傷寒．補不足．金創癰傷折
跌．續筋骨．婦人乳難．久服益氣力．

【よみ】
「傷寒、不足を補う。金創癰傷折跌　筋骨を
続く。婦人乳難を治す。久服せば、気力を益
す。」

【『名医別録』の主治】
「辛　無毒、崩中漏血、金瘡、血内の漏れ、
痛みを止め、肌肉を生ず。傷に跪き、悪血、
腰痛、関節緩急まで及ぶ。」

【基原植物に関する各家論述】
『図説東洋医学　用語編』：マツムシソウ。
『意釈神農本草経』：ナベナ　続断 *Dipsacus japonicus* Miq.、川続断 *D. asper* Wall. の根。
『神農本草経中薬彩色図譜』：続断の根。
『本草の植物』：ナベナとしている。ナベナ
は日本、中国東北・北部・南部、朝鮮に、ト
ウナベナは中国湖北・四川・雲南省からヒマ
ラヤにそれぞれ分布する。
『中薬大辞典』：川続断　トウナベナ *D. asper* Wall. あるいは続断（ナベナ）*D. japonicus* Miq. の根。
『中華人民共和国薬典』：川続断 *D. asper* Wall. ex Henry の根と規定。
『日本薬局方』：非収載。

以上により続断はトウナベナ（川続断）また
はナベナ（続断）の根とする。

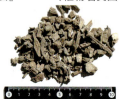
生薬見本　続断

【現在の流通と使用状況】　　続断は漢
方薬方に用いられ、頻用されないがすべて中
国から輸入され大手生薬取り扱い業者から販
売されている。

【主なマツムシソウ科の植物】
《ナベナ属》
①トウナベナ　［川続断］
Dipsacus asperoides（＝ *D. asper*）
主産地中国（湖北、四川、貴州、陝西、雲南
など）
②ナベナ［続断］　*Dipsacus japonicus*
中国（河北、安徽、江蘇、浙江、福建、広西、
など）分布。
③オニナベナ　*Dipsacus* fullonum
《マツムシソウ属》
①マツムシソウ
②ソナレマツムシソウ

【日本における続断の基原の混乱】
続断という名が骨折や打撲など外傷に効くことから同
様の薬効をもつ薬剤を続断と呼んだ。このことからキ
ク科のノアザミ *Cirsium japonicum* やノハラアザミ
C. tanakae の根が［和続断］と呼ばれ使われた。また
韓国産の続断はシソ科のオオバキセワタの根が用いら
れていた。

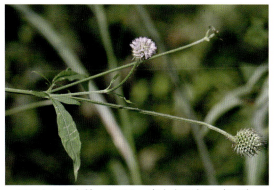
マツムシソウ科　ナベナ　富士山四合目（9月）

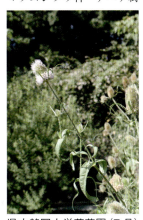
マツムシソウ科　ナベナ属
マツムシソウ科　オニナベナ　県立静岡大学薬草園（7月）

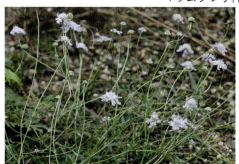
マツムシソウ科　マツムシソウ
筑波実験植物園（10月）

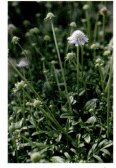
ソナレマツムシソウ
筑波実験植物園（8月）

薬草メモ

ナベナは本州、四国、九州、朝鮮半島、中国に分布し、山地の日当たりの良いやや湿った渓谷沿い、草原に生える越年性1年草である。名の由来は若菜を鍋で煮て食べた鍋菜に由来する。と言うが不明である。続断の名の由来について李時珍は「続断、属折、接骨なる名称は、いずれもその功力を表示したものだ」と言っている。すなわち続断、属折、接骨なる別名があり、筋骨の折傷を治す薬効からつけられた名である。この続断はトウナベナで日本には自生していない。

【薬効と使い方】　夏～秋に根を採取し日干乾燥したものを生薬「続断」といい、古来から金瘡、癰腫、打撲、骨折、婦人の難産、崩中漏血に用いられた。腰痛、はれものの痛みに1日量5～10gを煎じ服用する。

【漢方】　①補肝腎②続筋骨③活血④安胎の作用を持ち筋骨を強める強壮作用があり腰や下肢の筋力低下や疼痛、骨折、打撲、捻挫などの腫脹や疼痛、月経過多、不正出血、胎動などを改善する薬方に用いる。

薬方としては、続断丸（扶寿精方・和剤局方《関節痛・筋肉痛》）、延経期方（周方堂蔵方《月経延期》）等の薬方に配合されている。

被子植物(真正双子葉類)
　コア真正双子葉類　キク類　キキョウ群
　セリ目　ウコギ科
　　上薬　（人参）獨活
　　下薬　五加

［獨活（どつかつ）］

セリ目
ウコギ科　タラノキ属

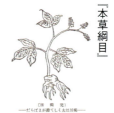

『本草綱目』

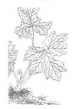

『植物名実図考』獨活

『神農本草経』原文　　　　　　　上薬
獨活．一名羌活．一名羌青．一名護羌使者．味苦平．生川谷．治風寒所撃．金創．止痛．賁豚癇痙．女子疝瘕．久服輕身耐老．

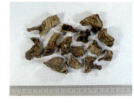

生薬見本　独活

【よみ】
「風寒撃つ所、金創を治す。痛みを止め、奔豚、癇痙、女子疝瘕を治す。久服せば、身を軽くし、老いに耐ゆ」。」

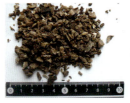

生薬見本　唐独活

【『名医別録』の主治】
「甘微温　無毒、諸賊風、百節痛風、久新なきものを療す。」

【基原植物に関する各家論述】
『意釈神農本草経』：セリ科やウコギ科の植物の根を用いるとし、セリ科の Angelica laxiflora Diels や A. megaphylla Diels の根（川独活）、シシウド　毛当帰 A. pubescens Maxim. の根（香独活）、独活 Heracleum hemsleyanum Diels の根（牛尾独活）を列記する。ウコギ科のものはウド　土当帰 Aralia cordata Thunb. の根（九眼独活）のみあげている。
『神農本草経中薬彩色図譜』：古代の独活は、現在の羌活と独活の二種（いずれもセリ科）を含むとし、主に羌活 Notopterygium incisum Ting ex H. T. Chang の根および根茎としている。
『本草の植物』：セリ科のものであろうがよくわからない。
『中薬大辞典』：［独活］［羌活］を分けて収載。［独活］は『意釈』と同じ植物を含む7種を基原とする。Aralia cordata Thunb.（食用

惣）木の根茎および根は［土当帰］としても収載。

『日本薬局方』：［独活］※1の名で収載。
ウド Aralia cordata Thunb. の、通例、根茎。
※1　つまり、日本で単に独活という場合、ふつう和独活をさす。

『日本薬局方外生薬規格』：［和羌活］の名で収載。ウドの根と規定。

以上によりシシウドの根とする。

『中華人民共和国薬典』：［独活］［羌活］ともセリ科植物を規定。

【現在の流通と使用状況】
漢方薬方の重要生薬として頻用される生薬である。日本では［独活］［羌活］として流通しているがその基原植物は複雑である。現在大手生薬業者から販売されている［独活］［羌活］は以下の通りである。

ウコギ科　タラノキ属

[独活]：
ウドを基原とする和独活（日局）
　ウド *Aralia cordata*（国産品）
　　使用部位　根茎
セリ科を基原とする唐独活（局外生規）
　シシウド *Angelica pubescens*（中国産）
　　使用部位　根

[羌活]：
セリ科を基原とする羌活（日局）
　　Notopterygium incisum（中国産）
ウドを基原とする和羌活（局外）
　ウド *Aralia cordata*（国産品）
　　使用部位　根

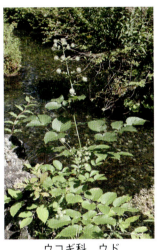

ウコギ科　ウド
富士（8月）

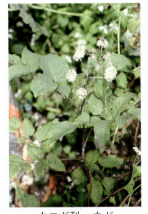

ウコギ科　ウド
東京都薬用植物園
（9月）

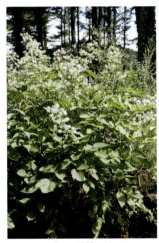

ウコギ科　ウド
富士（8月）

薬草メモ

ウドは日本中どこにでも自生、朝鮮半島、中国東北部などアジア東部温帯に分布する多年草である。ウドの大木と言われる通り2～3メートルの大きさに育ち、図体は大きいが役に立たない譬えにされている。ウドは古書によれば、茎が生育すると中空になるので宇登呂(うどろ)、それが略されたという。育ったウドは譬ええの通りまずくて食べられないが、若芽は旨い。八百屋の店頭に出回るものは室(むろ)で軟化栽培したものである。鮮烈な香りとシャッキリとした歯ごたえが特徴の野菜である。独活の名の由来について陶弘景は「ただ一本の茎が真直ぐに伸び、風のために揺がないので、独活というのである」と言っている。

【薬効と使い方】　秋に根茎を日干し後、陰干したものを生薬「独活」とよぶ。頭痛・めまい・歯痛に1日15gを煎じて服用する。

【漢方】　①祛風②燥湿③止痛④解表の作用を持ち筋肉関節の痛み、手足の痙攣、腰痛、発熱、頭痛、歯痛などの症状を改善する薬方に用いる。

薬方としては、　荊防敗毒散（万病回春《急性化膿性皮膚疾患》）、十味敗毒湯（本朝経験《湿疹・蕁麻疹　癰》）、敗毒湯（香川家方《痛み痺れ、発疹、化膿》）、独活寄生湯（和剤局方《腰痛・神経痛・神経痛》）、独活葛根湯（外台《肩こり・五十肩》）、清上蠲痛湯（寿世保元《頭痛・顔面痛》）、羌活勝湿湯（内外傷弁惑論《風寒湿脾の関節痛・筋肉のひきつり》）、沈香天麻湯（宝鑑《ヒステリー、脳出血、顔面神経麻痺》）など

被子植物(真正双子葉類)
コア真正双子葉類　キク類　キキョウ群

セリ目
ウコギ科　ウコギ属

[五加(ごか)]

『本草綱目』

五加　『植物名実図考』

生薬見本　五加皮

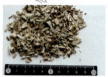
生薬見本　エゾウコギ

『神農本草経』　原文　　　　　　下薬
五加．一名豺漆．味辛温．治心腹疝気
腹痛．益気療躄．小児不能行．疽瘡陰
蝕．

【よみ】
「心腹疝気腹痛を治す。気を益し、躄 小児
行くこと能わず、疽瘡陰蝕を療す。」
【『名医別録』の主治】
「苦微寒　無毒。男子陰痿、嚢下湿、小便余
瀝、女人陰痒及び腰脊痛、両脚疼痺風弱、五
緩虚羸。中を補い、精を益す。筋骨を堅め、
志意を強める。久服せば、身を軽くし、老い
に耐える。」
【基原植物に関する各家論述】
『意釈神農本草経』：細柱五加（五加）
Acanthopanax gracilistylus W. W. Smith、
紀氏五加（紅毛五加）A. giraldii Harms な
どの根皮・幹皮。
『神農本草経中薬彩色図譜』：細柱五加およ
びその近縁植物の根皮。
なお『意釈』では、このほかにガガイモ科の
杠柳（北五加皮）Periploca sepium Bunge
もあげている。※ APG Ⅲではキョウチクトウ科
『本草の植物』：ゴカ（五加）A.
gracilistylus W. W. Smith とし、「西は四川
省西部、雲南省西北部から東は海岸まで、北
は山西省西南部と東南海岸まで広くある。
「『別録』には［漢中（陝西省南部）、及び菟
句（山西省西南部）に生ずる］とある。蘇頌
は［今江淮、湖南の洲郡にいずれもある］と
する」「『啓蒙』にはウコギとして、ヒメウコ
ギ A. sieboldianus Makino にあてた。これは
日本の野生にはなく、日本に見られるのはほ
とんど雌株である。中国から五加として伝来
したものであろう。などとしている。

『中華人民共和国薬典』：［五加皮］の名で細
柱五加 A. gracilistylus W. W. Smith の根皮
を収載するほか、［刺五加］として刺五加 A.
senticosus（Rupr. et Maxim.）Harms の根
及び根茎或いは茎を収載している。
なお、ガガイモ科の杠柳 P. sepium Bge. の
根皮は［香加皮］の名で収載されている。
『日本薬局方』：［五加皮］は非収載であるが、
［刺五加］を収載。エゾウコギ
Eleutherococcus senticosus Maxim.
(Acanthopanax senticosus Harms)の根茎
で、しばしば根を伴う、と規定。

以上により五加はウコギ科五加の根皮とする。
【現在の流通と使用状況】
日本では漢方方薬としてあまり使われないが、
漢方製剤や健康食品として多く消費される。
中国産北五加皮が生薬五加皮として、国産の
エゾウコギが食品分類で販売されている。
《日本に自生する主なウコギ属の植物》
①ヤマウコギ（オニウコギ・ウコギ）
　Acanthopanax spinosus 本州、四国に分布
②オカウコギ（マルバウコギ）
　Acanthopanax japonicus　関東、東海、
　紀伊半島
③コシアブラ
　Acanthopanax sciadophylloides 日本全国
④ミヤマウコギ
　Acanthopanax trichodon　本州、四国

ウコギ科　ウコギ属

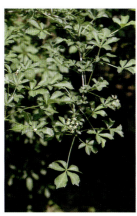
ウコギ科　ヒメウコギ
小石川植物園（5月）

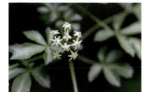
ウコギ科　ヒメウコギ
小石川植物園（6月）

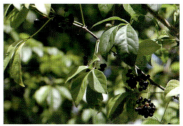
ウコギ科　ヤマウコギ
八ヶ岳（8月）

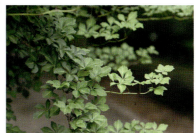
ケヤマウコギ
静岡県立大学（6月）

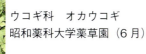
ウコギ科　オカウコギ
昭和薬科大学薬草園（6月）

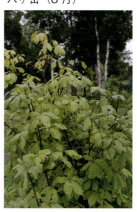
ウコギ科　エゾウコギ
北海道名寄（9月）

薬草メモ

　ヒメウコギは中国から渡来したもので農家の庭などに植えられている。平安時代に牟古岐（むこぎ）として登場し、これが転訛（てんか）したといわれている。また、中国名の五加が唐音でウコと発音することからウコギとされたとも言われている。米沢藩主「上杉鷹山」がウコギの垣根を奨励したとされる。若芽は食用、葉は茶の代用、根皮の乾燥したものを五加皮とよび強壮剤として利用されてきた。北海道に自生するエゾウコギは古くアイヌ民族が民間薬として用いていた。薬用人参に含まれる類似成分が含まれることから、旧ソ連科学アカデミーは強壮剤としてモスクワオリンピックで選手団の強化に利用したとして話題になった。

【薬効と使い方】　夏に根の皮だけをとり、水洗いして日干しにして薬用に用いる。滋養強壮、疲労回復に1日量5gを煎じて服用する。根皮150～200g、砂糖100～200gにホワイトリカー1升に漬け、薬用酒として就寝前に盃1杯ほど飲むと、冷え症、不眠症などや、滋養強壮によいという。

【漢方】　①袪風湿②補肝腎③強筋骨④利水の作用があり、リウマチなどによる関節痛や筋肉、腰や膝の筋力低下、インポテンツ、浮腫、脚気などを改善する薬方に用いる。
薬方としては、五加皮湯（証治準縄《強壮・疲労回復》）、五加皮散（証治準縄《妊娠時の腰部劇痛》）、五皮散（和剤局方《利水、水腫》）などに配合されている。

被子植物(真正双子葉類)
コア真正双子葉類　キク類　キキョウ群

セリ目
ウコギ科　トチバニンジン属

[人参(にんじん)]

『神農本草経』　原文　　　　　　　　上薬
人参．一名人銜．一名鬼蓋．味甘微寒．
生山谷．補五藏．安精神．定魂魄．止
驚悸．除邪氣．明目．開心益智．久服
軽身延年．

【よみ】
「五臓を補う。精神を安んじ、魂魄を定め、驚悸を止める。邪気を除く。目を明らかにする。心を開き、智を益す。久服せば、身を軽くし、年を延ぶ。」

【『名医別録』の主治】
「微温　無毒．腸胃中の冷、心腹鼓痛、胸脇逆満、霍乱吐逆を療す。中を調え、消渇を止め、血脈を通じ、堅積を破り、人をして忘れざらしむ。」

【基原植物に関する各家論述】
『意釈神農本草経』・『神農本草経中薬彩色図譜』：ともにチョウセンニンジン　人参 Panax ginseng C. A. Meyer の根とする。
『本草の植物』：チョウセンニンジンとし、「『別録』には産地として山西省東南部と中国東北部の遼東をあげて、山西省南部のものを最もよい」としているが、現在は山西省から産する報告はないとしている。
『日本薬局方』：[人参] の名で収載。オタネニンジン P. ginseng C. A. Meyer の細根を除いた根又はこれを軽く湯通ししたもの※1 と規定している。
他にオタネニンジン根を蒸したもの※2 を [紅参] の名で収載。

※1 人参は加工調整法により名称を異にするが、白参、生干人参（そのまま乾燥したもの）及び御種人参（軽く湯通ししたもの）が局方品として規定されている（『局方解説書』）

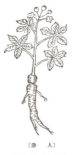
『本草綱目』

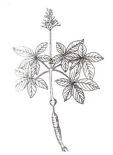
『植物名実図考』人参

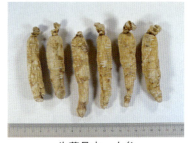
生薬見本　人参

※2 通常、細根をつけたまま蒸したものである。仕上げのとき、ひげ根や細根の一部を除いたものもある。（『局方解説書』）

また [竹節人参] の名で、トチバニンジン P. japonicus C. A. Meyer の根茎を、通例、湯通ししたものと規定している。
『中華人民共和国薬典』：人参（オタネニンジン）P. ginseng C. A. Meyer の根及び根茎を [人参] の名で収載する他に、蒸した後乾燥した根及び根茎を [紅参]、葉を [人参葉] の名でそれぞれ別に収載する。このほか、竹節参（トチバニンジン）P. japonicus C. A. Meyer の根茎を [竹節人参] の名で、三七 P. notoginseng (Burk.) F. H. Chen 根及び根茎を [三七] の名でそれれ収載している。

以上により人参はチョウセンニンジンの根及び根茎とする。

ウコギ科　トチバニンジン属

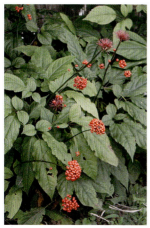
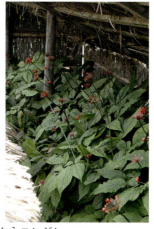
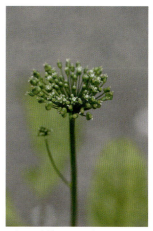

ウコギ科　オタネニンジン
八ヶ岳薬用植物園（8月）

ウコギ科　オタネニンジン
北海道医療大学（5月）

薬草メモ

チョウセンニンジン（オタネニンジン）は朝鮮半島、中国東北部やロシア沿海州にかけて自生する。朝鮮人参、高麗人参とも呼ばれる。野菜のニンジンはセリ科であり、まったく異なる。混乱を招いたわけは、江戸時代舶来野菜として伝えられた根菜"胡蘿蔔"の根の部分が人参に似ていることから、「せりにんじん」などと呼んでいたが単に「にんじん」と呼ばれるようになり、人参といえば野菜を指すようになった。

【薬効と使い方】　チョウセンニンジンは皮を剥がず、そのまま乾燥したものを生干人参。85度の湯に10分間つけ乾燥したものを湯通し人参という。せいろで2～4時間蒸して火力乾燥したものを紅参いい、強壮などに用いられている。食欲不振、胃弱などで衰弱しているとき、強壮に1回量2～6gを煎じて服用する。民間では人参酒、韓国では人参茶が広く愛用されている。

チクセツニンジンは苦味が強く、健胃・去痰作用がまさり、御種人参のように新陳代謝機能を盛んにする作用は期待できない。健胃、去痰に1日量3～6gを煎じ服用する。竹節人参は心下痞硬に対し人参より効果があるとし吉益東洞が好んで用いたことから古方派を中心に用いられている。局所刺激作用があることから、竹節人参を配合した育毛剤が販売されている。

【漢方】　①強壮②健脾③生津④安神の作用を持つ代表的な補気薬である。
薬方としては、独参湯（薛氏《大出血》）、清暑益気湯（内外傷弁惑論・脾胃論ほか《夏まけ》）、十全大補湯（和剤局方《虚弱・疲労倦怠・食欲不振・貧血》）、六君子湯（万病回春《上腹部愁訴・胃部のつかえ感・嘔気・食欲不振》）、参苓白朮散（万病回春《慢性下痢・消化不良》）、半夏瀉心湯（傷寒・金匱《悪心嘔吐下痢・胃部のつかえ》）、茯苓飲（金匱要略《胃アトニー・留飲症・胃下垂》）、帰脾湯（済生方《貧血・不眠症・精神不安・動悸》）、生脈散（弁惑論《熱中症、脱水を伴うショック》）、麦門冬湯（金匱要略《空咳・痰のきれにくい咳》）その他多くの処方に配合されている。

ウコギ科　トチバニンジン属

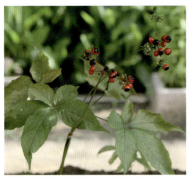

ウコギ科　オタネニンジン
東京薬科大学薬草園（8月）

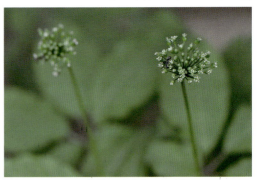

ウコギ科　オタネニンジン
東京都薬用植物園（5月）

【現在の流通と使用状況】
人参は漢方重要生薬で修治により生干、湯通し人参、紅参、白参、曲参、毛人参。基原により御種人参、竹節人参、西洋人参（食品分類）。産地により中国産・韓国産、国産（会津・信州など）。また等級を含めると数十種類の名称で人参が販売されている。さらに人参製剤・人参茶・健康食品などさまざまな人参関連商品が販売されている。

【修治】
①野参（やさん）：野生品
②白参（はくじん）（生干）：栽培品をそのまま乾燥したもの。
③湯通し人参：湯につけ乾燥したもの。
④紅参（こうじん）：蒸して乾燥したもの。

【同属近縁植物】
①オタネニンジン［御種人参］ *Panax ginseng*
別名（人参（中国名）、朝鮮人参（チョウセンニンジン）、高麗人参（コウライニンジン））
中国（黒竜江、吉林、遼寧、河北北部の深い山）
産地遼寧、吉林、朝鮮、日本（島根、長野、福島）
中国では野生のものは野山参（ヤサンジン）、栽培品を園参（エンジン）、野山参や園参を移植したものを移山参（イサンジン）と呼ぶ。

②トチバニンジン［竹節人参］
Panax japonicus
根茎が竹の節のようになる。

③三七［三七人参・田七人参］
Panax notoginseng
広西省（田陽、田東）など中国中南部に自生。
止血、活血、抗腫瘍作用などがあるとされる。

④アメリカニンジン［西洋人参・花旗参］
Panax quinquefolium
アメリカ東部、カナダに分布
中国で栽培され広東人参・包参と呼ばれ広く流通している。オタネニンジンは体を温めるので"ほてり""のぼせ"を感じることもあるが、アメリカニンジンは清熱的に作用するので"ほてり"がなく冬の養生薬として西洋人参茶が好んで飲まれている。

ウコギ科　トチバニンジン属

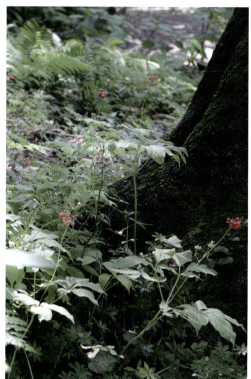

ウコギ科　トチバニンジン
北海道医療大学（9月）

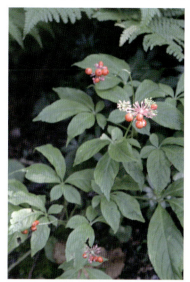

ウコギ科　トチバニンジン
北海道医療大学（9月）

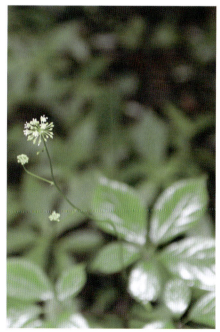

ウコギ科　トチバニンジン
東大日光植物園（6月）

被子植物(真正双子葉類)

コア真正双子葉類　キク類　キキョウ群
セリ目
※セリ科

上薬	獨活　茈胡　房葵　蛇牀子
中薬	當歸　防風　芎藭　蘪蕪
	藁本　白芷　積雪草
下薬	水斳

セリ目
セリ科　ツボクサ属

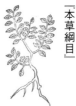
『本草綱目』

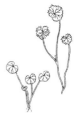
『植物名実図考』積雪草

[積雪草(せきせつそう)]

『神農本草経』原文　　　　　　　　中薬
積雪草．味苦寒．生川谷．治大熱．惡
瘡癰疽．浸淫赤熛．皮膚赤．身熱．

【よみ】
「大熱、悪瘡、癰疽、浸淫（湿疹）、赤熛（帯状疱疹）、皮膚赤く、身熱するを治す。」
【『名医別録』の主治】
「無毒」
【基原植物に関する各家論述】
『図説東洋医学　用語編』・『意釈神農本草経』・『神農本草経中薬彩色図譜』：ツボクサ積雪草 Centella asiatica (L.) Urban の全草。
『本草の植物』ツボクサ C. asiatica (L.) Urban とし、「小野蘭山は『本草綱目啓蒙』に積雪草にカキドオシとツボクサとの両説をあげ、『本草図譜』ではカキドウシ[※1]とする」としている。

[※1] カキドオシの名の由来は、茎葉が匍匐し地表に広がるさまから、「垣通し」とする説が一般的である。よって、カキドウシではなくカキドオシが正しいと言えよう。

『中華人民共和国薬典』：積雪草（ツボクサ） C. asiatica (L.) Urban の全草と規定。これとは別に［連銭草］を収載し、カキドオシと同属植物である活血丹 Glechoma longituba (Nakai) Kupr.（シソ科）の地上部分と規定している。
『中薬大辞典』：［積雪草］条も積雪草（ツボクサ）のみを基原としている。
『日本薬局方』：非収載。

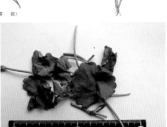
ツボクサ　全草

以上積雪草はツボクサとするが、カキドオシも否定できない。
両説の本草書による記載についてシソ科カキドオシの項でも記述している。
【現在の流通と使用状況】
ツボクサは漢方薬方にはなく、ツボクサの薬草としての流通もない。民間薬として身近にあることから採取して用いている。
【ツボクサの仲間と積雪草とされる植物】
《セリ科》
①ツボクサ属ツボクサ（積雪草）
　　Centella asiatica
②チドメグサ属チドメグサ（石胡荽）
　　Hydrocotyle sibthorpioides
　田の畦や道端などの湿ったところに生育する多年草。止血成分があり、古く民間で血止めに使われた。
《シソ科》
カキドオシ属カキドオシ
　　Glechoma hederacea
　　（連銭草・中国名金銭草・馬蹄草）
　茎が地表につる状に伸びて、円形（銭）の葉を有するので似ているが　カキドオシの茎は4稜であるのに　対しツボクサの茎は円柱形である。

セリ科　ツボクサ属

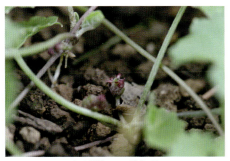
セリ科　ツボクサ
県立静岡大学薬草園（9月）

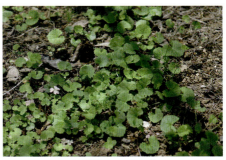
セリ科　ツボクサ
県立静岡大学薬草園（9月）

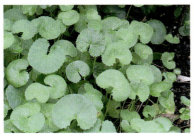
セリ科　ツボクサ
日本新薬植物園（温室）（5月）

セリ科　チドメグサ
成東食虫植物園（6月）

同じ園内で路地植えのツボクサに比し温室のツボクサは一回り
大きく育ちツボクサが熱帯原産であったことが伺える。

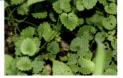
シソ科　カキジオシ
神奈川県油壺（5月）

薬草メモ

ツボクサは本州（関東以西）、四国、九州、沖縄、朝鮮半島、台湾、中国、東南アジア、インド、オーストラリア、アフリカと広く分布し、野原や道端に生える多年草である。茎は地をはい、節ごとに根が出る。花は6〜8月に葉腋に淡紅紫色の小花を数個つける。ツボクサの語源には花の形が矢を納めておく筒の「靫」に似ていて、ウツボの「ウ」が取れ「壺」の字が当てられとする説と、庭先に生えることから坪草とする説がある。積雪草の名の由来について陶弘景は「積雪草は方薬には用いない。想うにこの草は、性の寒、涼なるところからこの名称が起こったものだろう」と言っている。

ツボクサはインド原産で、アユルベーダ医学で過去3000年にわたり使用され、インド名は"Brahnil 崇高な実体についての認識をもたらすもの"であり瞑想を助けるものとして使用されていた。古代より抑うつの治療や長寿の薬として使われていた。最近ではアユルベーダのハーブティーとして若返りハーブとして美容と老化防止に健康食として飲用している人もいる。

【薬効と使い方】　春から夏に採取し全草を陰干し使用する。湿疹に10gを煎じ、患部を洗う。解熱には5gに煎じて服用する。傷口や皮膚のただれ、消腫に葉をもんで貼付する。その他民間では下剤、胆石、利尿、食中毒に煎じ服用する。

被子植物(真正双子葉類)
コア真正双子葉類　キク類　キキョウ群

セリ目
セリ科　シシウド属

[獨活]（どっかつ）

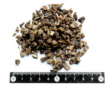

生薬見本　羌活

『神農本草経』　原文　　　　　　　　　　　　上薬
獨活. 一名羌活. 一名羌青. 一名護羌使者. 味苦平. 生川谷. 治風寒所擊. 金創. 止痛. 賁豚癇痓. 女子疝瘕. 久服輕身耐老.

【よみ】
【『名医別録』の主治】以上ウコギ科［独活］参照
【基原植物に関する各家論述】
『日本薬局方』：［独活］［羌活］を収載。［独活］はウコギ科のウド Aralia cordata Thunb. の根茎と規定（和独活）。
［羌活］は、セリ科の Notopterygium incisum Ting ex H.T. Chang 又は N. forbessieu Boissieu の根茎及び根と規定（唐羌活）。
『日本薬局方外生薬規格』：［唐独活］、［和羌活］を収載。
［唐独活］はセリ科のシシウド Angelica pubescens Maxim. 又は A. bisserata Shan et Yuan の根と規定。
［和羌活］※1 はウコギ科のウド Aralia cordata Thunb. の根と規定している。
※1『局外生規』では、注に「別名に［和羌活］を用いてもよい」としている。〈参考〉「羌」は［羌］の異体字である。『啓蒙』や『古方薬品考』など、原文は「羌」と表記しているものであるが、本稿では原則として「羌」(本字)に統一した。

現在の中国でも独活には数種類あり、羌活も独活とは異なる基原とされている。
『中華人民共和国薬典』：［独活］は、重歯毛当帰 Angelica pubescens Maxim. f. biserrata Shan et Yuan の根と規定。［羌活］は羌活 N. incisum Ting ex H.T. Chang、寛葉羌活 N. franchetti H. de Boiss. の根茎及び根と規定。

以上によりシシウドの根とする。

【独活と羌活】
（Ⅰ）独活
『中薬大辞典』：［独活］は、セリ科植物六種とウコギ科植物一種をあげ、薬用部位は根および根茎とする。
セリ科植物を基原するものは、
①重歯毛当帰　Angelica pubescens Maxim. f. biserrata Shan et Yuan 湖北、四川、江西などに分布
②シシウド　毛当帰 Angelica pubescens Maxim.
中国（安徽、浙江、江西、広西、新疆）、日本
③ヨロイグサ　興安白芷※ Angelica dahurica (Fisch.) Benth. et Hook. f. ex Franch. et Sav.
※和名はヨロイクサで、［白芷］の基原である。（セリ科白芷の項で後述）
④コバノヨロイグサ　紫茎独活 Angelica porphyrocaulis Nakai et Kitag.
中国東北、河北、山西
⑤牛尾独活 Heracleum hemsleyanum Disels
四川、雲南、湖北などに分布
⑥軟毛独活 Heracleum lanatum Michx.
中国北部に分布
ウコギ科植物を基原とするのは、
①食用楤木（＝土当帰）※※ Aralia cordata Thunb. 一種のみである。)
※※『中薬大辞典』は［土当帰］としても収載。出典は『本草綱目』としている。

（Ⅱ）羌活
『中薬大辞典』の［羌活］は、セリ科の羌活 N. incisum Ting ex H. T. Chang　寛葉羌活 N. forbesii Boiss. 或いは川羌活 N. franchetii Boiss. の根及び根茎である、と規定する。

セリ科　シシウド属

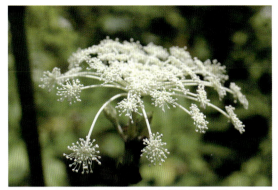

セリ科　シシウド　北軽井沢(7月)

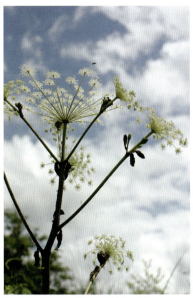

セリ科　シシウド
北軽井沢（7月）

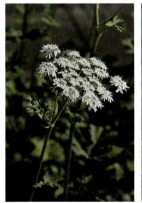

セリ科　ハナウド
昭和薬科大学（5月）

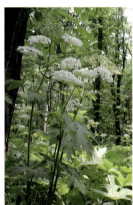

セリ科　オオハナウド
旭川北邦植物園（6月）

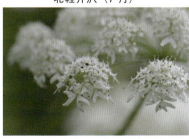

セリ科　オオハナウド
旭川北邦植物園（6月）

薬草メモ

シシウドは本州～九州および中国に分布し、山地の草地や林の縁に生える大型の野草で草丈は人の背を越え2mほどになる大型多年草である。夏の花期に下から見上げると花が打ち上げ花火のように見える。名の由来はウドに似ているが、大形でイノシシでも食べれる大きさのためと言われている。独活はシシウドの根茎を用いるが、日本で独活といえばウコギ科のウドを和独活として用いられてきた。漢方生薬として、四川省産のシシウドがよく、日本産のウドの根茎は使用に堪えない。

【薬効と使い方】　秋に根茎を掘り起こし陰干乾燥したものを生薬「独活」とよぶ。発汗、解熱、頭痛に20gを1日量とし煎服する。またリウマチ、神経症、冷え症に300gを袋に詰め風呂に入れ薬湯とする。

【漢方】　ウコギ科独活の項を参照。

被子植物（真正双子葉類）
コア真正双子葉類　キク類　キキョウ群

セリ目
セリ科　シシウド属

[當帰]（とうき）

『神農本草経』 原文　　　　　　　　中薬
當帰．一名乾帰．味甘温．生川谷．治
欬逆上氣．温瘧寒熱洗洗在皮膚中．婦
人漏下絶子．諸惡瘡瘍．金創．煮飲之．

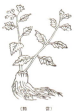

『本草綱目』

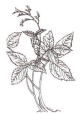
『植物名実図考』当帰

【よみ】
「咳逆上気、温瘧寒熱洗洗として皮膚中に在る。婦人漏下絶子（不妊症）、諸悪瘡瘍、金創を治す。煮てこれを飲む。」

【『名医別録』の主治】
「辛大温　無毒。中を温め、痛みを止める。客血内塞、中風痙、汗出ず、湿痺、中悪、客気虚冷を除き、五臓を補い、肌肉を生ず。」

【基原植物に関する各家論述】
『意釈神農本草経』・『神農本草経中薬彩色図譜』：ともにトウキ　当帰 Angelica sinensis (Oliv.) Diels の根とする。
『本草の植物』：上に同じ。ただし、和名はカラトウキとする。日本ではトウキは A. acutiloba (Sieb.et Zucc.) Kitagawa 日本の各地で栽培する。日本の原産、としている。
『中華人民共和国薬典』：当帰 Angelica sinensis (Oliv.) Diels の根と規定する。性状の項に根頭（帰頭）、主根（帰身）、支根（帰尾）についてそれぞれの記述があるが、性味・帰径や効能・主治については区別していない。
『日本薬局方』：トウキ A. acutiloba Kitagawa 又はホッカイトウキ※1 A. acutiloba Kitagawa var. sugiyamae Hikino の根を、通例、湯通ししたものと規定する。

※1 基原植物にホッカイトウキが記載され、「その他近縁植物が削除された。また、基原植物は日本の種に限定された。本邦産の当帰には奈良・和歌山県境に近い富貴、大深地区を中心とし生産する大和当帰（大深）と北海道産の北海当帰とがある。（『局方解説書』）

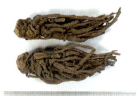
生薬見本　川芎

以上により当帰はトウキの根とする。

【現在の流通と使用状況】
漢方薬方の重要生薬として最も頻用される生薬の一つである。中国産当帰や大和当帰の中国産など値段の安い当帰が多く流通しているが、効果があるとして国産愛用者も多い。

【同属近縁植物】
①トウキ（カラトウキ）
　　Angelica sinensis
　主産地中国（四川、甘粛、雲南、他 陝西、貴州、湖北など）
②日本産トウキ（大深O当帰、大和当帰）
　　Angelica acutiloba
　17世紀中頃にミヤマトウキ系のものを栽培化改良。
　奈良県　中国吉林の延辺で栽培　韓国
③ホッカイトウキ（北海当帰）
　　Angelica acutiloba var. sugiyamae
　品質は大深当帰が良いとされるが、北海当帰が多く出回っている。北海道、奈良、長野など。
④オニノダケ
　　Angelica gigas　韓国産

セリ科　シシウド属

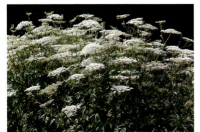

セリ科　トウキ（*acutiloba*）
県立静岡大学薬草園（6月）

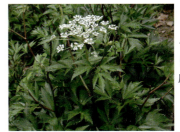

セリ科　トウキ
（*acutiloba*）
広島大学（5月）

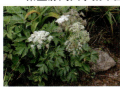

セリ科　ミヤマトウキ
秋田駒ヶ岳（7月）
大和当帰の基原となったもの

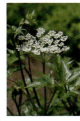

セリ科
ホッカイトウキ
昭和薬科大学
（5月）

薬草メモ

トウキは中国原産で、湿度が比較的高く、寒冷な高い山地の日照の少ない山地斜面に生える多年草である。当帰の名の由来について李時珍は「当帰は本来芹類ではない。特に花と葉が芹なる名を呼んだまでだ。古人は、妻を娶（めと）るは胤（たね）を嗣（つ）ぐためとした、当帰は血を調える婦人の要薬で、そこに夫を思う（帰嫁の帰に就（き）く）の意味があるところから当帰なる名称となったのだ」と言っている。これについて、すべての血滞を本来の場所へ帰らすという意味であると「南涯翁」は言っている。また一説に、子供ができず家を出された夫人が、この薬草を飲んで子供を授かり復縁したことからこの名前がついたとも言わている。日本で栽培され自給されているトウキは本州中部以北の山地に自生しているミヤマトウキの栽培種である。現在日本産当帰の主流を占めいてる。市場では大和当帰を賞用するが、北海当帰が多く流通している。アルプス地方原産のヨーロッパトウキはアンゲリカ（語の意味エンジェル・天使）と呼ばれ、根は古くから消化不良、冷え症、生理痛、月経不順にハーブとして用いられている。

【薬効と使い方】　婦人病の妙薬として月経不順、生理痛、貧血、腹痛、および血の道症に1日量5～10gを煎じ服用する。体を温める作用があり4gを浴剤に配合する。またトウキ酒として薬用酒を服用すると、血行をよくし体を温めて力がつく。

【漢方】　①補血②調経③活血④行気⑤止痛⑥潤腸⑦通便の作用を持ち、月経不順、血虚、腹痛、腹腔内腫瘤、打撲、しびれ、皮膚化膿症、便秘などに用いる。当帰は婦人病の主薬として、最もよく用いられる生薬の一つである。

薬方としては、四物湯（和剤局方《婦人病・貧血・冷え症》）、当帰芍薬散（金匱要略《妊娠中・産後の養生・不妊症・婦人病》）、温経湯（金匱要略《婦人病・手掌の煩熱・月経異常》）、芎帰調血飲（万病回春《産後諸症状》）。十全大補湯（和剤局方《諸貧血症・病後衰弱》）、当帰建中湯（金匱要略《月経痛・下腹部痛》）、当帰飲子（済生方《血燥・湿疹・皮膚炎》）、薏苡仁湯（明医指掌《関節痛・筋肉痛》）、疎経活血湯（万病回春《関節痛神経痛》）、潤腸湯（万病回春《便秘》）など多くの薬方に配合されている。

被子植物（真正双子葉類）
コア真正双子葉類　キク類　キキョウ群

セリ目
セリ科　シシウド属

［白芷］
びゃくし

『本草綱目』

『植物名実図考』白芷

『神農本草経』原文　　　　　　　　中薬
白芷. 一名芳香. 味辛温. 生川谷. 治女人漏下赤白. 血閉陰腫. 寒熱. 風頭侵目涙出. 長肌膚潤澤. 可作面脂.

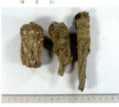
生薬見本　白芷

【よみ】
「女人赤白を漏下、血閉、陰腫、寒熱、風頭目を侵し、涙出るを治す。肌膚を長じて、潤沢し、面脂を作るべし。」

【『名医別録』の主治】
「無毒。風邪、久渇、吐嘔、両脇満、風痛、頭眩目痒きを療す。膏薬を作るべし。面脂。顔色を潤す。葉　浴湯に作るべし。」

【基原植物に関する各家論述】
『意釈神農本草経』：ヨロイグサ　白芷 Angelica dahurica（Fisch.）Benth. et Hook. f. およびエゾノヨロイグサ　川白芷 A. anomala Lallem. の根とし、「白芷を基原とする生薬を［杭白芷］といい、川白芷によるものは［川白芷］［祁白芷］［禹白芷］とよばれる」とする。

『神農本草経中薬彩色図譜』：原植物として杭白芷 A. dahurica（Fisch. ex Hoffm.）Benth. et Hook. f. var. formosana（Boiss.）Shan et Yuan と白芷 A. dahurica（Fisch. ex Hoffm.）Benth. et Hook. f. をあげ、杭白芷を基原とする生薬を［杭白芷］とし、薬用部位はいずれも根としている。

『本草の植物』：ヨロイグサにあて、分布を本州（中国地方）、九州、朝鮮、中国東北部、河北、山西、内蒙古、東シベリア※1とし、「日本でも中国でも薬草園に栽培されている」という。

※1 東シベリア一帯を、古くは「ダフリア地方」と呼んだ。学名の種小名 dahurica はこの「ダフリア」に由来する。

『中華人民共和国薬典』：白芷 Angelica dahurica（Fisch. ex Hoffm.）Benth. et Hook. f. あるいは杭白芷 A. dahurica（Fisch. ex Hoffm.）Benth. et Hook. f. var. formosana（Boiss.）Shan et Yuan の根と規定。

『日本薬局方』：ヨロイグサ A. dahurica Benth. et Hook. f. ex Franch et sav. の根と規定。

以上により白芷はヨロイグサまたは杭白芷の根とする。

【現在の流通と使用状況】
漢方薬方の重要生薬として、韓国産白芷の他、中国産（白芷・杭白芷・禹白芷・祁白芷）が輸入されている。国産では奈良（大和白芷）、北海道で生産されるが市場での流通は少ない。

【同属近縁植物】
①ヨロイグサ（白芷）Angelica dahurica
　主産地中国東北地区（黒竜江、吉　林、遼寧、河北、山西、内モンゴルなど）、朝鮮半島、日本

②杭白芷（浙白芷・台湾当帰・川白芷）
　Angelica dahurica var. formosana
　杭白芷（浙江、江蘇、四川省産）、川白芷（四川省産）禹白芷（河南省長葛、禹県）、祁白芷（河南省安国）川白芷をエゾノヨロイグサであるとする説もある。なお河北省の一地域ではハナウド Heracleum lanatum を、雲南省では Heracleum scabridium の根を白芷としている。

セリ科　シシウド属

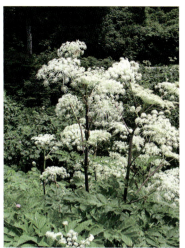
セリ科　ヨロイグサ(8月)
東京薬科大学薬草園

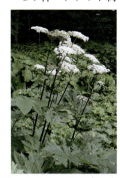
セリ科　オオハナウド(6月)
北海医療大学薬草園

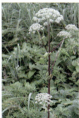
セリ科
ヨロイグサ
月山（8月）

セリ科
エゾノヨロイグサ
利尻（7月）

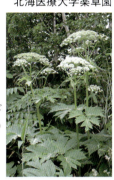
セリ科　オオハナウド
利尻（7月）

薬草メモ

ヨロイグサは九州、本州の比較的深山に生育し、7～8月に唐傘を広げたように咲き、独特の芳香を放つ。茎は直立し1～2mの巨大な草本である。夏の登山中にシシウドとともに、よく目にとまる植物である。平安初期の古文献に、白芷の漢名に対し、ヨロイグサの和名が出ている。葉の刻み重り合う様子が鎧に似ていることから鎧草（よろい）という名になったと言われている。白芷の名の由来について李時珍は「徐鍇は"初めて生じた根幹を芷（し）となす"」と言っている。

【薬効と使い方】　根部を日干乾燥したものが生薬「白芷」として漢方薬方に用いられる。民間薬としては、風邪および頭痛、鼻づまり、眼病、歯痛に5～10g煎じて用いられたが、今は単味で利用されることはない。

【漢方】　①散寒②解表③去風④止痛⑤消腫⑥排膿の作用があり、頭、眼、歯などの諸痛に用いる。特に消腫排膿に対する常用薬である。
薬方例では、川芎茶調散（《万病回春》風邪・頭痛）、清上蠲痛湯（《寿世保元》顔面痛・頭痛）、疎経活血湯（《万病回春》関節痛・坐骨神経痛）、五積散（《和剤局方》神経痛・冷え症）、荊芥連翹湯（《一貫堂方》鼻炎・にきび・中耳炎）、清上防風湯（《万病回春》にきび・湿疹）、托裏消毒飲（《万病回春》炎症・化膿症）、内托散・千金内托散（《万病回春》炎症・化膿症）、通蓑湯《万病回春》蓄膿症）、麗沢通気湯（《蘭室秘蔵》鼻不聞香臭）、など多くの薬方に配合され汎用される生薬である。

被子植物(真正双子葉類)
コア真正双子葉類　キク類　キキョウ群

セリ目
セリ科　ミシマサイコ属

[柴胡(さいこ)]

『神農本草経』　原文　　　　　　　　上薬
茈胡．一名地薫．味苦平．生川谷．治心腹去腸胃中結氣．飲食積聚．寒熱邪氣．推陳致新．久服輕身．明目益精．

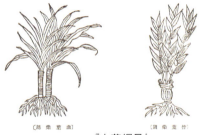

『本草綱目』

【よみ】
「腸胃中の結気、飲食積聚、寒熱邪気を去り、心腹を治す。陳きを推し、新しきに致す。久服せば、身を軽くし、目を明らかにし、精を益す。」

【『名医別録』の主治】
「微寒　無毒　傷寒心下煩熱、諸痰熱結実、胸中邪気、五臓間遊気、大腸水停り脹れ、及び湿痺拘攣するを除く。浴湯にも亦作るべし。」

【基原植物に関する各家論述】
『意釈神農本草経』：ミシマサイコ Bupleurum falcatum L. の根。
『神農本草経中薬彩色図譜』：柴胡 B. chinense DC.或いは狭葉柴胡 B.scorzonerifolius willd. の根とする。
『本草の植物』：ミシマサイコ B. falcatum L. var. komarowii Koso-Plj.（= B. chinense DC.）とし、分布を「本州、四国、九州、朝鮮、中国東北部、北部、西北部、東部、湖北、四川」としている。
『中華人民共和国薬典』：[柴胡]条に、柴胡 B. chinense DC.あるいは狭葉柴胡 B.scorzonerifolins willd. の根と規定[※1]。

※1 性状の違いがあるため、前者を［北柴胡］、後者を［南柴胡］と呼び分けている。北柴胡は表面が黒褐色あるいは浅棕色で、縦皺がある。質は硬く強靭で、折れにくく、断面は繊維性が顕著である。においは微香、味は微苦である、などとしている。一方、南柴胡は表面が棕色あるいは黒棕色で、根頭付近には多く細かい環紋がある。質はやや軟らかで、折り易く、断面

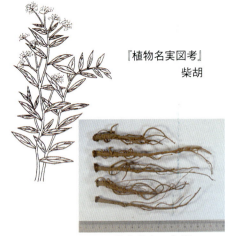

『植物名実図考』
柴胡

生薬見本　柴胡

はほぼ平坦で、繊維ははっきりしない。古い油のようなにおいがある、などとしている。

『日本薬局方』：ミシマサイコ B. falcatum L. の根と規定している[※2]。

※2 中国産植物 B. chinense および B. scorzonerifolium は B. falcatum 地域変異と考え、これら基原とするものも局方適合品と解釈している。

以上により茈胡はミシマサイコ及び Bupleurum 属の根とする。

【現在の流通と使用状況】
漢方薬方の重要生薬として頻用される生薬の一つである。現在流通しているのは、国産ミシマサイコが品質最高と愛用する漢方家も多いが、価格の安い中国産ミシマサイコや北柴胡の需要も多い。

セリ科　ミシマサイコ属

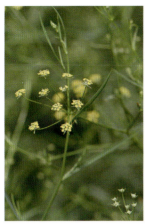
セリ科　ミシマサイコ
県立静岡大学薬草園(7月)

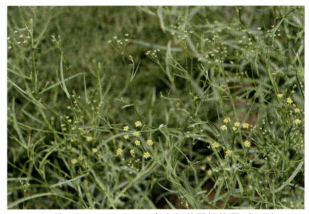
セリ科　ミシマサイコ　東京都薬用植物園（8月）

薬草メモ

ミシマサイコは日当たりの良い山地、丘陵の草原に自生する多年草である。日本固有の品種で、中国のサイコと異なる。柴胡を日本人が知るのは奈良時代のこと、朝廷の常備薬と定められ、貢進があったと記録される。柴胡の最上品は静岡県の天城山あたりから産するもので、江戸時代、旅人は品質がよいという評判から、三島の宿に立ち寄って、生薬の「柴胡」を買い求めた。三島の柴胡は、伊豆の草原地帯の山々に野火を放つて、山焼きをしてから、堀り出したものと言われる。昔から全国各地で生産されているが、三島物が特に有名だったので、ミシマサイコの名で呼ばれるようになった。品質は中国からの輸入品である北柴胡がこれに次ぐ。茈胡の名の由来について李時珍の説を「諸本草家の詳述中」に記載。

【薬効と使い方】 11月ごろ、根を掘りとり、茎を除いて、水洗いしてから日干乾燥したものを生薬「柴胡」と呼ぶ。肝臓の機能変調、胃炎、強壮に1日量3〜9gを煎じて服用する。一般に柴胡は単味では用いず、漢方薬方で用いる。

【漢方】 ①解熱（往来寒熱）②升堤③疏肝の作用があり、表裏の熱を和解する。解熱、解毒、鎮痛、消炎薬として、胸脇苦満（季助部の膨満感や圧痛）、往来寒熱（悪寒と発熱を反復する）、黄疸、胸腹部、脇下部の痛み（月経痛など）の症状を改善する薬方で、漢方医学でいう少陽病の主薬である。

薬方としては、小柴胡湯（傷寒・金匱《胸脇苦満を伴う各種慢性疾患》）、柴胡桂枝湯（傷寒・金匱《感冒・胃痛・胆石症・肝炎》）、柴胡清肝湯（一貫堂方・寿世保元《扁桃腺炎・湿疹・小児腺病》）、加味逍遥散（和剤局方（女科撮要）《更年期障害・婦人神経症》）、柴胡加竜骨牡蠣湯（傷寒論《動悸・不眠・神経症・高血圧》）、抑肝散加陳皮半夏（本朝経験《不眠・神経症・易怒》）、柴胡桂枝乾姜湯（傷寒・金匱《動悸・不眠・神経症・冷え性》）、四逆湯（傷寒・金匱《手足冷・下痢・腹満・発熱・悪寒・頭痛・身体疼痛》）、大柴胡湯（傷寒・金匱《熱性伝染病・喘息・高血圧症・胃炎・胆石症・肝炎》）、補中益気湯（弁惑論《虚弱体質・倦怠感・食欲不振》）その他多くの薬方に配合されている。

セリ科　ミシマサイコ属

【同属近縁植物】
①ミシマサイコ　*Bupleurum falcatum*
　日本
②柴胡［北柴胡］*Bupleurum chinenes*
　中国（吉林、遼寧、河南、山東、安徽、江蘇、浙江、湖北、四川、山西、陝西、甘粛、チベットなど）
③狭葉柴胡（細葉柴胡・紅柴胡）［南柴胡］
　　Bupleurum scorzonerifolins
　中国（黒竜江、吉林、遼寧、内モンゴル、河北、山東、江蘇、安徽、甘粛、青海、四川、湖北など）
④長白柴胡　*Bupleurum komarovianum*
　分布は中国東北
⑤ダフリアサイコ（興安柴胡）*Bupleurum sibiricum*
　分布は中国東北、内モンゴル、河北
⑥オオホタルサイコ（大葉柴胡）
　　Bupleurum longiradiatum
　分布は中国東北
⑦長茎柴胡　*Bupleurum longicaule*
　分布は河北、山西、陝西、甘粛、四川、雲南、青海
⑧膜縁柴胡　*Bupleurum marginatum*
　分布は雲南、四川、貴州、陝西
⑨小柴胡　*Bupleurum tenue*
　　四川、雲南、貴州、湖北
⑩コガネサイコ（金黄柴胡）　新疆
⑪多脈柴胡　*Bupleurum aureum*
　四川、甘粛、内モンゴル

【日本に自生するミシマサイコ属の植物】
　　　　①ミシマサイコ　*Bupleurum falcatum*
　　　　②ホタルサイコ　*Bupleurum longiradiatum*
　　　　③ハクサンサイコ　*Bupleurum nipponicum*
　　　　④レブンサイコ　*Bupleurum triradiatum*

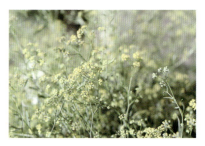

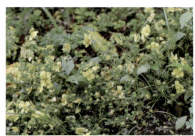

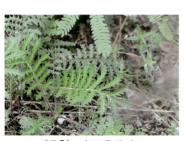

バラ科　カワラサイコ
筑波実験植物園（10月）

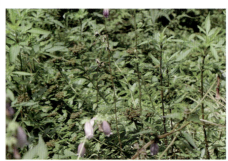

セリ科　ホタルサイコ　東京都薬用植物園（7月）

セリ科　ミシマサイコ属

【柴胡の名のつく生薬と植物】

※1 銀柴胡　ナデシコ科
　　Stellaria dichotoma L. var. *lanceolata* Bunge の根。すなわち、『薬典』に［銀柴胡］の名で収載されているものである。
※2 カワラサイコ　バラ科
　　Potentilla chinensis Ser.（委陵采）の根。全草は『薬典』に［委陵采］として収載。一説に［狼牙］の基原、バラ科［狼牙］の項参照
※3 ホタルサイコ［南柴胡］　セリ科
　　Bupleurum longiradiatum Turcz. var. *breviradiatum* F. Schmidt の根。劣品とされる。（狭葉柴胡の［南柴胡］とは異なる）

コゴメナデシコは銀柴胡の一種 *Gypsophila paniculata*（欧州アルプス原産）
　　効能：解熱、浄血、虚弱、腺病病質の強壮。

銀柴胡

　　（ナデシコ科フタマタハコベ）
柴胡は外感の発熱に対し、銀柴胡は陰虚骨蒸潮熱に有効として、中国から輸入され大手生薬業者から食品分類で販売されている。

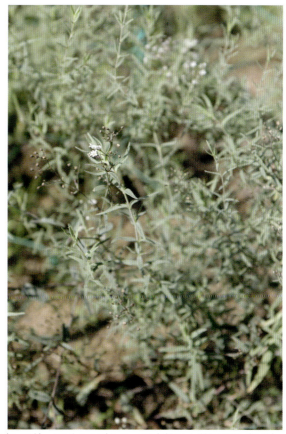

ナデシコ科　コゴメナデシコ　県立静岡大学薬草園（7月）

被子植物(真正双子葉類)
コア真正双子葉類　キク類　キキョウ群

セリ目
セリ科　ハマゼリ属

[蛇牀子](じゃしょうし)

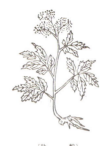
『本草綱目』

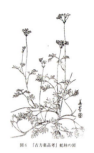
『古方薬品考』

『神農本草経』　原文　　　　　　　上薬
蛇牀子．一名蛇粟．一名蛇米．味苦平．
生川谷．治婦人陰中腫痛．男子陰痿濕
痒．除痺氣．利關節．癲癇惡瘡．久服
輕身．

【よみ】
「婦人陰中腫痛、男子陰痿湿痒。痺を除き、関節を利し、癲癇、悪瘡を治す。久服せば、身を軽くす。」

【『名医別録』の主治】
「辛甘　無毒。中を温め、気を下す。婦人をして子臓を熱せしめ、男子をして陰強くせしめる。(久服せば)顔色を良くし、人をして子をあらしむ。」

【基原植物に関する各家論述】
『意釈神農本草経』・『神農本草経中薬彩色図譜』:、オカゼリ　蛇床Cnidium monnieri(L.) Cussonの果実としている。
『本草の植物』：オカゼリとしている。
『本草綱目啓蒙』小野蘭山・『古方薬品考』：[蛇牀]は和名ハマニンジン、ハマゼリとする。
『詳解古方薬品考』：「江戸時代にはハマゼリ(C. japonicum Miq.)の果実を真品とみなしていたが、実際には市販されず、市場に出廻っていたのはヤブジラミ(Torilis japonica A. P. CD.)の果実であった。しかし、その薬効は真品と似ており[陰痒、陰腫を療するに、また効なきにあらず]とされ、充分代用品として用いられるとされる。果していかがなものであろうか」とある。
『日本薬局方』※1・『中華人民共和国薬典』：

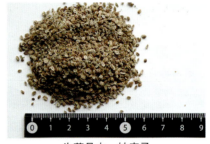
生薬見本　蛇床子

[蛇床子]の名で収載。蛇床C. monnieri Cussonの果実と規定。

※1『局方解説書』に、「かつて日本では、和蛇床子としてヤブジラミの果実が利用されたが、外形が異なることで容易に区別できる」という。和蛇床子は、今は流通していない。

以上により蛇牀子はオカゼリの果実とする。

【現在の流通と使用状況】
蛇床子は日本では婦人陰疾や男性インポテンツによく用いられ、オカゼリが中国より輸入され販売されている。

【同属植物と日本で代用された植物】
オカゼリ　Cnidium monnieri
　　主産地中国(河北、山東、江蘇、浙江など)
ハマゼリ　Cnidium monnieri
　　日本各地、朝鮮半島、中国に分布。
ヤブジラミ　Torilis japonica
　　日本各地、朝鮮半島、台湾、中国に分布。

セリ科　ハマゼリ属

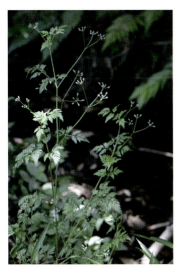

セリ科　ヤブジラミ
鎌倉（5月）

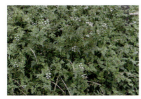

セリ科　ヤブジラミ
鎌倉（7月）

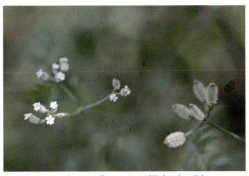

セリ科　ヤブジラミ　鎌倉（5月）

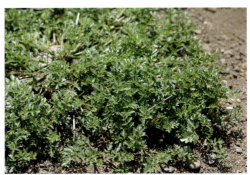

セリ科　ハマゼリ　静岡県立大学薬草園（6月）

薬草メモ

中国東北部、モンゴル、シベリア、ウスリー、朝鮮半島に分布する多年草のオカゼリの成熟果実を蛇床子として用いらるが、日本では産しない。日本ではヤブジラミの果実を和蛇床子と称して用いられた。ヤブジラミは日本各地の道端、林縁に普通に見られる雑草である。藪にはいるとシラミのように衣服に付くことから「ヤブジラミ」と名づけられたようだ。江戸時代にハマゼリが真物と言われたことがあったが、ハマゼリの果実は実際に市販されたことはない。蛇牀子の名の由来について李時珍は「蛇、虺が好んでその下にいて、その子（種子）を食ふ。故に蛇、虺、蛇粟（じゃぞく）などの諸名をつけたのだ。」と言っている。

【薬効と使い方】　単味でなく、漢方薬方の中で用いる。膣、外陰部のはれものに、乾燥した果実（蛇床子）5〜10gにミョウバン2〜4gを加えて、水150ccで煎じてやや冷めた煎汁を脱脂綿に浸して患部を洗う。

【漢方】　①壮陽②散寒③袪風④燥湿の作用を持ち陰部湿疹、外陰部掻痒症、湿疹、インポテンツ、不妊症などを改善する薬方に用いる。

薬方としては、蛇床子散（金匱要略《陰部掻痒》）、三子丸（千金方《帯下》）、蛇床子湯（医宗金鑑《湿疹、陰部掻痒》）等に配合されている。

被子植物(真正双子葉類)　　　　　　　　　　　　　　　　　セリ目
　コア真正双子葉類　キク類　キキョウ群　　　　　　　　セリ科　Saposhnikovia 属

［防風(ぼうふう)］

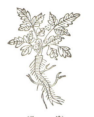

『本草綱目』

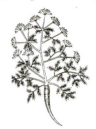
『植物名実図考』防風

『神農本草経』原文　　　　　　　　　中薬
防風. 一名銅芸. 味甘温. 生川澤. 治
大風頭眩痛. 惡風風邪. 目盲無所見.
風行周身. 骨節疼痺煩滿. 久服輕身.

【よみ】
「大風、頭眩痛、悪風風邪、目盲見る所無し。
風修身をめぐり、骨節疼痺、煩満を治す。久
服せば、身を軽くする。」

【『名医別録』の主治】
「辛　無毒。脇痛、脇風、頭面去来、四肢攣
急、字乳、金瘡、内痙(を主る。)葉　風熱
にあたり、汗出るを主る。」

【基原植物に関する各家論述】
『意釈神農本草経』：ボウフウ　防風
Ledebouriella seseloides (Hoffman) Wolf.（［関
防風］）、川防風（短裂藁本）Ligusticum
brachylobum Franch.（［川防風］）、竹葉防
風 Seseli delavayi Franch.（［雲防風］）の根。
『神農本草経中薬彩色図譜』：防風
Saposhnikovia divaricata (Turcz.) Schischk.
の根。
『本草の植物』：ボウフウ Saposhnikovia
seseloides (Hoffman) Kiagawa (=S.
divaricata (Turcz.) Schischk.、
Ledebouriella seseloides (Hoffman) Wolf.)
とし、分布は中国東北部、華北、陝西、甘粛、
蒙古、朝鮮、シベリアとする。
『詳解古方薬品考』：『古方薬品考』の［種防
風］を「ボウフウの根で、奈良県大宇陀で森
野藤助氏により栽培されたので［藤助防風］
の名がある」としている。
『日本薬局方』[※1]：Saposhnikovia divaricata
Schischk. の根及び根茎と規定（第九改正よ

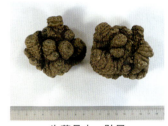

生薬見本　防風

り収載)。

[※1] かつて『国民医薬品集』(『局方』第二部の前身)
には伊吹防風（イブキボウフウ seseloides ugoensis
koedzum の根）が正品 [和防風] として収載されて
いた（第二改正）が、中国産防風が入るようになり、
市場性がなくなり、第七改正で削除されている。一方、
ハマボウフウも古くから、中国産防風を使用すべきと
ころを品不足などの理由から誤って代用した時代があ
ったが、原植物が異なり、品質的には異質のものであ
り、［浜防風］として独立させた。

『中華人民共和国薬典』：防風 S. divaricata
(Turcz.) Schischk. の根と規定。

〈参考〉『局方』［浜防風］ハマボウフウは Glehnia
littoralis Fr. Sehmidt ex Miq. の根及び根茎と規定さ
れる。この植物は、中国で珊瑚菜と呼ばれる。その珊
瑚菜（ハマボウフウ）の根を蒸し、外皮を去ったもの
は、『薬典』には［北沙参］の名で収載されている。（キ
キョウ科のトウシャジンの根は『薬典』には［南沙参］
の名で収載されている。）防風、浜防風（北沙参）と
もに、『薬典』は使用部位を根と規定しているが、『局
方』は根茎を含めて規定している。

以上により防風はボウフウの根とする。

【現在の流通と使用状況】
漢方薬方の重要生薬として頻用される生薬の
一つである。現在流通しているのは、すべて
中国産ボウフウ（関防風）である。

セリ科　*Saposhnikovia* 属

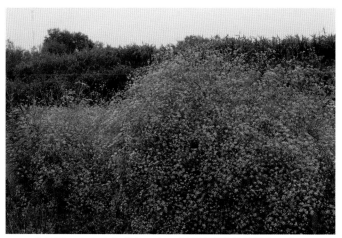

セリ科　トウスケボウフウ　名寄薬用植物試験センター
Saposhnikovia divaricata（9月）

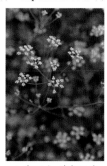

トウスケボウフウ
名寄

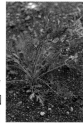

セリ科　トウスケボウフウ
県立静岡大学薬草園
（9月）

薬草メモ

ボウフウは中国、モンゴル、シベリア、アムール、ウスリーに分布。江戸時代中国から渡来し植栽された多年草。ボウフウは日本に自生しておらず、日本で防風といえば各地の海岸の砂地に自生するハマボウフウをいう。古来から諸風の治療薬に用いられてきた。防風の代用として江戸時代から、風邪による関節痛、頭痛、めまい、手足の痙攣や痛みに用いられてきた。かっては海岸で栽培され、食用として八百屋でも売られていいることから"八百屋防風"の名もある。また正月の屠蘇散の材料としても使われてきた。ボタンボウフウは葉がボタンに似ていて、沖縄では長命草と言われ、長寿の野菜として話題を呼んでいる。ハマボウフウもボタンボウフウも風邪に1日量5～8gの乾燥した根を煎じ服用する。湯冷めがしないことから浴剤にも使われる。いずれもボウフウの名がつくも中国渡来の防風とは異なる。

【薬効と使い方】　春又は秋に根を日干乾燥したものを生薬「防風」とよび漢方薬方に用いる。

【漢方】　①解表②止痛③止痙④去風の作用があり「去風作用のある潤剤」として感冒、頭痛、関節痛、筋肉痛、下痢、湿疹や化膿性疾患などの症状を改善する薬方として用らる。薬方としては、川芎茶調散（和剤局方《風邪・頭痛》）、羌活勝湿湯（内外傷弁惑論《関節痛・筋肉のひきつり》）、玉屏風散（世医得効方《多汗症》）、消風散（外科正宗《湿疹性皮膚疾患》）、十味敗毒湯（本朝経験《湿疹・蕁麻疹》）、清上防風湯（万病回春《にきび・副鼻腔炎》）、防風通聖散（宣明論《肥満体質・常習性便秘・高血圧》）、疎経活血湯（万病回春《関節痛・神経痛》）、桂枝芍薬知母湯（金匱要略《関節の疼痛脹れ》）、など多くの薬方に配合されている。

セリ科　*Saposhnikovia* 属

【同属近縁植物】
① ボウフウ［関防風］*Saposhnikovia divaricata* (Turcz.) Schischk.（ = *Siler divaricatum* Benth. et Hook.；*Trinia seseloidea* Ledeb.；*T. dahurica* Turcz.；*Stenocoelium divaricatum* Turcz.；*Ledebouriella seseloides* auct. non H. Wolff）
黒竜江、吉林、遼寧、内モンゴル、河北、山東、河南、陝西、山西、湖南など。
② トウスケボウフウ *Saposhnikovia divaricata* (Turcz.)Schischk.(= *Ledebouriella seseloides* act. non H. Wolff.) 上記原植物を江戸享保年間に奈良県大宇陀の森野藤助が栽培したので「藤助防風」の名がある。

【中国で防風として流通している植物】
①川防風（短裂藁本）［川防風］
　Ligusticum brachylobum
　中国（四川、貴州）
②松葉防風［雲防風］*Seseli yunnanense*
　Seseli maire
　中国（雲南、四川）
③竹葉防風［雲防風］
　Seseli delavayi Franch.
④新疆防風　*Seseli iliense*
　中国（新疆）

【日本でボウフウの代用に用いた植物】
①イブキボウフウ［伊吹防風］
　Seseli ugoensis
②カワラボウフウ、シラカワボウフウ、ヤマニンジン　*Peucedanum terebinthaceum*
③ハマボウフウ　*Glehia littoralis*
④ボタンボウフウ　*Peucedanum japonicum*

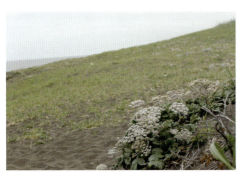
セリ科　ハマボウフウ　北海道紋別（7月）

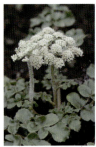
セリ科　ハマボウフウ
東京都薬用植物園
（6月）

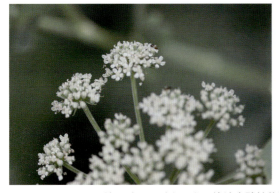
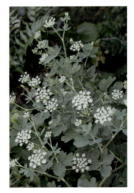
セリ科　ボタンボウフウ　筑波実験植物園（8月）

セリ科　マルバトウキ（Ligusticum）属

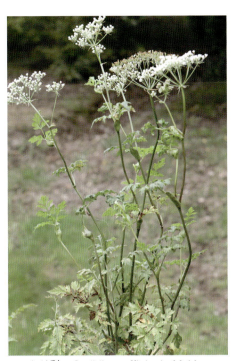

セリ科　Cndidium officinale Makino
北海道医療大学薬草園（9月）

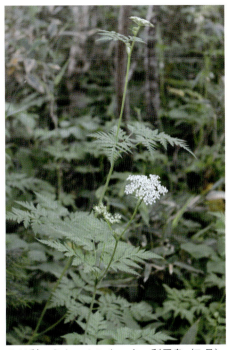

セリ科　ミヤマセンキュウ　利尻島（7月）
Conioselinum filicinum

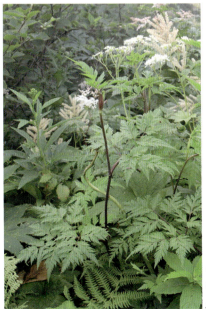

セリ科　シラネセンキュウ
秋田駒ヶ岳（8月）
Angelica polymorpha

被子植物（真正双子葉類）　　　　　　　　　　　　　　　セリ目
コア真正双子葉類　キク類　キキョウ群　　セリ科　マルバトウキ（Ligusticum）属

［芎藭（きゅうきゅう）］

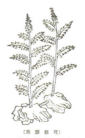
『本草綱目』

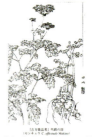
『古方薬品考』川芎

『神農本草経』原文　　　　　　　　　中薬
芎藭．味辛温．生川谷．治中風入脳頭痛．寒痺攣緩急．金創．婦人血閉無子．

【よみ】
「中風脳に入り頭痛、寒痺攣緩急、金創、婦人血閉、子無きものを治す。」

【『名医別録』の主治】
「無毒、脳中冷動、面上遊風去来、目泪出、涕唾多く、忽忽と酔うが如く諸寒冷気、心腹堅く痛む、中悪、卒急の腫痛、脇風痛、中内寒を温める。」

【基原植物に関する各家論述】
『意釈神農本草経』：川芎 *Ligusticum wallichii* Franch. の根茎。
『神農本草経中薬彩色図譜』：川芎 *L. chuanxiong* Hort. の根茎。
『本草の植物』：「『別録』には陝西省の産地をあげている。時珍は陝西省のを京芎または西芎、四川省のを川芎、浙江省のを台芎、江南に産するものを撫芎とし、古くから栽培した。現在中国では川芎 *L. wallichii* Franch. を四川、雲南、貴州で多く栽培している。この植物は日本で江戸時代から川芎として栽培しているものによく似る。」「日本のは果実が熟さないので正しい所属が不明のまま *Cnidium officinale* Makino とされている」などとしている。
『日本薬局方』：［川芎］の名で収載。センキュウ *Cnidium officinale* Makino の根茎を、通例、湯通ししたものと規定。
『中華人民共和国薬典』：［川芎］の名で収載。川芎 *L. chuanxiong* Hort. の根茎と規定。

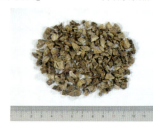
生薬見本　川芎

以上により芎藭はセンキュウの根茎とする。

【現在の流通と使用状況】
漢方薬方の重要生薬として最も頻用される生薬の一つである。数少ない国産でまかなえる生薬で殆どを、北海道で生産される。

【川芎の学名について】
① ［川芎］*Cnidium officinale* Makino
東南アジア市場で「日芎」と称される。江戸時代に中国から移植し栽培化したもので、北海道、東北、奈良で栽培されているが、セリ科の植物は種で判定するため、結実しない川芎は植物学的位置が確定していない。牧野博士が命名したが学名が正しいかどうか不明である。
② 川芎 *Ligusticum chuanxiong* Hort.
中国産川芎は産地により下記の名称で流通。抗白芷（浙江、江蘇、四川省産）、川白芷（四川省産）禹白芷（河南省長葛、禹県）、祁白芷（河南省安国）の以前の学名 *Ligusticum wallichii* Franch. は最近の研究により上記学名に改められた。

セリ科　マルバトウキ（Ligusticum）属

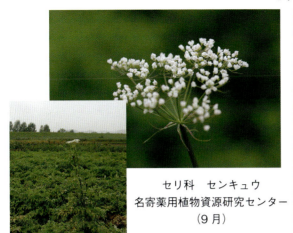

セリ科　センキュウ
名寄薬用植物資源研究センター
（9月）

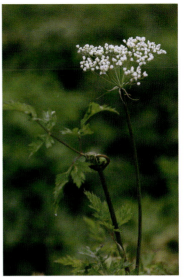

薬草メモ

川芎は江戸時代初期に薬用として中国から輸入され芎藭と呼ばれていた。芎藭の名の由来について李時珍は「芎の字はもと䓖と書いた。名称の意義は詳かでない。或は、人の頭は穹窿、窮高で、天の象であり、この薬は上行して専ら頭脳の諸疾を治するものだから芎藭なる名称があるのだという」と言っている。中国四川省のものが品質がよく、四川芎藭と呼んでいたが、これが略され川芎となったといわれている。現在おもに北海道で栽培されている。本州の薬用植物園では生育はしているが花を見ることは難しい。日本の山地の林下などに自生するシラネセンキュウは花や葉を乾燥して歯痛や鎮痛に使うという。

【薬効と使い方】　川芎は根茎を湯通し、乾燥したものを用い、セロリのような濃い香りを持つ。薬用として1日3～6gを煎じて飲む。歯肉炎には煎じた汁を含むとよい。冷え症に、浴剤として茶わんに1杯ほど風呂に浸しておくとよく温まる。松が枯れそうな時、煎じた汁を根元に注いでやると、不思議に元気がでると言われる。

【漢方】　①活血②行気③祛風④止痛の作用を持ち、血を補い、血液の循環をよくする。婦人病の冷え症、貧血、月経不順、冷血、補血、鎮静、強壮薬とし当帰、芍薬などと併用して用いられる。経験的に頭痛に必ず川芎が使用される。「婦人病の妙薬」、「血中の気薬」とも言われている。

漢方薬方では、四物湯（和剤局方《婦人病・冷え症》）、当帰芍薬散（金匱要略《冷え症・貧血・婦人科的諸疾患》）、温経湯（金匱要略《婦人病・月経不順・手足のほてり》）、疎経活血湯（万病回春《関節痛神経痛》）、葛根湯加川芎辛夷（本朝経験《感冒・鼻炎》）、清上蠲痛湯（寿世保元《頭痛》）、川芎茶調散（和剤局方《風邪・頭痛》）、応鐘散（東洞・楊氏家蔵方《便秘・肩こり》）、治打撲一方（香川家方《打撲》）など多くの薬方に配合されている。

被子植物(真正双子葉類) セリ目
コア真正双子葉類　キク類　キキョウ群　　セリ科　マルバトウキ（Ligusticum）属

［蘼蕪］※1

※1 森立之本では「蘪」字としているが、顧観光本など他の『神農本草経』復原本や『大観本草』『本草綱目』、それに『啓蒙』『古方薬品考』などの日中の本草書のほとんどが「蘼」字としている。

『神農本草経』　原文　　　　　　中薬

蘼蕪. 一名薇蕪. 味辛温. 生川澤. 治欬逆. 定驚氣. 辟邪惡. 除蠱毒鬼注. 去三蟲. 久服通神.

【よみ】
「咳逆を治す。驚気を定め、邪悪を避け、蠱毒、鬼注を除き、三蟲を去る。久服せば、神に通ず。」

【『名医別録』の主治】
「無毒。身中老風、頭中久風、風眩。」

【基源植物に関する各家論述】
『意釈神農本草経』・『神農本草経中薬彩色図譜』：ともに川芎 Ligusticum wallichii Franch. の葉（地上茎葉）とする。（『図譜』は学名を L. chuanxiong Hort. としている。）
『本草綱目啓蒙』：［蘼蕪］は「川芎の葉なり。小葉芎藭の葉を用ゆべし」とだけ記している。
『日本薬局方』・『中華人民共和国薬典』：非収載。
『中薬大辞典』：川芎 Ligusticum wallichii Franch.※2 の苗葉。
※2『中薬大辞典』［川芎］条では L. chuanxiong としている。

以上により蘼蕪はセンキュウの地上茎葉とする。

【現在の流通と使用状況】
漢方方薬に使われず、流通もみられない。

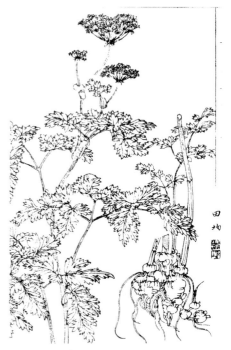

『古方薬品考』芎藭の図
（センキュウ C. officinale Makino）

『古方薬品考』

セリ科　マルバトウキ（Ligusticum）属

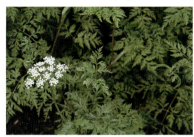

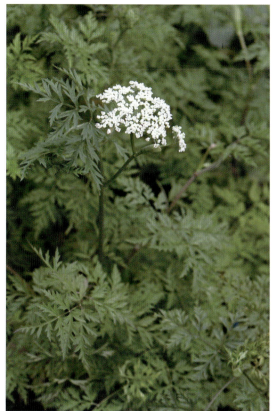

セリ科　センキュウ　北海道医療大学薬草園（9月）*Ligusticum chuanxiong* Hort.

薬草メモ

センキュウの茎葉を［蘼蕪］と称し、蘼蕪の名の由来について李時珍は「蘼蕪あるいは薇無と書く。その茎、葉が蘼弱で繁蕪するものだからかく名けたのだ」と言っている。
【薬効と使い方】　芳香があり清潔であることから気を発散させ頭風風眩を主る薬として、流涙、洟唾、咳逆、驚気に1～3銭を煎じて服用する。香草であり、着物の中に入れるとよいとある。
【漢方】　陶弘景は処方剤に用いることはきわめて稀と言っている。

被子植物(真正双子葉類)
コア真正双子葉類　キク類　キキョウ群

セリ目
セリ科　マルバトウキ（Ligusticum）属

[藁本]（こうほん）

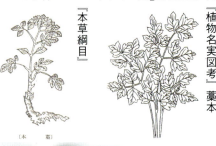
『本草綱目』　『植物名実図考』藁本

『神農本草経』　原文　　　　　　　中薬
藁本. 一名鬼卿. 一名地新. 味辛温.
生山谷. 治婦人疝瘕. 陰中寒腫痛. 腹
中急. 除風頭痛. 長肌膚. 悦顔色.

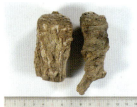
生薬見本　藁本

【よみ】
「婦人疝瘕、陰中寒腫痛、腹中急を治す。風
頭痛を除き、肌膚を長じ、顔色を悦ばす。」

【『名医別録』の主治】
「苦微温微寒　無毒。霧露を避け、潤沢す。
風邪軃洩、金瘡。沐薬面脂に作るべし。」

【基原植物に関する各家論述】
『図説東洋医学　用語編』：カサモチまたは
シャク。
『意釈神農本草経』：遼藁本 *Ligusticum
jeholense* Nakai et Kitagawa や　藁　本 *L.
sinense* Oliv. の根茎。
『神農本草経中薬彩色図譜』：「薬材［藁本］
の基原には藁本及び遼藁本の二種類あるが、
本書では遼藁本 *L. jeholense* を収載する」と
している。
『本草の植物』：コウホン　*L. sinense* Oliv.
『日本薬局方』：非収載。
『日本薬局外外生薬規格』：［藁本］および［和
藁本］を収載する。［藁本］は *Ligusticum
sinense* Oliv. 又 は *L. jeholense* Nakai et
Kitagawa の根茎及び根、［和藁本］はヤブニ
ンジン *Osmorhiza aristata* Makino et Yabe
の根茎とそれぞれ規定。
『中華人民共和国薬典』：藁本 *L. sinense*
Oliv. 或いは遼藁本 *L. jeholense* Nakai et
Kitag. の根茎と根と規定している。

以上により藁本は *Ligusticum sinense* の根
茎とする。

【現在の流通と使用状況】
漢方薬方によく用いられ、中国産藁本が大手
生薬業者より流通している。
【同属近縁植物】
①コウホン藁本（西芎藁本）*Ligusticum sinense*
　主産地中国（湖北、湖南、四川　他　陝西、
　河南、甘粛、江西、山東、雲南など）
②遼藁本（北藁本）*Ligusticum jeholense*
　中国（吉林、遼寧、河北、山東、山西など）
③火藁本（北藁本）*Ligusticum tenuissmum*
　中国（東北地区）
【日本で藁本とされた植物】
①ヤブニンジン（和藁本）*Osmorhiza
　aristata*
②カサモチ　*Nothosmyrnium japonicum*
③シャク　*Anthriscus sylvestris*
④ヤマゼリ　*Ostericum sieboldii*

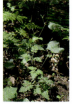 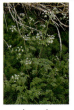 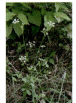

ヤブニンジン　シャク　ヤマゼリ
（鎌倉）　（新潟弥彦）　（榛名湖）

セリ科　マルバトウキ（Ligusticum）属

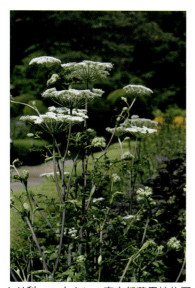

セリ科　コウホン　東京都薬用植物園
（8月）*Ligusticum sinense*

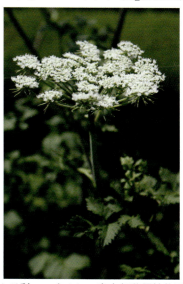

セリ科　コウホン　東京都薬用植物園
（8月）*Ligusticum sinense*

薬草メモ

コウホンは中国中南部に分布するセリ科の多年草、コウホンや中国北部に分布する北藁本（遼藁本・火藁本）などの根および根茎を用いる。コウホンは日当たりのよい山の斜面の草むらあるいは湿地に生える。藁本の名の由来について蘇恭は「根の上部と苗の下部が禾藁に似ているから藁本と名けたものだ。本とは根の意味である」、また李時珍は「古代には香料に用いて藁本香（こうはつ）と呼んだものだ。山海経では藁茇と名づけている」と言っている。コウホンは日本にはなくヤブニンジン、カサモチを藁本の代用にあてていたが現在では使用されていない。

【薬効と使い方】　根茎および根を日干乾燥したものが生薬「藁本」として漢方薬方に利用される。

【漢方】　①発表②祛風③散寒④勝湿⑤止痛の作用を持つ。張元素は「藁本は太陽経の風薬で、寒気が太陽経に鬱する頭痛に必用の薬であり、頭頂の痛みはこれでなければ治せない」と言っている。風寒湿邪による肢体疼痛・風湿痺痛や寒湿による腹痛泄瀉にも効果がある。鎮痛、鎮痙薬として、頭痛、腰痛、婦人病の諸病に用いる。その他疥癬などの皮膚病にも外用する。藁本・羌活・白芷・川芎は頭痛に効果があるが、藁本は膀胱経に入り頭頂痛に、羌活は膀胱経に入り後頭部に白芷は陽明経に入り前額痛に、川芎は少陽経に入り側頭痛に、それぞれ有効である。

薬方例としては、羌活勝湿湯（内外傷弁惑論《風寒湿脾の関節痛・筋肉のひきつれ》）、秦艽羌活湯（衆方規矩《かゆみのある痔疾》）、加味八脈散（浅田家方《蓄膿症・臭鼻症》）、通竅湯（万病回春《鼻炎、蓄膿症》）、駆風触痛湯（寿世保元《頭痛》）などに配合されている。

被子植物(真正双子葉類)
コア真正双子葉類　キク類　キキョウ群

セリ目
セリ科　セリ属

[水靳]
（すいきん）

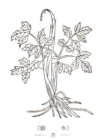

『本草綱目』

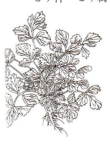

『植物名実図考』水芹

『神農本草経』　原文　　　　　　　下薬
水靳.　一名水英.　味甘平.　生池澤.　治女子赤沃.　止血養精.　保血脈.　益氣.　令人肥健嗜食.

【よみ】
「女子沃赤（血液を混じる帯下）を治す。血を止める。精を養い、血脈を保ち、気を益し、人をして肥え健やかにし、食を嗜ましむる。」
【『名医別録』の主治】
「無毒」
【基原植物に関する各家論述】
『図説東洋医学　用語編』・『意釈神農本草経』・『神農本草経中薬彩色図譜』：いずれもセリ水芹 Oenanthe javanica（Bl.）DC. としている。薬用部分は『意釈』は茎、『図譜』は全草とする。
『本草の植物』：セリ O. javanica（Bl.）DC. としている。
『日本薬局方』・『中華人民共和国薬典』：非収載。
『中薬大辞典』：水芹（セリ）O. javanica（Bl.）DC. の全草と規定している。

以上により水靳はセリの全草とする。
【現在の流通と使用状況】
日本では漢方処方集に記載なく、漢方薬方で使われることもない。生薬としての流通はみられないが、山菜としてよく食されている。季節にはスーパーでもみられる。
【セリ属とドクゼリ属】
　①セリ属
　　　セリ（水芹）Oenanthe javanica
　②ドクゼリ属
　　　ドクゼリ　Cicuta virosa

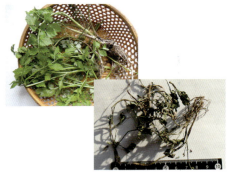

生薬見本　日干乾燥したセリ

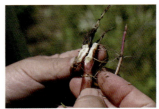

ドクゼリは茎が丸く、中空
セリは中空でない点で区別できる

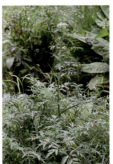
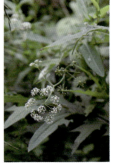

セリ科　ドクゼリ　日光東大植物園（7月）

セリ科　セリ属

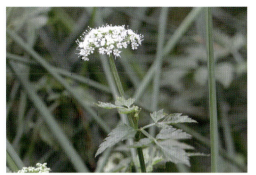
セリ科　セリ　横浜児童植物園（7月）

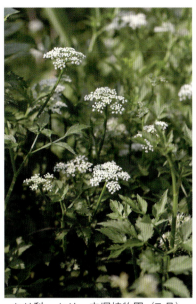
セリ科　セリ　赤塚植物園（7月）

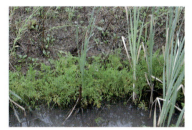
セリ科　セリ　新潟月岡（6月）

薬草メモ

セリは日本全国、朝鮮、中国、東南アジア、アフリカ、コーカサスに分布し、湿地や水田の水の流れている場所などによく茂っている多年草である。春の七草の一つで、日本原産最古の野菜であり、独特の香りを持ち、春先の若い茎を食用とする。万葉集は「あかねさす　昼は田賜びて　ぬばたまの　夜のいとくの　摘める芹これ」（巻20-4455）「丈夫と思へるものを太刀佩きてかにはの田居に芹子そ摘みける」（巻20-4456）など、昔から多くの和歌、俳句に詠まれている。セリ（芹）の名前の由来は、競り合って生えていることから、セリと名がついたといわれている。

【薬効と使い方】　春から夏に地上部をつみとる。神経痛、リウマチに、さっとゆでて、ひたし物にして食べるのがよい。食欲増進、黄疸などに煎じて服用する。小児の解熱に、生のしぼり汁2～4mlぐらいを、1回に飲ませるとよい。咳に、セリを刻み味噌汁に煮て食すとよい。

【注意】5月のセリは、食べるなといわれる。猛毒のドクゼリがこの時期に伸び始めるからである。ドクゼリの特徴としては①根茎が太く緑色をしていて、節も多数あってタケノコ状になっている。②大型で、草丈が60～100cmになる。③茎が丸く、中空。④セリのような臭いがない。

被子植物(真正双子葉類)
コア真正双子葉類　キク類　キキョウ群

セリ目
セリ科　カワラボウフウ属

[房葵]※1

※1 顧観光本『意釈』は [房葵]

『神農本草経』原文　　　　　　　　上薬
房葵．一名梨蓋．味辛寒．生川谷．治
疝瘕腸泄．膀胱熱結溺不下．欬逆．温
瘧癲癇．驚邪狂走．久服堅骨髄．益氣
輕身．

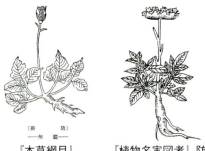

『本草綱目』　　『植物名実図考』防葵

【よみ】
「疝瘕、腸泄、膀胱熱結、溺下らず。咳逆、
温瘧、癲癇、驚邪、狂走を治す。久服せば、
骨髄を堅くし、気を益し、身を軽くす。」

【『名医別録』の主治】
「甘苦　無毒。五臓の虚気、小腹支満、臚脹、
口乾を療す。腎邪を除き、志を強める。中火
の者は服すべからず。人をして恍惚鬼を見せ
しむ。」

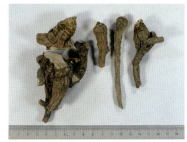

生薬見本　前胡

【基原植物に関する各家論述】
『図説東洋医学　用語編』：未詳。
『意釈神農本草経』：([防葵]) は、古くはボ
タンボウフウ※1 をあてたが、よくわからな
い。としている。
『神農本草経中薬彩色図譜』：([防葵]) は、
白花前胡※ Peucedanum praeruptorum Dunn
の根としている。

※1『図譜』は、日本の学者らが房葵の基原を浜海前
胡（ボタンボウフウ P. japonicum Thunb.）と考証
していること、および『本経』の効能の記載から。房
葵の基原は前胡属（Peucedanum）植物、白花前胡或
いはその近縁種、石防風（カワラボウフウ P.
terebinthaceum (Fisch.) Fisch. ex Turcz.）の類であ
ろう、とした上で、「暫定的に白花前胡を収載し、討
論に供する」としている。

『日本薬局方』・『中華人民共和国薬典』・『中
薬大辞典』：[房葵]（[防葵]）と称する生薬

は非収載である。前述の白花前胡は、『薬典』
では[前胡]の原植物としている。なお、『局方』
の[前胡]は、(1)Peucedanum praeruptorum
Dunn の根（白花ゼンコ）または (2) ノダ
ケ Angelica decursiva Franch. et Sav.（＝
Peceduanum decursivum Maxim.）の 根
（紫花ゼンコ）と規定。

以上により房葵は未詳とするが、白花前胡或
いはその近縁種すなわち「前胡」を房葵と推
定する。

【現在の流通と使用状況】
房葵の流通はみられないが、「前胡」が漢方
薬方の生薬として需要は多い。中国では「前
胡」は白花前胡が正品として、またノダケ（紫
花前胡）の根が中国全土で用いられている。
その他中国ではカワラボウフウなど多くのセ
リ科植物が「前胡」として流通している。日
本に流通してる前胡は白花前胡として中国か
ら輸入しているものである。

セリ科　カワラボウフウ属

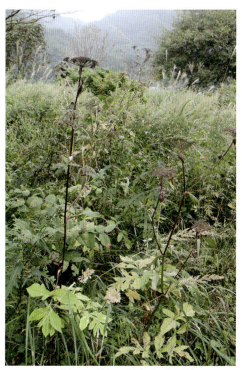

セリ科　ノダケ　榛名山（9月）

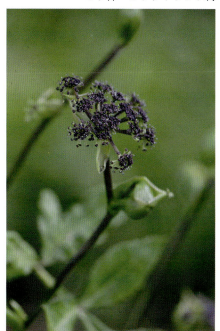

セリ科　ノダケ
東京都薬用植物園（9月）

―― 薬草メモ ――

ノダケ：丘陵地、林内、草地など普通に生えている。秋になると暗紫色の小花を散形花序につける。日本でみられるノダケは紫色の花をつける。中国では紫花前胡と称して乾燥した根を「前胡」として使われる。日本産の和前胡はこれである。中国では白い花をつける白花前胡が「前胡」の正品とされる。現在、日本産の前胡は市場性がない。　ボタンボウフウは防風の項で記載する。房葵の名の由来について蘇恭は「根、葉が葵花に、子、根の香味が防風に似ているところから防葵と名けたのだ」と言っている。前胡の基原植物として白花前胡、ノダケとあるのでここでは前胡の「薬効と使い方・漢方」について記載する。

【薬効と使い方】　秋から冬に根を採取し、乾燥したものを生薬「前胡」と呼び漢方薬方に用いる。

【漢方】　①解熱②袪痰③鎮咳の作用があり、咳嗽、黄色で粘稠な痰、胸苦しいなどの症状を改善する薬方に用いる。

薬方としては、参蘇飲（和剤局方《感冒・咳》）、杏蘇散（温病条辨《咳痰》）、蘇子降気湯（和剤局方《慢性気管支炎・喘息性気管支炎》）、荊防敗毒散（万病回春《急性化膿性皮膚疾患》）等の薬方に配合されている。

セリ科　カワラボウフウ属

【中国で前胡として流通している植物】
①白花前胡　*Peuceduanum pratruptorum*
　　主産地中国（浙江、湖南、四川のほか広西、安徽、江蘇、湖北、江西など。）
②ノダケ（紫花前胡）*Angelica decursiva*
　　　（＝ *Peuceduanum decursivum*）
　　主産地中国（浙江、安徽、江西のほか山東、陝西）、台湾、日本
白花前胡とノダケの形状は良く似ている。その違いは以下の通りである。

	白花前胡	ノダケ
高さ	30〜120cm	76〜140cm
葉	円形ないし広卵形 2〜3回出羽状分裂 最後の葉裂は菱状倒卵形、不規則な羽状に分裂し、鋸葉をもつ	三角状の広卵形 1〜2回羽状全裂 最後の裂片は狭い卵形あるいは長楕円形でとがった鋸歯をもつ
総包	ない	総包片は1〜2枚 卵形で紫色
花弁	白色	濃い紫色

③ボタンボウフウ　*Peuceduanum japonicum*
④カワラボウフウ（ヤマニンジン、シラカワボウフウ）［硬苗前胡］
　　中国（陝西、河北、河南、広西）

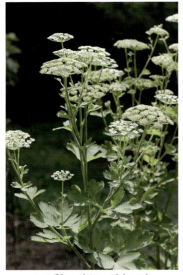

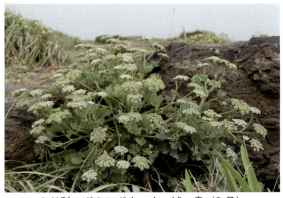

セリ科　ボタンボウフウ　城ヶ島（8月）

セリ科　ボタンボウフウ　小石川植物園（7月）

被子植物(単子葉類)

ユリ目
シュロソウ科　ツクバネソウ属

[王孫]
おうそん

『神農本草経』 原文　　　　　　中薬
味苦平. 生川谷. 治五藏邪氣. 寒濕痺.
四肢疼酸. 膝冷痛.

【よみ】
「五臓の邪気、寒湿痺、四肢の疼酸、膝の冷痛を治す」

【『名医別録』の主治】
「百病(あらゆる病)を療じ、気を益す」

【基原植物に関する各家論述】
『国訳本草綱目』:葉が顛頂に生じ紫河車(蚤休)の葉に似るとしているが不詳としている。牧野はツクバネソウを否定している。
『中薬大辞典』:シュロソウ科ツクバネソウ
Paris tetraphylla A.Gray の根茎とする。

以上により王孫をツクバネソウと推定するが不明である。

【現在の流通と使用状況】
現在、日本では使われていない。

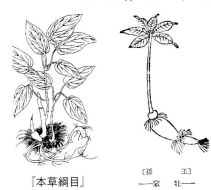

『本草綱目』

〔孫　王〕

『植物名実図考』

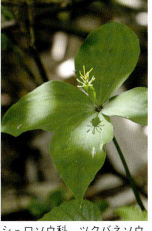

シュロソウ科　ツクバネソウ
早池峰山　7月

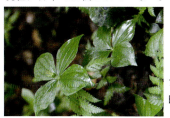

シュロソウ科　ツクバネソウ
白神山地　6月

――― 薬草メモ ―――

　ツクバネソウの名の由来は茎の先端に4枚の葉が輪生する、その様子が羽子板の羽根に見立てて「衝く羽根草」と名付けたものである。中国名は四葉王孫と呼び、その根茎を干したものを生薬の王孫という。
　【薬効と使い方】　秋から晩秋にかけて根茎を掘り起こし日干しにし、ひざの痛みや四肢がだるくて痛むものや下痢に根茎5〜8gを煎じて1日3回に分けて服用する。

被子植物（真正双子葉類）
コア真正双子葉類　キク類

ミズキ目
アジサイ科　ウツギ属

[溲疏（そうそ）]

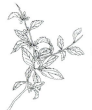

植物名実図考
溲疏

『神農本草経』　原文　　　　　　下薬
溲疏．味辛寒．生川谷．治身皮膚中熱．
除邪氣．止遺溺．可作浴湯．

【よみ】
「身皮膚中の熱を治す。邪気を除き、遺溺（遺尿）を止む。浴湯に作るべし。」

【『名医別録』の主治】
「苦　微寒　無毒。水道を通し利す、胃中の熱を除く、気を下す。」

【基原植物に関する各家論述】
『本草綱目』：後漢末期、華陀の弟子當之は「溲疏、一名楊櫨（ウツギ）、一名牡荊（ニンジンボク）、一名空疏（別称空木（ウツギ）、巨骨（クコ？）、卯花（ウツギ）。皮は白く中が空であって、時時に節がある。子は枸杞子に似て、冬期に熟し、赤色である。味は甘く苦い、末代には識るものはない。これは人家の垣根にある楊櫨でない。」と云っている。以後諸本草家が論評しているが李時珍は的確に指定できないと結論ずけている。
『中薬大辞典』：アジサイ科ツクシウツギ *Deutzia scabra* Thunb. の果実とする。

以上により溲疏をウツギと推定するが不明である。

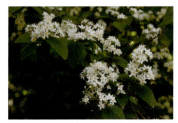

アジサイ科　マルバウツギ
目黒自然教育園　5月

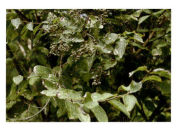

アジサイ科　マルバウツギ
二宮吾妻山公園　10月

【現在の流通と使用状況】
現在は日本では使われていない。
【主な同属近縁植物】
ウツギ（ウノハナ）　　*Deutzia cremata*
マルバウツギ（ツクシウツギ）
　　　　　　　　　　Deutzia scabra

―― 薬草メモ ――

ウツギの語源は枝が中空になっているので空木と呼ばれていることからきている。
【薬効と使い方】　中薬大辞典によると果実を1～3銭を煎じて服用するか、丸剤にして用いる。外用には煎液で洗うとしている。
民間では利尿に果実3～10gを半量まで煎じて服用する。

二科にまたがる本草植物

	科名	植物名	ページ
牛扁	キンポウゲ科	Aconitum ochranthum	123
	フウロソウ科	ゲンノショウコ	283
鉤吻	ウルシ科	ツタウルシ	253
	ゲルセミウム科	ゲルセミウム・エレガンス（胡蔓藤）	349
沙参	キキョウ科	ツリガネニンジン	425
	セリ科	ハマボウフウ	493
女青	アカネ科	ヘクソカズラ	345
	ガガイモ科	ヒメイヨカズラ	361
	バラ科	オヘビイチゴ（蛇全）	155
積雪草	シソ科	カキドオシ	391
	セリ科	ツボクサ	479
独活	ウコギ科	ウド	471
	セリ科	シシウド	481
薇銜	ツツジ科	イチヤクソウ	335
	キク科	ハンカイソウ・ヤブレガサ	463
防已	ツヅラフジ科	オオツヅラフジ・シマハスノハカズラ	107
	ウマノスズクサ科	広防已 Aristolochia fangchi	107
落石	クワ科	オオイタビ	183
	（アカネ科）	シラタマカズラ（写真のみ）	348
	キョウチクトウ科	トウテイカカズラ	355
連翹	オトギリソウ科	トモエソウ・シナオトギリ	219
	モクセイ科	レンギョウ	367
翹根	オトギリソウ科	トモエソウ・シナオトギリ	221
	モクセイ科	レンギョウ	363
狼毒	サトイモ科	クワズイモ	47
	トウダイグサ科	ヒロハタカトウダイ・ナツトウダイなど	231
	ジンチョウゲ科	瑞香狼毒・クサナニワズなど	245
腐婢	マメ科	アズキ	199
	クマツヅラ科	ハマクサギ	

神農本草経（森立之本）掲載順目次

	上薬		よみ	味／性	ページ	分類	現在使われている関連生薬名（使用部位により別名あり）	[]森立之本の別名（一名）【】顧観光本の生薬名　()は生薬名のヨミ
上薬	1	玉泉	ぎょくせん	甘／平		鉱物（最も純粋なカルシウム塩石を液化したもの）		[玉札（ぎょくさつ）]
上薬	2	丹沙	たんさ	甘／微寒		鉱物（硫化水銀からなる鉱物）	朱沙（しゅしゃ）	【丹砂（丹沙）】
上薬	3	水銀	すいぎん	辛／寒		鉱物（液体金属の水銀、古くは天然水銀）	水銀	
上薬	4	空青（青）	くうせい	甘／寒		鉱物（炭酸ナトリウムと青銅鉱からなる鉱物で球状で中は空洞）		
上薬	5	曽青（青）	そせい	酸／小寒		鉱物（炭酸ナトリウムと青銅鉱からなる鉱物で層状鉱物）		
上薬	6	白青（青）	はくせい	甘／平		鉱物（青銅鉱）		
上薬	7	扁青（青）	へんせい	甘／平		鉱物（炭酸ナトリウム系の青銅鉱藍銅鉱）		
上薬	8	石膽（胆）	せきたん	酸／寒		鉱物（硫酸銅（銅鉱石中自然に生成する藍色のガラス状結晶顆粒））	胆礬（たんばん）	
上薬	9	雲母	うんも	甘／平		鉱物（ケイ酸塩鉱物）	雲母	[雲珠（うんじゅ）・雲華（うんか）・雲液（うんえき）・雲沙（うんさ）・磷石（りんせき）]【雲砂（雲沙）】
上薬	10	朴消	ぼくしょう	苦／寒		鉱物（芒硝（含水硫酸ナトリウム・古来は硫酸マグネシウム））	芒硝	[硝石（しょうせき）]
上薬	11	消石	しょうせき	苦／寒		鉱物（硝石・芒硝（硝酸カリウム・古来は硫酸マグネシウム））	硝石	
上薬	12	礬石	ふんせき	酸／寒		鉱物（明礬（硫酸アルミニウム・カリウム））	明礬・白礬（はくばん）	[羽涅（うでつ）]【礬石（礬石）・羽砠（羽涅）】
上薬	13	滑石	かっせき	甘／寒		鉱物（加水ハロサイト（含水珪酸マグネシウム））	滑石	
上薬	14	紫石英	しせきえい	甘／温		鉱物（蛍石（主成分フッ化カルシウム））	紫石英	
上薬	15	白石英	はくせきえい	甘／微温		鉱物（白色の石英（主成分フッ化カルシウム））		
上薬	16	五色石脂	ごしょくせきし	甘／平		鉱物（ハロサイト　主成分ケイ酸アルミニウム塩）	青石・赤石・黄石・黒石脂	[青石（せいせき）・赤石（しゃくせき）・黄石（おうせき）・白石（はくせき）・黒石脂（こくせきし）]

神農本草経（森立之本）掲載順目次

上薬		よみ	味／性	ページ	分類	現在使われている関連生薬名（使用部位により別名あり）	[ ] 森立之本の別名（一名） 【 】顧観光本の生薬名（）は生薬名のヨミ
上薬	17	大一禹余粮	たいいつうよりょう	甘／平		鉱物（禹余粮に多量の酸化第二鉄 $FeCO_3$ が混入し、殻は水酸化鉄、酸化鉄などが泥、砂、礫などを膠結し、団塊状をなしている）		[石脳]
上薬	18	禹余粮	うよりょう	甘／寒		鉱物（加水ハロイサイトが主成分 $Al_2O_3・2SiO_2・4H_2O$）不純な褐鉄鉱）	禹余粮・禹粮石（うりょうせき）	
上薬	19	青(青)芝	せいし	酸／平		菌類（キノコ（サルノコシカケ科マンネンタケやその近縁、青色））（マンネンタケの傘の色は初めは卵黄色、のちに赤褐色から黒色に変化する）	霊芝	[竜芝（りゅうし）]
上薬	20	赤芝	しゃくし	苦／平		菌類（キノコ（サルノコシカケ科マンネンタケやその近縁））（普通に見られる霊芝）	霊芝	[丹芝（たんし）]
上薬	21	黄芝	おうし	甘／平		菌類（キノコ（サルノコシカケ科マンネンタケやその近縁、黄色））	霊芝	[金芝（きんし）]
上薬	22	白芝	はくし	辛／平		菌類（キノコ（サルノコシカケ科マンネンタケやその近縁、白色））	霊芝	[玉芝（ぎょくし）]
上薬	23	黒芝	こくし	鹹／平		菌類（キノコ（サルノコシカケ科マンネンタケやその近縁、黒色））（霊芝の中で最高級品）	霊芝	[玄芝（げんし）]
上薬	24	紫芝	しし	甘／温		菌類（キノコ（サルノコシカケ科マンネンタケやその近縁、紫色））（紫色を帯びた赤褐色で普通に見られる霊芝）	霊芝	[木芝（もくし）]
上薬	25	赤箭	せきせん	辛／温	61～62	ラン科（オニノヤガラ）塊茎	天麻（てんま）	[離母（りぼ）・鬼督郵（きとくゆう）]
上薬	26	茯苓	ぶくりょう	甘／平		菌類（キノコ（サルノコシカケ科マツホド）の菌核）	茯苓	[伏菟（ふくと）]
上薬	27	松脂	しょうし	苦／温	11～12	マツ科（馬尾松、油松などの樹脂）	松香（しょうこう）	[松膏（しょうこう）・松肪（しょうぼう）]
上薬	28	柏實(実)	はくじつ	甘／平	13～14	ヒノキ科（コノテガシワ）種子	柏子仁（はくしじん）	
上薬	29	箘桂	きんけい	辛／温	35～36	クスノキ科（ニッケイ属）樹皮	桂皮・桂枝	
上薬	30	牡桂	ぼけい	辛／温	37～38	クスノキ科（ニッケイ属）樹皮	桂皮・肉桂	
上薬	31	天門冬	てんもんどう	苦／平	53～54	キジカクシ科（クサスギカズラ）根	天門冬	[顛勒（てんろく）]

神農本草経（森立之本）掲載順目次

上薬		よみ	味／性	ページ	分類	現在使われている関連生薬名（使用部位により別名あり）	[ ] 森立之本の別名（一名）【 】顧観光本の生薬名（ ）は生薬名のヨミ
上薬	32	麦門冬	ばくもんどう	甘／平	55〜56	キジカクシ科（ジャノヒゲ）塊根	麦門冬	
上薬	33	朮	じゅつ	苦／温	431〜434	キク科白朮（オケラ・オオバナオケラ）蒼朮（ホソバオケラ・シナオケラ）根茎	白朮（びゃくじゅつ）・蒼朮（そうじゅつ）	[山薊（さんけい）]
上薬	34	女萎	じょい	甘／平	57〜58	キジカクシ科（アマドコロ）根茎	玉竹（ぎょくちく）	
上薬	35	乾地黄	かんじおう	甘／寒	371〜372	ジオウ科（アカヤジオウ・カイケイジオウ）根	地黄・乾地黄・熟地黄	[地髄（ちずい）]
上薬	36	昌蒲	しょうぶ	辛／温	39〜40	ショウブ科（セキショウショウブ）根茎	菖蒲	[昌陽（しょうよう）]【菖蒲（昌蒲）】
上薬	37	遠志	おんじ	苦／温	213〜214	ヒメハギ科（イトヒメハギ）根	遠志	[棘菀（ちょくえん）・要繞（ようじょう）・細草（さいそう）]【棘菀（棘菀）・要葁繞（要葁繞）】
上薬	38	澤瀉	たくしゃ	甘／寒	51〜52	オモダカ科（サジオモダカ）根茎	沢瀉	[水舄（すいしゃ）・芒芋（ぼうう）・鵠瀉（こくしゃ）]【水瀉（水舄）・沢瀉（澤瀉）】
上薬	39	署豫	しょよ	甘／温	75〜76	ヤマノイモ科（ヤマノイモ・ナガイモ）担根体	山薬（さんやく）	[山芋（さんう）]【薯蕷（署豫）】
上薬	40	菊華	きくか	苦／平	449〜450	キク科（キク）頭花	菊花・野菊花	[節華（せつか）]【菊花（菊華）】
上薬	41	甘草	かんぞう	甘／平	187〜188	マメ科（カンゾウ）根茎（ストロン）	甘草	
上薬	42	人參	にんじん	甘／微寒	475〜478	ウコギ科（チョウセンニンジン）根及び根茎	人参	[人銜（じんかん）・鬼蓋（きがい）]
上薬	43	石斛	せっこく	甘／平	63〜64	ラン科（セッコク）全草	石斛	[林蘭（りんらん）]
上薬	44	石龍芮	せきりゅうぜい	苦／平	131〜132	キンポウゲ科（タガラシ）果実		[魯果能（ろかのう）・地椹（ちじん）]
上薬	45	石龍芻	せきりゅうすう	苦／微寒	89〜90	イグサ科（イ・コヒゲ）茎	灯心草（とうしんそう）	[竜須（りゅうしゅ）・続断（ぞくだん）・竜朱（りゅうしゅ）]【石龍芻（石龍芻）・竜鬚（竜須）】
上薬	46	落石	らくせき	苦／温	183〜184	クワ科（オオイタビ）茎葉	落石藤（らくせきとう）	[石鯪（せきりょう）]【絡石（落石）】
					355〜356	キョウチクトウ科（トウテイカズラ）茎葉		

神農本草経（森立之本）掲載順目次

上薬			よみ	味／性	ページ	分類	現在使われている関連生薬名（使用部位により別名あり）	[ ] 森立之本の別名（一名）【 】 顧観光本の生薬名（）は生薬名のヨミ
上薬	47	王不留行	おうふるぎょう	苦／平	305～306	ナデシコ科（ドウカンソウ・コフシグロ）種子	王不留行（おうふるぎょう）	
上薬	48	藍實(実)	らんじつ	苦／寒	311～312	タデ科（アイ）果実		
上薬	49	景天	けいてん	苦／平	293～294	ベンケイソウ科（ベンケイソウ）全草		[戒火（かいか）・慎火（しんか）]
上薬	50	龍膽(胆)	りゅうたん	苦／寒	351～352	リンドウ科（トウリンドウ）根及び根茎	龍胆草	[陵游（りょうゆう）]
上薬	51	牛膝	ごしつ	苦／平	299～300	ヒユ科（ヒナタイノコズチ）根	牛膝	[百倍（ひゃくばい）]
上薬	52	杜仲	とちゅう	辛／平	339～340	トチュウ科（トチュウ）樹皮	杜仲	[思仙（しせん）]
上薬	53	乾漆	かんしつ	辛／温	251～252	ウルシ科（ウルシ）樹脂	乾漆	
上薬	54	卷柏	けんぱく	辛／温	1～2	イワヒバ科（イワヒバ）全草	卷柏	[万歳（ばんさい）]
上薬	55	細辛	さいしん	辛／温	27～28	ウマノスズクサ科（ウスバサイシン・ケイリンサイシン）根および根茎	細辛	[小辛（しょうしん）]
上薬	56	獨活	どっかつ	苦／平	471～472	ウコギ科（ウド）根茎	独活・羌活	[羌活・羌青（きょうせい）・護羌使者（ごきょうしゃ）]
					481～482	セリ科（シシウド属）根		
上薬	57	升麻	しょうま	甘／平	125～126	キンポウゲ科（サラシナショウマ）根茎	升麻	[周麻（しゅうま）]
上薬	58	茈胡	さいこ	苦／平	487～490	セリ科（ミシマサイコ）根	柴胡	[地薫（じくん）]【地薰（地熏）】
上薬	59	房葵	ぼうき	辛／寒	505～507	セリ科（白花前胡・ノダケ）根	前胡	[梨蓋（りがい）]【防葵（房葵）】
上薬	60	蓍實(実)	ちょじつ	苦／平	441～442	キク科（ノコギリソウ）果実		【蓍実（蓍實）】
上薬	61	酸棗	さんそう	酸／平	169～170	クロウメモドキ科（サネブトナツメ）果実	酸棗仁	
上薬	62	槐實(実)	かいじつ	苦／寒	203～204	マメ科（エンジュ）果実	槐角・槐花	
上薬	63	枸杞	くこ	苦／寒	413～414	ナス科（クコ）茎、葉（枸杞葉）、果実（枸杞子）、根皮（地骨皮）	枸杞子・地骨皮・枸杞葉	[杞根（きこん）・地骨（じこつ）・苟忌（くき）・地輔（じほ）]【枸忌（苟忌）】
上薬	64	橘柚	きつゆう	辛／温	261～263	ミカン科（ミカン属）果皮	陳皮・橘皮	[橘皮（きつぴ）]

神農本草経（森立之本）掲載順目次

上薬		よみ	味／性	ページ	分類	現在使われている関連生薬名（使用部位により別名あり）	［］森立之本の別名（一名）【】顧観光本の生薬名（）は生薬名のヨミ
上薬	65	菴䕡子	えんろし（あんりょし）	苦／微寒	443	キク科（ハイイロヨモギ・イヌヨモギ）果実	「菴䕡子」	【菴䕡子（菴䕡子）】
上薬	66	薏苡子	よくいし	甘／微寒	91～92	イネ科（ハトムギ・ジュズダマ）種仁	薏苡仁	［解蠡（かいれい）］【薏苡子（薏苡子）】
上薬	67	車前子	しゃぜんし	甘／寒	373～374	オオバコ科（オオバコ）種子	車前子	［当道（とうどう）］
上薬	68	蛇床子	じゃしょうし	苦／平	491～492	セリ科（オカゼリ）果実	蛇床子	［蛇粟（じゃぞく）・蛇米（じゃべい）］
上薬	69	茵陳蒿	いんちんこう	苦／平	445～446	キク科（カワラヨモギ）頭花及び地上部	因陳高・茵陳高	【茵蔯蒿（茵陳蒿）】
上薬	70	漏蘆	ろうろ	苦／寒	429～430	キク科（オクルリヒゴタイ・タイリンアザミ）根	漏芦	［野蘭（のらん）］
上薬	71	兎絲子	としし	辛／平	409～410	ヒルガオ科（ネナシカズラ）種子	菟絲子	［菟蘆（とろ）］【菟絲子（兎絲子）】
上薬	72	白莫	はくばく	甘／寒	415	ナス科（ヒヨドリジョウゴ）全草	白英	［穀菜（こくさい）］【白英（白莫）】
上薬	73	白蒿	はっこう	甘／平	444	キク科（ハイイロヨモギ・イヌヨモギ）全草		
上薬	74	肉縦容	にくじゅよう	甘／微温	407～408	ハマウツボ科（ホンオニク）肉質茎	肉縦容	【肉蓯容（肉縦容）】
上薬	75	地膚子	じふし	苦／寒	297～298	ヒユ科（ホウキギ）果実・全草	地膚子	［地葵（じき）］
上薬	76	析蓂子	せきめいし	辛／微温	247～248	アブラナ科（グンバイナズナ・ナズナ）種子		［蔑菥（べっせき）・大戟（だいしゅう）・馬辛（ばしん）］【菥蓂子（析蓂子）・大戟（大戟）】
上薬	77	茺蔚子	じゅういし	辛／微温	403～404	シソ科（メハジキ・ホソバメハジキ）果実	充尉子（果実）・益母草（地上部）	［益母（やくも）・益明（えきめい）・大札（だいさつ）］
上薬	78	木香	もっこう	辛／温	435～436	キク科（モッコウ）根	木香	
上薬	79	蒺藜子	しつりし	苦／温	235～236	ハマビシ科（ハマビシ）果実	蒺藜子	［旁通（ほうつう）・屈人（くつじん）・止行（しこう）・升推（しょうすい）］【蒺藜子（蒺藜子）】
上薬	80	天名精	てんめいせい	甘／寒	459～460	キク科（ヤブタバコ）葉又は鶴虱	天名精	［麦句薑（ばくくきょう）・蝦蟆藍（がまらん）・豕首（ししゅ）］

神農本草経（森立之本）掲載順目次

上薬		よみ	味／性	ページ	分類	現在使われている関連生薬名（使用部位により別名あり）	[ ] 森立之本の別名（一名） 【 】顧観光本の生薬名 ( ) は生薬名のヨミ
上薬	81	蒲黄	ほおう	甘／平	87～88	ガマ科（ガマ）花粉	蒲黄	
上薬	82	香蒲	こうほ	甘／平	87～88	ガマ科（ガマ）茎葉		[睢（しょ）]
上薬	83	蘭草	らんそう	辛／平	455～456	キク科（フジバカマ）全草	佩蘭（はいらん）	[水香（すいこう）]
上薬	84	雲實（実）	うんじつ	辛／温	205～206	マメ科（ジャケツイバラ）種子		
上薬	85	徐長卿	じょちょうけい	辛／温	357～358	キョウチクトウ科（スズサイコ）根茎あるいは根つきの全草	徐長卿	[鬼督郵（きとくゆう）]
上薬	86	茜根	せんこん	苦／寒	341～342	アカネ科（アカネ）根	茜草根（せんそうこん）	
上薬	87	營實（実）	えいじつ	酸／温	153～154	バラ科（ノイバラ）偽果・果実	営実	[牆薇（しょうび）・牆麻（しょうま）・牛棘（ぎゅうきょく）]
上薬	88	旋華	せんか	甘／温	411～412	ヒルガオ科（ヒルガオのなかま）全草	牽牛子（種子）・旋花（全草）	[筋根華（きんこんか）・金沸（きんふつ）]【旋花（旋華）】
上薬	89	白兎藿	はくとかく	苦／平	362	キョウチクトウ科（イケマ）根と推定	牛皮消（小野蘭山はイケマ＝牛皮消としてる）	[白葛（はつかつ）]
上薬	90	青（青）蘘	せいじょう	甘／寒	378	ゴマ科（ゴマ）葉		
上薬	91	蔓荊實（実）	まんけいじつ	苦／微寒	387～388	シソ科（ハマゴウ・ミツバハマゴウ）果実	蔓荊子（まんけいし）	
上薬	92	秦椒	しんしょう	辛／温	267～268	ミカン科（サンショウ属）果皮ないし種子	蜀椒・花椒・山椒	
上薬	93	女貞實（実）	じょていじつ	苦／平	363～364	モクセイ科（トウネズミモチ）成熟果実	女貞子	
上薬	94	桑上寄生	そうじょうきせい	苦／平	295～296	ビャクダン科（ヤドリギ）枝葉	桑上寄生	[寄屑（きせつ）・寓木（ぐうぼく）・宛童（えんどう）]
上薬	95	蕤核	ずいかく	甘／温	165～166	バラ科（プリンセピア・ウニフローラ）種子（成熟果核）	蕤仁肉（ずいにんにく）	
上薬	96	辛夷	しんい	辛／温	29～30	モクレン科（モクレン）花蕾	辛夷	[辛矧（しんし）・候桃（こうとう）・房木（ぼうぼく）]
上薬	97	木蘭	もくらん	苦／寒	31～32	モクレン科（モクレン）樹皮		[林蘭（りんらん）]

神農本草経(森立之本)掲載順目次

上薬		よみ	味/性	ページ	分類	現在使われている関連生薬名(使用部位により別名あり)	[ ] 森立之本の別名(一名) 【 】 顧観光本の生薬名()は生薬名のヨミ
上薬	98	楡皮	ゆひ	甘/平	177〜178	ニレ科(ノニレ)樹皮		[零楡(れいゆ)]
上薬	99	龍骨	りゅうこつ	甘/平		動物〔哺乳類〕(古代大型哺乳動物の骨)	竜骨	
上薬	100	牛黄	ごおう	苦/平		動物〔哺乳類〕(牛の胆のう中に生じた結石(胆石))	牛黄	
上薬	101	麝香	じゃこう	辛/温		動物〔哺乳類〕(ジャコウジカの雄の麝香嚢から出る分泌物)	麝香	
上薬	102	髪髲	はつはつ	苦/温		動物〔哺乳類〕(人間の頭髪)		【髪髲(髪髲)】
上薬	103	熊脂	ゆうし	甘/微寒		動物〔哺乳類〕(クマ科ツキノワグマなどの脂肪)		
上薬	104	石蜜	せきみつ	甘/平		動物〔昆虫〕(高山岩石の間に営巣されたものから得たミツバチの蜜)		[石飴(せきい)]
上薬	105	臘蜜	ろうみつ	甘/微温		動物〔昆虫〕(ミツバチの巣から取った蠟)	蜜蝋	【蜜臘(臘蜜)】
上薬	106	蜂子	ほうし	甘/平		動物〔昆虫〕(ミツバチの幼虫)		[蜚零(ひれい)]
上薬	107	白膠	びゃっきょう	甘/平		動物〔哺乳類〕(シカの角からとった膠)		[鹿角膠(ろくかくきょう)]
上薬	108	阿膠	あきょう	甘/平		動物〔哺乳類〕(ロバの皮からとった膠)	阿膠	[傳致膠(ふちきょう)]
上薬	109	丹雄鶏	たんゆうけい	甘/微温		動物〔鳥類〕(朱赤のオンドリ)		[鶏白蠹・矢白]【鶏白蠹肥脂(鶏白蠹)・屎白(矢白)】
上薬	110	鴈肪	がんぼう	甘/平		動物〔鳥類〕(ガチョウの脂肪)	雁肪	[鶩肪(ぼくぼう)]
上薬	111	牡蠣	ぼれい	鹹/平		動物〔魚貝類〕(カキの貝殻)	牡蠣	[蠣蛤(れいこう)]
上薬	112	鯉魚膽	りぎょたん	苦/寒		動物〔魚貝類〕(鯉の胆)	鯉魚胆	
上薬	113	蠡魚	れいぎょ	甘/寒		動物〔魚貝類〕(タイワンドジョウ科の肉食性の大型淡水魚、カムルチーの肉と推定される)		[鮦魚(とうぎょ)]
上薬	114	蒲陶	ぶどう	甘/平	285〜286	ブドウ科(ブドウ)果実	葡萄	【葡陶(蒲陶)】
上薬	115	蓬蘽	ほうるい	酸/平	145〜148	バラ科(キイチゴ属)全株および根	覆盆子(フクボンシ)(未成熟の果実)	[覆盆(ふくぼん)]【蓬虆(蓬蘽)】
上薬	116	大棗	たいそう	甘/平	171〜172	クロウメモドキ科(ナツメ)果実	大棗	

-517-

神農本草経（森立之本）掲載順目次

		上薬	よみ	味／性	ページ	分類	現在使われている関連生薬名（使用部位により別名あり）	[ ] 森立之本の別名（一名）【 】顧観光本の生薬名（）は生薬名のヨミ
上薬	117	藕實（茎）	ぐうじつ（けい）	甘／平	19〜20	スイレン科（ハス）果実	蓮子・蓮実・蓮肉・藕節・石蓮子・蓮鬚・蓮房	[水芝丹（すいしたん）]《蓮子（れんし）種子・蓮実（れんじつ）果実・蓮肉（れんにく）種子・藕節（ぐうせつ）根の節・石蓮子（せきれんし）果殻・蓮鬚（れんしゅ）雄しべ・蓮房（れんぽう）花托》
上薬	118	雞頭實（実）	けいとうじつ	甘／平	21〜22	スイレン科（オニバス）種子	芡実（けんじつ）	[雁喙実（がんかいじつ）]
上薬	119	白瓜子	はっかし	甘／平	141〜142	ウリ科（トウガ）種子	冬瓜子・冬瓜仁・冬瓜皮	[水芝（すいし）]《冬瓜子（とうがし）種子・冬瓜仁（とうがにん）果実・冬瓜皮（とうがひ）果皮》
上薬	120	瓜蒂	かてい	苦／寒	143〜144	ウリ科（マクワウリ）果蒂	瓜蒂	
上薬	121	冬葵子	とうきし	甘／寒	237〜239	アオイ科（フユアオイ）種子	冬葵子	
上薬	122	莧實（実）	かんじつ	甘／寒	301〜302	ヒユ科（ヒユ）種子		[馬莧（ばかん）]
上薬	123	苦菜	くさい	苦／寒	439〜440	キク科（ニガナ属・ノゲシ属）全草		[荼草（とそう）]【苦㗒（苦菜）】
上薬	124	胡麻	ごま	甘／平	377	ゴマ科（ゴマ）種子	胡麻仁（ごまにん）	[巨勝（きょしょう）]
上薬	125	麻蕡	まふん	辛／平	181〜182	アサ科（アサ）花（未成熟花穂）	麻子仁（ましにん）殻を除いた仁	[麻勃（まぼつ）]

神農本草経（森立之本）掲載順目次

中薬			よみ	味／性	ページ	分類	現在使われている関連生薬名（使用部位により別名あり）	[ ] 森立之本の別名（一名） 【 】顧観光本の生薬名（ ）は生薬名のヨミ
中薬	1	雄黄	ゆうおう	苦／平		鉱物（イオウと砒素の化合物（おもにAs_4S_4の説あり））	雄黄	[黄食石（おうしょくせき）]【黄金石（黄食石）】
中薬	2	雌黄	しおう	辛／平		鉱物（雄黄・雌黄ともに硫化砒素であるが雌黄はおもに三硫化砒素 As_2S_3 の説あり）	雌黄	
中薬	3	石鍾乳	せきしょうにゅう	甘／温		鉱物（鍾乳洞の天井にできるつらら状の石灰岩質の沈殿物）	鍾乳石・滴乳石	
中薬	4	殷孽	いんげつ	辛／温		鉱物（鍾乳石の一種（鍾乳管の基部））		[薑石（きょうせき）]
中薬	5	孔公孽	こうこうげつ	辛／温		鉱物（鍾乳石の一種（鍾乳管の中間部））		
中薬	6	石流黄	せきりゅうおう	酸／温		鉱物（イオウ）	硫黄	【石硫黄（石流黄）】
中薬	7	凝水石	ぎょうすいせき	辛／寒		鉱物（炭酸カルシウム塩類結晶の方解石）	寒水石	[白水石（はくすいせき）]
中薬	8	石膏	せっこう	辛／微寒		硫酸塩類鉱物 主として硫酸カルシウム	石膏	
中薬	9	陽起石	ようきせき	鹹／微温		鉱物（ケイ酸塩鉄鉱物の一種緑閃石（アクチノライト））	陽起石・羊起石	[白石（はくせき）]
中薬	10	慈石	じせき	辛／寒		鉱物（天然磁石（鉄塩類））	磁石	[玄石（げんせき）]【磁石（慈石）】
中薬	11	理石	りせき	辛／寒		鉱物（石膏の一種、繊維石膏（軟石膏））		[立制石（りつせいせき）]
中薬	12	長石	ちょうせき	辛／寒		鉱物（硬石膏）		[方石（ほうせき）]
中薬	13	膚青（青）	ふせい	辛／平		鉱物（青い石の一種、白青（青銅鉱）に似たものではないか		
中薬	14	鐵落	てつらく	辛／平		鉱物（鉄落・鉄屑）		
中薬	15	當歸	とうき	甘／温	483～484	セリ科（トウキ）根	当帰	[乾帰（かんき）]
中薬	16	防風	ぼうふう	甘／温	493～495	セリ科（ボウフウ）根	防風	[銅芸（どううん）]
中薬	17	秦艽	しんきゅう	苦／平	353～354	リンドウ科（オオバリンドウ）根	秦艽	
中薬	18	黄耆	おうぎ	甘／微温	189～190	マメ科（キバナオウギ・ナイモウオウギ）根	黄耆	[戴糝（たいさん）]
中薬	19	呉茱萸	ごしゅゆ	辛／温	275～276	ミカン科（ゴシュユ）未成熟果実	呉茱萸	[藙（ぎ）]
中薬	20	黄芩	おうごん	苦／平	399～400	シソ科（コガネバナ）根	黄芩	[腐腹（ふふく）]【腐腸（腐腹）】
中薬	21	黄連	おうれん	苦／寒	127～128	キンポウゲ科（オウレン）根茎	黄連	[王連（おうれん）]

神農本草経（森立之本）掲載順目次

	中薬	よみ	味／性	ページ	分類	現在使われている関連生薬名（使用部位により別名あり）	[ ] 森立之本の別名（一名） 【 】顧観光本の生薬名（ ）は生薬名のヨミ
中薬	22 五味	ごみ	酸／温	25～26	マツブサ科（チョウセンゴミシ）果実	五味子	【五味（五味子）】
中薬	23 決明	けつめい	鹹／平	209～210	マメ科（エビスグサ）種子	決明子	【決明子（決明）】
中薬	24 勺薬	しゃくやく	苦／平	289～290	ボタン科（シャクヤク）根	芍薬	【芍薬（勺薬）】
中薬	25 桔梗	ききょう	辛／微温	423～424	キキョウ科（キキョウ）根	桔梗	
中薬	26 乾薑	かんきょう	辛／温	99～100	ショウガ科（ショウガ）根	生姜・乾姜	
中薬	27 芎藭	きゅうきゅう	辛／温	496～498	セリ科（センキュウ）根茎	川芎	
中薬	28 蘪蕪	びぶ	辛／温	499～500	セリ科（センキュウ）茎葉		[薇蕪（びぶ）]【蘪蕪（蘪蕪）】
中薬	29 藁本	こうほん	辛／温	501～502	セリ科（Ligusticum sinense）根茎	藁本	[鬼卿（きけい）]
中薬	30 麻黄	まおう	苦／温	15～16	マオウ科（マオウ）地上茎	麻黄	[竜沙（りゅうさ）]【竜砂（竜沙）】
中薬	31 葛根	かっこん	甘／平	195～196	マメ科（クズ）塊根	葛根	[雞斉根（けいせいこん）]
中薬	32 知母	ちも	苦／寒	59～60	キジカクシ科（ハナスゲ）根茎	知母	[蚳母（ちも）・連母（れんぼ）・野蓼（やりょう）・地参（じじん）・水参（すいじん）・水浚（すいしゅん）・貨母（かも）・蝭母（しも）]
中薬	33 貝母	ばいも	辛／平	83～84	ユリ科（アミガサユリ）鱗茎	貝母	[空草（くうそう）]
中薬	34 栝楼	かろう	苦／寒	135～138	ウリ科（チョウセンカラスウリ）根	栝楼根・栝楼仁・栝楼実	[地楼（じろう）]【栝楼（栝楼根）】
中薬	35 丹參	たんじん	苦／微寒	397～398	シソ科（タンジン）根・根茎	丹参	[郤蟬草（げきせんそう）]【郤蟬草（郤蟬草）】
中薬	36 龍眼	りゅうがん	甘／平	255～256	ムクロジ科（リュウガン）仮種皮	龍眼・竜眼・竜眼肉	[益智（やくち）]
中薬	37 厚朴	こうぼく	苦／温	33～34	モクレン科（ホウノキ）樹皮	厚朴	
中薬	38 猪苓	ちょれい	甘／平		菌類（キノコ（サルノコシカケ科チョレイマイタケの菌核））	猪苓	[豭猪矢（かちょうし）]【豭猪屎（豭猪矢）】
中薬	39 竹葉	ちくよう	苦／平	95～96	イネ科（ハチク・マダケ・モウソウチク）葉	竹葉・竹茹・竹筎・竹瀝・淡竹葉	

-520-

神農本草経（森立之本）掲載順目次

中薬			よみ	味／性	ページ	分類	現在使われている関連生薬名（使用部位により別名あり）	[ ] 森立之本の別名（一名）【 】顧観光本の生薬名（）は生薬名のヨミ
中薬	40	枳實（実）	きじつ	苦／寒	264～266	ミカン科（ダイダイ・ナツミカン・カラタチ）未熟果	枳実・枳殻	
中薬	41	玄參	げんじん	苦／微寒	375～376	ゴマノハグサ科（ゲンジン）Scrophularianingpoensis）根	玄参	［重台（じゅうたい）］【元参（玄参）】
中薬	42	沙參	しゃじん	苦／微寒	425～426	キキョウ科（ツリガネニンジン）根	沙参・南沙参	［知母（ちも）］
					493～495	セリ科（ハマボウフウ）根	沙参・北沙参	
中薬	43	苦參	くじん	苦／寒	201～202	マメ科（クララ）根	苦参	［水槐（すいかい）・苦識（くしき）］
中薬	44	續斷	ぞくだん	苦／微温	469～470	マツムシソウ科（トウナベナ）根	続断	［竜豆（りゅうとう）・属折（ぞくせつ）］
中薬	45	山茱萸	さんしゅゆ	酸／平	329～332	ミズキ科（サンシュユ）果肉	山茱萸	［蜀棗（しょくそう）］
中薬	46	桑根白皮	そうこんはくひ	甘／寒	185～186	クワ科（マグワ）根皮	桑白皮・桑葉・桑椹子	《桑白皮（根皮）・桑葉（葉）・桑椹子（そうじんし 桑の実）》
中薬	47	松蘿	しょうら	苦／平		菌類（樹枝状地衣類のサルオガセ科の糸状体）	松蘿	［女蘿（じょら）］
中薬	48	白棘	はっきょく	辛／寒	173～174	クロウメモドキ科（サネブトナツメ）棘刺		［棘鍼（きょうしん）］【棘針（棘鍼）】
中薬	49	狗脊	くせき	苦／平	5～6	タカワラビ科（タカワラビ）根茎	狗脊	［百枝（ひゃくし）］
中薬	50	萆解	ひかい	苦／平	77～78	ヤマノイモ科（オニドコロ・タチドコロ）塊根	萆解	【萆薢（萆解）】
中薬	51	通草	つうそう	辛／平	103～106	アケビ科（アケビ・ミツバアケビ）茎	通草	［附支（ふし）］【忖支（附支）】
中薬	52	石韋	せきい	苦／平	9～10	ウラボシ科（ヒトツバ）全草	石葦	［石鞭（せきしゃ）］
中薬	53	瞿麥	くばく	苦／寒	307～308	ナデシコ科（ナデシコ）全草	瞿麦（全草）・瞿麦子（種子）	［巨句麦（きょくばく）］
中薬	54	敗醤	はいしょう	苦／平	467～468	スイカズラ科（オミナエシ・オトコエシ）全草	敗醤	［鹿腸（ろくちょう）］
中薬	55	秦皮	しんぴ	苦／微寒	365～366	モクセイ科（シナトネリコと近縁種）樹皮	秦皮	
中薬	56	白芷	びゃくし	辛／温	485～486	セリ科（ヨロイグサ・杭白芷）根	白芷	［芳香（ほうこう）］
中薬	57	杜若	とじゃく	辛／微温	101～102	ショウガ科（アオノクマタケランなど）根茎		［杜衡（とこう）］
中薬	58	檗木	ばくぼく	苦／寒	277～278	ミカン科（キハダ）樹皮	黄柏	［檀桓（だんかん）］

神農本草経（森立之本）掲載順目次

中薬		中薬	よみ	味／性	ページ	分類	現在使われている関連生薬名（使用部位により別名あり）	[ ] 森立之本の別名（一名） 【】 顧観光本の生薬名（）は生薬名のヨミ
中薬	59	枝子	しし	苦／寒	343〜344	アカネ科（クチナシ）果実	山梔子	［木丹（もくたん）］【彼子（枝子）】
中薬	60	合歡	ごうかん	甘／平	211〜212	マメ科（ネムノキ）樹皮および花	合歓皮・合歓花・合歓米	《合歓皮（樹皮）・合歓花（花）・合歓米（花蕾）》
中薬	61	衛矛	えいぼう	苦／寒	215〜216	ニシキギ科（ニシキギ）枝に出るコルク質の翼	衛矛	［鬼箭（きせん）］
中薬	62	紫威	しい	酸／微寒	381〜382	ノウゼンカツラ科（ノウゼンカツラ）花	凌霄花（りょうしょうか）	【紫葳（紫威）】
中薬	63	無夷	ぶい	辛／平	179〜180	ニレ科（チョウセンニレ）果実	無荑	［無姑（ぶこ）・蔏瑭（てんとう）］【無荑（無夷）】
中薬	64	紫草	しそう	苦／寒	421〜422	ムラサキ科（ムラサキ）根	紫根	［紫丹（したん）・紫芙（しおう）］
中薬	65	紫菀	しおん	苦／温	451〜452	キク科（シオン）根	紫菀・紫苑	【紫菀（紫菀）】
中薬	66	白鮮	はくせん	苦／寒	279〜280	ミカン科（白鮮 Dictamnus dasycarpus）根皮	白鮮皮	
中薬	67	白薇	はくび	苦／平	359〜360	キョウチクトウ科（フナバラソウ）根及び根茎	白微	
中薬	68	薇銜	びがん	苦／平	335〜336	ツツジ科（イチヤクソウ）全草	鹿蹄草（ろくていそう）	［薬銜（びがん）・麋銜（麋銜）］
					463〜464	キク科（ハンガイソウ・ヤブレガサ）		
中薬	69	枲耳	しじ	甘／温	461〜462	キク科（オナモミ）果実	蒼耳子（そうじし）	［胡枲・地葵（ちき）］【枲蒬実（枲耳・胡枲（胡枲）】
中薬	70	茅根	ぼうこん	甘／寒	93〜94	イネ科（チガヤ）根茎	茅根・白茅根	［菅根（かんこん）・茹根（かこん）］【茹根（茹根・蘭根（菅根）】
中薬	71	百合	ひゃくごう	甘／平	85〜86	ユリ科（ユリ属）鱗茎	百合	
中薬	72	酸漿	さんしょう	酸／平	417〜418	ナス科（ホオズキ）全草	酸漿・酸漿根・登呂根・登呂実	［酢漿（さくしょう）］【醋漿（酢漿）】《酸漿（全草）・酸漿根（根）・登呂根（とろこん根）・登呂実（とろじつ果実）》
中薬	73	蠡實（実）	れいじつ	甘／平	67〜68	アヤメ科（ネジアヤメ）種子	蠡実・馬藺子（ばりんし）・荔実（れいじつ）	［劇草（げきそう）］
中薬	74	王孫	おうそん	苦／平	508	ユリ科（ツクバネソウ？）	蚤休（79〜80）参照	
中薬	75	爵牀	しゃくじょう	鹹／寒	379〜380	キツネノマゴ科（キツネノマゴ）全草		

-522-

神農本草経（森立之本）掲載順目次

中薬		よみ	味／性	ページ	分類	現在使われている関連生薬名（使用部位により別名あり）	[]森立之本の別名（一名）【】顧観光本の生薬名()は生薬名のヨミ
中薬	76	王瓜	おうか	苦／寒	133～134	ウリ科（オオスズメウリ・カラスウリ）果実	王瓜仁	
中薬	77	馬先蒿	ばせんこう	苦／平	383～384	ノウゼンカズラ科（ハナゴマ・シオガマギク）茎葉か根		[馬矢蒿（ばしこう）]【馬屎蒿（馬矢蒿）】
中薬	78	蜀羊泉	しょくようせん	苦／微寒	416	ナス科（ヒヨドリジョウゴ）全草		
中薬	79	積雪草	せきせつそう	苦／寒	391～392	シソ科（カキドオシ）全草	連銭草・金銭草	
					479～480	セリ科（ツボクサ）全草		
中薬	80	水萍	すいひょう	辛／寒	49～50	サトイモ科（ウキクサ）全草	水萍・浮萍	[水華（すいか）]【水萍（水萍）・水花（水華）】
中薬	81	海藻	かいそう	苦／寒		藻類（ホンダワラ科（ホンダワラ））	海藻	[落首（らくしゅ）]
中薬	82	假蘇	かそ	辛／温	389～390	シソ科（ケイガイ）全草または花穂	荊芥（けいがい）	[鼠蓂（そべい）]
中薬	83	犀角	さいかく	苦／寒		動物〔哺乳類〕（サイの角）	犀角	
中薬	84	零羊角	れいようかく	鹹／寒		動物〔哺乳類〕（ウシ科サイガカモシカの角）	羚羊角	【羚羊角（零羊角）】
中薬	85	羖羊角	こようかく	鹹／温		動物〔哺乳類〕（ウシ科ヒツジの角）		
中薬	86	白馬莖	はくばけい	鹹／平		動物〔哺乳類〕（ウマ科ウマの雄の陰茎）	白馬茎	
中薬	87	牡狗陰茎	ぼくいんけい	鹹／平		動物〔哺乳類〕（イヌ科雄イヌの陰茎）	牡狗陰茎	
中薬	88	鹿茸	ろくじょう	甘／温		動物〔哺乳類〕（シカ科マンシュウシカ・マンシュウアカジカの雄の骨質化していない幼角）	鹿茸	
中薬	89	伏翼	ふくよく	鹹／平		動物〔哺乳類〕（コウモリ科コウモリ）		[蝙蝠（へんぷく）]
中薬	90	蝟皮	いひ	苦／平		動物〔哺乳類〕（ハリネズミ科ハリネズミ・ダウリアハリネズミ）	刺猬皮（しいひ）	
中薬	91	石龍子	せきりゅうし	鹹／寒		動物〔爬虫類〕（トカゲ科アオスジトカゲ）	石竜子	[蜥蝪（せきえき）]
中薬	92	露蜂房	ろほうぼう	苦／平		動物〔昆虫類〕（スズメバチ科キホシアシナガバチ・スズメバチの巣）	露蜂房	[蜂場（ほうじょう）]【蜂腸（蜂場）】
中薬	93	樗鶏	ちょけい	苦／平		動物〔昆虫類〕（ハゴロモ科シタベニハゴロモ（テントウムシ））		
中薬	94	蚱蟬	さくぜん	鹹／寒		動物〔昆虫類〕（セミ科クマゼミと同属の黒蝉の幼虫）		

神農本草経（森立之本）掲載順目次

	中薬		よみ	味／性	ページ	分類	現在使われている関連生薬名（使用部位により別名あり）	[] 森立之本の別名（一名）【】顧観光本の生薬名　()は生薬名のヨミ
中薬	95	白殭蚕	びゃっきょうさん	鹹／平		動物〔昆虫類〕（カイコガ科カイコの幼虫）	白殭蚕・白僵蚕・白姜蚕・白殭蚕	【白殭蚕（白殭蚕）】
中薬	96	木䖟	もくぼう	苦／平		動物〔昆虫類〕（アブ科アブの成虫）		[魂常（こんじょう）]【木蝱（木䖟）】
中薬	97	蜚䖟	ひぼう	苦／微寒		動物〔昆虫類〕（アブ科アブの雌の成虫）	虻虫・蝱虫	【蜚蝱（蜚䖟）】
中薬	98	蜚廉	ひれん	鹹／寒		動物〔昆虫類〕（ゴキブリの成虫）		【蜚蠊（蜚廉）】
中薬	99	桑螵蛸	そうひょうしょう	鹹／平		動物〔昆虫類〕（カマキリ科オオカマキリ・ハラビロカマキリ・コカマキリ・ウスバカマキリの卵嚢）	桑螵蛸	[蝕肬（しょくゆう）]【蝕疣（蝕肬）】
中薬	100	䗪虫	しゃちゅう	鹹／寒		動物〔昆虫類〕（ゴキブリ科シナゴキブリ・サツマゴキブリの成虫）	䗪虫	[地鼈（ちべつ）]
中薬	101	蠐螬	せいそう	鹹／微温		動物〔昆虫類〕（コフキコガネ科チョウセンクロコガネの幼虫）	蠐螬	[蟦蠐（ひせい）]
中薬	102	蛞蝓	かつゆ	鹹／寒		動物〔軟体動物〕（コウライナメクジ科コウライナメクジ）	蛞蝓	[陵蠡（りょうれい）]
中薬	103	水蛭	すいしつ	鹹／平		動物〔軟体動物〕（ヒルド科チスイビル・ウマビル・チャイロビル）	水蛭	
中薬	104	海蛤	かいこう	苦／平		動物〔魚介類〕（マルスダレガイ科オキシジシミ・ハマグリ）	海蛤殻（かいごうかく）・文蛤（ぶんごう）	[魁蛤（かいごう）]
中薬	105	亀甲	きこう	鹹／平		動物〔爬虫類〕（イシガメ科クサガメの甲板）	亀甲・敗板（きばん）	[神屋（しんおく）]
中薬	106	鼈甲	べつこう	鹹／平		動物〔爬虫類〕（スッポン科シナスッポンの背腹の甲羅）	鼈甲・別甲	
中薬	107	鼉魚甲	だぎょこう	辛／微温		動物〔爬虫類〕（アリゲータ科ヨウスコワニの体鱗）	鼉甲（たこう）・鼉甲（だこう）	【鮀魚甲（鼉魚）】
中薬	108	烏賊魚骨	うぞくぎょこつ	鹹／微温		動物〔軟体動物〕（コウイカ科の内殻（イカの甲））	烏賊魚骨・烏賊骨	
中薬	109	蟹	かい	鹹／寒		動物〔甲殻類〕（イワガニ科モクズガニ）	津蟹（ずがに・しんかい）	
中薬	110	梅實	ばいじつ	鹹／平	157～158	バラ科（ウメ）未熟果実を薫製したもの	梅実・烏梅（未成熟果実）	
中薬	111	蓼實	りょうじつ	辛／温	313～314	タデ科（ヤナギタデ）果実		
中薬	112	葱實	そうじつ	辛／温	73～74	ヒガンバナ科（ネギ）種子	葱実・葱白	
中薬	113	水蘇	すいそ	辛／微温	401～402	シソ科（イヌゴマ）全草		

神農本草経(森立之本)掲載順目次

中薬		中薬	よみ	味/性	ページ	分類	現在使われている関連生薬名(使用部位により別名あり)	[] 森立之本の別名(一名) 【】顧観光本の生薬名()は生薬名のヨミ
中薬	114	大豆黄巻	だいずおうけん	甘/平	193〜194	マメ科(ダイズ)大豆のもやしを乾燥したもの	大豆黄巻・香鼓(こうし)・豆鼓	

神農本草経（森立之本）掲載順目次

下薬		よみ	味／性	ページ	分類	現在使われている関連生薬名（使用部位により別名あり）	[] 森立之本の別名（一名）【】顧観光本の生薬名（）は生薬名のヨミ
下薬	1	青（青）琅玕	せいろうかん	辛／平		鉱物（孔雀石（炭酸水酸化銅）とされる）	青琅玕	［石珠（せきしゅ）］
下薬	2	礜石	よせき	辛／大熱		鉱物（硫砒鉄鉱（FeAsS））		［青分石（せいぶんせき）・立制石（りつせいせき）・固羊石（こようせき）］
下薬	3	代赭	たいしゃ	苦／寒		鉱物（赤鉄鉱の一種、主に酸化鉄からなりケイ酸やアルミニウム化合物などを含む）	代赭石	［須丸（しゅがん）］【代赭（代赭石）】
下薬	4	鹵鹹	ろかん	苦／寒		鉱物（塩化ナトリウムと水溶性塩類との混合物）		
下薬	5	白堊	はくあく	苦／温		鉱物（カオリン（ケイ酸カルシウム塩鉱の一種））		【白堊（白悪）】
下薬	6	鉛丹	えんたん	辛／微寒		鉱物（黒鉛を加熱酸化させ得られる赤色の結晶性粉末）	鉛丹	
下薬	7	粉錫	ふんせき	辛／寒		鉱物（鉛白（塩基性炭酸鉛）すなわち白色顔料）		［解錫（かいせき）］
下薬	8	石灰	せっかい	辛／温		鉱物（炭酸カルシウム）	石灰	［悪灰（あくかい）］
下薬	9	冬灰	とうかい	辛／微温		鉱物（冬のかまどの灰）		
下薬	10	大黄	だいおう	苦／寒	315〜318	タデ科（ダイオウ属）根茎	大黄	
下薬	11	蜀椒	しょくしょう	辛／温	269〜272	ミカン科（サンショウ属）果皮	蜀椒・花椒	
下薬	12	莽草	もうそう	辛／温	23〜24	マツブサ科（シキミ属狭葉茴香）葉		
下薬	13	郁核	いくかく	酸／平	159〜160	バラ科（ニワウメ・ユスラウメ）種子	郁李仁・郁李根	［爵李（しゃくり）］《郁李仁（いくりにん種子）郁李根（いくりこん根）》
下薬	14	巴豆	はず	辛／温	223〜224	トウダイグサ科（ハズ）種子	巴豆	［巴椒（はしょう）］
下薬	15	甘遂	かんずい	苦／寒	225〜226	トウダイグサ科（Euphorbia kansui）塊根	甘遂	［主田（しゅでん）］
下薬	16	葶歴	ていれき	辛／寒	249〜250	アブラナ科（マメグンバイナズナ・イヌガラシ他）種子	葶藶子	［大室（だいしつ）・大適（だいてき）］【葶藶（葶歴）】
下薬	17	大戟	たいげき	苦／寒	227〜228	トウダイグサ科（タカトウダイ）根	大戟	［卭鉅（ぎょうきょ）】【卭鉅（卭鉅）】
下薬	18	澤漆	たくしつ	苦／微寒	229〜230	トウダイグサ科（トウダイグサ）全草	沢漆	

神農本草経（森立之本）掲載順目次

下薬		よみ	味／性	ページ	分類	現在使われている関連生薬名（使用部位により別名あり）	[] 森立之本の別名（一名）【】顧観光本の生薬名（）は生薬名のヨミ
下薬	19	芫華	げんか	辛／温	243～244	ジンチョウゲ科（フジモドキ）花蕾	芫花	[去水（きょすい）]【芫花（芫華）】
下薬	20	蕘華	じょうか	苦／寒	240～242	ジンチョウゲ科（ガンピのなかま）花蕾		【蕘華（蕘花）】
下薬	21	旋覆華	せんぷくか	鹹／温	457～458	キク科（オグルマ）頭状花序	旋覆花	[金沸草（きんふつそう）・盛椹（せいちん）]【旋覆花（旋覆華）】
下薬	22	鉤吻	こうふん	辛／温	253～254	ウルシ科（ツタウルシ）根	鉤吻	[野葛（やかつ）]
					349～350	マチン科（コマントウ）根		
下薬	23	狼毒	ろうどく	辛／平	47～48	サトイモ科（クワズイモ）根	白狼毒・広狼毒・広東狼毒・西北狼毒	[続毒（ぞくどく）]《基原植物により白狼毒（ハクロウドク）・広狼毒（コウロウドク）・広東狼毒（カントンロウドク）・西北狼毒とさまざまな呼び名がある》
					231～232	トウダイグサ科（ヒロハタカトウダイ・マルミノウルシ・ナツトウダイ）根		
					245～246	ジンチョウゲ科（クサナニワズなどのStellera属）根		
下薬	24	鬼臼	ききゅう	辛／温	111～112	メギ科（ハスノハグサ・ミヤオウソウ）根茎		[爵犀（しゃくさい）・馬目毒公（ばもくどくこう）・九臼（きゅうきゅう）]
下薬	25	萹蓄	へんちく	苦／平	319～320	タデ科（ミチヤナギ）全草	萹蓄	
下薬	26	商陸	しょうりく	辛／平	309～310	ヤマゴボウ科（ヤマゴボウ）根	商陸	[蔏根（ちょうこん）・夜呼（やこ）]
下薬	27	女青（青）	じょせい	辛／平	155～156	バラ科（オヘビイチゴ）根と全草		[雀瓢（じゃくひょう）]
					345～346	アカネ科（ヘクソカズラ）全草		
					361	キョウチクトウ科（ヒメイヨカズラ）根		
下薬	28	天雄	てんゆう	辛／温	115～116	キンポウゲ科（トリカブト）子根を持たない細長い根	天雄	[白幕（はくまく）]

神農本草経（森立之本）掲載順目次

下薬		よみ	味／性	ページ	分類	現在使われている関連生薬名（使用部位により別名あり）	［］森立之本の別名（一名）【】顧観光本の生薬名（）は生薬名のヨミ
下薬	29	烏頭	うず	辛／温	117〜118	キンポウゲ科（トリカブト）塊根	烏頭	［奚毒（けいどく）・即子（そくし）・烏喙（うかい）・射罔］【射網（射罔）】
下薬	30	附子	ぶし	辛／温	119〜122	キンポウゲ科（トリカブト）烏頭の側生する塊根、すなわち子根あるいは側根	附子	
下薬	31	羊躑躅	ようてきちょく	辛／温	337〜338	ツツジ科（トウレンゲツジ）花		
下薬	32	茵芋	いんう	苦／温	281〜282	ミカン科（ミヤマシキミ属 Skimmia reevesiana）茎葉		
下薬	33	射干	やかん	苦／平	69〜70	アヤメ科（ヒオウギ）根茎	射干	［烏扇（うせん）・烏蒲（うほ）］
下薬	34	鳶尾	えんび	苦／平	71〜72	アヤメ科（イチハツ）根茎		
下薬	35	皂莢	そうきょう	辛／温	207〜208	マメ科（トウサイカチ）果実	皂莢・皂角子・皂莢子・皂角刺	《皂莢（果実）・皂角子（種子）・皂莢子（種子）・皂角刺（刺）》
下薬	36	練實	れんじつ	苦／寒	259〜260	センダン科（トウセンダン）果実	練実・川練子・苦練皮	［楝実（練實）］《練実・川練子（せんれんし果実）・苦練皮（くれんぴ樹皮）》
下薬	37	柳華	りゅうか	苦／寒	217〜218	ヤナギ科（シダレヤナギ）花		［柳絮（りゅうじょ）］
下薬	38	桐葉	とうよう	苦／寒	405〜406	キリ科（キリ）葉		
下薬	39	梓白皮	しはくひ	苦／寒	385〜386	ノウゼンカズラ科（キササゲ）樹皮	梓白皮・梓実	《梓実（果実）》
下薬	40	恒山	こうざん	苦／寒	325〜326	アジサイ科（ジョウザンアジサイ）根	恆山・常山	［互草（ごそう）］【常山（恒山）】
下薬	41	蜀漆	しょくしつ	辛／平	327〜328	アジサイ科（ジョウザンアジサイ）茎葉	蜀漆	
下薬	42	青（青）葙	せいそう	苦／微寒	303〜304	ヒユ科（ノゲイトウ・ケイトウ）種子	青葙子	［草蒿（そうこう）・姜蒿（せいこう）］【青葙子（青葙）】
下薬	43	半夏	はんげ	辛／平	41〜42	サトイモ科（カラスビシャク）塊根	半夏	［地文（ちぶん）・水玉（すいぎょく）］

神農本草経（森立之本）掲載順目次

下薬		よみ	味／性	ページ	分類	現在使われている関連生薬名（使用部位により別名あり）	[ ] 森立之本の別名（一名）【 】顧観光本の生薬名（ ）は生薬名のヨミ
下薬	44	款冬	かんとう	辛／温	437～438	キク科（フキタンポポ）頭状花	款冬花（かんとうか）	[橐吾（たくご）・顆東（かとう）・虎須（こしゅ）・苑奚（とけい）]【款冬花（款冬）・顆凍（顆東）虎鬚（虎須）】
下薬	45	牡丹	ぼたん	辛／寒	291～292	ボタン科（ボタン）根皮	牡丹皮	[鹿韭（ろくきゅう）・鼠姑（そこ）]
下薬	46	防巳	ぼうい	辛／平	107～110	ツヅラフジ科（シマノハカズラ・オオツヅラフジ）茎及び根茎	防巳	[解離（かいり）]
下薬	47	巴戟天	はげきてん	辛／微温	347～348	アカネ科 Morinda officinalis 根	巴戟天	
下薬	48	石南草	せきなんそう	辛／平	167～168	バラ科（オオカナメモチ）葉	石南葉	[鬼目（きもく）]【石南（石南草）】
下薬	49	女菀	じょおん	辛／温	453～454	キク科（ヒメシオン）全草あるいは根		
下薬	50	地楡	ちゆ	苦／微寒	151～152	バラ科（ワレモコウ）根	地楡	
下薬	51	五加	ごか	辛／温	473～474	ウコギ科（五加）Acanthopanax gracilistylus 根皮	五加皮	[豺漆（さいしつ）]【五加皮（五加）】
下薬	52	澤蘭	たくらん	苦／微温	395～396	シソ科（シロネ）全草	沢蘭	[虎蘭（こらん）・龍棗（りゅうそう）]
下薬	53	黄環	おうかん	苦／平	191～192	マメ科（シナフジ）根		[陵泉（りょうせん）・大就（だいしゅう）]【凌泉（陵泉）】
下薬	54	紫參	しじん	苦／寒	321～322	タデ科（イブキトラノオ）根茎	拳参（けんじん）	[牡蒙（ぼもう）]
下薬	55	藋菌	かんきん	鹹／平		菌類（菌類の一種）		[藋蘆（かんろ）]
下薬	56	連翹	れんぎょう	苦／平	219～220	オトギリソウ科（トモエソウ・シナオトギリ）果実	連翹	[異翹（いぎょう）・蘭華（かんか）・折根（せつこん）・軹（し）・三廉（さんれん）]【蘭華（蕳華）】
					367～368	モクセイ科（レンギョウ）果実		
下薬	57	白頭公	はくとうこう	苦／温	129～130	キンポウゲ科（ヒロハオキナグサ）根	白頭翁（はくとうおう）	[野丈人（やじょうじん）・胡王使者（こおうししゃ）]【白頭翁（白頭公）】

神農本草経（森立之本）掲載順目次

	下薬		よみ	味/性	ページ	分類	現在使われている関連生薬名（使用部位により別名あり）	[]森立之本の別名（一名）【】顧観光本の生薬名　()は生薬名のヨミ
下薬	58	貫衆	かんじゅう	苦/微寒	7〜8	オシダ・メシダ・ゼンマイ科の根茎	貫衆	［貫節（かんせつ）・貫渠（かんきょ）・百頭（ひゃくとう）・虎巻（こかん）・扁苻（へんぷ）］【扁苻（扁苻）】
下薬	59	狼牙	ろうが	苦/寒	149〜150	バラ科（キンミズヒキ）地上部	仙鶴草・竜牙草	［牙子（がし）］《仙鶴草（せんかくそう）・竜牙草（りゅうがそう）》
下薬	60	藜蘆	りろ	辛/寒	81〜82	シュロソウ科（シュロソウ・ホソバシュロソウ）根・根茎	藜芦（りろ）	［葱苒（そうぜん）］
下薬	61	閭茹	ろじょ	辛/寒	233〜234	トウダイグサ科（トウダイグサ属）根		【䕡茹（閭茹）】
下薬	62	羊桃	ようとう	苦/寒	333〜334	マタタビ科（シナサルナシ）茎、根		［鬼桃（きとう）・羊腸（ようちょう）］
下薬	63	羊蹄	ようてい	苦/寒	323〜324	タデ科（ギシギシ）根	羊蹄	［東方宿（とうほうしゅく）・連虫陸（れんちゅうりく）・鬼目（きもく）］
下薬	64	鹿藿	ろつかく	苦/平	197〜198	マメ科（タンキリマメ）全草又は茎葉		
下薬	65	牛扁	ぎゅうへん	苦/微寒	123〜124	キンポウゲ科 (Aconitum ochranthum) 根・茎・葉		「牛扁」の基原植物はフウロソウ科ではなく、キンポウゲ科の牛扁である
					283〜284	フウロウソウ科（ゲンノショウコウ）根・茎・葉		
下薬	66	陸英	りくえい	苦/寒	465〜466	レンプクソウ科（ソクズ）全草		
下薬	67	白斂	びゃくれん	苦/平	287〜288	ブドウ科（カガミグサ）根	白蘞	［菟核（とかく）・白草（はくそう）］
下薬	68	白及	びゃっきゅう	苦/平	65〜66	ラン科（シラン）塊茎	白芨	［甘根（かんこん）・連及草（れんきゅうそう）］
下薬	69	蛇全	じゃぜん	苦/微寒	155〜156	バラ科（オヘビイチゴ）根と全草		［蛇銜（じゃがん）］【蛇含（蛇全）】
下薬	70	草蒿	そうこう	苦/寒	447〜448	キク科（クソニンジン・カワラニンジン）全草		［青蒿（せいこう）・方潰（ほうかい）］
下薬	71	雷丸	らいがん	苦/寒		菌類（サルノコシカケ科雷丸菌の菌核）	雷丸	
下薬	72	溲疏	しゅうそ	辛/寒	509	アジサイ科（ウツギ）果実		

-530-

神農本草経（森立之本）掲載順目次

下薬		よみ	味／性	ページ	分類	現在使われている関連生薬名（使用部位により別名あり）	〖〗森立之本の別名（一名）〔〕顧観光本の生薬名（）は生薬名のヨミ
下薬	73	薬實根	やくじつこん	辛／温		植物（木本らしいが不明）	薬実根	〔連木（れんぼく）〕
下薬	74	飛廉	ひれん	苦／平	427〜428	キク科（ヒレアザミ）根または全草		〔飛輕（ひけい）〕
下薬	75	淫羊藿	いんようかく	辛／寒	113〜114	メギ科（イカリソウ）全草	淫羊藿	〔剛前（ごうせん）〕
下薬	76	虎掌	こしょう	苦／温	43〜46	サトイモ科（テンナンショウ属）塊根	天南星（てんなんしょう）	
下薬	77	莨䓪子	ろうとうし	苦／寒	419〜420	ナス科（ヒヨス・ハシリドコロ）種子	莨菪・莨菪根・天仙子	〔横唐（おうとう）〕【莨䓪子（莨䓪子）】《莨䓪根（ろうとこん）・天仙子（てんせんし）》
下薬	78	欒華	らんか	苦／寒	257〜258	ムクロジ科（モクゲンジ）花		
下薬	79	蔓椒	まんしょう	苦／温	273〜274	ミカン科（ツルザンショウ）根または茎葉		〔家椒（ししょう）〕【家椒（家椒）】
下薬	80	藎草	じんそう	苦／平	97〜98	イネ科（チョウセンガリヤス・コブナグサ）全草	尽草	【藎草（藎草）】
下薬	81	夏枯草	かごそう	苦／寒	393〜394	シソ科（ウツボグサ）花穂	夏枯草	〔夕句（せきく）・乃東（だいとう）〕
下薬	82	烏韭	うきゅう	甘／寒	3	ホウオウゴケ科（ホウオウゴケ）全草		
下薬	83	蚤休	そうきゅう	苦／微寒	79〜80	シュロソウ科（ドクケシツクバネソウ）根茎	蚤休	〔螫休（せききゅう）〕【蚤休（蚤休）】
下薬	84	石長生	せきちょうせい	鹹／微寒	4	イノモトソウ科（イノモトソウ）全草または根		〔丹草（たんそう）〕
下薬	85	姑活	こかつ	甘／温		植物らしい（一名冬葵子（アオイ科フユアオイ）とあるも不明）		〔冬葵子（とうき）〕237p参照
下薬	86	別羇	べつき	苦／微温		植物らしい（不明）		
下薬	87	石下長卿	せつかちょうけい	鹹／平	357	キョウチクトウ科（スズサイコ）全草		〔徐長卿（じょちょうけい）〕
下薬	88	翹根	ぎょうこん	甘／寒	221〜222	オトギリソウ科（トモエソウ・シナオトギリ）根	連翹（れんしょう）	
					366〜370	モクセイ科（レンギョウ）根		
下薬	89	屈草	くつそう	苦／微寒		植物らしい（不明）		
下薬	90	淮木	わいぼく	苦／平		植物らしい（古木、城中の朽ちかけた柱か、不明）		〔百歳城中木（ひゃくさいじょうちゅうぼく）〕
下薬	91	六畜毛蹄甲	ろくちくもうていこう	鹹／平		動物〔哺乳類〕（牛、羊、猪、馬、鶏、駝（ラクダ）の蹄（ひずめ））		

神農本草経（森立之本）掲載順目次

		よみ	味／性	ページ	分類	現在使われている関連生薬名（使用部位により別名あり）	[ ] 森立之本の別名（一名） 【 】顧観光本の生薬名 （ ）は生薬名のヨミ
下薬	92	麋脂	びし	辛／温		動物〔哺乳類〕（シカ科ヘラジカの脂肪）		[宮脂（きゅうし）]【官脂（宮脂）】
下薬	93	豚卵	とんらん	甘／温		動物〔哺乳類〕（イノシシ科豚の睾丸）		[豚顛（とんてん）]
下薬	94	燕矢	えんし	辛／平		動物〔鳥類〕（ツバメ科ツバメの糞）	燕屎	【燕屎（燕矢）】
下薬	95	天鼠矢	てんそし	辛／寒		動物〔哺乳類〕（コウモリ科コウモリの糞）	天鼠屎	[鼠姑（そこ）・石肝（せきかん）]【天鼠屎（天鼠矢）・鼠法（鼠姑）】
下薬	96	蝦蟇	がま	辛／寒		動物〔両生類〕（ヒキガエル科ヒキガエル）		
下薬	97	石蠶	せきさん	鹹／寒		動物〔昆虫類〕（トビケラの幼虫）	石蚕	[沙蝨（さしつ）]
下薬	98	蛇蛻	じゃぜい	鹹／平		動物〔爬虫類〕（蛇のぬけがら）		[龍子衣（りゅうしい）・蛇符（じゃふ）・龍子單衣（りゅうたんい）・弓皮（きゅうひ）]
下薬	99	呉公	ごこう	辛／温		動物〔節足動物〕（オオムカデ科トビズムカデ）	蜈蚣（ごこう）	【蜈蚣（呉公）】
下薬	100	馬陸	ばりく	辛／温		動物〔節足動物〕（ヤスデ綱ヤスデ）		[百足（ひゃくそく）]
下薬	101	蠮螉	えいおう	辛／平		動物〔昆虫類〕（腰の細長い蜂）		【蠮螉（蠮螉）】
下薬	102	雀甕	じゃくおう	甘／平		動物〔昆虫類〕（チョウ目イラガ科イラガの繭）	雀甕	[躁舍（そうしゃ）]
下薬	103	彼子	ひし	甘／温	17〜18	イチイ科（カヤ）	榧実・榧子（ひし）	
下薬	104	鼠婦	そふ	酸／温		動物〔節足動物〕（オカダンゴムシ科オカダンゴムシ）	鼠婦	[蟠負（はんぷ）・伊威（いい）]【蜲蝛（伊威）】
下薬	105	螢火	けいか	辛／微温		動物〔昆虫類〕（ホタル科ホタル）		[夜光（やこう）]
下薬	106	衣魚	いぎょ	鹹／温		動物〔昆虫類〕（シミ科シミ）		[白魚（はくぎょ）]
下薬	107	白頸蚯蚓	はつけいきゅういん	鹹／寒		動物〔環形動物〕（ミミズ類フトミミズ科ミミズやツリミミズ科のカッショクツリミミズなど）	地竜（じりゅう）	
下薬	108	螻蛄	ろうこ	鹹／寒		動物〔昆虫類〕（ケラ科ケラの成虫）		[蟪蛄（けいこ）・天螻（てんろう）・轂（こく）]【蟪蛄（蟪蛄）】
下薬	109	蜣蜋	きょうろう	鹹／寒		動物〔昆虫類〕（コガネムシ科タイワンダイコクコガネやカブトムシの成虫）	蜣蜋	[蟪蛄（恵蛄）]
下薬	110	斑蝥	はんみょう	辛／寒		動物〔昆虫類〕（コウチュウ目オサムシ科ハンミョウ）	斑猫（はんみょう）	[龍尾（りゅうび）]【斑蛩（斑蝥）】

-532-

神農本草経（森立之本）掲載順目次

下薬		よみ	味／性	ページ	分類	現在使われている関連生薬名（使用部位により別名あり）	[] 森立之本の別名（一名） 【】顧観光本の生薬名（）は生薬名のヨミ
下薬	111 地膽	じたん	辛／寒		動物〔昆虫類〕（コウチュウ目ツチハンミョウ科アオハンミョウの一種緑芫青、カンタリスと同属）	地胆・芫青・青斑蝥	［元青（げんせい）］【蚖青（元青）】《芫青（げんせい）・青斑蝥（あおはんみょう）》
下薬	112 馬刀	ばとう	辛／微寒		動物〔魚貝類〕（淡水生の2枚貝イシガイ科カワマテガイ・トンガリササノハなどの貝殻）	馬刀	
下薬	113 貝子	ばいし	鹹／平		動物〔魚貝類〕（タカラガイ科に属する巻貝）		
下薬	114 杏核	きょうかく	甘／温	161〜162	バラ科（アンズ）種子	杏仁（きょうにん）	［杏核仁（杏核）］
下薬	115 桃核	とうかく	苦／平	163〜164	バラ科（モモ）種子	桃仁（とうにん）	［桃華］【桃核仁（桃核）・桃花（桃華）】
下薬	116 苦瓠	くこ	苦／寒	139〜140	ウリ科（ヒョウタン）果実		
下薬	117 水靳	すいきん	甘／平	503〜504	セリ科（セリ）全草		［水英］【水靳（水靳）】
下薬	118 腐婢	ふひ	辛／平	199〜200	マメ科（アズキ）花 クマツヅラ科（ハマクサギ）茎葉	赤小豆（せきしょうず成熟種子）	
下薬	参考 鼠李	そり		175〜176	クロウメモドキ科（クロツバラ・クロウメモドキ）果実	鼠李子（そりし）	

【参考文献】（順不同）

「書名」（『本書での略称』）著者・編者（出版社）出版年の順に記載

「大和本草　新校正」貝原益軒（三都発行書肆）宝永～正徳年間（宝暦11年新校正）
「実用漢方処方集」日本漢方協会 編（じほう）2006.7
「漢方と民間薬百科」大塚敬節 著（主婦の友社）1966
「漢方のくすりの事典」鈴木洋 著（医歯薬出版）1994.12
「薬草カラー図鑑」伊沢一男 著（主婦の友社）1995.11
「新常用和漢薬集」東京生薬協会 編（南江堂）1975.4
東京生薬協会ホームページ
「図説東洋医学　用語編」（『図説』）大塚恭男ほか 監修（学習研究社）1988.10
「意釈神農本草経　増補第三版」（『意釈』）浜田善利、小曽戸丈夫 共著（築地書館）1993
＊「神農本草経中薬彩色図譜」（『図譜』）沈連生 主編（中国中医薬出版社）1996.5
「第十七改正日本薬局方解説書」（『局方』）日本薬局方解説書編集委員会 編（廣川書店）2016.7
＊「中華人民共和国薬典2010年版」（『薬典』）国家薬典委員会 編（中国医薬科技出版社）2010.1
「本草の植物（北村四郎選集2）」（『本草の植物』）北村四郎 著（保育社）1985.9
「本草図譜総合解説（第1～4巻）」（『本草図譜』）北村四郎、塚本洋太郎、木島正夫 共著（同朋舎出版）1986
「新註校定　国訳本草綱目」（『国訳』）木村康一 監修（春陽堂書店）1979
「近世漢方医学書集成53　森立之」（『本経』（森立之輯本））大塚敬節、矢数道明 責任編集（名著出版）1981.4
「本草経集注」（『集注』）陶弘景 校注、小嶋尚真・森立之ら重輯、岡西為人 訂補（横田書店）1972
＊「新修本草」（『唐本草』）（唐）蘇敬等撰、尚志鈞輯校（安徽科学技術出版社）2004.7
「経史証類大観本草」（『大観本草』）唐慎微撰、艾晟校定、木村康一、吉崎正雄 編集（廣川書店）1970.10
＊「重修政和経史証類備用本草」（『政和本草』）（宋）唐慎微撰、（宋）寇宗奭衍義、（金）張存恵重修（人民衛生出版社）1957.5
＊「植物名実図考・長編」（清）呉其濬 著（世界書局）1992
「　本堂薬選」香川修庵 原著、難波恒雄 編集（漢方文献刊行会）1976
「用薬須知」松岡玄達 原著、難波恒雄 編集（漢方文献刊行会）1972
「本草綱目啓蒙」（『啓蒙』）小野蘭山原著、杉本つとむ 編著（早稲田大学出版部）1974
「重校薬徴」吉益東洞原著、尾台榕堂校注、西山英雄 訓訳（創元社）1976
「詳解古方薬品考」（『古方薬品考』）内藤蕉園 原著、難波恒雄 解説（「古方薬品考」刊行会）1969.10
＊「本草経考注」（『攷注』）森立之撰著（新文豊出版）1987
「古方薬議・続録」（『古方薬議』）浅田宗伯原著、木村長久 校訓（春陽堂書店）1982
「原色牧野和漢薬草大圖鑑」岡田稔監修、和田浩志、寺林進、近藤健児 編（北隆館）2002
「原色和漢薬図鑑〔Ⅰ〕〔Ⅱ〕」難波恒雄 著（保育社）1980

-534-

「和漢薬百科図鑑〔Ⅰ〕〔Ⅱ〕」難波恒雄 著（保育社）1994
「中国本草図録　巻1～10、別巻」蕭培根 主編、真柳誠 訳編（中央公論社）1992
「中薬大辞典」(『中薬』) 上海科学技術出版社、小学館 編（小学館）1990
＊「中薬大辞典［第2版］」南京中医薬大学 編著（上海科学技術出版社）2012
「漢方210処方生薬解説」昭和漢方生薬ハーブ研究会 編（じほう）2001
「傷寒・金匱薬物事典」伊田喜光 総監修、根本幸夫、鳥居塚和生 監修（万来舎）2006
「傷寒論・金匱要略の鉱物生薬」今井淳 著（新樹社書林）2006

＊印の書籍は中国・台湾の出版社による刊行。引用文の和訳は筆者による。

著者略歴

小根山隆祥（おねやま・たかよし）
　昭和9年、群馬県生まれ。昭和31年、東京薬科大学卒業。昭和32年、津村研究所入社。㈱津村順天堂工場試験室、開発部、企画部、薬事部、㈱クリエイティブサービス、文京区薬剤師会理事を経て、現在、金匱会診療所勤務。漢方は武藤留吉先生に基礎を習い、その後、大塚敬節、山田光胤、高橋国海、佐々木一郎など諸先生に師事。日本東洋医学会会員、日本漢方協会副会長、温知会幹事。東京生薬協会顧問。著書『新常用和漢薬集』南江堂（共著）他。

佐藤知嗣（さとう・ともつぐ）
　昭和20年、新潟県生まれ。昭和42年、東京薬科大学卒業。昭和43年、住友化学入社。平成6年、日本漢方協会。平成11年、温知会入会。住友製薬定年退職後、漢方専門薬局さとう鎌倉堂薬局を平成17年開局。現在に至る。

飛奈良治（とびな・よしはる）
　昭和45年東京都生まれ。平成8年東京理科大学薬学部卒業。平成19年、東洋鍼灸専門学校卒業。㈱ダイエーを経て、平成11年㈱クリエイティブサービス入社。主として漢方薬の調剤に従事。この頃から、小根山隆祥先生に漢方の基礎、生薬、植物などについて学ぶ。同年、日本漢方協会、温知会入会。平成18年より温知堂矢数医院勤務。現在、矢数医院薬局長。日本東洋医学会会員。日本漢方協会理事。

神農本草経の植物
― 植物由来生薬の原色写真 ―

2017年2月15日　第1刷発行

著　者　小根山隆祥・佐藤知嗣・飛奈良治
発行者　谷口直良
発行所　㈱たにぐち書店
　　　　〒171-0014 東京都豊島区池袋2-69-10
　　　　TEL.03-3980-5536　FAX.03-3590-3630

落丁・乱丁本はお取り替えいたします。